Kohlhammer

Meindert Haveman
Reinhilde Stöppler

Gesundheit und Krankheit bei Menschen mit geistiger Behinderung

Handbuch für eine inklusive medizinisch-
pädagogische Begleitung

Verlag W. Kohlhammer

Für Alie, Anna, Fritz und Theo

1. Auflage 2014

Alle Rechte vorbehalten
© 2014 W. Kohlhammer GmbH Stuttgart
Umschlag: Gestaltungskonzept Peter Horlacher
Gesamtherstellung: W. Kohlhammer GmbH, Stuttgart

Print:
ISBN 978-3-17-020912-1

E-Book-Formate:
pdf: ISBN 978-3-17-023915-9
epub: ISBN 978-3-17-025674-3
mobi: ISBN 978-3-17-025675-0

Inhalt

Vorwort

»Die Gesundheit ist zwar nicht alles, aber ohne Gesundheit ist alles nichts.«
(Arthur Schopenhauer, 1788–1860)

In der pädagogischen Fachliteratur wird beim Thema »Inklusion« vor allem an die jeweils eigene Profession gedacht, nämlich als die zentrale Disziplin, die die selbstbestimmte Teilhabe am gesellschaftlichen Leben von Menschen mit Behinderungen ermöglichen kann. Dies zeugt jedoch nur von einem übertriebenen professionellen Selbstverständnis und einer Übertreibung der Möglichkeiten dieser Disziplin. Durch Eltern und andere Begleitpersonen werden schon vor der Geburt bis viele Jahre danach Fragen gestellt, die Pädagogen nicht oder nur mit Unterstützung anderer Disziplinen beantworten können. Eine dieser Schlüsseldisziplinen formen die Ärzte (z. B. Hausärzte, Neurologen, Kinderärzte, Zahnärzte und Psychiater), aber auch diejenigen, die sich aus ihrer Disziplin mit gesundheitlichen Fragen befassen wie Physiotherapeuten, Logopäden und Psychologen. Mit diesem Buch wird der Versuch unternommen, zwischen diesen Berufsgruppen eine Brücke zu schlagen. Mit dem gemeinsamen Ziel einer gesunden Teilhabe von Menschen mit geistiger Behinderung an der Gesellschaft gilt es, Kernkonzepte und Grundbegrifflichkeiten der verschiedenen Disziplinen auf verständliche Weise in ihrer Bedeutung kennenzulernen und in gemeinsamer Kommunikation zu nutzen.

In den letzten zwei Jahrzehnten ist es sowohl in den Bereichen der Medizin als auch der Psychologie und Pädagogik zu vielen neuen Erkenntnissen über die körperliche und psychische Gesundheit von Menschen mit Behinderungen gekommen. Einige dieser Ergebnisse werden systematisch in diesem Buch vorgestellt. In einer Arbeitsgruppe der IASSID (International Association for Scientific Study of Intellectual Disabilities) war es möglich, systematisch den Wissensstand zum Thema »Gesundheit im Alter bei Menschen mit geistiger Behinderung« in den letzten 20 Jahren zu erfassen und zu dokumentieren. In diesem Sinne sind wir den Kollegen Tamar Heller (Chicago), Lyn Lee (Sydney), Marian Maaskant (Maastricht), Shahin Shooshtari (Winnipeg) und Andre Strydom (London) dankbar für ihre Hilfe und Unterstützung. Das gleiche gilt für die neuen Ergebnisse, die in dem europäischen Kooperationsprojekten POMONA I und II zu dem Thema der Gesundheitsindikatoren für Menschen mit geistiger Behinderung gewonnen wurden. Partner in diesen Projekten waren: Patricia Noonan Walsh (Dublin), Christine Linehan (Dublin), Germain Weber (Wien), Geert van Hove (Gent), Tuomo Määttä (Helsinki), Bernard Azema (Montpellier), Serafino Buono (Troina), Arunas Germanavicius (Vilnius), Jan Tøssebro (Oslo), Henny Van Schrojenstein

Lantman-de Valk (Nijmegen), Luis Salvador (Barcelona), Alexandra Carmen Cara (Bukarest), Dasa Moravec Berger (Ljubliana) und Mike Kerr (Cardiff). Wir haben keineswegs die Intention, in diesem Buch Pädagogen als Hilfsmediziner und Ärzte in den Sozialwissenschaften auszubilden. Um zu kooperieren, brauchen jedoch alle Beteiligten ein Grundwissen über und Einsicht in Begriffe und Kompetenzen der anderen Disziplin.

Bei der Redaktion dieses Buches stellten wir uns immer die Frage, welche Informationen aus den anderen Disziplinen bei der Lösung praktischer Fragen über die körperliche als auch die psychische Gesundheit sowohl für den Arzt als auch für den Sozialwissenschaftler wichtig sein können. Natürlich ist es unmöglich, alle Aspekte aus den Disziplinen in einem Buch zu behandeln. Wir haben eine deutliche Auswahl treffen müssen und hoffen, dass diese Informationen für den Leser hilfreich sind. Für den Sozialwissenschaftler haben wir medizinische Basiskonzepte erläutern müssen, die für den Mediziner selbstverständlich sind. Auch für den Mediziner werden sozialwissenschaftliche Basiskonzepte erläutert, die für Pädagogen und Psychologen im Grundstudium vermittelt wurden. Diese Redundanz war angesichts der interdisziplinären Zielsetzung dieses Buches nicht zu vermeiden.

In diesem Buch wird bewusst viel auf Quellen verwiesen, um die empirische Basis der Aussagen anzugeben, aber vor allem um das Weiterlesen primärer Quellen zu ermöglichen und den Stoff vertieft zu behandeln. Auch werden bei der Gesundheitsvorsorge und der Prävention von Erkrankungen praktische Beispiele und Materialien genannt. Wir hoffen, mit diesem Buch eine Brücke zwischen den verschiedenen Disziplinen zu schlagen, um zusammen praxis- und wohnortnahe Angebote in der Gesellschaft zu schaffen, die Menschen mit geistiger Behinderung eine optimale Gesundheit ermöglichen.

November 2013
Meindert Haveman und Reinhilde Stöppler

1 Einführung in die Thematik

»Gesunder = Ein Mensch, der nicht oder noch nicht gründlich genug untersucht wurde«
(Autor unbekannt)

»Gesundheit« und »Krankheit« sind Faktoren, die unser subjektives Wohlbefinden stark beeinflussen, nämlich in der Form von Erwartungen, Hoffnungen, Glück, Kompetenzen, Unsicherheiten, Ängsten, Einsamkeit und Konflikten. Gesundheit ist gleichzeitig die wichtigste Bedingung für Lebensqualität. Man könnte es auch so formulieren: Wenn der Mensch an heftigen Schmerzen leidet oder durch Krankheit stirbt, ist Lebensqualität ein irrelevantes Thema. Die Medizin gibt Grenzen an und schafft gleichzeitig Freiräume für Entscheidungen über Leben und Tod sowohl am Anfang als am Ende des Lebens, nämlich bei der Schwangerschaft und bei terminalen Erkrankungen. Die wesentliche Funktion der Medizin sollte jedoch sein: die Förderung, Erhaltung und Wiederherstellung von »Gesundheit« und die Steigerung der Lebenserwartung und der Lebensqualität. Sowohl für den Arzt als auch für den Pädagogen ist vor allem das Erreichen einer optimalen Lebensqualität des Menschen ein zentrales Konzept für die Begleitung. Dies gilt für Menschen mit und ohne Behinderungen.

In ihrer Publikation zu Gesundheit und Behinderung formulieren die vier deutschen Bundesverbände der Behindertenhilfe die Beziehung der medizinischen Hilfen zur Lebensqualität wie folgt:

> *»Gesundheit ist stets und für alle Menschen ein wichtiges Element von Lebensqualität, ein wichtiger Einflussfaktor auf Lebensqualität und eine wesentliche Voraussetzung für möglichst uneingeschränkte Teilhabe am Leben in der Gesellschaft. Deshalb sind gesundheitsbezogene Hilfen und Leistungen ein wichtiges, integratives Element der umfassenden Förderung von behinderten Menschen zur Überwindung von Behinderungsfolgen und zur Partizipation. Umfassende gesundheitsbezogene Leistungen sind mehr als die bloße Erfüllung eines gegebenen Anspruchs auf Vorbeugung, Linderung oder Beseitigung von Gesundheitsstörungen, Krankheiten usw.; vielmehr sind umfassende gesundheitsbezogene Leistungen wesentliche Voraussetzung für das Wirksamwerden aller übrigen Hilfen und Unterstützungen zur Partizipation.« (BEB, 2001, 7)*

Für Menschen mit geistiger, insbesondere aber mehrfacher Behinderung sind Gesundheitsleistungen und pädagogische Hilfen oft Voraussetzung für gesellschaftliche Teilhabe, dazu gehören beispielsweise Kommunikationssysteme oder Mobilitätshilfen.

1.1 Enthospitalisierung und inklusive medizinische Begleitung

Zu lange wurde bei somatischen und psychiatrischen Problemen über die Köpfe der Patienten entschieden, welche Therapien und Behandlungen für sie wichtig waren. Es wurde kaum Zeit darauf verwendet, sie über Gesundheitsprobleme zu informieren, nachzufragen, ob die Informationen verstanden und verarbeitet wurden, und vielfach wurde auch versäumt, sie um Zustimmung für eingreifende Formen der Diagnostik und Behandlung zu fragen. Dies galt nicht nur für Kinder, sondern auch für erwachsene Menschen mit geistiger Behinderung.

Viele von ihnen verblieben in großen Wohneinrichtungen. In den meisten westlichen Gesellschaften werden oder wurden diese Anstalten und Großeinrichtungen im Zuge der Enthospitalisierung geschlossen. In diesem Kontext wird auch der Begriff »Deinstitutionalisierung« gebraucht. Der Begriff der Deinstitutionalisierung ist der treffendere, da mit diesem Begriff der Kultur- und Religionssoziologie der allmähliche Verfall von bestehenden gesellschaftlichen Werten aufgezeigt wird. Enthospitalisierung, die Verkleinerung und Aufhebung der Großeinrichtungen, ist eher eine der Konsequenzen einer umfassenden Werteverschiebung (Deinstitutionalisierung) in unserer Gesellschaft hinsichtlich der Position des behinderten Menschen. Der Begriff »Enthospitalisierung« verweist dabei auf sowohl die Loslösung des behinderten Menschen aus einem medizinischen Modell, das alle Lebensbereiche umfasste, als auch auf die Implementation von gemeindeintegrierten Wohnalternativen.

Viele der ehemaligen Bewohner dieser großen Einrichtungen sind heute Teil der Gesellschaft und erhalten medizinische Dienstleistungen zusammen mit anderen Bürgern. Menschen mit geistiger Behinderung fallen in den meisten Fällen bei medizinischen Fragen nicht mehr in den Verantwortungsbereich des institutionellen Personals, sondern in die Zuständigkeit der allgemeinen Gesundheitsversorgung. Dies gilt nicht nur für Menschen mit Formen leichter oder mäßiger geistiger Behinderung, sondern immer mehr auch für Menschen mit Schwerstbehinderungen und komplexer medizinischer Problematik. Die Einrichtungen für Menschen mit komplexen gesundheitlichen Bedürfnissen hatten die Merkmale, dass sie groß und institutionell ausgerichtet waren, eher losgelöst von der Gesellschaft standen und medizinisch-pflegerisch ausgerichtet waren. Das Prinzip der medizinischen Verwaltung aller Lebensbereiche in Anstalten voriger Jahrzehnte, wobei Fremdbestimmung und abgeschiedenes Gruppendasein eine wichtige Rolle spielten, wird heutzutage eingetauscht gegen das Prinzip des dezentralen und selbständigen Wohnens in der Gesellschaft. Selbstbestimmung spielt dabei eine große Rolle, aber auch eine Trennung der Lebensbereiche des Wohnens, der Arbeit, der Freizeit und der medizinischen Begleitung. Im traditionellen Modell wurde der Akzent der Begleitung von Menschen mit geistiger Behinderung auf Verbleib an einem Ort, Gruppendenken, Stabilität des Verhaltens, Sicherheit und Sondererziehung und -behandlung gelegt. Bei der heutigen Begleitung wird dies oder soll dies verlagert werden auf neue Akzente der Mobilität, Förderung der Individualität und des Selbstbewusstseins, Toleranz der Variabilität von Verhaltensweisen in unterschiedlichen sozialen Kontexten und Rollen, Mut zum Risiko und Erkundung von Neuem sowie Teilhabe an gesellschaftlichen Aktivitäten und Institutionen – also auf ein Leben, wie es jedem anderen Bürger freisteht zu führen.

Der Auszug aus dem Schonraum der Institutionen hat positive Konsequenzen für die Rechtsposition, Gesundheit und die Qualität des Lebens, impliziert aber auch einige neue Gesundheitsrisiken. Die großen Wohnzentren bemühten sich vor einigen Jahrzehnten wenig um die Entwicklung der Kommunikationsfähigkeit, Aktivitäten in der Gemeinschaft und die Entwicklung sozialer Beziehungen ihrer Bewohner. Auch hatten die Bewohner im Vergleich mit anderen Bürgern weniger Zugang zu Maßnahmen der Früherkennung von Krebs, kardiovaskulären Erkrankungen, Anämie, Grippeschutzimpfung, Hörgeräten und Brillen (Kerr et al., 2003). Für Menschen mit komplexen gesundheitlichen Bedürfnissen, die gemeindenah betreut werden, besteht heutzutage bei Begleitern und im sozialen Umfeld mehr Interesse für soziale Aspekte wie Erwachsenenbildung, Selbstbestimmung und soziale Integration.

Auch soll nach Vorbildern des Auslands die Infrastruktur der medizinischen Dienste und Unterstützung so entwickelt und angepasst werden, dass es auch Menschen mit geistiger Behinderung und komplexen Gesundheitsproblemen ermöglicht wird, in kleineren und gemeindenahen Wohnungen zu leben. Bei den meisten Modellen im Ausland wird dabei in der Pflege und Begleitung durch ein Team von Medizinern und verbundenen medizinischen Fachkräften eng mit der Familie und der Person mit der Behinderung kooperiert. Diese Dienste bieten entweder direkt oder sorgen für die Bereitstellung ...

- ... von hochindividuellen Support-Teams, wobei eine Schlüsselkraft für den Kontakt mit den Klienten und der Familie eingesetzt wird zur Koordinierung der Pflege einschließlich:
  - Bereitstellung von Technologie, um das Leben in der Gemeinschaft zu unterstützen
  - Hausbesuche für Diagnostik und Folgeabsprachen/-konsultationen
  - Absprachen mit Ärzten, Fachärzten, Krankenschwestern und anderen medizinischen Fachkräften
  - Entwicklung der medizinischen Versorgungspläne und Notfall-Protokolle
  - Unterstützung und Klientenzentrierte Fürsprache bei Krankenhausaufenthalten
- ... flexibler individueller Unterstützung einschließlich:
  - der Fähigkeit, einen individuell passenden Satz von Ressourcen und Unterstützung für jeden Einzelnen zu finden oder zu entwickeln
  - der Ausbildung der Person mit Behinderung in Gesundheitsfragen, ihrer Familie, Freunden und der Mitarbeiter (AIID, 2006, 42).

Der Exodus der Menschen mit Behinderungen aus den großen Wohneinrichtungen hat ihre Krankheiten mehr sichtbar gemacht, ist aber auch Anlass zur Sorge. Es ist heute sichtbar und deutlich, dass die Gesundheit von behinderten Menschen im Allgemeinen schlechter ist als die anderer altersgleicher Bürger. Was wir nicht wissen ist, ob Menschen mit geistiger Behinderung heute kränker sind im Vergleich zu früher oder ob ihre Krankheiten zuvor zu häufig als selbstverständlich und zur Behinderung gehörend gehalten wurden. Die große Ungleichheit im Gesundheitszustand, aber auch in dem Zugriff auf das Gesundheitssystem zwischen Menschen mit und ohne Behinderung ist durch eine große Anzahl von empirischen Studien inzwischen deutlich belegt worden (▶ Kap. 13). Menschen mit geistiger Behinderung benötigen aktuell häufiger Gesundheitsleistungen, da sie immer älter werden und weniger in Heimen leben. Eine normalisierende Wohnsituation wie in einigen skandinavischen Ländern und den USA, nämlich im unterstützten Wohnen mit einer bis drei Personen pro Wohnung und kleinere (zwei bis drei Personen) oder größere Wohngemeinschaften (vier bis sechs Personen), ist in Deutschland, aber auch in vielen anderen europäischen Ländern noch immer nicht realisiert worden. Trotzdem nutzen immer mehr Menschen mit geistiger Behinderung im Vergleich zu früher gemeindeintegrierte (para-)medizinische Dienste. Wie andere Bürger besuchen sie die Praxis des Haus- und Zahnarztes. Nicht ein Facharzt der Institution ist für sie primär verantwortlich, sondern der Hausarzt, der, wenn nötig, zu klinischen Spezialisten, Physiotherapeuten usw. überweist. Eine weitergehende Öffnung und Schließung von großen Wohneinrichtungen in den nächsten Dekaden bedeutet auch für diese Berufsgruppe, dass ungefähr 300 000 Menschen mit geistiger Behinderung unter ihre Verantwortlichkeit fallen und in Haus- und Zahnarztpraxen registriert sind.

Die Qualität der primärärztlichen Betreuung von Menschen mit geistiger Behinderung ist jedoch oft nicht adäquat durch einen Rückstand von Information über häufig vorkommende medizinische Probleme und sozialen Fertigkeiten, um sich effektiv zu verständigen (Jansen, Krol, Groothoff & Post 2006). Lennox & Kerr (1997) konstatieren, dass die primärärztliche Versorgung von Menschen mit geistiger Behinderung in der Gesellschaft durch eine hohe Prävalenzrate von vielen (a) unbehandelten, aber behandelbaren einfacheren Erkrankungen (wie Hör-/Sehschäden und Thyroid-Erkrankungen), (b) unbehandelten spezifischen Gesundheitsproblemen, die im Zusammenhang mit der individuellen Behinderung stehen (wie Demenz bei Menschen mit Down-Syndrom), und (c) durch eine geringe Teilnahme an allgemeinen Gesundheitschecks (wie Blutdruckkontrolle) gekennzeichnet wird. In einer internationalen Übersichtsstudie der Fachliteratur zu diesem Thema (Haveman et al., 2009; 2010) hat sich diese Annahme für viele andere ernste oder weniger ernste Erkrankungen bestätigt. 2001 wiesen die Bundesverbände der Behindertenhilfe auf einige Probleme der Angebote medizinischer Hilfen für Menschen mit geistiger Behinderung in Deutschland hin.

»Die bisherige Diskussion zum Themenkomplex Gesundheit für Menschen mit geistiger und mehrfacher Behinderung ist bestimmt

- *von einer deutlichen Reduzierung auf ein kuratives Verständnis anstelle eines umfassenden – präventive, kurative und rehabilitative Aspekte gleichermaßen berücksichtigenden – Verständnisses gesundheitsbezogener Leistungen,*
- *von einer zergliedernden Betrachtungsweise der gesundheitsbezogenen Handlungskonzepte anstelle eines lebensweltlich orientierten integrativen Ansatzes,*
- *von einer berufsbezogenen Sicht anstelle einer berufsgruppenübergreifend kooperativen Sicht der gesundheitsbezogenen Maßnahmen,*
- *von einem Mangel an differenzierender und konkreter Betrachtung der notwendigen gesundheitsbezogenen Maßnahmen,*

- *von einer Orientierung am nichtbehinderten Durchschnittspatienten mit seinen verfügbaren Kompetenzen und persönlichen Ressourcen anstelle der Berücksichtigung eingeschränkter Kompetenzen und Ressourcen behinderter Patienten und dem daraus abzuleitenden Hilfe- und Unterstützungsbedarf und*
- *von der mangelhaften Wahrnehmung der fachlichen und Kontext-Besonderheiten der gesundheitsbezogenen Hilfe- und Unterstützungsbedarfe geistig und mehrfach behinderter Menschen.« (BEB, 2001, 15)*

In den kleinen Wohneinrichtungen (im ambulant betreuten Wohnen und den Außenwohngruppen) wird deutlich, dass die Verbesserungen der Rechte und der Angebote für Bildung, Freizeit, Arbeit und Wohnen nicht immer einhergehen mit Verbesserungen zur Teilnahme an Vorsorgeuntersuchungen, regelmäßigen Arzt- und Zahnarztbesuchen und der Entwicklung eines gesunden Lebensstils. Die Lebensweise von Menschen mit geistiger Behinderung nähert sich der nichtbehinderter Menschen und gleicht sich dieser immer mehr an. So ist es nicht verwunderlich, dass sich auch die Gesundheitsprobleme und -risiken immer mehr annähern. So kann eine selbständigere Verkehrsteilnahme von Menschen mit geistiger Behinderung zu einer höheren Frequenz von Verkehrsunfällen führen. Durch mehr Kontakte mit Gleichaltrigen in Schule, Beruf und Freizeit gibt es auch mehr Gelegenheiten, sich Essgewohnheiten, das Rauchen und den Konsum von Alkohol und Drogen anzugewöhnen, wodurch gesundheitliche Probleme entstehen können. Auch kann ungeschützter Geschlechtsverkehr zur Häufung von Geschlechtskrankheiten führen.

Die Ungleichheit im Gesundheitsstatus zwischen Menschen mit und ohne einer geistigen Behinderung ist heute deutlicher als früher und diese Ungleichheiten werden wie bei anderen sozialen Gruppen (z. B. nach sozialem Status oder Migrationshintergrund) politisch und sozial nicht mehr akzeptiert (Cohen, 2001). Die Teilhabe an der Gesellschaft, das Führen eines selbstbestimmten und »normalen« Lebens wie andere Menschen, ist ein Phänomen, das die Qualität des Lebens von Menschen mit geistiger Behinderung ebenso definiert wie biologisch-medizinische Aspekte, wie die Länge des Lebens (Mortalität, Lebenserwartung) und Erfahrungen des eigenen Körpers (Schmerzen, krank sein, Morbidität). Wenn Menschen gefragt werden, was für sie am Wichtigsten ist, dann stehen »Gesundheit« und »ein langes Leben« sogar an erster Stelle, und dies gilt auch für Menschen mit geistiger Behinderung.

1.2 Aktuelle Paradigmen der pädagogischen Begleitung und die Konsequenzen für die medizinische Praxis

1.2.1 Normalisierungsprinzip

Kaum ein anderer Reformimpuls hat die Praxis der Behindertenhilfe in den letzten Jahrzehnten so nachhaltig verändert wie das »Normalisierungsprinzip«.

Unter der Maxime »Ein Leben, so normal wie möglich!« (Bank-Mikkelsen, Nirje, Wolfensberger) richtete sich diese Reformidee von Anfang an auf die Veränderung der strukturellen und institutionellen Lebens- und Betreuungsbedingungen in den Einrichtungen der Geistigbehindertenhilfe (Gröschke, 2007, 242). War früher die pädagogische und medizinische Betreuung von Menschen mit geistiger Behinderung in Sondereinrichtungen/-institutionen (Kindergärten, Schulen, Freizeitclubs, Wohnheime, Werkstätten) die Regel, wird die Selbstverständlichkeit dieses separatistischen Systems immer mehr in Frage gestellt und als nicht passend für eine Gesellschaft erfahren, die sich als tolerant, heterogen, aber inklusiv für alle Bürger erklärt.

1.2.2 Selbstbestimmung, Partizipation und Teilhabe

Vor allem im Kontext der Empowerment- und Independent-Living-Bewegung ist Selbstbestimmung zu einem wichtigen und zentralen Leitbild bei der Begleitung von Menschen mit Behinderungen geworden. Unter Selbstbestimmung wird die Möglichkeit des Individuums verstanden, seinen Wünschen, Bedürfnissen, Interessen und Wertvorstellungen entsprechend Entscheidungen zu treffen und demnach zu handeln. Selbstbestimmung soll – in Abgrenzung zur Fremdbestimmung – Ziel der Erziehung von Menschen mit sowie ohne geistige Behinderung sein (Mühl, 2000, 80).

Zusätzliche Autonomie und Partizipation in einem sozialen Prozess der Selbstbestimmung ist für Menschen mit geistiger Behinderung von großer Relevanz, da ihre Lebenswirklichkeit überwiegend von Fremdbestimmung geprägt worden ist. Wenn Familienmitglieder sowie Betreuerinnen und Betreuer vor diesem Hintergrund der Selbstbestimmung handeln und vor allem die Betroffenen nach ihren Haltungen und Wünschen befragen, kann Emanzipation und Selbstbestimmung gefördert werden. Selbstbestimmung stößt bei fehlender gesellschaftlicher Akzeptanz an ihre Grenzen, daher geht das Recht auf Selbstbestimmung unabdingbar mit dem der Teilhabe einher.

Der Begriff der Teilhabe umfasst »das Einbezogensein in eine Lebenssituation« (Weltgesundheitsorganisation, 2005, 19), das Mitmachen, Mitgestalten und die Mitbestimmung im gesellschaftlichen Zusammenleben. Auch Menschen mit geistiger Behinderung sollen sich aktiv in die Gesellschaft einbringen. Weiter müssen die individuellen Bedürfnisse und Bedarfe festgestellt und entsprechende Hilfestellungen gegeben werden, um so Chancengleichheit zu gewährleisten (Wacker, 2005, 13 f.).

1.2.3 Integration und Inklusion

Nach dem Grundgesetz (Art. 3 GG) lässt sich Integration als gesellschaftliche Aufgabe beschreiben, der zufolge alle Menschen mit geistiger Behinderung in jeglichen Bereichen des Lebens die gleichen Chancen zur Teilnahme beanspruchen dürfen wie Menschen ohne Behinderung. Integration kann sowohl Ziel als auch Weg sein, damit alle Menschen, unabhängig von Art und Schwere einer Behinderung, in allen Bereichen der Gesellschaft gleichwertig teilhaben können (Begemann, 2002, 126).

Der Begriff der Inklusion beschreibt den in der Integration gewünschten Idealzustand und legt seinen Schwerpunkt auf den Aspekt der Unterstützung und Zuteilung der Ressourcen für alle Menschen, nicht nur für Menschen mit einer identifizierten Behinderung. »Behinderung« wird dabei lediglich als eine Dimension der gesellschaftlichen Heterogenität beurteilt (Doose, 2007, 16). Der Inklusionsbegriff soll den Begriff der Integration sowohl begrifflich als auch inhaltlich ablösen (Schmidt & Dworschak, 2011, 269). Der Begriff der Inklusion, der für Nichtaussonderung und unmittelbare gesellschaftliche Zugehörigkeit steht (Theunissen & Schirbort, 2006; Theunissen, 2007), spielt seit einigen Jahren bei der Gestaltung von Hilfen in den verschiedenen Lebensbereichen von Menschen mit Behinderungen eine wichtige Rolle. Inklusion setzt »Lebenswelten (Familie, Kindergarten, Schule, Stadtbezirke, Wohnsiedlungen, Arbeitsstätten etc.) voraus, in denen alle Menschen, mit oder ohne Behinderung, willkommen sind und die so ausgestattet sein sollten, dass jeder darin, mit oder ohne Unterstützung, sich zurecht finden, kommunizieren und interagieren, kurz sich wohlfühlen kann« (Hinz, 2002, zit. n. Theunissen, 2007, 171). Behinderung stellt in diesem Kontext keine funktionelle Einschränkung dar, sondern beschreibt lediglich ein Merkmal von diversen Gesellschaftsminderheiten (Hinz, 2006, 98).

Besonders im Rahmen des Übereinkommens der Vereinten Nationen über die Rechte von Menschen mit Behinderung gewinnt der Begriff der Inklusion an Bedeutung (Schmidt & Dworschak, 2011, 269). Die Behindertenrechtskonvention konkretisierte vor dem Hintergrund der Lebenslage behinderter Menschen universal gültige Menschenrechte und präzisierte Ziel- und Förderverpflichtungen für den Staat, um geeignete Maßnahmen zu ergreifen (Aichele, 2008, 4). Demzufolge lassen sich viele grundlegende Elemente der allgemeinen Menschenrechte, beispielsweise das »Recht auf Leben« oder das »Recht auf Freiheit«, aber auch spezielle Bestimmungen für die Lebenssituation behinderter Menschen sowie Verpflichtungen zur Bewusstseinsänderung in diesem Übereinkommen finden, das in 2009 in der BRD als Gesetz angenommen wurde. Im Rahmen dieses Übereinkommens und Gesetzes werden die Problemlagen behinderter Menschen konkret benannt und auf die Lebenssituation behinderter Menschen zugeschnitten (Beauftragter der Bundesregierung für die Belange behinderter Menschen, 2009, 10).

»Die Bedeutung [...] besteht vor allem darin, dass die Rechte von Menschen mit Behinderungen nicht nur einer Gesamtbetrachtung unterzogen, sondern unter Berücksichtigung aller Lebensfelder genauer analysiert und teilweise detailliert beschrieben werden.« (Deutsche Behindertenhilfe Aktion Mensch e. V., 2011, 4)

Ziel der Konvention ist es,

»den vollen und gleichberechtigten Genuss aller Menschenrechte und Grundfreiheiten durch alle Menschen mit Behinderungen zu fördern, zu schützen und zu gewährleisten und die Achtung der ihnen innewohnenden Würde zu fördern.« (Art. 1 Abs. 1 BRK)

Laut Bielefeldt (2008, 10 f.) erhebt keine andere Menschenrechtskonvention diese Forderung nach sozialer Inklusion mit ähnlich prägnanter Deutlichkeit wie die

Behindertenrechtskonvention. In den meisten Staaten ist noch ein traditionell medizinisches Modell von Behinderung vorzufinden (Beauftragter der Bundesregierung für die Belange behinderter Menschen, 2009, 11). Der Konvention liegt dagegen ein Verständnis von Behinderung zugrunde, welches deutlich macht, dass Behinderung kein fester Zustand, sondern ein sich ständig weiterentwickelnder Prozess ist, der sich nachteilig auswirkt, wenn Menschen mit Beeinträchtigungen auf einstellungs- und umweltbedingte Barrieren stoßen, die sie an der vollen, wirksamen und gleichberechtigten Teilhabe an der Gesellschaft hindern (BRK).

> *»Erschwernisse bei der Teilhabe am Leben der Gesellschaft sind nicht in erster Linie in Art und Ausmaß ihrer Beeinträchtigung begründet, sondern in einer mangelnden Passung zwischen den individuellen Bedürfnissen und Unterstützungsbedarfen und den jeweils gegebenen Umweltbedingungen.«* (Seifert, 2010, 385)

Im Kontext von Behinderung geht es der Behindertenrechtskonvention nicht mehr um Fürsorge oder Rehabilitation behinderter Menschen, sondern um eine gleichberechtigte und selbstbestimmte Teilhabe. Im Rahmen unserer Ausführungen sind insbesondere die Artikel 16, 22, 25 und 26 von Bedeutung und sollen deshalb näher erläutert werden. Wir folgen dabei der Arbeitsübersetzung der UN-Behindertenrechtskonvention:

> *»Artikel 16: **Freiheit von Ausbeutung, Gewalt und Missbrauch***
> *1. Die Vertragsstaaten treffen alle geeigneten Maßnahmen, um die körperliche, kognitive und psychische Genesung, Rehabilitation und soziale Wiedereingliederung von Menschen mit Behinderungen, die Opfer irgendeiner Form von Ausbeutung, Gewalt oder Missbrauch werden, zu fördern, auch durch die Bereitstellung von Schutzdiensten. Genesung und Wiedereingliederung müssen in einer Umgebung erfolgen, die Gesundheit, Wohlergehen, Selbstachtung, Würde und Autonomie des Menschen fördert und geschlechts- und altersspezifischen Bedürfnissen Rechnung trägt.*
>
> *Artikel 22: **Achtung der Privatsphäre***
> *2. Die Vertragsstaaten schützen die Vertraulichkeit der personen-, gesundheits- und rehabilitationsbezogenen Informationen von Menschen mit Behinderungen auf der Grundlage der Gleichberechtigung mit anderen.*
>
> *Artikel 25: **Gesundheit***
> *Die Vertragsstaaten erkennen das Recht von Menschen mit Behinderungen auf das für sie erreichbare Höchstmaß an körperlicher und geistiger Gesundheit ohne Diskriminierung auf Grund ihrer Behinderung an. Die Vertragsstaaten treffen alle geeigneten Maßnahmen, um Menschen mit Behinderungen Zugang zu geschlechtersensiblen Gesundheitsdiensten, einschließlich der gesundheitlichen Rehabilitation, zu gewährleisten. Die Vertragsstaaten werden insbesondere*
>
> *a) Menschen mit Behinderungen dasselbe Angebot, dieselbe Qualität und denselben Standard an kostenloser oder bezahlbarer Gesundheitsversorgung zur Verfügung stellen wie anderen Menschen, einschließlich auf dem Gebiet der sexuellen und reproduktiven Gesundheit sowie bevölkerungsbezogener Programme im Bereich der öffentlichen Gesundheit*
> *b) die Gesundheitsdienste anbieten, die von Menschen mit Behinderungen speziell wegen ihrer Behinderungen benötigt werden, gegebenenfalls einschließlich der Früherkennung und Frühintervention, sowie Dienste, um weitere Behinderungen möglichst gering zu halten oder zu vermeiden, insbesondere bei Kindern und älteren Menschen*
> *c) diese Gesundheitsdienste so gemeindenah wie möglich anbieten, auch in ländlichen Räumen*

d) *die Angehörigen der Gesundheitsberufe verpflichten, Menschen mit Behinderungen Betreuung von gleicher Qualität wie anderen Menschen zu erbringen, namentlich auf der Grundlage der freien Einwilligung nach vorheriger Aufklärung, indem sie u. a. durch Schulungen und den Erlass ethischer Normen für die staatliche und private Gesundheitsversorgung das Bewusstsein für die Menschenrechte, die Würde, die Autonomie und die Bedürfnisse von Menschen mit Behinderungen erhöhen*

e) *die Diskriminierung von Menschen mit Behinderungen in der Krankenversicherung und in der Lebensversicherung, soweit eine derartige Versicherung nach innerstaatlichem Recht zulässig ist, verbieten; derartige Versicherungen sind zu angemessenen und vernünftigen Bedingungen anzubieten*

f) *die diskriminierende Vorenthaltung von Gesundheitsversorgung oder Gesundheitsdiensten oder von Nahrungsmitteln und Flüssigkeiten auf Grund einer Behinderung verhindern.*

Artikel 26: **Habilitation und Rehabilitation**
(1) Die Vertragsstaaten treffen wirksame und geeignete Maßnahmen, namentlich auch durch Rückgriff auf Unterstützung durch andere Menschen mit Behinderungen, um Menschen mit Behinderungen in die Lage zu versetzten, ein Höchstmaß an Unabhängigkeit, umfassende körperliche, geistige, soziale und berufliche Fähigkeiten sowie die volle Teilhabe und Teilnahme an allen Aspekten des Lebens zu erreichen und zu bewahren. Zu diesem Zweck organisieren, stärken und erweitern die Vertragsstaaten umfassende Habilitations- und Rehabilitationsdienste und -Programme, insbesondere auf dem Gebiet der Gesundheit, der Beschäftigung, der Bildung und der Sozialdienste, dergestalt, dass diese Dienste und Programme

a) *im frühestmöglichen Stadium beginnen und auf einer multidisziplinären Bewertung der individuellen Bedürfnisse und Stärken beruhen*

b) *die Teilnahme und Teilhabe an der Gemeinschaft und an allen Aspekten des gesellschaftlichen Lebens unterstützen, freiwillig sind und Menschen mit Behinderungen so gemeindenah wie möglich zur Verfügung stehen, auch in ländlichen Räumen.*

a. *Die Vertragsstaaten fördern die Entwicklung der Aus- und Fortbildung für Fachkräfte und Mitarbeiter in Habilitations- und Rehabilitationsdiensten.*

b. *Die Vertragsstaaten fördern die Verfügbarkeit, Kenntnisse und die Verwendung von Geräten und assistiven Technologien, die für Menschen mit Behinderungen bestimmt sind, für die Zwecke der Habilitation und Rehabilitation.«*

In der Behindertenrechtskonvention werden in Art. 25 also Standards für die gesundheitliche Versorgung formuliert, wobei die Vertragsstaaten das Recht von Menschen mit Behinderungen auf das erreichbare Höchstmaß an Gesundheit ohne Diskriminierung aufgrund von Behinderung anerkennen. Zu einer umfassenden teilhabeorientierten Gesundheitssorge in diesem Sinne gehören auch Gesundheitsdienste, die von behinderten Menschen speziell wegen ihrer Behinderungen benötigt werden, um Folgeerkrankungen und weitere Behinderungen zu vermeiden.

Zusätzlich fordert Art. 26 gesundheitsbezogene Maßnahmen, die behinderte Menschen in die Lage versetzen, ein Höchstmaß an Unabhängigkeit sowie die volle Teilhabe und Teilnahme an allen Aspekten des Lebens zu erreichen und zu bewahren. Um dieses Ziel zu erreichen, sollen umfassende Habilitations- und Rehabilitationsdienste und -programme, insbesondere auf dem Gebiet der Gesundheit, im frühestmöglichen Stadium beginnen, auf einer multidisziplinären Bewertung der individuellen Bedürfnisse und Stärken beruhen und behinderten Menschen so gemeindenah wie möglich zur Verfügung stehen. Die Forderungen der UN-Konvention gehen in diesem Sinne weiter als die Formulierungen im Sozialgesetzbuch V und IX. Während das SGB IX die Rehabilitation und Teilhabe behinderter Menschen umfassend zum Thema macht, werden im SGB V die besonderen Bedarfe behinderter Menschen nur allgemein in § 2a SGB V (Leistungen an behinderte und chronisch kranke Menschen) angesprochen: »Den besonderen Belangen behinderter und chronisch kranker Menschen ist Rechnung zu tragen.« Das Aufzeigen von Handlungsmöglichkeiten und -alternativen und die Auseinandersetzung mit verschiedenen Möglichkeiten des gesunden Lebens sollten beim pädagogischen Handeln unbedingt gegeben sein. Der Bereich der Gesundheit ist in diesem Kontext zur Teilhabe in der Gesellschaft von ganz besonderer Bedeutung. Menschen mit geistiger Behinderung haben sowohl das Recht auf Gesundheit als auch das Recht auf gesundheitsfördernde Bildungsmaßnahmen.

1.3   Die Bürgerschaftsperspektive

Die Begleitung von Menschen mit geistiger Behinderung wird heutzutage vor allem durch die Bürgerschaftsperspektive geprägt (Van Schrojenstein Lantman-de Valk, 2010). Menschen mit geistiger Behinderung sind rechtmäßige Bürger in unserer Gesellschaft mit denselben Rechten und Pflichten. Wolfensberger verlangt eine umfassende »social role valorization«, d. h. eine Erweiterung und vor allem Aufwertung der sozialen Rollen für behinderte Menschen mit dem Ziel ihrer sozialen Anerkennung als gleichberechtigte Mitglieder der Gesellschaft und ihrer uneingeschränkten gesellschaftlichen Teilhabe. Solche erweiterten Rollen und ihnen entsprechende komplementäre Rollenbezüge wären etwa die Rollen als Staatsbürger/Wähler, Kunde, Nachbar, Ehegatte und Eltern (Gröschke, 2007, 243), aber auch die erweiterte Rolle des mündigen Patienten. Theunissen meint dazu: »Diese Vorstellung mutet visionär an, fußt jedoch auf einer rechtlichen Verankerung von gesellschaftlichen Teilhabeansprüchen und entspricht damit einer ›inklusiven Bürgergesellschaft‹« (Theunissen, 2007, 171 f.).

Eine intellektuelle Behinderung ist keine Krankheit, oder eine zu isolierende Beschränkung oder Schädigung, sondern ein komplexes und multifaktoriell zu erklärendes Phänomen mit Wurzeln in der Kultur (Mont, 2007). Weltweit unterstützt die United-Nation-(UN-)Konvention für die Rechte von Menschen mit Behinderungen (2007) diese Forderung über Menschenrechte und Freiheiten, die garantiert sein sollten, um für alle Menschen mit Behinderungen dafür zu sorgen, dass sie sich eines höchstmöglichen Standards der Gesundheit ohne Diskriminierung erfreuen können. Die Konvention soll den vollen und gleichberechtigten Genuss aller Menschenrechte und Grundfreiheiten durch alle Menschen mit Behinderungen fördern, schützen und gewährleisten und die Achtung der ihnen innewohnenden Würde fördern. Mit dieser Zielsetzung steht die Konvention als menschenrechtliches Abkommen zunächst für das »Empowerment« der in dieser Gesellschaft behinderten Menschen. Außerdem steht die Konvention für die Überwindung des Defizitansatzes, der in einigen Punkten noch dem sog. Medizinischen Modell anhaftet. Demzufolge wurde und wird »Behinderung« eher als individueller Mangel, Fehler oder Krankheit gesehen. Das medizinische Modell ist in dieser Weise im Denken und gesellschaftlichen System immer noch weit verbreitet und wirkt sich – gewollt oder nicht – in der Gesellschaft benachteiligend auf das Leben von Menschen mit Behinderungen aus (Hirschberg, 2005; Kayess & French, 2008). Der Psychiater Gaedt (1999) formuliert dies so: »Aus den Erfahrungen mit den traditionellen medizinisch geleiteten Anstalten wissen wir, welche katastrophalen Folgen es für die Gesundheit von Menschen hat, wenn die medizinische Verantwortung zum organisatorischen Prinzip des Alltags wird« (ebd., 28).

Schon vor der UN-Konvention, im Jahr 2003, wurden während einer Konferenz in Rotterdam Gesundheitsstandards für Hilfen an Menschen mit geistiger Behinderung formuliert (Scholte, 2008). Diese Standards waren so entworfen, dass sie gültig sein sollten für Länder mit unterschiedlichen Gesundheitssystemen, und sollten anwendbar sein in der generellen Gesundheitsbetreuung (mainstream health services). Menschen mit geistiger Behinderung können aber Gesundheitsprobleme haben, die sich von denen in der allgemeinen Bevölkerung unterscheiden. Sie haben in der Regel mehr Erkrankungen (Van Schrojenstein Lantman-de Valk et al., 2000), auch können die Erkrankungsmuster sich unterschiedlich äußern und mit der Ursache der Behinderung zusammenhängen. Viele Menschen, die als stark bis hochgradig geistig behindert bezeichnet werden, haben oft Gesundheitsbeschwerden wie zerebrale Lähmungen, sensorische Störungen, Epilepsie mit schweren und ständigen Anfällen, Skelett-Probleme, Probleme durch unzureichende Nahrungsaufnahme, rezidivierende Infektionen der Atemwege, Muskelschwund, Herz-Probleme und Austrocknung. Schwierigkeiten in der Kommunikation und im Verhalten können sich negativ auf den diagnostischen Prozess und die Behandlung auswirken. Isermann beschreibt dies in seiner Einleitung zur Kasseler Medizintagung 2001 wie folgt:

> »Wenn Menschen mit Behinderung krank werden, beobachten wir häufig, dass die Krankheit sich im Erscheinungsbild und Verlauf anders als bei nichtbehinderten Menschen zeigt, in abgewandelter Form. Die Krankheit kann dabei zunächst verborgen bleiben, unzutreffend diagnostiziert und im Verlauf falsch eingeschätzt werden. Das ärztliche Bemühen bei Menschen mit Behinderung setzt besondere Erfahrung sowie individuelles Einfühlungsvermögen, geduldige Beharrlichkeit, einen vermehrten Zeitaufwand und mitunter ein kostenintensiveres Vorgehen voraus.« (Isermann, 2002, 15)

Es geht jedoch nicht nur um unzutreffende Diagnostik, falsche Einschätzungen, Zeitaufwand und Mehrkosten; auf derselben Tagung verweist Niklas-Faust (2002) auch auf Veränderungen des Bildes, das Ärzte von Menschen mit Behinderungen haben:

> »Bestimmte Maßnahmen wie Herzoperationen, Nierentransplantationen und andere wurden anfangs nicht bei Menschen mit Behinderungen durchgeführt, was teilweise sicher auf die Sichtweise vom Leben mit Behinderung zurückzuführen ist. Dies hat sich in den letzten Jahrzehnten allerdings geändert, wohl vor allem dadurch, dass Menschen mit Behinderung viel mehr an der Gesellschaft teilhaben.« (ebd., 27)

Die soziale Integration und Inklusion von Menschen mit geistiger Behinderung in unsere Gesellschaft ist nicht selbstverständlich und führt nicht automatisch zu Verbesserungen im Gesundheitszustand.

»Die Akzeptanz der Menschen mit Behinderung in Gesellschaft und Politik ist immer noch gering. Die finanziellen Mittel im Gesundheits- und Sozialwesen sind knapp. Das betreuende Personal reicht nicht aus, ist vielfach nicht genügend qualifiziert und findet ungünstige Arbeitsbedingungen vor. Unter diesen unzulänglichen Bedingungen kann eine für Menschen mit Behinderungen befriedigende Arbeit nicht gelingen. Wir versuchen zwar durch besonderen persönlichen Einsatz Mängel in der Betreuung auszugleichen, stoßen dabei aber an die Grenze der eigenen Belastbarkeit. Was ist zu tun? Wir, die wir in der Arbeit mit behinderten Menschen stehen, also Mitarbeiterinnen und Mitarbeiter in der Pflege, Heilpädagogik, Physio-, Ergo- und Sprachtherapie sowie in den psychologischen und ärztlichen Diensten, müssen immer wieder auf die Notwendigkeit einer besseren Versorgung von Menschen mit Behinderungen hinweisen.« (Isermann, 2002, 16)

Das medizinische Modell und das Paradigma des Schutzes und der Absonderung hatte neben den negativen Effekten der erlernten Hilflosigkeit und pädagogischen Verwahrlosung auch eine Schutzfunktion. Die Bewohner wurden systematisch und ungefragt vor potentiell ungesunden Einflüssen der Gesellschaft abgeschirmt. Gesundheitsschädliche Aspekte im Lebensstil, wie der Konsum von Zigaretten, Alkohol und Drogen, hatten in der Subkultur der Institution wenig Gelegenheit zu gedeihen. In der zentralen Küche wurden im Allgemeinen diätisch ausgewogene Mahlzeiten zubereitet. Für Körperbewegung wurde im Rahmen von Arbeit und Freizeit gesorgt. Durch die physische und soziale Absonderung der Einrichtung gab es kaum Verletzte und Tote im Straßenverkehr. In vielen Einrichtungen arbeiteten erfahrene Ärzte, die sich präventiv, in Vorsorgeuntersuchungen und auf Abruf durch Betreuer um die Bewohner kümmerten.

Mehr noch als früher sind eine verbesserte Gesundheitserziehung, Gesundheitslern- und Lesefähigkeiten (Health Literacy) sowie geeignete Stützen in der sozialen Umgebung notwendig, um Menschen mit geistiger Behinderung die Kontrolle über ihre Gesundheit und Gesundheitsdeterminanten zu ermöglichen, um mit chronischen Erkrankungen umzugehen und um als Bürger in der Gesellschaft ihre Rechte einzufordern (World Health Organisation, 2001b). Andererseits benötigen viele Personen mit geistiger Behinderung auch personenzentrierte Assistenz von Familienmitgliedern und Betreuern, um die Gesundheit aktiv fördern zu können. Im Mittelpunkt der personenzentrierten medizinischen Planung steht dabei, stets bei den selbst geäußerten Bedürfnissen des Menschen anzuknüpfen – Bedürfnisse, die für sie den Besuch eines Arztes sinnvoll machen. Meistens unterscheiden sich diese Bedürfnisse (wie Schmerzerleichterung, Funktionseinschränkungen) kaum von denen anderer Patienten, die den Arzt aufsuchen. Durch Gesundheitsinformation, Beratung, Kommunikationsförderung, Rollenspiele usw. können auch Patienten mit geistiger Behinderung mündiger gemacht werden, um selbst ihre Probleme vorzutragen. Wenn jedoch diese Mündigkeit fehlt, ist es Aufgabe der Begleitpersonen (Eltern, Geschwister, Betreuer), die Probleme als Vertretung und aus der Perspektive des Patienten vorzutragen. Auch bei der Ausführung von ärztlichen oder therapeutischen Verordnungen, Absprachen und Durchführung von Arztterminen, speziellen pflegerischen Erfordernissen, Beobachtung und Überwachung des Gesundheitszustandes, Unterstützung bei der Teilnahme von Vorsorgeuntersuchungen und Hilfen bei der Anbahnung und Erhaltung eines gesundheitsfördernden Lebensstils sollte so viel wie möglich aus der Perspektive der Person selbst gehandelt werden – und nicht aus der Perspektive der Begleitperson. Das Ziel des ärztlichen Handelns sollte dabei die selbständige Teilhabe von Menschen mit Behinderungen an einem gemeindeintegrierten sozialen Leben sein.

2 Die Definition von Gesundheit und Krankheit

> *» Wie geht's, sagte ein Blinder zu einem Lahmen.*
> *Wie Sie sehen, antwortete der Lahme.«*
> (Georg Christoph Lichtenberg, Aphorismen, 98)

2.1 Begriffsklärungen

»Gesund« und »krank« sind Begrifflichkeiten in der Umgangssprache und der Medizin, die genauso ungenau und pauschal sind wie Begrifflichkeiten wie »nichtbehindert« und »behindert« in der Umgangssprache und der Heil- und Sonderpädagogik. In dem Positionspapier der vier Bundesverbände (Bundesverband Evangelische Behindertenhilfe e. V., 2001) wird »Gesundheit« wie folgt formuliert: »Gesundheit ist für jeden Menschen ein wesentlicher Aspekt erfüllten Lebens und eine grundlegende Voraussetzung für sinnvolle und erfolgreiche Teilhabe am Leben in der Gemeinschaft« (ebd., 5). Diese Perspektive sollte auch die Grundlage für ärztliches Handeln bei Menschen mit geistiger Behinderung sein.

Krankheiten können unbemerkt und schleichend oder plötzlich und auffallend beginnen. Sie können akut, intermittierend oder chronisch verlaufen. Erweist sich eine Krankheit als nicht heilbar, aber auch als nicht tödlich, spricht man je nach dem Ausmaß der Symptomatik und dem Verbleiben von Funktionseinschränkungen von einer chronischen Erkrankung (Schleiffer, 2001b, 285). Die Definition des Krankseins wird durch die Berufsgruppe der Mediziner erstellt und orientiert sich an Normwerten, die letztendlich in den Dichotomien »pathologisch« oder »nicht pathologisch«, »krank« oder »gesund« zusammengefasst werden.

Der Begriff »Gesundheit« ist breit und impliziert eine große Anzahl von Konzepten und Definitionen. Viele sind Teil der Umgangssprache. Der Laie denkt, dass »gesund« bedeutet, »sich gut zu fühlen«, gesund zu essen, gut zu schlafen, tägliche körperliche Übungen, nicht zu rauchen, freundschaftliche Beziehungen zu unterhalten, sowie die Abwesenheit von Schmerzen. Der Epidemiologe beschreibt »Gesundheit« von Bevölkerungsgruppen in Konzepten wie Kindersterblichkeit, Lebenserwartung oder mehr differenziert in »Quality Adjusted Life YearS (QUALYS). Wenn Ärzte über »Gesundheit« sprechen, dann meinen sie oft das Fehlen von Krankheitssymptomen, von grenzüberschreitenden Blutwerten oder das Fehlen von Schmerzen. Politiker und Gesundheitsplaner beschreiben »Gesundheit« im Kontext benötigter finanzieller und personeller Ressourcen, und sie entwickeln Modelle, die die Gesundheitsfürsorge und -versorgung mit dem Gesundheitszustand der Bevölkerung verbinden:

- (Noch) gesunde Personen benötigen Gesundheitsvorsorgeprogramme (primäre Prävention),
- Personen mit bestimmten Gesundheitsrisiken benötigen Screening-Programme und Gesundheitsschutz (sekundäre Prävention), und
- kranke Personen benötigen spezielle medizinische Hilfen und Krankenhauspflege (tertiäre Prävention).

Für eine differenziertere Beschreibung dieser Präventionsbegriffe wird auf Kapitel 15.2 verwiesen. Im Unterschied zu dem allgemeinen Krankheitsbegriff mit der Frage, wer als krank zu gelten habe, versucht der spezielle Krankheitsbegriff eine Zuordnung von Symptomen eines krankhaften Zustandes als Diagnose einer speziellen Krankheit (Blankenburg, 1989). Dessen sachgerechte, valide sowie nachvollziehbare, reliable Zuordnung anhand definierter Kriterien soll durch diagnostische Klassifikationssysteme wie z. B. die des ICD-10 garantiert werden. Schleiffer betont, dass sich bislang ausschließlich der Wert »krank« in diesem Sinne als anschlussfähig erwiesen hat (ebd., 2001). Die Definition von Gesundheit stellt die Medizin, aber auch die Sozialwissenschaften vor größere Probleme. So kann z. B. ein überhöhter Blutdruck in der Medizin einerseits als Risikofaktor für das Entstehen von Krankheiten des Herz-Kreislauf-Systems angesehen werden, wobei präventiv Interventionen mit dem prinzipiell »gesunden« Klienten besprochen werden. Andererseits kann derselbe Blutdruck auch als Indikator und Vorbote einer Krankheit gewertet werden, der therapeutisch behandelt werden sollte. Außerdem wird derselbe Blutdruck bei älteren Menschen anders bewertet: Durch höhere Normwerte ändert sich im Vergleich zu jüngeren Patienten die Kategorisierung in »gesund« oder »noch gesund«.

Noch schwieriger tun sich die Sozialwissenschaften mit dem Begriff der Gesundheit. Schipperges (1977) beispielsweise bezeichnet die Gesundheit als Gegenstand der Kultur. Von Engelhard (1998) charakterisiert die Geschichte des Gesundheitsbegriffes als eine »Idee«: »[D]iese Geschichte steht immer in einem Zusammenhang mit der medizinischen Praxis und der soziokulturellen Wirklichkeit, mit der Gesundheitspolitik und der Gesundheitserziehung eines Landes oder einer Epoche« (ebd., 11). Weiter verweist von Engelhard (ebd.) darauf, dass mit dem Gesundheitsbegriff normative Urteile verbunden sind. Gesundheit und Krankheit seien Urteile über physische, psychische, soziale oder geistige Erscheinungen, die vom Arzt und von der Gesellschaft gefällt würden. Für die Unterscheidung von Gesundheit und Krankheit spielten in diesem Sinne statistische, ideelle und individuelle Normbegriffe gleichermaßen eine Rolle. Aus diesem Grunde verwundert es nicht, dass der Gesundheitsbegriff abhängig von den aktuellen gesellschaftlichen Entwicklungen mit einem wechselnden und uneinheitlichen Verständnis einhergeht (Wulfhorst, 2002).

2.2 Definition und Klassifikation der Weltgesundheitsorganisation (WHO)

Es finden sich zahlreiche Definitionen des Begriffes »Gesundheit«. Die wohl meist zitierte ist die normative Definition der Weltgesundheitsorganisation aus dem Jahre 1948: »Gesundheit ist der Zustand des völligen körperlichen, geistigen und sozialen Wohlbefindens und nicht nur das Freisein von Krankheiten und Gebrechen« (WHO, 1948). Die Kritik an der utopischen Zieldimension der WHO-Definition lässt sich mit einer Bemerkung von Rothenfluh (1989, 11) zusammenfassen, nämlich dass wohl kaum jemand von sich behaupten können werde, diesen Idealzustand (des vollständigen physischen, psychischen und sozialen Wohlbefindens) jemals erreicht zu haben. Über die Gesundheitsdefinition der WHO meint Wenzel (1990), dass es keinen Zustand völligen Wohlbefindens gäbe, der für alle Menschen gleich operational definiert werden könne. Völliges Wohlbefinden beziehe sich deshalb auf die subjektiv erfahrene und wahrgenommene physische, psychische und soziale Befindlichkeit des Menschen. Schipperges (1977, 85) resümiert diese Diskussion über die WHO-Definition mit: »Gesundheit ist – allen Bemühungen der Weltgesundheitsorganisation zum Trotz – nicht zu definieren«. Einige Jahre später ergänzt er seine Stellungnahme durch die Aussage: Gesundheit sei »kein Begriff, sondern eine Einstellung, kein Zustand, sondern ein Habitus« (Schipperges, 1990, 18). Die WHO ist aber nicht bei ihrer Definition von 1948 stehengeblieben und hat in der Ottawa-Charta aus dem Jahre 1986 einen zweiten wichtigen Anlauf genommen. In dieser Ottawa-Charta wurde ein handlungsbezogener und gesellschaftspolitisch folgenreicher Gesundheitsbegriff geprägt (Keupp, 2007). Die zentrale Formulierung dieser Charta lautet:

> »Gesundheit wird von Menschen in ihrer alltäglichen Umwelt geschaffen und gelebt: dort, wo sie spielen, lernen, arbeiten und lieben. Gesundheit entsteht dadurch, dass man sich um sich selbst und für andere sorgt, dass man in die Lage versetzt ist, selber Entscheidungen zu fällen und eine Kontrolle über die eigenen Lebensumstände auszuüben sowie dadurch, dass die Gesellschaft, in der man lebt, Bedingungen herstellt, die allen ihren Bürgern Gesundheit ermöglichen.« (zit. n. Trojan & Stumm, 1992)

Diese konstruktivistische Sicht auf Gesundheit hat jedoch auch Nachteile. In dieser Sichtweise gibt es wenig Konsens zwischen Menschen und zeitlicher Kontinuität, über das Verständnis darüber, was Gesundheit ausmacht. Es gibt bei diesem Konzept viele individuelle kontextabhängige Definitionen von Gesundheit, die täglich wieder neu geschaffen und gelebt werden.

Schwartz, Siegrist und von Troschke (1998) skizzieren drei Bezugssysteme, in denen sich Vorstellungen und Bedeutungen von Gesundheit analysieren ließen: Das erste ist das des Bezugssystems der Gesellschaft und speziell des Gesundheitssystems und der legislativen Regelungen. Hier wird zum einen auf die Aufgabe des Gesundheitssystems hingewiesen, um die in der Menschenrechtscharta der UN als Grundrecht bezeichnete Gesundheit zu bewahren, zu verbessern und wiederherzustellen, andererseits auf die Gesetze wie das Sozialgesetzbuch, die gesundheitsbezogene Leistungen regeln. Als zweites Bezugssystem wird das der betreffenden

Person genannt. Hierbei geht es um subjektive Bestimmungen von Gesundheit, die Konzepte repräsentieren, die sich in erster Linie an Fähigkeiten und Befindlichkeiten oder an Gesundheit als Voraussetzung von Aktivitäten, Wohlsein und sozialen Funktionen orientieren. Das dritte Bezugssystem ist das der Professionen, im Wesentlichen das der Medizin. Unstrittig läge die bisherige Hauptleistung der Medizin in Beiträgen zur Definition von Krankheit, ihren Erscheinungsformen und Ursachen. Auch zu nennen sind die Leistungen zur Prävention und Therapie. Die Autoren plädieren dafür, in großen Bereichen der Medizin als Wissenssystem von einer klaren Dichotomie »Gesundheit« versus »Krankheit« zugunsten eines Kontinuums Abstand zu nehmen. Auf der anderen Seite sehen die Verfasser auch den Druck, um für sozialrechtliche Zwecke gerade diesen binären Code »krank/gesund« einzusetzen. Eine sehr differenzierte Definition von Gesundheit, die alle drei Bezugssysteme einbindet, aber auch von dem Ansatz der individuellen Lebenslaufperspektive ausgeht, bietet Hurrelmann (1988):

> »Gesundheit setzt sich [...] aus physischen, psychischen und sozialen Anteilen zusammen, die sich wechselseitig beeinflussen. Gesundheit ist eng mit individuellen und kollektiven Wertvorstellungen verbunden, die sich in der persönlichen Lebensführung niederschlagen. Sie ist ein Balancezustand, der zu jedem lebensgeschichtlichen Zeitpunkt immer erneut hergestellt werden muss. Sie ist kein passiv erlebter Zustand des Wohlbefindens, wie die rein körperliche Fixierung des Begriffes in der klassischen Medizin nahe legt, sondern ein aktuelles Ergebnis der jeweils aktiv betriebenen Herstellung und Erhaltung der sozialen, psychischen und körperlichen Aktionsfähigkeit eines Menschen. Soziale, ökonomische, ökologische und kulturelle Lebensbedingungen bilden dabei den Rahmen für die Entwicklungsmöglichkeiten der Gesundheit.« (ebd., 17)

Diese Definition von Gesundheit durch Hurrelmann birgt bereits viele Aspekte in sich, die durch die WHO in 2001 mit der ICF, der Internationalen Klassifikation der Funktionsfähigkeit, Behinderung und Gesundheit (DIMDI, 2005), konzeptionell erfasst werden.

Als Vorläufersystem für das ICF muss jedoch die ICIDH-2 (WHO, 2001a) gesehen werden. Es handelt sich um ein differenziertes Modell zu den Aspekten der Gesundheit im Sinne der Funktionsfähigkeit und ihrer Beeinträchtigungen. Die ICIDH-2 soll eine einheitliche Sprache und eine geeignete Systematik zur Beschreibung von Funktionsfähigkeit und Behinderung als wesentliche Bestandteile der Gesundheit einer Person zur Verfügung stellen. Die eher defektorientierte Vorläuferversion (ICIDH-1; WHO, 1980) ist zugunsten einer sozialaktiven Orientierung geändert worden, weiterhin besteht ein verändertes Verständnis der Entstehung von Behinderung. Chancengleichheit, Selbstbestimmung und Teilhabe in allen Lebensbereichen sind als grundlegende Elemente zweckgerichtet in die Beschreibung des Phänomens der Behinderung eingegangen. Die ICIDH-2 beschreibt den funktionalen Zustand der körperlichen und geistig/seelischen Verfassung einer Person im Zusammenhang mit der Beeinträchtigung auf den Ebenen des Körpers, der Person und der Gesellschaft. Die ICIDH-2 beschreibt detailliert die folgenden Dimensionen:

- die Körperfunktionen und -strukturen und ihre Beeinträchtigungen (Schädigung, Impairments),

- die Aktivitäten und ihre Beeinträchtigungen,
- die Partizipation und ihre Beeinträchtigungen sowie
- die Kontextfaktoren.

Aus einer Beeinträchtigung einer Körperfunktion können bestimmte klassifizierbare Beeinträchtigungen der Aktivitäten folgen, die ihrerseits zu bestimmten klassifizierbaren Beeinträchtigungen der Partizipation führen können. Umfang und Qualität der Einschränkungen von Aktivitäten und der Partizipation ergeben sich nicht allein aus der Schädigung der Körperfunktion oder -struktur, sondern werden maßgeblich durch soziale (Gesetze, Sozialleistungen, soziale Normen usw.) und physische (natürliche Umwelt, Hilfsmittel usw.) Kontextfaktoren mitbestimmt. Die der ICIDH-2 zugrunde liegenden Perspektiven integrieren das medizinische Modell, wobei Behinderung als individuelles Problem im Ergebnis von Krankheit, Trauma usw. gesehen wird, und das soziale Modell, bei dem Behinderung im Ergebnis gesellschaftlicher Mechanismen betrachtet wird.

2.3 Internationale Klassifikation der Funktionsfähigkeit, Behinderung und Gesundheit (ICF)

Die WHO definiert und erfasst Abweichungen von »Gesundheit« in ihrem neuesten multidimensionalen System, der International Classification of Functioning (ICF), wobei sowohl Aspekte des medizinischen Modells als auch die des sozialen Modells eine wichtige Rolle spielen. Die ICF kann in diesem Sinne als eine Synthese des medizinischen und sozialen Modells aufgefasst werden. Mit dem ICF-System wird eine umfassende Perspektive (biologisch, psychologisch und sozial) auf den Gesundheitszustand und die Ursachen der Abweichung geboten. Die Funktion und Behinderungsdimensionen der ICF werden aus der Perspektive des Körpersystems, des Individuums und der Gesellschaft beschrieben.

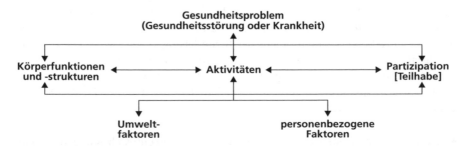

Abb. 1: Beziehungen zwischen den Komponenten des ICF (WHO, 2001a)

Behinderung wird in der ICF allgemein als jede Beeinträchtigung der Funktions-fähigkeit verstanden, bezeichnet also den negativen Aspekt der Komponenten Körperfunktionen und -strukturen und/oder der Aktivitäten und Partizipation (WHO, 2001a, 17). Des Weiteren integriert die ICF zwei gegensätzliche Modelle, um das Phänomen Behinderung zu verdeutlichen. Das medizinische Modell ver-steht Behinderung als ein Problem eines Menschen, das durch ein Gesundheitspro-blem verursacht wird, das medizinische Versorgung erfordert. Das soziale Mo-dell sieht Behinderung eher als ein gesellschaftlich verursachtes Problem und als eine Frage der Integration behinderter Menschen in die Gesellschaft (ebd., 24 f.).

Behinderung wird hier somit als negative Wechselwirkung zwischen dem Menschen mit einem Gesundheitsproblem und seiner Lebenswelt beschrieben. Das Phänomen der geistigen Behinderung wird zwar in der ICF nicht ausdrück-lich erwähnt, jedoch bietet dieses Modell einen Rahmen, um unterschiedliche Formen von geistiger Behinderung zu beschreiben (Fischer, 2003, 314). Mit Hilfe der Komponenten der ICF »lassen sich ganz unterschiedliche wechselseitige Zu-sammenhänge konstruieren, die zu dem führen, was unter ›geistiger Behinde-rung‹ verstanden werden kann oder aber auch nicht« (ebd.).

Körperfunktionen und -strukturen (body functions and structures) werden in der ICF als physiologische Funktionen und anatomische Elemente wie Organe, Körperteile und ihre Komponenten definiert. Aktivität wird als die Ausführung von bestimmten Aufgaben oder Aktionen durch eine Person definiert, während Teilnahme (participation) als umfassende Beteiligung in Lebenssituationen be-schrieben wird (Jette, Norweg & Haley, 2008, 964). Das Kodierungssystem der ICF ist mit 1424 Kategorien ziemlich kompliziert. Darum wurde eine kürzere Version entwickelt mit 125 Kategorien (WHO, 2003).

Die Körperfunktionen können physiologischer oder psychologischer Natur sein, sind eingebunden in Körperstrukturen, die wie folgt bezeichnet werden: als psychisch (mental); Sinneswahrnehmung und Schmerz (sensory and pain); Stimme und Sprechen (voice and speech); kardiovaskulär, Immunsystem und At-mung (cardiovascular, immune and respiratory); Verdauung, Metabolisches und Endokrines System (digestive, metabolic and endocrine); neuromuskulär und be-wegungsbezogen (neuromuscular and movement related); Haut. Probleme in Körperfunktionen oder -strukturen werden »impairments« genannt (van Leit, 2008, 992). Durch diese Dimension werden die klinischen Aspekte der Diagnose und der Falldefinition in der epidemiologischen Forschung repräsentiert. Die so-ziale Dimension der ICF besteht aus vier breiten Kategorien:

- »Aktivität« verweist auf die Durchführung von Aufgaben;
- »Schwierigkeiten« (difficulties) verweisen auf Grenzen bei der Durchführung von Aktivitäten.
- Mehr allgemein über die detaillierten Aktivitäten steht der Begriff »Teil-nahme« (participation): die Einbeziehung in Lebenssituationen. Schwierigkei-ten auf dieser Ebene werden als »Teilnahmerestriktionen« (participation re-strictions) bezeichnet.
- »Kontextfaktoren« (contextual factors) benennen die Rolle der nicht biolo-gischen Faktoren bei der Entwicklung von Behinderung wie Umgebungsfak-

toren (unterteilt in Produkte und Technologien; natürliche und künstlich veränderte Umgebung; Unterstützung und Beziehungen; Einstellungen (attitudes) sowie Dienste, Systeme und Richtlinien) und persönliche Faktoren (personal factors) wie individuelle Merkmale als Alter, Geschlecht, sozialer Hintergrund, Erziehung und Beruf (van Leit, 2008, 992).

Ein erster Unterschied zu den vorangegangenen internationalen Klassifikationssystemen (ICD-10, ICIDH) ist, dass zum ersten Mal der Versuch unternommen wird, »Gesundheit« anstatt »Krankheit« oder »Behinderung« zu erfassen. Die International Classification of Diseases in der zehnten Fassung (ICD-10; WHO, 1999) richtet sich auf die Erfassung von Krankheit und die International Classification of Impairments, Disabilities and Handicaps (ICIDH; WHO, 2001b) auf die Erfassung und Klassifikation von Behinderungen. Ein zweiter grundlegender Unterschied zu den anderen Klassifikationssystemen ist, dass in der ICF nicht Personen klassifiziert werden, sondern dass gesundheitliche Situationen einer jeden Person mittels Gesundheitsdomänen oder mit Gesundheit zusammenhängenden Domänen beschrieben werden. Darüber hinaus erfolgt die Beschreibung immer im Zusammenhang mit den Kontextfaktoren, die in umwelt- und personenbezogene Faktoren unterteilt werden. Die dynamische Interaktion zwischen dem Gesundheitsproblem und den anderen Variablen ist in Abbildung 1 skizziert. Von zentraler Bedeutung in dem ICF-System ist der Begriff der Partizipation und Teilhabe im Zusammenhang mit Krankheit und Behinderung. Iris Beck (2005b) skizziert dies wie folgt:

>»Erst das Wechselspiel zwischen Umweltfaktoren, personenbezogenen Faktoren und dem funktionellen Problem konstituiert Behinderung. Dabei wird die Teilhabe an Lebensbereichen insbesondere durch Umweltfaktoren beeinträchtigt oder unterstützt. Hinderliche Umweltfaktoren werden Barrieren genannt (z. B. fehlende Arbeitsplätze), positive als Förderfaktoren (z. B. Anerkennung erfahren) bezeichnet. Die Umweltfaktoren sind in der ICF klassifiziert, jeder Bereich unterteilt sich wiederum in zahlreiche Komponenten, die einzeln beschrieben werden: Produkte und Technologien; natürliche und vom Menschen veränderte Umgebung; Unterstützung und soziale Beziehungen; Einstellungen, Werte und Überzeugungen anderer Personen und der Gesellschaft; Dienste, Systeme und Handlungsgrundsätze.*
> *Von großer Bedeutung ist, dass die ICF nicht linear-kausal angelegt ist. Wirkungen und Einflüsse sind in alle Richtungen zu denken und zu prüfen. So kann die Behinderung einer körperlichen Funktion (z. B. Dekubitus) erst durch negative Umweltfaktoren (mangelnde Pflegehilfen) entstehen; aus einer körperlichen Störung kann eine Partizipationsbehinderung folgen, ohne dass die Person Aktivitätseinschränkungen hat (z. B. Stigmatisierung von Menschen mit Hauterkrankungen). Die ICF ermöglicht es so, alle drei Ebenen (Körperfunktionen und -strukturen, Aktivitäten und Teilhabe an Lebensbereichen) in Bezug auf eine Person vor dem Hintergrund von Förderfaktoren und Barrieren differenziert und standardisiert zu dokumentieren.« (Beck, 2005b, 448 f.)*

Die Klassifikation der Partizipationsbereiche ist geleitet von den Zielen der Daseinsentfaltung, Selbstbestimmung und Lebensqualität. Sie unterteilen sich in: Lernen und Wissensaneignung, allgemeine Aufgaben und Anforderungen, Kommunikation, Mobilität, Selbstversorgung, häusliches Leben, interpersonelle Interaktionen und Beziehungen, bedeutende Lebensbereiche sowie Gemeinschafts-, soziales und staatsbürgerliches Leben. Zur Erfassung werden Beurteilungsmerkmale vorgegeben, und es wird zwischen der tatsächlichen Leistung einer Person und ihrer (optimal) möglichen Leistungsfähigkeit unterschieden. »Es geht dabei nicht um eine statische Widerspiegelung, sondern um die Analyse dynamischer Prozesse« (ebd., 449).

Mit dem biopsychosozialen Ansatz wird versucht, »eine Synthese zu erreichen, die eine kohärente Sicht der verschiedenen Perspektiven von Gesundheit auf biologischer, individueller und sozialer Ebene ermöglicht« (DIMDI, 2005, 25). Die Komponenten der Funktionsfähigkeit und Behinderung können in zweifacher Weise betrachtet werden.

> *»Zum einen können sie verwendet werden, um Probleme aufzuzeigen (z. B. Schädigungen, Beeinträchtigungen der Aktivität oder Beeinträchtigungen der Teilhabe, zusammengefasst unter dem Oberbegriff der Behinderung). Zum anderen können sie verwendet werden, um nicht- problematische (z. B. neutrale) Aspekte des Gesundheitszustandes und der mit Gesundheit zusammenhängenden Zustände aufzuzeigen (zusammengefasst unter dem Oberbegriff Funktionsfähigkeit.« (ebd., 25)*

Professionelle im Gesundheitssystem haben ebenfalls viele Auffassungen von der Bedeutung von Gesundheit. In der Praxis werden diese Auffassungen jedoch durch Ärzte und Betreuer oft eher zu einem eindimensionalen Begriff der Gesundheit reduziert, z. B. die Abwesenheit einer Krankheit oder Schädigung. Ärzte und andere im Gesundheitssystem tätige Mitarbeiter für Menschen mit geistiger Behinderung sind ausgebildet, um Gesundheit oder die Abwesenheit von Gesundheit zu definieren und sich auf biologisch-medizinische Konzepte der Ätiologie, Diagnostik, körperliche Veränderung und Symptomatik, Verlauf und Behandlung zu beziehen. Menschen in der allgemeinen Bevölkerung mit und ohne Behinderungen definieren »Gesundheit« oft aus dem Alltagsleben heraus (Hornsten, Sandstrom & Lundman, 2004), nämlich abhängig von Bedürfnissen, Zielen, Lebenserfahrungen, Wohn- und Arbeitsverhältnissen sowie emotionaler Verfassung.

Die Konzeptualisierungen von Menschen mit geistiger Behinderung zur Beschreibung von Gesundheitsaspekten unterscheiden sich dabei nicht von den Konzepten in der allgemeinen Bevölkerung: gesunde Nahrung; körperliche Fitness; Beziehungen zu Familie und Freunden; Abwesenheit von Schmerz; die Fähigkeit, mit negativen Bemerkungen umzugehen; nicht auf Hilfe angewiesen sein (Marks, Sisirak & Heller, 2010). Aber Menschen mit Behinderungen implizieren in ihren Aussagen auch eigene Lebenserfahrungen mit ihrer Behinderung wie z. B.: »Ich bin gesund, wenn ich meinen Rollstuhl gebrauche« oder »Ich bin gesund, wenn ich meine Medikamente für die Diabetes einnehme« (Marks, 1996). Für Menschen mit geistiger Behinderung können sich Gesundheitskonzepte in diesem Sinne von denen der allgemeinen Bevölkerung unterscheiden, aber auch durch Unterschiede in ihren körperlichen, sozialen, kognitiven und emotionalen Möglichkeiten. Ein Verständnis davon, wie Menschen ihre Gesundheit definieren, ist von großer Relevanz, da dies sonst in konflikthafte Erwartungen über therapeutische Möglichkeiten, Prioritäten und Resultate von Behandlungen münden kann (Hornsten et al., 2004). Auch das individuelle Gesundheitsverhalten ist besser verständlich, wenn man weiß, wie die Konzepte von Gesundheit bei dieser Person aussehen (Laffrey, 1986; Pender, 1987).

3 Menschen mit geistiger Behinderung

> *» Wir arbeiten zusammen. Ich bin Expertin, aber keine Autorität.*
> *Dr. S. ist eine Autorität, aber kein Experte.«*
> (Autor unbekannt)

3.1 »Behinderung« als Konstrukt

Das Konstrukt »Behinderung« ist nach Bleidick (2001) Resultat einer medizinisch-psychologischen Sichtweise. In der Reduktion auf eine bestimmte Form der Behinderung wird jeder Mensch in seiner Vielfalt von Merkmalen und Bedeutungen reduziert.

> *»Menschliches Wesen ist durch vielerlei Teilmerkmale charakterisiert: Geschlecht, Rasse, Hautfarbe, Größe usw. und eben auch durch körperliche und seelische Abweichung von Normalitätsbildern. Wenn man von einem ›Behinderten‹ spricht, hebt man einen Aspekt seines Menschseins als typisierende Eigenschaft mit totalitärem Anspruch heraus.« (ebd., 59)*

Andere Merkmale, die die Einzigartigkeit eines Menschen innerhalb der Heterogenität von bestimmenden Faktoren ausmachen, sind Gesundheit und kognitives Potential bei der Geburt. Noch mehr als Geschlecht, Rasse, Hautfarbe und Größe haben beide Merkmale einen großen Einfluss auf den weiteren Lebensweg des Individuums. Dies liegt nicht nur an den Einstellungen, der Akzeptanz und den stereotypen Zuschreibungen von anderen. Es wäre eine Simplifizierung, »geistige Behinderung« nur als gesellschaftliches Konstrukt zu definieren. »Gesundheit« und »kognitives Potential« sind in den extremen Ausprägungen wirklich (real anwesend) und empirisch bestimmbar. Auch die dogmatischsten Konstruktivisten werden starke Abweichungen in der kognitiven Funktion von Menschen signalisieren und benennen und das Bestehen eines Genotyps »Prader-Willi-Syndrom« mit besonderen Risiken für bestimmte Krankheiten und Verhaltensauffälligkeiten bestätigen. Das wirkliche Problem ist nach Bleidick die Reduktion des Menschseins von der Vielfalt von Eigenschaften auf das Merkmal der Behinderung. In diesem Sinne ist der »geistig Behinderte« nicht der Musilsche »Mann ohne Eigenschaften«, sondern der Mensch mit nur einer Eigenschaft.

In einem Leitartikel des Journal of Policy and Practice in Intellectual Disabilities verweisen Emerson, McConkey, Walsh und Felce (2008) auf den sich vollziehenden Wechsel von einem medizinisch basierten individuellen Modell von Behinderung zu einem Modell der Behinderung als soziales Konstrukt. Sie zitieren in diesem Zusammenhang die Position von Vehmas (2004), nämlich dass »Behinderung im Wesentlichen ein soziales Phänomen und Konzept ist. Es wird in bestimmten sozialen Kontexten konstruiert, und diese bestimmen die Bedeutung des Konzeptes« (Vehmas, 2004, zit. n. Emerson, McConkey, Walsh & Felce, 2008). Die Autoren warnen jedoch davor, nicht zu dogmatisch in der konstruktivistischen Perspektive der Behinderung zu verharren. Das Faktum der tastbaren körperlichen und der messbaren kognitiven und adaptiven Beeinträchtigung sollte nicht geleugnet werden. Ein multidimensionales Modell mit verschiedenen Schichten zur Beschreibung und Erklärung von Behinderung, worunter soziale und physiologisch-biologische Dimensionen fallen, sollte bevorzugt werden. Das in Kapitel 2.3 beschriebene System der International Classification of Functioning (ICF) der WHO ist ein solches multidimensionales Modell. Es vertritt die Konzepte des medizinischen wie auch des sozialen Modells bei der Definition und Klassifikation von Behinderungen.

> *»Das medizinische Modell betrachtet ›Behinderung‹ als das Problem einer Person, welches unmittelbar von einer Krankheit, einem Trauma oder einem anderen Gesundheitsproblem verursacht wird. [...] Das soziale Modell der Behinderung hingegen betrachtet Behinderung hauptsächlich als ein gesellschaftlich verursachtes Problem und im Wesentlichen als eine Frage der vollen Integration Betroffener in die Gesellschaft.«* (WHO, 2001, 23)

Wie aus der Abbildung 1 deutlich wird, stellt das Konzept der ICF die Person und ihre Aktivitäten in den Vordergrund. Diese Aktivitäten setzen Körperfunktionen und Körperstrukturen, nämlich den Organismus und seine Funktionsweise, aber auch eine personelle und materielle Umwelt voraus, an der die Person partizipieren kann und die fördernd oder hemmend auf den Menschen einwirkt.

3.2 Der Versuch einer Definition von »geistiger Behinderung«

Keiner Bezeichnung der Zielgruppe war bis jetzt vorbehalten, für eine lange Zeit als adäquat akzeptiert zu werden. Alle Definitionen sind unvollständig in der Beschreibung individueller Merkmale und wirken nach einiger Zeit in einer sich ändernden Gesellschaft stigmatisierend. So ist der Begriff »intellectual disability« im internationalen Austausch z. B. der IASSID akzeptiert, wirkt aber in der direkten deutschen Übersetzung als »intellektuelle Unfähigkeit« stigmatisierend. Auch die Bezeichnung »geistige Behinderung« steht erneut in der Diskussion. So ist zum einen das Adjektiv »geistig« umstritten, da es den Anschein erweckt, es handele sich um eine Beeinträchtigung, die ausschließlich auf eine Intelligenzminderung zurückzuführen ist (dies gilt natürlich auch für den Begriff der »intellektuellen Behinderung«). Außerdem weisen

> *Kritiker einer Intelligenztestung in diesem Bereich [...] u. a. auch darauf hin, dass das eigenständige Lösen von Denksportaufgaben nichts darüber auszusagen vermag, inwieweit jemand die Alltagsroutinen bewältigen kann, die für ein Leben in größtmöglicher Selbständigkeit gerade für geistig behinderte Menschen von besonderer Bedeutung sind. Dem wäre entgegenzuhalten, dass Intelligenzdiagnostik einen wichtigen Beitrag leisten kann, heraus zu finden welche individuellen kognitiven Stärken und Schwächen vorliegen und Entscheidungen zu treffen, in welchen Fällen es aussichtsreich ist, Lernangebote zu machen, die abstrahierende Denkvorgänge beinhalten.* (Süss-Burghart, 2005, 50)

Von der eindimensionalen Sichtweise des Binetschen Modells der Intelligenz (Binet, 1927) ist inzwischen abgesehen worden, da es der »Komplexität von Beeinträchtigungen, [den] medizinischen Problemen oder [den] gesellschaftlichen Benachteiligungen« (Lingg & Theunissen, 2008, 14) nicht gerecht wird. So hat das sogenannte »Doppelkriterium«, nämlich dass geistige Behinderung durch »Beeinträchtigungen in den Bereichen der Intelligenz und sozialen Anpassung bzw. sozialen Kompetenz« (Meyer, 2003, 15) gekennzeichnet ist, weite Verbreitung gefunden. Auch wird der Begriff »geistige Behinderung« den medizinischen Ursachen der Beeinträchtigung nicht gerecht. Die geistigen Beeinträchtigungen sind in den meisten Fällen auf Hirnfunktionsstörungen zurückzuführen, welche sowohl »aufgrund äußerer Einwirkungen vor, während oder nach der Geburt, bei Schädigungen der Chromosomenausstattung und -anordnung, [und] bei selten vorkommenden, vererbten Stoffwechselstörungen« (Mühl, 1999, 149) vorliegen. Zum anderen ist auch der Begriff der Behinderung umstritten, da er durch seine Orientierung an gesellschaftlichen Normvorstellungen einen defizitären Beigeschmack hat (Lingg & Theunissen, 2008; Speck, 2005).

Der Begriff der »geistigen Behinderung« ist nach wie vor nicht zufriedenstellend durch einen Alternativbegriff ersetzt worden, so dass er weiterhin vorrangig Verwendung findet. Man braucht einfach einen Begriff, um die Personengruppe, um die es geht, andeuten zu können. Die Änderung der Bezeichnung der Zielgruppe geht mit einer Änderung vorherrschender Stereotypen einher, somit muss sich die Sicht der Gesellschaft auf Behinderung ändern. Auch im Kontext dieses Buches soll trotz vorhandener Kritikpunkte der Begriff der geistigen Behinderung geführt werden. »Geistige Behinderung« ist ein Sammelbegriff für ein Phänomen mit oft lebenslangen, aber verschiedenen Äußerungsformen einer unterdurchschnittlichen Verarbeitung von Kognitionen und Problemen mit der sozialen Adaption (Haveman & Stöppler, 2010). Diese Personengruppe kann bei der Bewältigung von kognitiven Aufgaben geringe, mäßige, große oder sehr große Probleme haben. So gibt es Personen, die in ihrem Entwicklungsstand an der Grenze zur Lernbehinderung stehen und demnach im lebenspraktischen Bereich weitestgehend selbständig sind. Zudem können zu dem Personenkreis mit geistiger Behinderung Menschen mit schwersten bzw. Mehrfachbehinderungen gezählt werden, die zusätzlich zu ihrer geistigen Behinderung schwere Beeinträchtigungen im Bereich der Motorik oder der Sinnesfunktionen haben (Mühl, 1999, 150). Eine Diagnose der geistigen Behinderung bezieht sich u. a. auf die Messung einer deutlichen Intelligenzminderung mit Hilfe standardisierter Intelligenztests. Ein Intelligenzquotient (IQ) im Bereich von 70 bis 85 ist unterdurchschnittlich; in diesem Fall spricht man von einer Lernbehinderung. Im Bereich der geistigen Behinderung wird zwischen leichter Beeinträchtigung (IQ-Wert von 70 bis 50/55), mäßiger bzw. mittelschwerer Beeinträchtigung (IQ-Wert von 50/55 bis 35/40), schwerer Beeinträchtigung (IQ-Wert von 35/40 bis 15/20) sowie schwerster Beeinträchtigung (IQ-Wert von unter 15/20) unterschieden. Auch Personen mit autistischem Verhalten werden zu der heterogenen Personengruppe der Menschen mit geistiger Behinderung gefasst, wenn deren Lernniveau mit ernsten geistigen Beeinträchtigungen einhergeht.

Wie in Kapitel 6.3.5 weiter ausgeführt wird, gehen die kognitiven Schwierigkeiten »häufig einher mit einer verlangsamten, verzögerten oder stagnierenden Entwicklung im lebenspraktischen Anpassungsverhalten, der Entwicklung der Wahrnehmungsfähigkeit, der Sprache und der Motorik« (Strasser, 2004, 12), weshalb man auch von Entwicklungsstörungen spricht. Die Entwicklung hängt von vielen Faktoren ab, die für alle Menschen gelten: eine lebenslange fördernde Umgebung, Motivation und Gesundheit. »Geistige Behinderung ist [...] in ihrem jeweiligen Erscheinungsbild nicht statisch« (Ständige Konferenz der Kultusminister der Länder in der Bundesrepublik Deutschland, 1999, 4), sondern kann durch eine Förderung, die am lernenden Individuum orientiert ist, beeinflusst werden. Man sollte darum kognitive Probleme von Menschen mit geistiger Behinderung nicht mit Lernleistungen in Kindheitsphasen, z.B. Denkniveau eines Zwei- oder Sechsjährigen, in Verbindung bringen. Obwohl es für das Verständnis von bestimmten Verhaltensweisen sinnvoll sein kann, um diese nach kognitiven Voraussetzungen zu überprüfen und eventuell zu interpretieren, bedeutet das nicht, dass der Verstand des Individuums in einer bestimmten Kindheitsphase festgefahren ist. Der kognitive Entwicklungsrückstand von erwachsenen Menschen mit geistiger Behinderung kann groß sein, trotzdem verfügt er oder sie gleichzeitig über die Lebenserfahrungen eines 40- oder 60-jährigen Menschen (Börkman, 2002, 59). Einen allgemeinen Definitionsrahmen der Zielgruppe gibt die Definition der American Association on Intellectual and Developmental Disabilities (AAIDD), nämlich: »Geistige Behinderung ist eine Behinderung, die gekennzeichnet ist durch bedeutende Einschränkungen in sowohl dem intellektuellen Funktionieren als auch in konzeptuellen, sozialen und praktischen adaptiven Fertig- und Fähigkeiten. Diese Behinderung entsteht vor dem 18. Lebensjahr« (AAIDD, 2012).

Für die Einschätzung der intellektuellen und kognitiven Fähigkeiten gibt Süss-Burghart (2005) eine Übersicht über geeignete Tests im deutschsprachigen Raum (ebd., 49 f.). Vor allem der Einbezug der adaptiven Fähig- und Fertigkeiten in die Definition ist jedoch hinsichtlich der Entwicklungs- und Förderchancen von Bedeutung. Konzeptuelle Fertig- und Fähigkeiten sind z.B. Lesen, Schreiben, Rechnen und die Uhrzeit lesen können. Praktische Fähigkeiten werden für Aktivitäten des täglichen Lebens (Activities of Daily Living) und für die selbständige Teilnahme im Straßenverkehr benötigt. Mit sozialen Fertigkeiten werden Kompetenzen in der Arbeit und Freizeit und in allen Situationen, in denen Kommunikation mit anderen benötigt wird, angedeutet (ebd.).

Die Autoren der AAIDD-Definition (AAMR, 2001) gehen davon aus, dass die Einschränkungen in der Funktionsweise nur im Zusammenhang mit der gesellschaftlichen Umgebung, die typisch für die Altersgruppe und die Kultur der Person ist, betrachtet werden sollten. Sie sind der Auffassung, dass bei einer gültigen Einschätzung der Möglichkeiten Alter und Kultur wie auch Unterschiede in Kommunikation, Sensorik, Motorik und Verhaltensfaktoren mit einbezogen werden müssen (ebd.).

Die Definition der Behinderung hat sozialrechtliche und statistische Konsequenzen. Das Grundgesetz macht keinen Unterschied zwischen behinderten und nichtbehinderten Menschen und sichert allen Bürgern das Recht auf Achtung der Menschenwürde, das Recht auf Leben und körperliche Unversehrtheit, freie Entfaltung der Persönlichkeit, gleiche Behandlung u. a. zu. Der »Grad der Behinderung« ist jedoch für die soziale Gesetzgebung noch immer der Schlüsselbegriff in Bezug auf behinderte Menschen. Der Staat und der Gesetzgeber benötigen eine sozial-rechtliche Definition, um die Gruppe der berechtigten Leistungsempfänger zu definieren und den Anspruch auf Sozialleistungen zu differenzieren. Der Grad der Behinderung ist durch das Bundesversorgungsgesetz (§§ 30, 34) festgelegt. Das Schwerbehindertengesetz definiert Behinderung folgendermaßen:

> *»(1) Behinderung im Sinne dieses Gesetzes ist die Auswirkung einer nicht nur vorübergehenden Funktionsbeeinträchtigung, die auf einem regelwidrigen körperlichen, geistigen oder seelischen Zustand beruht. Regelwidrig ist der Zustand, der von dem für das Lebensalter typischen abweicht. Als nicht nur vorübergehend gilt ein Zeitraum von mehr als 6 Monaten. […] (3) Für den Grad der Behinderung gelten die im Rahmen des § 30 Abs. 1 des Bundesversorgungsgesetzes festgelegten Maßstäbe entsprechend.« (SCHwbG § 3, Abs. 1, 3)*

Die Kriterien im Schwerbehindertengesetz (SCHwbG) sind ausgerichtet an dem allgemeinen Behinderungsbegriff der WHO. Die sozialrechtliche Bestimmung von Behinderung geht von der funktionellen Beeinträchtigung eines Menschen aus, unabhängig von der Art, die der Schädigung zugrunde liegt. So ist der Status des Behindert-Seins nicht primär eine Eigenschaft des einzelnen Menschen, sondern vielmehr ein soziales Etikett. Dieser Etikettierungsansatz ist jedoch unzureichend. Um sowohl die besondere Beeinträchtigung der Teilhabe (Inklusion) von Menschen mit schweren und mehrfachen Behinderungen als auch deren hohen Hilfe- und Anregungsbedarf erfassen zu können, wird als Grundlage für die Beschreibung der Zielgruppe immer häufiger das psychosoziale Modell der Internationalen Klassifikation der Funktionsfähigkeit, Behinderung und Gesundheit (ICF) der Weltgesundheitsorganisation (WHO) gewählt (▶ **Kap. 2.3**). Dieses Modell unterscheidet zwischen den Ebenen der Schädigung (impairment), der Aktivität (activity) und der Teilhabe (participation) sowie der Dimension der Kontextfaktoren. Unter »impairment« werden organische Beeinträchtigungen und funktionelle Schädigungen des menschlichen Organismus einschließlich des mentalen Bereichs gefasst. Das Konzept »activity« bezieht sich auf den Menschen als Subjekt und meint Aktivitäten, die ein unabhängiges und selbständiges Leben ermöglichen, bzw. deren Beeinträchtigung. »Participation« zielt auf das Einbezogensein einer Person und den Zugang zu allen

Lebensbereichen aber auch auf den Ausschluss und die soziale Benachteiligung (DIMDI, 2005, 16).

Die Zahl der Menschen mit geistiger Behinderung lässt sich in Deutschland durch das Fehlen von Zentralerhebungen nicht verlässlich feststellen. Schätzungen aus deutschen Teilstatistiken und ausländischen Registern und Prävalenzuntersuchungen lassen eine Gesamtzahl von 492 000–820 000, nämlich zwischen 0,6 und 1,0 % der Gesamtbevölkerung, vermuten.

3.3   Ursachen (Ätiologie)

Bei der Verursachung einer geistigen Behinderung spielen viele Faktoren eine Rolle, die Spannweite geht von genetisch bis psychosozial. Seidel (2006) nennt als die wichtigsten:

- *»Genetische Ursachen*
- *Toxische Noxen (z. B. Genussgifte, Umweltgifte, Gewerbegifte, Medikamente)*
- *Physikalische Noxen (z. B. mechanische Einwirkungen, Radioaktivität)*
- *Sauerstoffmangel des Embryos, des Fetus*
- *Sauerstoffmangel des Neugeborenen (z. B. bei Unreife, Frühgeburt)*
- *Mikrobiologische Noxen (z. B. virusbedingte Hirnentzündungen)*
- *Frühkindliche Erkrankungen mit primärer oder sekundärer Hirnbeteiligung*
- *Stoffwechselerkrankungen der Mutter (z. B. mütterliche Diabetes)*
- *Stoffwechselerkrankungen des Kindes (z. B. angeborene Schilddrüsenunterfunktion).« (ebd., 162)*

Untersuchungen der Ätiologie von Behinderungen sind wichtig, um ein mögliches Risiko für andere Familienmitglieder (Eltern, Bruder oder Schwester mit Kinderwunsch) festzustellen. Auch kann eine ätiologische Diagnose Informationen über andere Erkrankungen (Komorbidität), den weiteren Verlauf, die Folgen und therapeutischen Implikationen verschaffen. Aufgrund klinisch-genetischer Untersuchungen können bei ungefähr 40–60 % der Menschen mit geistiger Behinderung die Ursache(n) festgestellt werden. Es wird allgemein angenommen, dass 40–50 % der Fälle von geistiger Behinderung genetische Krankheiten sind, 15–20 % aufgrund von Umweltfaktoren entstehen und 30–45 % eine bis jetzt unbekannte Ursache haben (Raynham et al., 1996). Auch ein signifikanter Anteil der letztgenannten Gruppe steht im Verdacht, genetische Ursachen zu haben (Partington et al., 2000).

Eine komplizierte Geburt (mit möglicher perinataler Komplikation), die durch viele Eltern als die Ursache der Beeinträchtigung des Kindes erfahren wird, ist weniger häufig der wahre Grund, kann aber eine genetische (pränatale) Ursache überschatten. Aufgrund intensiver internationaler Forschung sind bisher mehrere hundert Fehlbildungen einzelner Gene identifiziert worden, die zu einer geistigen Behinderung führen. Dabei können autosomal-dominante, autosomal-rezessive und geschlechtsgebundene Erbgänge unterschieden werden (Steinhausen, 2001, 169):

»Der häufigste angeborene Stoffwechseldefekt, die Phenylketonurie (PKU), ist autoso-mal-rezessiv bedingt. Die bekannteste X-gebundene Störung mit geistiger Behinderung ist das Fragile-X-Syndrom mit einem rezessiven Erbgang. Chromosomenstörungen sind für 40% der schweren und für 10–20% der leichten Form der geistigen Behinderung verantwortlich. Diese Störungen sind nicht notwendigerweise vererbt, sondern entstehen häufig durch Mutationen und sind mit höherem Alter der schwangeren Mutter verbun-den. Für die bekannteste und häufigste Störung der Autosomen, das Down-Syndrom, ist die Trisomie 21 seit geraumer Zeit bekannt.« (ebd.)

Auch toxische pränatale Verursachung spielt bei der Entstehung einer Hirn-schädigung eine Rolle, woraus eine geistige Behinderung resultieren kann. In Kapitel 12 wird, neben einigen genetisch oder durch Stoffwechselerkrankun-gen verursachten Syndromen, in diesem Zusammenhang auch das Fetale Alko-holsyndrom aufgezeigt. Auch psychosoziale Faktoren, denen das Kind im Kin-des- und Jugendalter ausgesetzt ist, können eine ernste geistige Retardierung bewirken, ein Beispiel hierfür ist das Deprivationssyndrom (psychischer Hospi-talismus). Da nicht nur die kognitive, sondern auch die sozio-emotionale Ebene mit ernsten Folgen für Verhalten und psychische Gesundheit betroffen ist, wird dieses psychosoziale Syndrom in Kapitel 9.7 besprochen.

4   Kooperation

» Wenn Sie mir den Parkplatz nehmen, dann nehmen Sie bitte auch meine Behinderung.«
(Schild auf einem Behindertenparkplatz in Frankreich)

Es besteht ein deutlicher Zusammenhang zwischen den Zielen der Sozialwissenschaften (der Pädagogik, Psychologie, Soziologie, Ökonomie), den technischen Wissenschaften (wie Architektur, Raumplanung) und der Medizin, wenn es darum geht, eine bessere Lebensqualität für Menschen mit geistiger Behinderung zu schaffen. So können Menschen mit geistiger Behinderung besser an den Facetten der Gesellschaft teilnehmen, wenn sie nicht durch einen schlechten Gesundheitszustand belastet werden und sie über die nötigen Ressourcen und Einfluss verfügen, um ihre Lebensumstände so zu beeinflussen, dass sie ihren Gesundheitszustand verbessern können (Kalnins, McQueen, Backett, Curtice & Currie, 1992). Eine grundsätzliche Frage in diesem Zusammenhang ist, ob wir glauben und uns dafür einsetzen, dass Menschen mit geistiger Behinderung die gleichen Rechte auf eine gute Gesundheitsvorsorge und -begleitung haben wie Bürger ohne Behinderung und dass wir nicht die bestehenden Ungleichheiten im Gesundheitssystem und in ihrem Gesundheitsstatus akzeptieren (▶ Kap. 13).

Die geistige Behinderung vieler Menschen resultiert aus einer selten vorkommenden Ursache, die häufig mit auftretenden körperlichen und psychischen Problemen einhergehen kann. Andere haben akute und chronische Probleme, die in Zusammenhang miteinander stehen können, wobei mögliche Interaktionen von Medikamenten schädlich wirken können. In vielen Fällen sind Menschen mit geistiger Behinderung genauso krank oder gesund wie Menschen ohne geistige Behinderung. Aber es gibt auch Unterschiede in der Art und Prävalenz psychischer Probleme und Verhaltensauffälligkeiten (▶ Kap. 9) sowie körperlicher Krankheiten (▶ Kap. 11). Einige dieser Probleme kommen bei bestimmten Syndromen häufiger vor (▶ Kap. 12).

Es ist nicht immer einfach, die Gesundheitsprobleme von Menschen mit geistiger Behinderung zu identifizieren und zu diagnostizieren. Cheetham et al. (2007) nennen hierfür sieben Gründe:

1. Menschen mit geistiger Behinderung beschweren sich nicht oft; viele Probleme werden weder von der Person mit einer Behinderung noch durch dessen Begleiter oder Betreuer vermutet und berichtet.
2. Selbst schwerwiegende medizinische Probleme werden oft atypisch in der Form von Reizbarkeit, Inaktivität, Störung des Appetits oder Schlaf, Verschlechterung der Sprache oder der Aktivitäten des täglichen Lebens oder durch selbstverletzendes Verhalten zum Ausdruck gebracht.

3. Grundlegende Risikofaktoren werden oft ignoriert (z. B. bei Down-Syndrom besteht ein erhöhtes Risiko auf Erkrankungen der Schilddrüse, Herzerkrankungen und Zöliakie).
4. Medizinische Probleme werden bei Menschen mit Behinderungen unterschätzt; weitere Tests sind erforderlich.
5. Häufig vorkommende Probleme sind nicht immer hinreichend behandelt (z. B. Hören, Sehen oder motorische Probleme).
6. Maßnahmen, die zum Routine-Screening gehören, werden bei Menschen mit geistiger Behinderung weniger oft als notwendig durchgeführt (z. B. Blutdruck-Messungen, Mammographien, Pap-Abstriche, Prostatauntersuchungen).
7. Eine sorgfältige proaktive Diagnostik wird erhebliche körperlich-gesundheitliche Probleme aufdecken, auch bei Menschen, bei denen psychische Störungen oder Verhaltensauffälligkeiten vermutet werden (ebd., 630).

Viele der obengenannten Probleme sind durch zusätzliches Wissen, Erfahrung, Kommunikation, Empathie und Sensibilität zu lösen. Manche Krankheiten kommen aber so selten vor, dass auch ein erfahrener Arzt zum ersten Mal mit einer selten auftretenden Kombination von Symptomen konfrontiert werden kann.

»Durch die niedrige Prävalenz ist Expertenwissen nur stark eingeschränkt oder regional begrenzt verfügbar und es mangelt zudem an Evidenz-basierten Leitlinien und Behandlungspfaden. Oftmals gibt es zu der Krankheit keine gesicherten wissenschaftlichen Erkenntnisse, es sind keine Behandlungsmethoden bekannt und eine Heilung ist in den meisten Fällen nicht möglich.« (Budych & Helms, 2012, 8)

Es kann dadurch zu neuen Rollenmustern kommen, und die Arzt-Patienten-Beziehung kann sich drastisch verändern. Bei dem Erbringen von Gesundheitsleistungen sind Ärzte und Zahnärzte vermehrt gefragt und dazu angehalten, abhängig von dem Gesundheitsproblem mit einer Vielfalt von Berufsgruppen und Laien zusammenzuarbeiten, nämlich: Angehörige, pädagogische Mitarbeiter, Sozialarbeiter, Heilerzieher, Musik-/Kunsttherapeuten, Reittherapeuten, Motopäden/Sporttherapeuten, Heilmittelerbringer, Logopäden, Ergotherapeuten, Physiotherapeuten, Masseure/Medizinische Bademeister, Pflegefachkräfte, Krankenpfleger, Altenpfleger, Hilfsmittelerbringer und Diplom-Psychologen. Kooperation zwischen diesen Leistungserbringern ist kein Ziel an sich, sondern eine Notwendigkeit, um in Arbeitsteilung und verschiedenen Rollen, zusammen mit der Person ein glückliches und erfülltes Leben in der Gesellschaft gestalten zu können. Eine solche Kooperation und Interdisziplinarität ist keine Selbstverständlichkeit. »Kooperation entspricht nicht einem angeborenen Grundbedürfnis, sondern ergibt sich aus der Notwendigkeit zur Reflexion gemeinsamer Aufgaben in einem arbeitsteiligen Betrieb« (Gaedt, 1999, 27). Die gesundheitsfördernden Leistungen bei Menschen mit geistiger Behinderung sind also notwendiger- und zweckmäßigerweise in einer interdisziplinären und transdisziplinären Arbeitsweise zu erbringen.

»Interdisziplinär heißt, dass verschiedene Disziplinen (hier auch: Berufe) gemeinsam an der Bewältigung eines Problems oder an der Erreichung eines Zieles arbeiten. Transdisziplinär heißt, dass Handlungselemente einer bestimmten Disziplin durch eine andere Disziplin in deren eigenen Handlungskontext übernommen und integriert mit vollzogen

werden müssen (z. B. pflegerische Handlungen durch pädagogisches Personal).« (Bundesverband Evangelische Behindertenhilfe e. V. (BEB) in Kooperation mit den drei anderen Fachverbänden der Behindertenhilfe, 2001, 23)

4.1 Die Notwendigkeit der Kooperation durch eine Häufung der Erkrankungen

4.1.1 Multimorbidität

Die Notwendigkeit zur Zusammenarbeit allein schon zwischen den medizinischen Disziplinen wird deutlich, wenn man sieht, dass viele Menschen mit geistiger Behinderung schon ab frühester Jugend eine Vielzahl ernster Erkrankungen haben (Multimorbidität) und dadurch viele Medikamente (Polypharmazie) einnehmen müssen. Multimorbidität wird dabei als das gleichzeitige Vorhandensein von zwei oder mehreren Krankheiten bei einer Person verstanden (Kadam et al., 2007). Nahezu alle epidemiologischen Untersuchungen berichten eine sehr hohe Prävalenz von Mehrfacherkrankungen bei Personen ab 60 Jahren. Die Resultate in den epidemiologischen Studien variieren nach der zugrunde liegenden Definition von Multimorbidität, der Anzahl und Art der berücksichtigten Erkrankungen und der Zusammensetzung der Studienpopulation (Valderas et al., 2009; Marengoni et al., 2009). Prävalenzschätzungen für die deutsche Bevölkerung stammen aus bundesweiten Gesundheitssurveys (Robert Koch-Institut, 2003; Kohler & Ziese, 2004) und der Berliner Altersstudie (Steinhagen-Thiessen & Borchelt, 1996).

Bei einer breiten Definition von Erkrankungen sind Patienten mit Multimorbidität in der Hausarztpraxis eher die Regel als die Ausnahme (Fortin et al., 2005; Van den Akker et al., 1998). Der Hausarzt behandelt und begleitet Patienten, die in der Regel mehrere Erkrankungen haben, die regelmäßig verschiedene Fachärzte konsultieren, die ihnen wiederum eine Vielzahl von Medikamenten vorschreiben. Multimorbidität steigt mit zunehmendem Lebensalter (Fortin et al., 2005; Van den Akker et al., 1998). In der BRD wurde zwischen September 2002 und März 2003 der telefonische Gesundheitssurvey (GStel03, RKI) durchgeführt. Es ging dabei um eine standardisierte telefonische Befragung der deutschen Wohnbevölkerung ab 18 Jahren mit privatem Festnetzanschluss. Es wurden Informationen zu einer umschriebenen Anzahl an chronischen Erkrankungen erfragt, die in elf Krankheitsbereichen zusammengefasst wurden (Kohler & Ziese, 2004). Die Ergebnisse zeigen eine deutliche Zunahme der so definierten Multimorbidität mit steigendem Alter bei beiden Geschlechtern. In der Altersgruppe ab 65 Jahren weisen 45 % der Männer und 56 % der Frauen Gesundheitsprobleme in drei oder mehr Krankheitsbereichen auf.

In einer kanadischen Studie (Fortin et al., 2005) lag die Prävalenz von Menschen mit zwei oder mehr chronischen Erkrankungen im Alter von 45 bis 64 Jahren und von 65 Jahren und älter bei jeweils 95 % und 99 % bei Frauen und 89 % und 97 % bei Männern. Die Prävalenz von Multimorbidität ist also hoch und steigt signifikant sowohl bei Frauen und Männern mit dem Alter (ebd.). In einer groß angelegten australischen Studie unter Hausärzten fanden Britt et al. (2008) heraus, dass bei Personen im Alter von 75 Jahren und älter 83,2 % der Personen Erkrankungen in zwei oder mehr Bereichen, 58,2 % in drei oder mehr Bereichen und 33,4 % in vier oder mehr Bereichen vorlagen. Die häufigsten Kombinationen waren Arthritis/chronische Rückenschmerzen und Gefäßerkrankungen (15,0 % der Stichprobe), psychische Probleme und Gefäßerkrankungen (10,6 %) und Arthritis/chronische Rückenschmerzen und psychische Probleme (10,6 %) (ebd.).

Laut Gaedt (1995) ist das Vorliegen mehrerer Erkrankungen bei einem Patienten ein besonderes Merkmal der medizinischen Betreuung von Menschen mit geistiger Behinderung. Dies gilt für ältere Menschen mit Behinderungen, aber auch für jüngere. In Kapitel 11 werden systematisch einige Krankheiten besprochen, die häufiger bei Menschen mit geistiger Behinderung vorkommen als unter Gleichaltrigen der allgemeinen Bevölkerung. Die wichtigsten Unterschiede der Multimorbidität von Menschen mit geistiger Behinderung liegen in:

- dem frühen Auftreten der Erkrankungen
- Interaktionen und Parallelitäten mit den Ursachen der geistigen Behinderung
- der hohen Anzahl der Erkrankungen
- dem hohen Anteil von psychischen Störungen und ernsten Verhaltensauffälligkeiten
- der Komplexität in der Behandlung dieser Erkrankungen

Seidel (2006) skizziert den Zusammenhang zwischen der geistigen Behinderung und zusätzlicher Behinderung oder chronischer Krankheit wie folgt:

- *»Die geistige Behinderung und die zusätzliche Behinderung oder chronische Krankheit können auf eine gleiche gemeinsame Ursache zurückzuführen sein. Dieser Sachverhalt trifft zu, wenn beispielsweise durch eine geburtstraumatische Schädigung mit nachfolgendem Sauerstoffmangel eine Geistige Behinderung, eine Epilepsie und eine infantile Zerebralparese verursacht worden sind.*
- *Die Geistige Behinderung kann sekundär die Folge der Auswirkung einer bestimmten prä-, peri- oder postnatalen Schädigung sein. Dies trifft beispielsweise zu, wenn eine frühkindliche Hirnentzündung eine schwere, therapiefraktäre Epilepsie verursacht hat, die ihrerseits durch viele Komplikationen, z. B. Anfallsstatus, Stürze, eine Beeinträchtigung der intellektuellen Entwicklung nach sich gezogen hat.« (ebd., 165)*

Bei Menschen mit geistiger Behinderung ist es notwendig, die Erkrankungen in ihrer wechselseitigen Bedingung, in ihrem jeweiligen Kontext und der Lebensphase zu erfassen und zu deuten. Dies impliziert einen umfassenden und entwicklungsorientierten Ansatz auch für die Analyse, Interpretation und Behandlung der Multimorbidität. Viele dieser Menschen haben ab frühester Kindheit (oft und direkt nach der Geburt) unter körperlichen Beeinträchtigungen und psychischen und physischen Erkrankungen zu leiden, die lebenslang wirken und in einer späteren Lebensphase mit Alterserkrankungen akkumuliert werden. Es ist unsere Erwartung, dass der Anteil der Multimorbidität bei Kindern, Jugendli-

chen und jungen Erwachsenen mit geistiger Behinderung höher ist als bei Gleichaltrigen in der Gesellschaft. Die Multimorbidität bei älteren Erwachsenen (50 +)
ist nach unserer Einschätzung bei Menschen mit geistiger Behinderung mindestens genauso hoch.

Es gibt überraschenderweise kaum Veröffentlichungen zum Thema Co- oder
Multimorbidität bei jüngeren und keine bei älteren Erwachsenen mit geistiger Behinderung (Haveman et al., 2010; Haveman et al., 2011). Für die Planung einer
angemessenen Beurteilung und Behandlung von gesundheitlichen Problemen von
älteren Erwachsenen mit geistiger Behinderung wäre es jedoch von praktischem
Interesse, zu wissen, wie Komorbiditäten gruppiert sind, behandelt werden und
zwischen Gesundheitsanbietern Informationen ausgetauscht und Kompetenzen
geregelt sind. Ärzte müssen, bedingt durch die Komplexität der medizinischen
Probleme, aber auch durch die vielen Schwierigkeiten bei der Erbringung von
Dienstleistungen für die Zielgruppe, bei der Diagnostik sowie der präventiven
und therapeutischen Begleitung mit vielen anderen Berufsgruppen zusammen-
arbeiten (Iacono et al., 2004; Sices et al., 2004).

4.1.2 Polypharmazie

Menschen mit geistiger Behinderung sind häufiger kommunikativ hilflos, schlecht
informiert und haben wenig Einfluss auf die Entscheidung der Medikamenteneinnahme. Das bedeutet für den Arzt, dass, um eine bewusste Medikamenteneinnahme zu ermöglichen, (a) Kommunikationsprozesse mit diesen Klienten länger
dauern und (b) Kommunikation und Entscheidungen ermutigt und unterstützt
werden müssen.

Die Konsequenz der Multimorbidität ist, dass Patienten mit geistiger Behinderung oft gezwungen sind, mehrere Medikamente über einen längeren Zeitraum
in ihrem Leben einzunehmen (Beange et al., 1995; Reiss & Aman, 1997). Die
Häufigkeit von Dauermedikationen (z. B. bei den oft vorliegenden Krampfleiden)
liegt bei Menschen mit geistiger Behinderung zwischen 30 und 60 % (Janitzek,
2002, 44). Weiterhin ist es durch die Entstehung altersbedingter Krankheiten oft
notwendig, neue Arzneimittel zu verschreiben, wodurch die Gefahr einer Wechselwirkung mit anderen Arzneimitteln, die längerfristig konsumiert werden, besteht. Das Alter spielt auch in anderer Hinsicht eine wichtige Rolle, da der Körper durch die Nebenwirkungen der Medikamente stärker beansprucht wird. Die
Nierenfunktion ist mit dem Alter oft reduziert, so dass nur ein geringer Abbau
der Medikamente durch die Nieren stattfindet. Dies kann in einem höheren Blut-
spiegelniveau und einer längeren Wirksamkeit mancher Medikamente resultieren. Die Leber ist auch verantwortlich für die Metabolik vieler Medikamente,
was wiederum für die Wahl eines Arzneimittels wichtig sein kann. Zum Beispiel
werden bestimmte Benzodiazepine (Medikamente zur Behandlung von Ängsten
und Schlafproblemen) durch den Körper besser toleriert, da sie viel schneller
metabolisiert werden können, während andere Benzodiazepine längere Sedation
verursachen, da der Abbauprozess verzögert wird. Ein anderer wichtiger Faktor
für den Arzneimittel-Metabolismus bei älteren Menschen ist die Abnahme von

Muskelmasse und ein relativ hoher Fettanteil im Körper. Viele Medikamente, die für ältere Menschen mit einer geistigen Behinderung verschrieben werden, wie Phenotiazine (z.B. Chlorpromazin, das als Neuroleptikum therapeutische Anwendung findet) und andere psychotrope Medikamente, sind fettlöslich und werden mit zunehmendem Alter weiter im Körper verteilt, wodurch mit derselben Dosierung längere Halbwertszeiten und größere Wirkungen entstehen. Nebenwirkungen (die vorher noch nicht zu sehen waren) können auftreten, wenn die Dosierung mit zunehmendem Alter nicht vermindert wird. Regelmäßige Überprüfung der Dosierung und Nebenwirkungen, und ggf. ein Absetzen des Medikaments, ist sinnvoll.

Viele Medikamente, einschließlich Medikamente für psychische Störungen, haben Nebenwirkungen, die das Denken und die emotionale Kontrolle beeinflussen, etwa Depressionen, emotionale Abstumpfung, Besessenheit, Kopfschmerzen, Muskelstarre, kognitive Verluste, reduzierte Kreativität, Krämpfe, Auswirkungen auf die Libido, verminderte mentale Flexibilität und Psychose-ähnliche Symptome. Antidepressiva und andere Psychopharmaka haben eine Vielzahl negativer Nebenwirkungen. Weiterhin ist eine Interaktion von Medikamenten mit Alkohol nicht selten.

4.2 Interdisziplinäre Zusammenarbeit

Als wesentliche Voraussetzung der Interdisziplinarität nennt Tietze-Fritz (1998) ein grundlegendes gemeinsames Fachwissen aller am Prozess beteiligten Berufsgruppen, nämlich dass alle Teammitglieder pädagogische, psychologische und medizinische Basiskompetenzen benötigen. Die Kompetenzen aus den eigenen Disziplinen müssen dabei transparent, und fachbezogene Förderansätze sollten gegenseitig bekannt sein, damit voneinander gelernt und profitiert werden kann (ebd., 7).

Auch Irblich und Stahl (2005) gehen von einem fachlich gut fundierten Selbstverständnis von den beteiligten Disziplinen aus, das auch aus dem Wissen der eigenen Grenzen bestehen sollte, und warnen sowohl vor Selbstüberschätzung als auch vor submissiver Unterwerfung. »Um als kompetenter Vertreter der jeweiligen Fachrichtung wahr- und ernstgenommen zu werden, ist es unabdingbar, im eigenen Bereich über solide Grundlagen zu verfügen und sein Wissen auf dem aktuellen Stand der Fachdiskussion zu halten« (ebd., 468). An anderer Stelle schreiben sie: »Interdisziplinarität setzt gegenseitigen Respekt voraus. Berührungsängste, Konkurrenzdenken und Vorurteile gegenüber anderen Berufsgruppen stellen dabei erhebliche Hindernisse dar.« Als Beispiele solcher wechselseitigen Voreingenommenheit mögen folgende häufig anzutreffenden Statements dienen: »Psychologen sind testgläubig«, »Pädagogen wünschen in erster Linie reibungslose Gruppenabläufe«, »Ärzte greifen viel zu schnell zum Rezeptblock« usw. Dazu meinen Kutschera und Weber (1991, 70): »[A]uf dieser Ebene der Diskussion wimmelt es also geradezu von Projektionen, Missverständnissen aus Unkenntnis, eigenen oder projizierten Größenphantasien, Eigen- und Fremdabwertung oder -aufwertung oder auch Resignation« (Irblich & Stahl, 2005, 469).

4.3 Kooperation mit Sozialwissenschaftlern (Pädagogen und Psychologen)

Die Beziehungen der sozialwissenschaftlichen Disziplinen zur Medizin waren nicht immer konfliktfrei und sind auch heute noch historisch durch die Dominanz der Medizin belastet und durch Abgrenzungsprobleme geprägt (Schleiffer, 2001c). »Erst in den letzten beiden Jahrzehnten konnte sich die Erkenntnis durchsetzen, dass eine geistige Behinderung keine Krankheit, sondern eine bildungs- und sozialpolitisch relevante Klassifikation darstellt, womit das ärztliche Primat in der Behindertenbetreuung beendet wurde« (Irblich & Stahl, 2005, 457). Das Konzept der »Lebensqualität« vereinigt die verschiedenen Zielsetzungen der sozialwissenschaftlichen und der biologisch-medizinischen Disziplinen. Bei dem Konzept der Lebensqualität steht die Perspektive des Individuums im Mittelpunkt, und sehr viele individuelle, psychologische, soziale, ökonomische und medizinische Aspekte bestimmen disziplinübergreifend die Wertung und Beurteilung des eigenen Lebens im Vergleich zum Leben anderer. Sterben und Tod bilden finale Grenzen, da ohne Leben Wertungen über dessen Qualität sinnlos sind. Ernste Schädigungen des Körpers, körperliche Krankheiten, Schmerzen oder psychisches Leiden können die Lebensqualität negativ beeinflussen.

Die Heil- und Sonderpädagogik geht von der Erkenntnis einer prinzipiellen und lebenslangen Bildsamkeit behinderter Menschen aus. Sie setzt Diagnostik in erster Linie dazu ein, den individuellen Förderbedarf zu ermitteln und individuelle Kompetenzen ausfindig zu machen, an denen Begleitung und Förderung ansetzen können. Der Aufgabenbereich und die Zuständigkeit sind jedoch breiter. »Die pädagogische Zuständigkeit für alle Menschen mit Behinderungen ist heute weitgehend unbestritten und endet auch nicht beim Vorliegen von Erkrankungen oder psychischen Störungen, wobei Übergänge zu pflegerischen Aufgaben fließend sein können« (ebd., 458). Eine Kerndisziplin bildet in diesem Zusammenhang die Pädagogik bei Menschen mit geistiger Behinderung. Diese Fachdisziplin

»als sonder- oder heilpädagogische Fachrichtung kann man verstehen als die Theorie und Praxis der Betreuung, Erziehung und Bildung von Menschen jedes Alters, die auf Grund von biologisch-genetisch bedingten Dysfunktionen des Zentralnervensystems in erheblichem Maße auf spezielle Hilfe, Förderung und Begleitung angewiesen sind, um menschlich leben lernen zu können.« (Speck, 2007, 134)

Inhaltlich erstreckt sich nach Speck der Themenbereich der Pädagogik bei Menschen mit geistiger Behinderung »auf die gesamte Altersspanne von der Frühför-

derung, über den Kindergarten und die Schule bis zur Erwachsenen- und Alten-
bildung und damit zugleich auf die verschiedensten Institutionen für Menschen
mit einer geistigen Behinderung« (ebd., 135). Auch der Bundesverband Evangelische Behindertenhilfe e. V. (BEB) in Kooperation mit den drei anderen Fachverbänden der Behindertenhilfe geht davon aus, dass medizinische Hilfen keine Son-
derstellung einnehmen, sondern in die pädagogische Ausrichtung der Begleitung,
die dem Klienten selbstbestimmte und normale Partizipation an der Gesellschaft
ermöglicht, eingebunden wird.

>*Es ist erforderlich, zukünftig bei der Umsetzung eines noch mehr als bisher rehabilita-
tiv orientierten Verständnisses von Maßnahmen der Eingliederungshilfe die fachlichen
Leistungsangebote von Diplompsychologen, Ärzten und Angehörigen anderer Gesundheitsberufe regelmäßig und systematisch in das pädagogische Förderprogramm und Hil-
fekonzept für Menschen mit Behinderungen zu integrieren. Solche Aufgabenstellungen
gehen weit über die Krankenbehandlung im Sinne des Sozialgesetzbuches V hinaus –
so wie auch sonst Maßnahmen der Rehabilitation im engeren Sinne teilweise über das
SGB V hinausgehen und in eigens dafür bestimmten Sozialgesetzbüchern, Gesetzen oder
Rechtsvorschriften geregelt sind. Die geforderte Integration der Leistungen, die durch
verschiedene Gesundheitsberufe und andere Berufe erbracht werden, in pädagogische
Förderprogramme und Hilfekonzepte bezieht sich prinzipiell auf alle Maßnahmen, die
mittelbar und unmittelbar der Unterstützung der Eingliederung in das Leben der Gemeinschaft bzw. der Förderung von Partizipation dienen. Bei solchen Leistungen oder
Maßnahmen handelt es sich nicht nur um die verschiedenen therapeutischen Leistungen
(z. B. Krankengymnastik, Ergotherapie, Psychotherapie, ärztliche Behandlung), wie sie
im Leistungskatalog der Gesetzlichen Krankenversicherung enthalten sind. Auch in die
differenzierte Erfassung der individuellen Beeinträchtigungen (Impairments und been-
trächtigte Aktivitäten) und gegebenen Voraussetzungen von individuellen Fördermög-
lichkeiten sowie in die Formulierung adäquater Förderziele und Hilfepläne müssen mehr
als bisher die fachlichen Kompetenzen von Angehörigen der Gesundheitsberufe eingebunden werden.« (Bundesverband Evangelische Behindertenhilfe e. V. (BEB) in Kooperation mit den drei anderen Fachverbänden der Behindertenhilfe, 2001, 14)*

Die Interdependenz zwischen den Berufsgruppen, wobei den Pädagogen eine
Hauptrolle bei der Begleitung zugedacht wird, macht Gaedt (2002) an dem Beispiel der Pharmakotherapie deutlich:

>*Der Gedanke an eine Psychopharmakotherapie wird in der Regel im pädagogischen
Bereich geboren. Hier werden die Informationen verdichtet, die letztlich den Psychiater in seiner Praxis von der Notwendigkeit einer Pharmakotherapie überzeugen. Hier
– und nicht in der Arztpraxis – entscheidet es sich, ob sie human und erfolgreich sein
wird. Die Verantwortung des pädagogischen Bereiches beschränkt sich also nicht auf
die korrekte tägliche Verteilung der vom Psychiater verordneten chemischen Substanzen. Die Psychopharmakotherapie ist vielmehr ein komplexer Prozess innerhalb des pädagogischen Bereiches, der eine besondere Verschränkung der Verantwortlichkeiten
erfordert.« (ebd., 192)*

Der Bundesverband Evangelische Behindertenhilfe e. V. (BEB) in Kooperation
mit den drei anderen Fachverbänden der Behindertenhilfe fordert ein Handlungs-
modell, das gesundheitsbezogene Leistungen in die Grundlegung der pädagogischen Hilfeplanung einbezieht. Dazu sind zwei Aspekte erforderlich:

1. Organisationsformen systematischer alltagsbezogener Kommunikation und
   Zusammenarbeit, die die organisatorisch-strukturellen Bedingungen und fach-

lichen Voraussetzungen des medizinischen Regelversorgungssystems übersteigen, und

2. ein zeitgemäßes rehabilitationswissenschaftlich fundiertes Modell von Behinderung, das Gesundheit und beeinträchtigte gesundheitliche Integrität zu den verschiedenen Aspekten von Behinderung systematisch in Beziehung setzt (ebd., 15).

4.4 Koordination medizinischer Leistungen

Für die medizinische Begleitung von Menschen mit geistiger Behinderung gibt es drei vorherrschende Modelle. Im ersten Modell, wobei es vor allem um Kinder und Jugendliche mit geistiger Behinderung geht, die bei ihren Eltern verbleiben, erhält das Sozialpädiatrische Zentrum (SPZ) eine zentrale Rolle bei der Koordination medizinischer Hilfen. Sozialpädiatrische Zentren arbeiten ambulant und verstehen sich u. a. als Einrichtung für die Kinder, »die wegen der Art und Schwere oder Dauer ihrer Behinderung nicht von geeigneten Ärzten oder geeigneten interdisziplinären Frühfördereinrichtungen behandelt werden können« (Altöttinger Papier, 2002). Beim zweiten Model ist der Hausarzt verantwortlich für die Koordination.

> *»Werden Einrichtungen der Behindertenhilfe von niedergelassenen Ärzten versorgt, bestehen meist Kooperationsverträge zwischen der Einrichtung und dem niedergelassenen Arzt. Über diesen Weg wird versucht, den Mehraufwand des Arztes durch die Einrichtung abzugelten, wobei allerdings die notwendige interdisziplinäre Kooperation bei diesem Modell häufig nicht sichergestellt ist. Hinsichtlich der Finanzierung medizinischer Leistungen für Patienten mit geistiger Behinderung kann aktuell wohl mit einer großen Zahl der Betroffenen sowohl im stationären als auch im ambulanten Bereich von einer dualen Finanzierung durch Krankenversicherung und Sozialhilfe ausgegangen werden.«* (Janitzek, 2002, 49)

Ein drittes Modell, bei dem spezialisierte Versorgungsstrukturen zur gesundheitlichen Versorgung von Menschen mit geistiger Behinderung eine Rolle spielen, gibt es in Deutschland nur in Ansätzen, und zwar vor allem in stationären Einrichtungen der Behindertenhilfe (Janitzek, 2002, 47).

> *»In einigen größeren Einrichtungen bestehen integrierte medizinische Fachdienste, in denen angestellte Ärzte meist in Kooperation mit anderen therapeutischen Diensten die medizinische Betreuung der behinderten Patienten der jeweiligen Einrichtung übernehmen. Diese Leistungen werden zumeist über eine duale Finanzierung aus Mitteln der Sozialhilfe und der gesetzlichen Krankenversicherung ermöglicht.«* (ebd., 47)

Diese sind jedoch gerade die Einrichtungen, die unter Zugzwang stehen, zu dezentralisieren und sich in kleine ambulant begleitete Wohnformen zu wandeln. Daher praktizieren viele Institutionen einen Kompromiss zwischen Zentralismus und Autonomie der beteiligten Disziplinen, auch wenn Verantwortlichkeiten und Zuständigkeiten oft nicht explizit geregelt oder umgesetzt werden (Irblich

& Stahl, 2005). Irblich und Stahl regen an, dass in solchen Fällen der intra-institutionellen Zusammenarbeit folgende Grundsatzfragen bei der Diagnostik geklärt werden sollten:

- *» Wer hat im Einzelfall welche Verantwortung für die Organisation des Gesamtprozesses der Untersuchung, für bestimmte Aspekte bzw. für bestimmte Phasen?*
- *Wie wird sichergestellt, dass Untersuchungsergebnisse integriert und nutzbar gemacht werden?*
- *Wie werden in den diagnostischen Prozess ›Rückmeldeschleifen‹ über den weiteren Verlauf eingebaut, damit es zu einer wechselseitigen Befruchtung von Diagnostik und Intervention kommt?*
- *Wie lässt sich eine Evaluation der Interdisziplinarität durchführen, aus der Konsequenzen für die zukünftige Zusammenarbeit gezogen werden können?«* (ebd., 467)

4.5 Kooperation mit Begleitpersonen (Familienangehörige und Betreuer)

Die Begleitung in Gesundheitsfragen obliegt bei Menschen mit geistiger Behinderung nicht allein den Ärzten. Es ist ein Teamwork, bei dem u. a. auch die Patienten selbst, Familienangehörige und Begleiter/Betreuer bereits motiviert sind bzw. gefordert werden müssen, um in gemeinsamer Zielsetzung zusammenzuarbeiten. Vor allem auch die Betreuer im Wohnheim erfüllen eine zentrale Rolle bei der Prävention und in allen Stadien der Krankheit bei erwachsenen Menschen mit geistiger Behinderung, nicht zuletzt bei der Identifizierung erster Anzeichen und Symptome. Schlosser (2005) formuliert in diesem Kontext: »Von Mitarbeitern in der Behindertenhilfe wird heute im Rahmen ihrer Fachlichkeit ein erhöhtes Maß an medizinischem Wissen verlangt.« Wie in anderen Berufsfeldern gilt: »Man sieht nur, was man weiß«. Es sind diese »Professionellen« (Betreuer und Familienangehörige), auf deren Informationen der Arzt sich vielfach stützt und die dafür sorgen, dass geeignete Unterstützung geboten werden.

Viele Informationen aus den verschiedensten Disziplinen, die für die Lebensqualität ihres behinderten Familienmitglieds wichtig sind, haben sie sich so gut wie möglich zu eigen gemacht (Protoprofessionalisierung). Die Unterstützung, die sie zu Hause bieten, zeichnet sich meistens durch Kompetenz, Fürsorglichkeit und Beteiligung aus und ist mindestens so wichtig, wie jeder andere Professionelle, der für das Gesundheitswesen ausgebildet ist. Sie haben einen großen Vorteil, den andere nicht haben, sie sind Familienmitglieder (und oft die direkten Betreuer von älteren Erwachsenen), die die Person Tag für Tag unterstützen und die Person in Entwicklung, Verhalten und Kommunikation am besten kennen. Wichtige Funktionen dieser Personen bei der Gesundheitsbegleitung sind: die Identifizierung eines gesundheitlichen Problems, die Unterstützung bei der Begegnung mit Ärzten und anderen Mitarbeitern im Gesundheitssystem, die Bereitstellung von Informationen für die Diagnose, Überwachung (Monitoring) und die Begleitung bei der Behandlung (z. B. Medikation). Manchmal ist die Diagnostik eines ernsten Gesundheitsproblems (wie z. B. eine Diabetes oder Alzheimer-Erkrankung) nur möglich, wenn es Personen in der direkten Umgebung gibt, die die Person gut kennen und die subtile Veränderungen verfolgen und als mögliches Gesundheitsproblem erkennen können. Darüber hinaus kann die Begleitperson versuchen, die Person für präventive Maßnahmen zu gewinnen, um die Gesundheit zu erhalten. Bei seltenen Erkrankungen sind es in vielen Fällen die Eltern, die dem Arzt nicht nur Information und Wünsche, sondern auch Hinweise und Empfehlungen zur Behandlung geben. Es gibt einige selten vorkommende Syndrome und Erkrankungen, worüber Familienangehörige zunächst häufig besser informiert sind als Ärzte. Angesichts der professionellen Hilflosigkeit der Ärzte und der vielen offenen Fragen beschäftigen sich Familienangehörige oftmals intensiv mit dem Krankheitsbild des Kindes, des Bruders oder der Schwester. Durch gezielte Informationen und Erfahrungen werden die Bezugspersonen selbst zu Experten in eigener Sache und auf dem Gebiet der Erkrankung. Es kann dabei zu neuen Rollenmustern kommen und die Arzt-Patienten-Beziehung sich dadurch drastisch verändern. So kann es in diesen Fällen der Familienangehörige sein, der dem Arzt Hinweise und Empfehlungen zur Behandlung gibt (Budych & Helms, 2012, 6).

4.6 Interaktion und Kooperation mit den Patienten

Eine klientenzentrierte Haltung und Organisation von Hilfestellungen sollte auch bei der medizinischen Begleitung zentral sein, der Patient sollte bestimmen können, wie die Gesundheit erhalten wird und Erkrankungen behandelt werden. Bei der Diagnostik und Behandlung von Menschen mit geistiger Behinderung sollten Ärzte, aber auch andere Anbieter von Gesundheitsleistungen wie Logopäden, Physiotherapeuten usw. bei der Vermittlung von Informationen und der aktiven Beteiligung des Betroffenen am Entscheidungsprozess mindestens genauso sorgfältig umgehen wie mit anderen Klienten. Bei kommunikativen Problemen ist es bedeutsam, sich so viel Zeit wie möglich zu nehmen, den Patienten die Möglichkeit zu geben, sich an den Kontext der Praxis zu gewöhnen, die Inhalte einfacher und ohne Fachbegriffe zu erklären, Medien wie Bilder, Videos und Erfahrungsberichte von anderen einzusetzen oder schon im Vorfeld verständliches und angepasstes Informationsmaterial mitzugeben.

4.6.1 Rechtliche Grundlagen

Pflichten und Rechte von Arzt und Patient werden vom Gesetzgeber genau festgelegt und finden sich im Zivil-, Straf- wie auch im Versicherungsrecht wieder. Bezogen auf den Personenkreis der Menschen mit geistiger Behinderung ist der Aspekt der Mündigkeit, der in Rechts-, Urteils- und Handlungsfähigkeit unterschieden wird, von zentraler Bedeutung. Jeder Mensch, unabhängig vom Alter oder von intellektuellen Fähigkeiten, ist rechtsfähig und besitzt damit die Fähigkeit, selbständig seine Rechte und Pflichten zu erfüllen. Urteilsfähig nach dem Zivilrecht ist jeder, »dem nicht wegen seines Kindesalters oder infolge von Geisteskrankheiten, Geistesschwäche oder Trunkenheit die Fähigkeit mangelt, vernunftmäßig zu handeln« (Buddeberg, 2004, 330).

Als handlungsfähig im rechtlichen Sinne wird ein Mensch beschrieben, der volljährig und urteilsfähig ist. Sowohl die Urteils- als auch die Geschäftsfähigkeit werden bei Menschen mit geistiger Behinderung oftmals durch gesetzliche Betreuer wahrgenommen. Für den Arztbesuch bedeutet dies, dass wichtige Rechte nicht immer bei der Person selbst liegen und damit wichtige Entscheidungen von anderen getroffen werden, z. B. wenn es um die Einwilligung zu einer Operation oder zur Wahl einer medikamentösen Therapie geht. Hier sind also zumeist auch andere Menschen, z. B. der gesetzliche Betreuer, Familienangehörige oder professionelle Begleiter, involviert.

Bei jeder Konsultation eines Arztes ist der Patient durch die Schweigepflicht geschützt, er kann den Arzt jedoch von seiner Schweigepflicht entbinden. Ein weiterer hervorzuhebender rechtlicher Aspekt des Arzt-Patienten-Verhältnisses ist der Sachverhalt der Körperverletzung. Buddeberg (2004, 331) erklärt hierzu: »Therapeutische Maßnahmen, die ohne Einverständnis des Patienten durchgeführt werden, stellen juristisch eine Körperverletzung dar.« Besondere Bedeutung hat dieses Recht in Bezug auf Menschen mit geistiger Behinderung und wird in seiner Auslegung kompliziert, wenn ein solcher Patient sich in seinen Selbstbestimmungsrechten übergangen sieht, auf der anderen Seite aber nicht über sein Urteilsrecht verfügt. Dass ein gesetzlicher Betreuer immer im Sinne des Klienten agiert, ist nicht zwangsläufig gegeben. Eine sensible Vorgehensweise aller Beteiligten ist daher unumgänglich, will man Menschen mit geistiger Behinderung nicht fremdbestimmen und unter Umständen verletzen.

4.6.2   Die informierte Zustimmung (informed consent)

Es ist wichtig, den Grad der kognitiven Fähigkeiten des Patienten zu kennen, inwieweit er selbst in der Lage ist, Entscheidungen über die eigene Gesundheitsversorgung zu treffen. Personen sollten nicht nur über Prozesse und Hintergründe informiert, sondern gefragt werden, ob diese Informationen auch verstanden wurden. Die Beteiligung an der Entscheidungsfindung ist besonders wichtig, wenn Verfahren der Untersuchung und Therapie schmerzhaft und risikovoll sind. Die Bereitstellung von Informationen in zugänglicher Form ist ein entscheidender Faktor, um Wissen und Verständnis über Fragen der Gesundheit und ihren Körper zu gewinnen und Verantwortung für die Gesundheit übernehmen zu können.

Menschen mit geistiger Behinderung benötigen mehr verständliche Information, um ihre Ängste abzubauen, aber auch um selbst informierte Entscheidungen über Untersuchungen und Behandlungen zu nehmen. Die mangelnde Information von Ärzten über informierte Zustimmung (informed consent) ist besorgniserregend. Minihan et al. (1993) stellten fest, dass 53 % der Ärzte berichteten, dass sie nicht wissen, wer ermächtigt ist, um Zustimmung zu geben für die medizinische

Behandlung ihrer Patienten mit geistiger Behinderung, und 65 % wussten nicht, wo sie weitere Informationen über formale Zustimmungsprozeduren erhalten könnten (ebd.). In einer Studie in Großbritannien wussten 64 % der Ärzte nicht, was das korrekte Verfahren zur Genehmigung der Behandlung für Menschen mit geistiger Behinderung nach englischem Recht ist (Turner et al., 1999). Deutliche Angaben zur informierten Zustimmung (informed consent) bei Menschen mit geistiger Behinderung sind von besonderer Bedeutung für Angehörige von Gesundheitsberufen, die regelmäßig invasive Eingriffe tätigen oder die Intimsphäre des Patienten tangieren, wie z. B. die Zahnmedizin und Gynäkologie (Baxter & Kerr, 2002, 259).

Wenn der Patient mittelschwere oder schwere kognitive Beeinträchtigungen hat und die Untersuchung oder Behandlung absolut notwendig ist, sollte die informierte Zustimmung (informed consent) von einem nahen Verwandten oder gerichtlich bestellten Betreuer eingeholt werden. In diesen Fällen ist es wichtig, dass die Person mit der Proxy-Berechtigung (z. B. der gesetzliche Vertreter) für den Eingriff auch den Patienten begleitet. In jedem Fall muss der Patient optimal nach seinen Möglichkeiten über das Verfahren informiert werden, und es sollte versucht werden, das Einverständnis des direkt Betroffenen zu erlangen.

4.6.3 Das Arzt-Patienten-Verhältnis

Bei der Beziehung zwischen Arzt und Patienten handelt es sich oftmals um eine relativ asymmetrische Verbindung. Definiert man Krankheit als Krise der sozialen Identität, befinden sich erkrankte Menschen oftmals in einem Zustand psychischer Labilität; gerade in der sozialen Interaktion zeigen sie sich verunsichert und empfindsam.

Der Position des Patienten steht die funktionale Autorität des Arztes gegenüber, was aufgrund vierer Aspekte zur sozialen Distanz zwischen den beiden Akteuren führen kann: 1) Experte versus Laie, 2) berufliche Routine versus Hilfesuche, 3) Entscheidungsbefugnis versus Hilflosigkeit und 4) soziokulturelle Unterschiede. Daneben führt Philipp (2004, 345) die Steuerungsmacht über das Gespräch während der Ärztekonsultation auf. Der Arzt bestimmt Anfang, Ende und Themen des Gesprächs.

Im Hinblick auf das Verhältnis des Arztes zum Patienten werden in der Regel drei Beziehungsmodelle unterschieden (Faller, 2006, 167), nämlich das paternalistische Modell, das Konsumentenmodell und das partnerschaftliche Modell.

- *Paternalistisches Modell*: In dieser klassischen Form des Arzt-Patienten-Verhältnisses entscheidet der Arzt nach eigenem Ermessen zum Wohl und im Interesse des Patienten, während der Patient eine passive Rolle einnimmt. Das Modell erfährt heute zunehmend Kritik und gilt als überholt, da es der Patientenautonomie nicht mehr gerecht wird.

- *Konsumentenmodell*: Dieses Beziehungsmodell, auch »informatives Modell« genannt, geht davon aus, dass der Patient seine Ziele bereits kennt und zur Entscheidungsfindung vom Arzt lediglich noch einige Informationen wünscht. Arzt und Patient arbeiten gemeinsam Ziele und Werte heraus.

- *Partnerschaftliches Modell*: Das vorliegende Problem wird von Arzt und Patienten gemeinsam betrachtet; der Patient äußert seine Wünsche und Erwartungen, wobei die Rolle des Arztes darin besteht, Empfehlungen vor dem Hintergrund seines Wissens und seiner Erfahrung zu geben. Voraussetzung für diese Beziehungsform stellt eine entspannte und vertrauensvolle Gesprächsatmosphäre dar. Die gemeinsame Entscheidungsfindung über den Behandlungsverlauf kann als interaktiver Prozess erachtet werden, dessen Resultat ein gemeinsamer Handlungsplan darstellt. Die Einbeziehung der Patienten in die Entscheidungsfindung verbessert die Compliance (das Befolgen der Ratschläge des Arztes). Eine Gesprächsführung, welche dem Patienten erlaubt, seine Fragen, Erwartungen und Befürchtungen zu artikulieren, gewünschte Informationen zu erhalten und emotionale Unterstützung zu erfahren, verbessert den Gesundheitszustand.

4.6.4 Interaktion in der Arzt-Patienten-Beziehung

Ziel des Arztgespräches ist ein Arbeitsbündnis mit dem Patienten, dessen Ursprung im Konsens medizinischer, psychologischer und juristischer Fragestellungen liegt. Erst auf der Basis dessen ergibt sich ein diagnostischer und therapeutischer Prozess, wobei das Gespräch aus Ärztesicht eine Vielzahl von Aufgaben erfüllt mit den Zielen einer sachlichen Lösung und der emotionalen Einflussnahme auf den Patienten.

Vor dem Hintergrund dieser Ziele findet die Interaktion der beiden »Partner« statt, das ärztliche Gespräch ist dabei von besonderer Bedeutung, da 50 % aller Diagnosen vom Arzt durch die Informationen während der Anamnese gestellt werden, so Faller (2004, 164). Im Kontext ihrer Funktion für die Diagnosefindung wird die Kommunikation zum wichtigen Handwerkszeug des Arztes, da eine gute medizinische Versorgung in großem Maße von ihr abhängt. Es lohnt sich daher, auch die Prinzipien menschlicher Interaktion im Hinblick auf die Arzt-Patienten-Beziehung zu betrachten. Systematisch gesehen funktioniert Interaktion auf drei Ebenen, die im Folgenden skizziert werden (Buddeberg, 2004, 345).

Auf der *kognitiven Ebene* werden in der Arzt-Patienten-Beziehung Krankheitssymptome analysiert und bewertet; des Weiteren kristallisieren sich Erwartungen an Behandlung und Arzt heraus. Buddeberg (2004, 346) weist darauf hin, dass die Wahrnehmung aus der Arztperspektive oft durch Vorurteile und Stereotypen beeinflusst bzw. verzerrt wird, insbesondere bei Problempatienten sowie bei Menschen mit einem anderen soziokulturellen Hintergrund. Aus der Patientenperspektive ist mit Stereotypien bezüglich des Arztbildes zu rechnen, die die Wahrnehmung erschweren bzw. verzerren.

Auf der *emotionalen Ebene* werden in der beschriebenen Interaktion eine Vielzahl von Stimmungen und Gefühlen zusammengefasst (Buddeberg, 2004, 345). Für den Arzt bedeutet dies, eine flexible Grundhaltung einzunehmen, welche es ihm erlaubt, Gefühle der jeweiligen Person und der jeweiligen Situation gegenüber adäquat zu äußern. Dafür allerdings muss er seine eigenen Gefühle wahrnehmen und auch kontrollieren können. Nach Buddeberg (2004, 347) können in schwierigen Behandlungssituationen die Emotionen differieren. So kann der Arzt Mitleid, Schuld oder Ohnmacht erleben, der Patient hingegen Enttäuschung, Ärger und Wut. Vor allem negative Gefühle auszuleben gestaltet sich schwierig, möchte man den Gegenüber doch nicht kränken, sondern schonen. »Nicht wenige Ärzte sind gegenüber spontanen Gefühlsäußerungen ihrer Patienten jedoch recht hilflos«, so Buddeberg (2004, 347). Weinen des Patienten werde oftmals als Unzufriedenheit, Undankbarkeit oder Unbeherrschtheit interpretiert, oder die emotionale Reaktion werde bagatellisiert.

Letztlich gilt, dass Kranksein intensive und oftmals auch angstgeprägte Gefühle hervorruft. Das respektvolle Zulassen dieser Gefühle, deren Äußerung und wechselseitige Wahrnehmung, ist für eine gelungene Arzt-Patienten-Beziehung besonders wichtig. Bezogen auf den emotionalen Aspekt der Beziehung zwischen Arzt und Patient nennt Buddeberg vier Grundelemente (2004, 348) für eine gelungene Arzt-Patienten-Beziehung: 1) Empathie, 2) affektive Neutralität, 3) emotionale Echtheit und 4) adäquate Distanz.

Auf *handlungsorientierter Ebene* finden sowohl die kognitive Ebene als auch die emotionale Ebene ihren Ausdruck in der Kommunikation; das Ergebnis der Untersuchung und des Gesprächs wird in Handeln umgesetzt.

4.6.5 Das patientenzentrierte Arbeiten als Methode zum Aufbau einer gleichwertigen Beziehung

Es gibt zahlreiche Hinweise darauf, dass eine gute Beziehung zwischen Arzt und Patient wesentlichen Einfluss auf Informationsfluss, Compliance im Sinne von Mitarbeit, Genesung und Rekonvaleszenz der Patienten hat. Darauf verweisend fordert Siegrist (1994, 270) eine Reduktion in der Asymmetrie der Beziehung zwischen Arzt und Patient, indem arbeitsorganisatorische Maßnahmen in der Arztpraxis modifiziert und bestehende Einstellungen verändert werden und die Arztrolle wesentlich patientenzentrierter ausgelegt wird. Ein solcher Veränderungsprozess beginnt allerdings bereits in der medizinischen Ausbildung. Auf den Ablauf der Arztkonsultation bezogen empfiehlt Philipp (2004, 347) einen höheren Gesprächsanteil des Patienten in der Diagnosephase, während in der Therapiebesprechung der Arzt mehr Anteile des Gespräches innehaben sollte. Der Patient soll den Gegenstand und den Ablauf der Konsultation mitbestimmen und in das weitere Vorgehen einbezogen werden; der Arzt soll möglichst offene Fragen stellen und subjektive Krankheitstheorien verstehen.

Neben einem nondirektiven Gesprächsstil sollte der Arzt gewisse Grundhaltungen mit in das Gespräch einbringen, welche Rogers (in Strauss, 2004, 348) sowie Rosemeier (1991, 182) im Zusammenhang mit der klientenzentrierten Gesprächsführung mit den Begriffen Echtheit, Wertschätzung, Empathie und Transparenz beschrieben hat. Besonders über die Dimension der Wertschätzung und der Empathie nehmen Ärzte Einfluss auf das Gespräch mit ihren Patienten, ob nun gewollt oder nicht (Buschmann-Steinhage, 1994, 284). Gewünschtes Verhalten von Seiten des Patienten wird vom Arzt positiv gewürdigt, also belohnt, und tritt daher auch häufiger auf. Für Buddeberg (2004, 350) ist die Grundlage einer guten Zusammenarbeit von Arzt und Patienten eine Atmosphäre des Vertrauens, insbesondere bei Patienten mit einer chronischen Erkrankung. Folgende Verhaltensweisen seitens des Arztes fördern nach Buddeberg die Atmosphäre (ebd.):

- konstante, sachliche, wohlwollende Grundhaltung
- Klärung der Verantwortlichkeiten zwischen Patient, Hausarzt und Fachärzten
- Vermeidung kränkender Bemerkungen
- fortlaufende Informationen über diagnostische und therapeutische Schritte
- Vermeidung von vorschnellen Versprechungen, Überengagement und unvermitteltem Rückzug
- Schaffung von Spielraum für eigenständige Entscheidungen und Aktivitäten des Patienten

4.6.6 Interaktion von Ärzten mit Menschen mit geistiger Behinderung

Der Arztbesuch stellt für Menschen mit geistiger Behinderung eine besondere Situation dar, der durch Erfahrungen und verschiedene Perspektiven erschwert werden kann. Ein in der Praxis anzutreffendes Beispiel wäre ein Patient mit geistiger Behinderung, bei dem der Eindruck besteht, sein Arzt habe ihn bei der Blutabnahme verletzt, weil er das Bild des unsensiblen und brutalen Arztes verinnerlicht hat. Ein Arzt hingegen sieht vor sich einen unkooperativen Patienten, der sich sogar noch bei der Behandlung vehement wehrt. Selbst wenn der Patient nur ein kurzes Erschrecken oder Zurückzucken gezeigt hat, kann der verzerrte Eindruck einer wesentlich stärkeren Abwehrreaktion entstehen. In dem Kapitel zu den Barrieren einer inklusiven medizinischen Begleitung (▶ Kap. 5) wird aufgezeigt, dass der Begriff der Verhaltensauffälligkeit nicht einseitig als ein Personenmerkmal zu interpretieren ist, sondern auch als eine Reaktion des Patienten auf strukturelle (Arztpraxis) und kommunikative (Arzt-Patient-)Faktoren beim Arztbesuch.

Duckworth et al. (1993) betonen bei einer Untersuchung der Fähigkeiten von Ärzten im Gespräch mit Menschen mit geistiger Behinderung vor allem die Schwierigkeit der zeitlichen Zwänge. Es zeigte sich in vielen Fällen, dass ein Arzt, durch Zeitdruck gezwungen, den Patienten ignorierte und schnell die benötigte Information von der Begleitperson bekam. Dies kann in einigen Situationen notwendig sein, darf aber keineswegs die Regel werden. In dem Grundsatzdokument »Gesundheit und Behinderung« (2001) des Bundesverbands Evangelische Behindertenhilfe e.V. (BEB) in Kooperation mit den drei anderen Fachverbänden der Behindertenhilfe (Hrsg.) wird dieser Aspekt zu wenig differenziert betrachtet. So ist zu lesen:

> *In Abhängigkeit von Ausmaß und Art der Beeinträchtigungen ist es zugleich zeitweilig oder auf Dauer notwendig, dass andere an ihrer Stelle – Angehörige, professionelle Begleiter oder auch Mitarbeiter von Gesundheitsberufen – stellvertretend mehr oder minder umfangreich solche Aufgaben übernehmen, die auf Förderung oder Wiederherstellung von Gesundheit oder auf Linderung oder Vermeidung des Fortschreitens gesundheitlicher Beeinträchtigungen gerichtet sind. Behinderungsbedingte Einschränkungen der eigenständigen Wahrnehmungsfähigkeit, des Verständnisses für gesundheits-*

bezogene Zusammenhänge oder der Vorausschau auf mögliche Folgen beginnender Gesundheitsbeeinträchtigungen verlangen die aktive Unterstützung durch die Umgebung als Ausdruck von Verantwortung.« (Bundesverband Evangelische Behindertenhilfe e. V. (BEB) in Kooperation mit den drei anderen Fachverbänden der Behindertenhilfe (Hrsg.), 2001, 19)

Stellvertretend für den Klienten über seine Gesundheit zu entscheiden ist keine Kleinigkeit, es ist ein fundamentaler Einschnitt in die Grundrechte des Menschen. Wenn er vorgenommen werden muss, sollte dies deutlich begründet und dokumentiert werden. Mit den weiten Begriffen »Ausmaß und Art der Beeinträchtigungen« wird zu viel Raum für eigene Interpretationen und Routinen gelassen und besteht zu wenig Andrang, sich auf die individuelle Person und seine Kommunikationsbedürfnisse einzustellen. Auch kann es nicht zur Regel werden, dass alles Handeln zur Gesundheit des Patienten, also nicht nur die lebensrettenden oder invaliditätsschützenden, sondern auch prophylaktische Maßnahmen unter der stellvertretenden Beschlussnahme gefällt werden.

Wenn z. B. eine Verbesserung der Hörfähigkeit durch Familie, Betreuer und Ärzte als möglich und wichtig beurteilt wird, die Altersschwerhörigkeit das Alltagsfunktionieren des Betroffenen jedoch kaum hindert und er/sie die Veränderungen im Hören wiederholt als störend empfindet und Hörgeräte konsequent herausnimmt, dann wird sowohl der Arzt als auch der Pädagoge hieraus folgern, dass die professionelle Perspektive nicht mit der des Betroffenen übereinstimmt und dass das Erleben dieser Situation und die Entscheidung der betroffenen Person selbst (kein Hörgerät tragen zu wollen) ausschlaggebend ist.

5 Barrieren für eine inklusive medizinische Begleitung

> »Wenn man jung ist, so weiß man kaum, dass man lebt. Das Gefühl von Gesundheit erwirbt man sich nur durch Krankheit. Dass uns die Erde anzieht, merken wir wenn wir in die Höhe springen, durch Stoß beim Fallen. Wenn sich das Alter einstellt, so wird der Zustand der Krankheit eine Art von Gesundheit und man merkt nicht mehr, dass man krank ist. Bliebe die Erinnerung des Vergangenen nicht, so würde man die Änderung wenig merken. Ich glaube daher auch, dass die Tiere auch nur in unseren Augen alt werden. Ein Eichhörnchen, das an seinem Sterbe-Tage ein Austerleben führt, ist nicht unglücklicher als die Auster. Aber der Mensch der an drei Stellen lebt, im Vergangenen, im Gegenwärtigen und (in) der Zukunft, kann unglücklich sein, wenn eine von diesen dreien nichts taugt. Die Religion hat sogar noch eine vierte hinzugefügt, die – Ewigkeit.«
> (Georg Christoph Lichtenberg, Aphorismen, 240–341)

Die meisten medizinischen Probleme von Menschen mit geistiger Behinderung, die eine allgemeine Arztpraxis oder ein Krankenhaus besuchen, unterscheiden sich nicht von denen anderer Bürger; die Probleme des Zugangs zur medizinischen Versorgung jedoch schon. Für Menschen mit geistiger Behinderung gibt es viele unterschiedliche Barrieren (z.B. physische, kommunikative, programmatische, Einstellungen und unzureichende berufliche Ausbildung von Ärzten, begrenzte Lesefähigkeiten der Zielgruppe), die den Zugang zu dem bestehenden Gesundheitssystem verstellen. Auch erfahren Menschen mit geistiger Behinderung, ähnlich wie ethnische Minderheiten, Reaktionen sozialer Ausgrenzung, Armut, Missbrauch und Mangel an Unterstützung. Diese Faktoren verringern zugleich den Zugang zu Gesundheitserziehung, Gesundheitsvorsorge, Screening und gesundheitsfördernden Aktivitäten (Marks, Sisirak & Heller, 2010, 8 f.).

> »Sie äußern häufig Krankheitsbeschwerden oder den Wunsch, zum Arzt zu gehen nicht selbst. Der Arztbesuch wird durch Angehörige, Betreuer und Begleiter veranlasst, also von außen und hängt damit von der Qualität der Beobachtung ab. Verstehen Menschen mit Behinderung nicht, was mit ihnen geschieht, oder haben sie beim Arzt schon schlechte Erfahrungen gemacht, sind sie häufig ängstlich und reagieren zum Beispiel mit Abwehr; eine Folge kann sein, dass sie sich nicht anfassen lassen wollen.« (Nicklas-Faust, 2002, 25 f.)

Barrieren für eine inklusive medizinische Begleitung können hinsichtlich drei Facetten unterschieden werden:

- Barrieren für und durch Personen mit geistiger Behinderung und ihre Bezugs- und Begleitpersonen,
- Barrieren für und durch die Anbieter von Gesundheitsleistungen und

- Barrieren, die mit der Organisation des Gesundheitssystems und Faktoren der physischen und sozialen Umwelt zusammenhängen (Cheetham et al., 2007).

5.1 Barrieren durch Klientfaktoren

Bestimmte fehlende Kenntnisse, aber auch Merkmale und Verhaltensweisen von Menschen mit geistiger Behinderung können für eine inklusive medizinische Begleitung zur Barriere werden. Cheetham et al. (2007) unterscheiden dabei die folgenden Hindernisse:

- *»Unzureichende Kenntnisse über die Dienste und Ressourcen, die zur medizinischen Begleitung zur Verfügung stehen*
- *Erschwerter Zugang zum Gesundheitswesen*
- *Schwierigkeiten um die Probleme den Ärzten deutlich zu machen*
- *Schwierigkeiten durch schlechte Erfahrungen mit medizinischen Hilfen in der Vergangenheit*
- *Unfähigkeit, zu kooperieren und den Anweisungen des Arztes zu folgen*
- *Schmerzen des Patienten manifestieren sich in mannigfaltiger Art und Weise*
- *Behandlung durch verschiedene Ärzte«* (Cheetham et al., 2007, 630 f.)

Zu den patientenbasierten Faktoren können körperliche Probleme (Minihan et al., 1993), aber auch Verhaltensauffälligkeiten (Lennox & Kerr, 1997) und Kommunikationsprobleme (Lennox & Kerr, 1997; Wilson & Haire, 1990) gerechnet werden. Auf ärztlicher Seite kann es Probleme geben, wenn diese Mechanismen unbekannt sind. So kann aggressives, destruktives oder selbstverletzendes Verhalten gezeigt werden, weil es keine anderen Möglichkeiten gibt, Zahnschmerzen, Ohrenentzündung oder sogar den Verlust einer bedeutenden Person zum Ausdruck zu bringen. Bestimmte Gesundheitsprobleme können von Ärzten mit wenig Erfahrung im Umgang mit Menschen mit geistiger Behinderung übersehen werden. Beispielsweise kann das Sterben eines Patienten an den Komplikationen einer Verstopfung außerhalb der Erfahrungswelt vieler Hausärzte liegen, aber Ärzten, die viele Menschen mit geistiger Behinderung begleiten, durchaus bekannt sein (Cheetham et al., 2007).

Personen in unserer Gesellschaft, die für eine Konsultation eine ärztliche Praxis betreten, sind in der Regel informierte und mündige Bürger. Sie wissen, warum sie zum Arzt gehen, wissen, wie sie ihren Fall präsentieren müssen, sind auf mögliche Fragen des Arztes über Ursachen und Symptome vorbereitet, beherrschen als Laien einigermaßen die Fachsprache des Arztes, haben Vermutungen über mögliche Diagnosen und erwarten und diskutieren je nach Informiertheit und Persönlichkeit die »Behandlungen« ihres Problems. In Arztpraxen äußern sich Personen ohne geistige Behinderung in der Regel über 1,2 bis 3,9 mehr gesundheitliche Beschwerden, aber im Durchschnitt sprechen sie nur 18 Sekunden, bevor der Arzt sie zum ersten Mal unterbricht (Buckman, 1992). Die meisten Personen mit geistiger Behinderung werden sich kaum am Anfang der Konsultation in dieser Zeitspanne über ihre Probleme äußern können.

Sprache und Konzepte in der medizinischen Betreuung sind oft abstrakt und kompliziert gehalten, so dass Menschen mit geistiger Behinderung Verständnisprobleme erleben können – ein Bericht aus der Klientenperspektive: »Wie sind die Beziehungen zwischen Ärzten und Behinderten? Miserabel, denn wer kann schon einen Arzt verstehen? Warum muss ein Arzt sich nur in ›Latein‹ ausdrücken? Will er sich vielleicht nur dahinter verstecken? Kann er die deutsche Sprache nicht mehr? Alles lässt sich auch in deutscher Sprache verständlich ausdrücken« (David, 2002, 35). Es schadet dem Patienten, da er sich nicht verstanden fühlt, es ist störend und demotivierend für Arzt und Patienten, wenn es nicht zu einem Vertrauensverhältnis kommt, und beide sind verunsichert, ob der Ablauf der Behandlung verstanden und befolgt werden kann. Auch ein Mangel an kommunikativen und intellektuellen Fähigkeiten des Klienten kann leicht zur Abhängigkeit führen.

Die Herausforderungen für Ärzte und andere Personen zur Überwindung von Schwierigkeiten in Verständnis und Kommunikation von Menschen mit geistiger Behinderung sind in der Fachliteratur gut dokumentiert (Atkinson, 1988; Cameron & Murphy, 2002; Flynn, 1986; Rodgers, 1999; Sigelman et al., 1981). Hilfreiche Vorschläge, um diese Probleme zu vermeiden, gibt es jedoch noch wenige. Vorbereitung und Unterstützung durch informierte und motivierte Begleitpersonen, die die Interessen der Person vertreten, und ein empathischer und in der Kommunikation mit dieser Personengruppe geschulter und geübter Arzt sind wichtige Voraussetzungen, dass anstelle eines ärztlichen Monologs tatsächlich ein Dialog stattfindet. Die Frage, warum Menschen mit geistiger Behinderung mehr und besser in der medizinischen Begleitung mit einbezogen werden sollten, ist aber nicht nur vor dem Hintergrund kommunikativer, sondern vor allem moralisch-ethischer Werte zu begründen. Walmsley (2004) spricht dabei von einem moralischen Imperativ.

5.1.1 Erschwerter Zugang zum Gesundheitssystem

Die Verbesserung oder Aufrechterhaltung der erworbenen Kompetenzen durch den Einsatz von Hilfsmitteln wie Seh- oder Hörhilfen oder Rollstühle (Maaskant & Haveman, 1989) kann es Erwachsenen ermöglichen, sich unabhängiger von anderen zu bewegen. Aber auch wenn Menschen mit geistiger Behinderung über solche Geräte verfügen, sollten Gebäude im Gesundheitswesen physisch zugänglich und barrierefrei sein. Zu den physischen Barrieren gehören: keine in der Höhe verstellbaren Untersuchungsstühle oder -bänke, um diese vom Rollstuhl aus zu erreichen, unzugänglichen Toiletten, mangelnde Beschilderung von Eingängen für Rollstuhlfahrer sowie fehlende Brailleschrift bei der Beschilderung der Einrichtung. In einer Studie mit 614 Ärzten wurde evaluiert, dass 12 % der Arztpraxen unzugänglich für ihre Patienten mit einer Gehbehinderung waren (Minihan et al., 1993). Diese Untersuchung wurde vor zwei Jahrzehnten durchgeführt, und die baulichen Merkmale werden für Menschen mit Gehbehinderungen heute nicht die größten Barrieren für den Zugang in die Arztpraxis und den Zugriff auf medizinische Hilfen sein.

Menschen mit geistiger Behinderung sind in der Regel ärmer und finanziell abhängig von sozialen Systemen. Sie verfügen seltener über eigene Transportmittel und müssen oft für Besuche in Gesundheitszentren in Kleinbussen, Fahrdiensten und Taxen mitgenommen werden. Ein Mangel an solchen Transportmöglichkeiten durch finanzielle oder organisatorische Gründe kann zu großen Schwierigkeiten für den Zugang zu Gesundheitsdiensten – vor allem in ländlichen Gebieten, in denen geeignete medizinische Dienstleistungen eher knapp verteilt sind – führen (Plachaud, 1994; Sonnander & Claesson, 1997). Da diese oft an wenig geeigneten Orten liegen und die Gebäude und Infrastrukturen nicht barrierefrei sind, sind diese für viele Menschen mit geistiger Behinderung ohne Hilfe nicht erreichbar, da sie in ihrer Mobilität eingeschränkt sind (Baxter & Kerr, 2002, 252).

In einer Studie über die medizinische Betreuung von Erwachsenen mit geistiger Behinderung, die in gemeindenahen Wohnungen leben, fanden Chambers et al. (1998) heraus, dass Ärzte glaubten, dass zusätzliche Hausbesuche für den Personenkreis notwendig wären, da kein Personal verfügbar ist, um die Personen zur Arztpraxis zu begleiten. Eine größere Flexibilität bei der Absprache von Arztbesuchen hinsichtlich Vorlaufzeit wie auch unterschiedliche Sprechzeiten können den Besuch in der Arztpraxis für Menschen mit geistiger Behinderung besser durchführbar machen. Für alle Beteiligten, den Patienten, den Arzt, das begleitende Mitarbeiter-Team und/oder Familienmitglieder kann es vorteilhaft sein, Regelungen und Absprachen zu treffen, wenn die betreffende Person nicht allein die Arztpraxis besuchen kann.

5.1.2 Kommunikative Schwierigkeiten beim Arztbesuch

Kommunikationsbarrieren können verhindern, dass Menschen mit Seh-, Hör- und/oder Lern-Behinderungen Informationen in einem verständlichen Format empfangen. Viele Menschen mit geistiger Behinderung benötigen unterstützende Formen der Kommunikation für ihre Beziehungen mit der sozialen Umwelt. Auch im Umgang mit Gesundheit und Krankheit bzw. der Bewältigung von Krankheit verfügen viele Menschen mit Behinderungen nur über verminderte sprachliche und nichtsprachliche Kommunikationsmöglichkeiten. »Dies betrifft beispielsweise die Fähigkeit, Beschwerden verbal zu schildern, Angaben zur Vorgeschichte, zur bisherigen Entwicklung von Gesundheitsproblemen zu machen, Fragen nach dem Befinden zu beantworten, eigene Fragen zu stellen und Bedenken und Ängste zu äußern« (Bundesverband Evangelische Behindertenhilfe e. V. (BEB) in Kooperation mit den drei anderen Fachverbänden der Behindertenhilfe, 2001, 40). Wenn Hilfeleistungen personeller und apparativer Art benötigt werden, um verstanden zu werden oder zu verstehen, dann gilt das für alle kommunikativen Situationen und nicht nur für soziale Interaktion mit dem Arzt, z. B. bei der Klärung der Beschwerden/Symptomatik und der Herstellung einer tragfähigen gemeinsamen Beziehungsebene.

Für die Begleitinformation von Medikamenten, therapiebegleitende Vorschriften, Terminabsprachen aber auch für die direkte Kommunikation mit dem Arzt ist es sinnvoll, individuell angepasste Kommunikationshilfen zu verwenden. Im Allgemeinen gilt, dass Unterrichts- oder Informationsmaterialien zu Gesundheit und Krankheit für Menschen mit geistiger Behinderung unverständlich sein können, da viele von ihnen nicht lesen können. Aber auch wenn sie lesen können, kann das angebotene Informationsmaterial nicht verständlich sein, wenn z. B. Bilder und große Buchstaben zur Unterstützung fehlen.

Kommunikation, Lesen und Verstehen ist mehr als nur das Erlernen der Rolle des (informierten) Patienten, es bedeutet weiter auch das Erlernen und Üben in Entscheidungsfindungen bezüglich der eigenen Gesundheit. Im Englischsprachigen gibt es hierfür den Begriff der »health literacy«. Obwohl nicht ganz trefflich, könnte man diesen Begriff als »Gesundheitskompetenz« ins Deutsche übersetzen. »Health literacy« wird definiert als der Grad, in dem Personen die Fähigkeit haben, grundlegende Gesundheitsinformationen und -dienste zu erhalten, zu verarbeiten und zu verstehen, um angemessene Gesundheitsentscheidungen zu treffen (Selden et al., 2000). Diese Definition entwickelte sich aus einer Zuschreibung einer passiven Rolle für den Einzelnen zu einer umfassenden, ganzheitlichen Definition, wobei die aktive Teilnahme an fundierten Gesundheitsentscheidungen ermutigt wird. Die Gesundheitskompetenz (health literacy) hängt sowohl mit dem Laienwissen als auch dem professionellen Wissen über verschiedene gesundheitliche Themen zusammen. Menschen mit eingeschränkten oder ungenauen Kenntnissen über den Körper und die Ursachen der Krankheit können nicht verstehen, welche Beziehungen zwischen Lebensstilfaktoren einerseits, wie z. B. Ernährung oder Bewegung, und den Gesundheitskonsequenzen andererseits bestehen. Auch ist es schwer für sie, Körpersignale zu erkennen (z. B. Husten oder vergrößerte Leberflecken), wenn sie ärztliche Hilfe in Anspruch nehmen sollten (Marks et al., 2010, 12).

Menschen mit geistiger Behinderung sind oft auf ihre Familie oder Betreuer angewiesen, um gesundheitliche Bedürfnisse in ihrem Namen zu kommunizieren. Selbst wenn ein Familienmitglied oder Betreuer die Person sehr gut kennt, kann es für diese Begleitperson immer noch schwierig sein, ein gesundheitliches Problem zu erkennen, wenn die individuelle Kommunikationsfähigkeit des Betroffenen eingeschränkt ist. Die Abhängigkeit von Begleitpersonen, um über gesundheitliche Bedürfnisse zu kommunizieren, stellt ein großes Hindernis für den Zugang zu geeigneten Hilfeleistungen dar. Beange et al. (1995) untersuchten Erwachsene mit geistiger Behinderung, die gemeindenah in der Bevölkerung lebten, und stellten fest, dass trotz eines Mittelwerts von 5,4 medizinischen Problemen pro Patient 65 % der Patienten und 24 % der Pflegenden über keine Symptome berichteten.

5.1.3 Mangelnde Kommunikationsfähigkeit und Folgeleistung

Die Bandbreite der Verhaltensauffälligkeiten, die Ärzte bei der Untersuchung oder Behandlung eines Patienten hindern können, ist komplex. Nicht nur die

Art des Verhaltens des Patienten ist dabei wichtig, sondern auch die Kompetenzen der Begleitperson, um mit diesem Verhalten umzugehen, die Haltungen und Kompetenzen des Arztes sowie der Kontext und die Umgebung, in dem/ der dieses Verhalten stattfindet. Verhaltensweisen, die durch Begleiter und Familienangehörige als »Herausforderung« definiert werden (z. B. stereotypes Verhalten), müssen kein unüberwindliches Hindernis für z. B. eine körperliche Untersuchung sein, aber vielleicht für andere Patienten im Warteraum der Arztpraxis. Vor allem die Umgebung ist wichtig für die Bedeutung und Handhabbarkeit der Verhaltensauffälligkeit. Nach den Ansichten von Ärzten (Studien von Aylward et al., 1997; Lennox et al., 1997; Minihan et al., 1993) scheint es, dass die wichtigsten Probleme durch das Verhalten der Patienten darin bestehen, dass sie zu ungenauen Diagnosen und zu Unsicherheiten über die Zustimmung des Patienten führen. In diesen Studien gaben 19 % der Ärzte an, dass unangepasste Verhaltensweisen der Patienten in der Arztpraxis ein Hindernis für die Gesundheitsversorgung waren (Minihan et al., 1993). Kerr (1998) meint, dass das schwierige Verhalten einer Person eher ein Problem der Eltern oder Mitarbeiter ist, die peinlich berührt sind oder sich schämen und daher den Arztbesuch vermeiden. Ärzte können durch Beruhigung und das Arrangieren von Besuchen zu ruhigen Zeiten sowie die Behandlung von Verhaltensauffälligkeiten die Sorgen der Familie oder Betreuer verringern. Das Kontaktieren von oder Überweisen zu Psychologen, Psychiatern und anderen Spezialisten könnte ein Schritt vorwärts sein, um das Auftreten von schwierigen Verhaltensweisen in Frequenz und Ausmaß zu verringern (Baxter & Kerr, 2002). Minihan et al. (1993) fanden heraus, dass 20 % der erwachsenen Menschen mit geistiger Behinderung nur untersucht oder behandelt werden konnten, nachdem unterstützende Maßnahmen, wie eine Prämedikation oder Vorbesuche zur Desensibilisierung von Ängsten, getroffen wurden. Es gibt außerdem eine Reihe von Tipps für den Begleiter und Betreuer zur Vorbereitung eines erfolgreichen Besuchs in der Arztpraxis (Heaton, 1995). Zunächst muss ein Betreuer klar und spezifisch den Grund des Besuchs formulieren. Weiterhin sollte die Begleitperson die besonderen Bedürfnisse des Patienten nennen und zum Arztbesuch Informationen über die medizinischen Probleme, frühere Diagnosen und verwendete Medikamente mitbringen.

5.1.4 Darstellung von Schmerzen und Krankheitssymptomen

Schmerz ist einer der Hauptgründe für Patienten, sich an einen Arzt, Zahnarzt oder Physiotherapeuten zu wenden. Viele Menschen mit geistiger Behinderung haben Probleme bei der Kommunikation ihrer Schmerzen und verstehen diese nicht oder nicht richtig (Haveman et al., 2010; 2011). Glick et al. (2005) berichtet von einem Fall, wobei ein Knochenbruch erst verspätet entdeckt wurde, da die Person mit geistiger Behinderung aufgrund der tiefgreifenden kognitiven Behinderung und dem Mangel an Kommunikationsfähigkeiten die Fraktur selbst und die damit verbundenen Schmerzen nicht meldete. Schwere oder lang anhaltende Schmerzen bei Menschen mit geistiger Behinderung können Reaktionen verursachen, die durch Beobachter als Verhaltensauffälligkeiten fehlinterpretiert werden können, da sie das Leiden des Betroffenen nicht sehen und verstehen (Beers & Berkow, 2005; Percy, Brown & Lewkis, 2007). Bei den regelmäßigen Kontrolluntersuchungen ist die Frage und die Beobachtung von Schmerzen nicht immer routinemäßiger Teil der ärztlichen Begleitung (Symons et al., 2008).

Das Schmerzempfinden ist nicht bei allen Menschen gleich ausgeprägt, da viele Menschen mit geistiger Behinderung ihrem Schmerzempfinden aber nicht deutlich Ausdruck verleihen können, wäre hier die Vermutung verminderter Schmerzfähigkeit ein gefährliches und vorschnelles Urteil. Prinzipiell sollte immer davon ausgegangen werden, dass Menschen mit Behinderungen den Schmerz genauso fühlen wie andere Menschen auch (Björkman, 2002, 58 f.), viele verfügen jedoch nicht über die Fähigkeit, Schmerz verbal oder schriftlich auszudrücken. Selbstberichte über Schmerzen kommen bei Menschen mit geistiger Behinderung weniger vor und sind weniger gültig in Bezug auf Zeit, Ort und Intensität von Schmerzen (Foley & McCutcheau, 2004). Es gibt deutliche Hinweise darauf, dass die Angabe/Meldung von Schmerzen durch Menschen mit geistiger Behinderung mit der Zunahme der kognitiven Beeinträchtigung abnimmt (Gabre & Sjoquist, 2002). Wenn eine Person mit geistiger Behinderung nicht mit Worten kommunizieren kann, können Schmerzen auf anderen kommunikativen Ebenen mitgeteilt werden, nämlich:

- Lautieren und Schreien
- adaptives Verhalten (z.B. Reiben der betroffenen Körperstellen, die Vermeidung bestimmter Bewegungen oder Nichtbewegung bestimmter Glieder)
- selbstablenkendes Verhalten (z.B. Schaukeln, Hin-und-her-Gehen, Handbeißen, Gestikulieren)
- Mimik (z.B. Grimassen)
- Rückzug, schlechte Stimmung
- Schlafstörungen
- selbstverletzendes Verhalten
- hyperaktives Verhalten
- autonome körperliche Signale (erhöhter/verminderter Puls, Blutdruck, Schwitzen; Tuffrey-Wijne, 2008; Reynard et al., 2002; Astor, 2001; McGrath et al., 1998).

Die Einschätzung von Schmerzen von Menschen mit geistiger Behinderung, die nicht verbal eindeutig kommunizieren, ist ziemlich schwierig – auch für erfahrene Pflegekräfte und Ärzte. Es gibt Hilfsmittel, einige standardisierte Einschätzungsinstrumente für Schmerzen bei Menschen mit geistiger Behinderung, aber ihre Gültigkeit ist abhängig von der Stabilität und Länge der Einschätzungen von Beobachtern und nur an bestimmten Teilgruppen von Menschen mit geistiger Behinderung (z.B. jüngere, leicht bis mäßig geistig behinderte Menschen) getestet (Breau et al., 2002; 2003; Defrin et al., 2004; Regnard et al., 2007; Phan et al., 2005; Bromley et al., 1998).

Die bloße Interpretation nonverbaler Mimik und Gestik hat erhebliche Einschränkungen für die Beurteilung der Schmerzen bei diesen Patienten (La Chapelle, Hadjistavropoulos & Craig, 1999; Bromley et al., 1998). In einer Studie von Zwakhalen et al. (2004) wurde ein Fragebogen verwendet, bestehend aus 158 Indikatoren für Schmerzen, der bei 109 Begleitern von neun Wohnheimen für Menschen mit geistiger Behinderung durchgeführt wurde. Alle 158 Indikatoren wurden durch diese Mitarbeiter als »wichtig« empfunden, um Schmerzen zu deuten. Sieben Indikatoren für Schmerzen (Stöhnen bei der Berührung/Anfassen, Weinen während der Berührung/Anfassen, schmerzhafter Gesichtsausdruck während der Berührung/Anfassen, Schwellungen, Schreien während der Berührung/Anfassen, Weigerung, den betroffenen Körperteil zu gebrauchen, und Weigerung, den Körper in einer bestimmten Art und Weise bewegen) wurden als »sehr wichtig« durch mehr als 50 % der Begleiter genannt.

Während Begleitpersonen und Ärzte in der Lage sein müssen, bei Personen mit schwerer geistiger Behinderung und eingeschränkten verbalen Fähigkeiten Anzeichen von Schmerz und Leiden anhand von Verhaltensänderungen der Person zu erkennen (La Chapelle, Hadjistavropoulos & Craig, 1999; Evenhuis et al., 2000), sollten Personen mit leichter geistiger Behinderung kommunikative Fähigkeiten vermittelt werden, ihre Schmerzen effektiv mitteilen zu können (Bromley et al., 1998). Erwachsene mit leichter bis mäßiger geistiger Behinderung konnten in einer Studie von Bromley & Emerson (1995) Schmerzen in der gleichen Weise anzeigen wie Kontrollpersonen, wenn es ihnen ermöglicht wurde, eine Körperkarte und Fotos einzusetzen.

5.2 Arztbasierte Probleme

Arztbasierte Probleme sind z. B. der Mangel an Fachwissen über bestimmte Gesundheitsfragen (Aspray et al., 1999; Lennox et al., 1997) und der Bedarf an zusätzlicher Zeit und zusätzlichen Ressourcen für viele Patienten mit geistiger Behinderung (Chambers et al., 1998, Kerr et al., 1996). Anbieter von Gesundheitsleistungen können mit Kommunikationsproblemen mit der Zielgruppe und ihren Begleitpersonen konfrontiert werden. Gründe dafür sind Mangel an Wissen, Ausbildung und Erfahrung des Arztes auf dem Gebiet der geistigen Behinderung, Schwierigkeiten bei der Erfassung der Krankengeschichte, Mangel an zeitlichen Ressourcen für Konsultation, Schwierigkeiten mit Folgekontakten durch Nichterscheinen des Patienten, Probleme bei dem Erwerb der persönlichen Zustimmung für Untersuchung oder Behandlung und durch Diskontinuitäten bei der Begleitung, indem mehrere Begleiter die Person unterschiedlich informieren und auf den Arztbesuch vorbereiten (Cheetham et al., 2007, 630).

Die Rolle des Arztes bei der Betreuung von Menschen mit geistiger Behinderung variiert je nach dem Gesundheitssystem eines Landes und der Spezialisierung der Ärzte. In einigen Ländern, wie z. B. den skandinavischen, Großbritannien, Italien, Kanada, USA und Australien, ist der Prozess der Deinstitutionalisierung so weit fortgeschritten, dass der Hausarzt die Rolle des ersten Kontaktes bei Gesundheitsproblemen von Menschen mit geistiger Behinderung übernommen hat. Das hat in diesen Ländern am Anfang aber auch zu einer gewissen Besorgnis geführt, ob die Anbieter von Gesundheitsdienstleistungen in der Kommune, wie z. B. Hausärzte, Zahnärzte und Physiotherapeuten, dafür über das spezialisierte Fachwissen verfügen. Die erste Einschätzung und Bewertung (assessment) von körperlichen und/oder psychischen Gesundheitsproblemen von Personen mit geistiger Behinderung ist nicht einfach. Die Bundesverbände für Behindertenhilfe definieren diesen Begriff breit:

> »Der weithin bekannte Fachbegriff Assessment bedeutet Bewertung oder Einschätzung. Assessment im vorliegenden Zusammenhang zielt auf die prozessbegleitende Erfassung aller Faktoren, die Krankheit oder Behinderung auf ihren verschiedenen Ebenen charakterisieren und für Umgang mit bzw. Bewältigung von Behinderung oder Krankheit – einschließlich ihrer Folgen – von Bedeutung sind.« (Bundesverband Evangelische Behindertenhilfe e. V. (BEB) in Kooperation mit den drei anderen Fachverbänden der Behindertenhilfe, 2001, 26)

Auch bei Problemen der psychischen Gesundheit ist eine gründliche und breitgefächerte Phase der Einschätzung notwendig. Eine Arbeitsgruppe der World Psychiatric Association formuliert dies so:

> »Für Problemverhalten kommen viele Gründe einschließlich physischer oder psychischer Probleme in Frage. Manche Faktoren liegen in der Person (z. B. negative Kindheitserfahrungen, unzulängliche Coping-Strategien), andere außerhalb der Person (z. B. unter- oder überstimulierende Umwelt). Sie alle können zum Problemverhalten beitragen. Manchmal wird Problemverhalten als Kommunikationsmittel eingesetzt. So können z. B. Menschen mit schwerer geistiger Behinderung, die sich nicht sprachlich äußern können, schreien, weil sie Schmerzen haben und diese nicht anders ausdrücken können. Manchmal setzen Menschen mit geistiger Behinderung ein bestimmtes Verhalten ein, um ihre Befindlichkeit mitzuteilen. Darum sind ein gründliches Assessment der Ursachen des Verhaltens und seiner Konsequenzen ebenso wie die Formulierung einer integrativen Diagnose unbedingt erforderlich, um mit dem jeweiligen Problemverhalten richtig umzugehen.« (DGSGB, 2012, 13 f.)

In einer Untersuchung von Lennox et al. (1997) zählten Hausärzte in Australien mangelnde Kenntnisse über Bedingungen oder Krankheiten von Menschen mit geistiger Behinderung zu den ersten fünf Hindernissen für eine adäquate medizinische Versorgung. In Großbritannien fand Stanley (1993) in einer Studie bei 88 Hausärzten heraus, dass mehr als ein Drittel kein Vertrauen in die eigene Behandlung von Menschen mit geistiger Behinderung hatte. Dieser Prozentsatz sank auf weniger als 5 % für Hausärzte mit Fach- und Zusatzausbildung. Einige Autoren versuchen solche Ergebnisse etwas positiver darzustellen: So berichtet Stein (2000) in einer Studie, dass mehr als 50 % der Hausärzte in den meisten Fällen bei der Behandlung von Menschen mit geistiger Behinderung zuversichtlich waren.

Anbieter von Gesundheitsleistungen können sich bis jetzt bei der Diagnostik und Behandlung oft nur auf unzureichende Informationen stützen, da relevante Daten über Personen mit geistiger Behinderung in den Datenbanken nur teilweise vorhanden sind. Auch die internen Regeln der Krankenhäuser können Hindernisse für die Aufnahme von Menschen mit geistiger Behinderung darstellen, denen unverzüglich geholfen werden müsste.

5.3 Barrieren des Gesundheitssystems

Auch Barrieren, die mit dem Gesundheitssystem selbst zu tun haben, können die inklusive medizinische Begleitung von Menschen mit geistiger Behinderung hemmen oder vereiteln. Cheetham et al. (2007) nennen einige davon:

- *»Lange Wartelisten für medizinische Leistungen*
- *Mangel an geeigneten und verfügbaren Diensten*
- *Zersplitterung und mangelnde Koordinierung der Dienste*
- *Schlechte Bezahlung von Ärzten*
- *Missachtung der Bedeutung von Gesundheitsvorsorge und Gesundheitsförderung durch das Gesundheitssystem*
- *Fehler des Gesundheitssystems, die Forschung mit und über Menschen mit geistiger Behinderung zu erkennen und voranzutreiben.« (Cheetham et al., 2007, 631)*

Zu den strukturellen Hindernissen zählen z. B. unflexible Termine, die zu Beförderungsschwierigkeiten führen, oder die Nichtverfügbarkeit von bestimmten Gesundheitsdiensten in der Region und/oder mangelnde Unterstützung bei der Untersuchung beim Arzt. Schlechte Bezahlung von Ärzten ist nur ein Aspekt der finanziellen Barrieren für eine inklusive medizinische Versorgung. Wenn die gleichen Rechte bei der medizinischen Versorgung von Menschen mit und ohne geistige Behinderung gefordert werden, sollte deutlich sein, dass dies auch mehr finanzielle Ressourcen erfordert. Die Bundesverbände der Behindertenhilfe thematisierten dies u. a. in ihrem Positionspapier von 2001:

»Aus diesen Besonderheiten von Patienten mit geistiger oder mehrfacher Behinderung resultieren erhebliche fachliche und organisatorisch-strukturelle Anforderungen an das ambulante und stationäre Regelversorgungssystem. Aber diesen Anforderungen genügt das deutsche Gesundheitssystem derzeit im Allgemeinen nicht oder nur unzulänglich. Die Ursachen liegen auf verschiedenen Ebenen: unzulängliche spezielle fachliche Erfahrungen und Handlungskompetenzen der Angehörigen der Gesundheitsberufe, unzureichende personelle und sächliche Ausstattung, unzureichende Vergütung des notwendigen zeitlichen, personellen und sächlichen Mehraufwandes oder sogar die Verweigerung der Kostenübernahme für notwendige Maßnahmen mit Hinweis auf die Zuständigkeit anderer Leistungsträger usw. Meistens können die Anforderungen an das spezielle äußere Setting, das behinderte Menschen oft benötigen, im Regelversorgungssystem nicht erfüllt werden oder sind überhaupt nicht bekannt.« (Bundesverband Evangelische Behindertenhilfe e. V. (BEB) in Kooperation mit den drei anderen Fachverbänden der Behindertenhilfe, 2001, 12)

Dies lässt sich am Beispiel der Sehbeeinträchtigungen, die bei Menschen mit geistiger Behinderung häufig vorkommen, verdeutlichen. Regel- und Vorsorge-Untersuchungen von Sehstörungen bei Menschen mit geistiger Behinderung durch Ärzte dauern nicht nur länger, sie führen auch zu vielen neu entdeckten Funktionsstörungen und Seherkrankungen, die nach Überweisung durch Augenärzte und Optiker untersucht und behandelt werden. Die meisten Augenoperationen werden unter Lokalanästhesie auf ambulanter Basis durchgeführt, aber chirurgische Eingriffe und präoperative Untersuchungen bei Personen mit einer geistigen Behinderung benötigen sowohl eine Vollnarkose mit Beobachtung nach der Betäubung als auch eine postoperative Überwachung. Oft erfordert jeder Besuch in der Chirurgie einen Fahrer und eine Begleitperson, die den Betroffenen gut kennt. Brillen werden häufig zerbrochen oder verloren und müssen erneuert werden (Haugen et al., 1995; Schwartz, 1977; Warburg, 1970). Aufgrund dieser Faktoren sind die Kosten für Operation und Behandlung bei Menschen mit geistiger Behinderung höher als für andere Menschen. Allerdings sind der humanitäre Nutzen und die Qualitätsverbesserung für die Person evident. Passivität, Hilflosigkeit und Abhängigkeit kann sich zu mehr Aktivitäten, Assertivität und Selbstbestimmung verändern. Aggression und Angst werden reduziert, wenn die Person wieder sehen kann, was rund um sie herum geschieht. Für die Betreuer und Begleiter wird die Unterstützung lebenspraktischer Fertigkeiten, wie Gehen, Essen, Anziehen und Toilettengang, einfacher.

Die Beteiligung von Patienten bei der Entscheidungsfindung im Gesundheitswesen ist wichtig zur Verbesserung der Qualität der Versorgung, da die Dienstleistungen besser auf die Bedürfnisse des Klienten abgestimmt und bessere Ergebnisse bei der Intervention erreicht werden können (Crawford et al., 2002). In den meisten Ländern werden erwachsene Menschen mit geistiger Behinderung weitgehend von der Entscheidungsfindung ausgeschlossen (Fovarque et al., 2000). Es gibt nur wenige Veröffentlichungen aus der Perspektive von Menschen mit geistiger Behinderung über den Arztbesuch, ihre Perspektiven, Wünsche und Erfahrungen im Gespräch mit dem Arzt werden nicht dargelegt (Young & Chesson, 2006).

Es wäre wichtig, dass stärker als bisher der Versuch unternommen wird, Menschen mit geistiger Behinderung in Gespräche über ihre Gesundheit mit einzubeziehen; als ein Zeichen von Respekt, aber auch zur Überprüfung, ob es persönliche Einsichten und Erfahrungen gibt, die wichtig für die Diagnose und die informierte Behandlung mit Einstimmung des Patienten sind (Ruddick & Oliver, 2005).

6   Entwicklung und Krankheit

»In der ersten Hälfte unseres Lebens opfern wir unsere Gesundheit, um Geld zu erwerben, in der zweiten Hälfte opfern wir unser Geld, um die Gesundheit wiederzuerlangen. Und während dieser Zeit gehen Gesundheit und Leben von dannen.«
(Voltaire, 1694–1778, eigentlich François-Marie Arouet, französischer Philosoph der Aufklärung, Historiker und Geschichts-Schriftsteller)

Menschen mit geistiger Behinderung bilden keine homogene Personengruppe, sondern weisen große interindividuelle Unterschiede auf. Jeder Mensch durchläuft eine individuelle Entwicklung, die geprägt ist von den persönlichen Anlagen, aber auch von Umwelteinflüssen. Viele dieser Umwelteinflüsse sind sozial und kommunikativ und tragen ab der Geburt des Kindes zu der Entwicklung bei. Multidimensional ist die Entwicklung darum, weil die Bewältigung von Entwicklungsaufgaben sowohl von genetischen und psycho-traumatischen Vorgaben (Merkmale des Körpers, Gehirnverletzungen) als auch von interaktionistischen (Erziehung, Übung, Förderung) und sozio-ökologischen Variablen (materielle und kulturelle Umgebung) abhängt.

Unabhängig davon, welche Form (genetische oder andere Ursache) oder Ursache (prä-, peri- oder postnatal) zugrunde liegt, wird die Entwicklung durch das individuelle Potential und das jeweils vorgefundene soziale Umfeld des Kindes geprägt. Des Weiteren ist die individuelle Entwicklung auch abhängig von der Ausprägung syndromspezifischer Probleme und der Vielzahl zusätzlicher gesundheitlicher Beeinträchtigungen.

Largo (2004) nennt in seiner Übersicht für das erste Lebensjahr 33 Reflexreaktionen. Das zeitgerechte Vorhandensein und das Verschwinden der Reflexe, aber auch ihr Fehlen, können wichtige Indikatoren sein für Regel- oder Fehlentwicklung. In den ersten Monaten ist das Verhalten vermehrt reflexiv. Unter reflexives Verhalten fällt sowohl die Suchreaktion mit dem Mund, die bei einer Berührung der Wange einsetzt, die Saugbewegung, die durch die Berührung der Lippen ausgelöst wird, als auch das Schließen der Hand oder das Krümmen der Zehen, wenn die Handfläche oder Fußsohle berührt wird. Gesundheitsprobleme und Krankenhausaufenthalte verzögern gerade bei jungen Kindern mit geistiger Behinderung die Entwicklung in den verschiedensten Bereichen. Vielfach müssen Eltern nach einer längeren Krankheitsperiode in der Frühförderung wieder bestimmte Anregungen, Übungen und Unterstützungen geben, die das Kind zuvor nicht benötigte. Diese Faktoren zusammen mit Syndrom-bedingten Besonderheiten führen für Kinder mit geistiger Behinderung zu einem Entwicklungsrückstand.

Es sind vor allem die Disziplinen der Entwicklungs- und Lebenslaufpsychologie, die vieles zum heutigen Wissen beigetragen haben. Die Entwicklungspsychologie untersucht und beschreibt Veränderungen des Erlebens und Verhaltens der Menschen während ihres Lebens und die Bedingungen, die diese Veränderungen auslösen. Sie zeigt Möglichkeiten zur Erfassung des Entwicklungsstandes, zur Festlegung der Ziele und zur Gestaltung der Umwelt, die die Entwicklung anregen sollte, auf. Die Entwicklungspsychologie untersucht im Kontext von geistiger Behinderung die Probleme der kognitiven, kommunikativen und sozialen Entwicklung (Fornefeld, 2002, 60). Einer der zentralen Grundsätze der heutigen Auffassung der Lebenslaufperspektive ist, dass es keine einzelne oder spezifische Periode im Leben eines Menschen gibt, die den kontinuierlichen Prozess der menschlichen Entwicklung überherrscht. Gerade das Akzentuieren einer bestimmten Entwicklungsphase und das Verleugnen einer späteren wird oft zum Problem für Menschen mit geistiger Behinderung. Schaut man sich ihre Biographien an, dann wird deutlich, wie abhängig solche Phaseneinteilungen von dem Bildungswillen und der aktiven Gestaltung des Lebens behinderter Menschen durch die Mitwelt ist. Auch bei erwachsenen Menschen trifft man noch oft auf Bemerkungen wie: »Es bleiben doch immer Kinder« oder »Erwachsen werden sie nie«. Wie kann man den Menschen altersgemäß und mit Respekt begleiten, wenn man ihm oder ihr die Zwischenphasen des Lebenslaufs leugnet und damit abnimmt?

6.1 Bausteine der Entwicklung

Für eine günstige Frühentwicklung des Kindes im familiären Kontext gibt es innerhalb der entwicklungspsychologischen Fachliteratur Konsens über die wichtigsten Bausteine. Diese Prinzipien bilden die Basis der pädagogischen Früherziehung und -förderung (Haveman, 2007c, 18).

Akzeptanz und unbedingte Wärme in den Beziehungen bieten Sicherheit und Intimität zwischen Eltern und Kind, auch wenn Interaktionen manchmal mühsam verlaufen sollten. Diese Basishaltung von Eltern direkt ab der Geburt bis in das Kindes- und Jugendalter wird von vielen Autoren als eine natürliche Haltung und eine starke Seite bei der familiären Erziehung und Förderung des Kindes angesehen. Belsky et al. (1984) nennen noch fünf weitere Aspekte, die sich entwicklungsfördernd auf das Kind auswirken.

Aufmerksame Zuwendung (attentiveness): Allein die Zeit, die die Mutter verbringt, um das Kind anzuschauen, ist bereits ein Prädiktor für intellektuelle Leistungen im Folgejahr. Die Zeit der Beschäftigung mit dem Kind im Alter von fünf Monaten sagt das spätere Erkundungsverhalten voraus. Aufmerksamkeit und Zuwendung im ersten Lebensjahr sind generell positiv verbunden mit der späteren Sprachentwicklung und der intellektuellen Entwicklung. Hinter dieser aufmerksamen Zuwendung steckt eben mehr – vor allen Dingen das Verständnis für und Eingehen auf die kindlichen Äußerungen.

Körperkontakt: Er hat insofern eine positive Auswirkung auf die kognitive Entwicklung, als dass durch Körperkontakt Aktivität und Bewegung beim Kind ausgelöst werden und das Kind durch die Bewegungen oft in einen optimalen Erregungsstand versetzt wird, der die notwendigen Voraussetzungen für eine Auseinandersetzung mit der Umwelt bildet.

Verbale Stimulierung: Lange bevor das Kind sprechen kann, redet die Mutter oder der Vater mit dem Kind, achtet auf dessen Vokalisation und antwortet darauf. Diese inzwischen recht genaue Untersuchung der Zwiesprache zwischen Erwachsenem und Kind bedeutet eine weitere Anreicherung der Interaktion (u. a. Clarke-Stewart, 1977). Als Beispiel: Die mütterliche Fähigkeit, im ersten Lebensjahr im Zwiegespräch mit ihrem Baby ihr emotionales Verhalten angemessen auf dessen emotionale Befindlichkeit abzustimmen, erlaubt, die kindliche Fähigkeit zum Symbolspiel im Alter von 20 Monaten vorauszusagen (Feldman & Greenbaum, 1997; Bornstein, 2003).

Materialanregung: Kinder verbringen den größten Teil ihrer Wachzeit mit Spielen. Sie lernen, indem sie spielen. Ihr Spiel spiegelt bis zu einem gewissen Grad ihre kognitive Entwicklung wider (Largo & Benz, 2003, 56). Wenn das Kind Gelegenheit erhält, sich frühzeitig in Exploration und Spiel mit Materialien (vor allem mit Spielzeug) auseinanderzusetzen, so wirkt sich dies auf den späteren Schulerfolg aus. Eine Ursache für diesen positiven Zusammenhang kann man darin sehen, dass Kinder die in den Gegenständen steckenden Informationen (Fahren, Läuten, Klappern, Bauen) selbst erforschen können und so auch in Abwesenheit bzw. ohne aktives Eingreifen der Eltern Neues von der Welt kennenlernen. Materialien sind gewissermaßen ebenfalls Lehrmeister des Kindes.

Responsivität: Eltern antworten dem Säugling in unterschiedlich ausgeprägter Form auf sein Verhalten. Ein solches »Antworten« kann ein Lächeln, ein Vokalisieren, ein Aufnehmen des Kindes oder das Reichen eines Gegenstandes sein. Die Responsivität ist das Gegenstück zur Aufmerksamkeitszuwendung, denn diese ist die Voraussetzung für das Gewahr-Werden kindlicher Signale, Wünsche und Handlungen. Sensible Bezugspersonen modifizieren ihr Antwortverhalten mit fortschreitender Entwicklung, so dass immer differenziertere und höhere Ansprüche an die Kommunikation und die Reaktionen des Kindes gestellt werden (Belsky et al., 1984). Wenn Mütter zum Beispiel auf das Objektspiel ihrer 18 Monate alten Kleinkinder auf eine Optionen eröffnende Weise antworten (indem sie ermutigen, bestätigen und/oder die kindlichen Aktivitäten weiterentwickeln), führt dies im Alter von 40 Monaten zu signifikant höheren Ebenen des Symbolspiels, als wenn Mütter die Optionen einschränken, indem sie z. B. das kindliche Spiel missbilligen oder behindern (Stilson & Harding, 1997; Bornstein, 2003).

6.2 Einschätzung der Entwicklungsstufen durch Bezugspersonen

Bislang wurde angenommen, dass die Erwartung der *nächsten Stufe der Entwicklung* (Wygotski, 1987) des Kindes durch die Mutter parallel zu der tatsächlichen

Entwicklung verläuft. Dies scheint jedoch nicht der Fall zu sein. In einer umfangreichen Untersuchung in den USA wurden Mütter aus den Mittelschichten gebeten, die Entwicklung von Säuglingen/Kleinkindern nach zeitlichen Eckpunkten einzuschätzen. Es ergab sich eine deutliche Tendenz der Mütter, die Fähigkeiten von Kindern um mehr als drei Monate zu überschätzen (Reich, 2005). Dies war z. B. der Fall, als die Mütter gefragt wurden, ab welchem Alter Kinder krabbeln/kriechen, ihr erstes Wort sprechen, Gegenstände mit anderen teilen oder fremdeln. Diese Tendenz der »Übererwartung« kann hilfreich sein, wenn Eltern spielerisch versuchen, in kleinen Schritten eine Zone nächster Entwicklung zu erreichen und darauf achten, dass das Kind in seinen Möglichkeiten nicht überfordert wird. Wenn die Anforderungen der Eltern an das Kind aber rigide und systematisch viel zu hoch sind, die Eltern also nicht sensitiv genug sind für die tatsächlichen Fähigkeiten und Möglichkeiten des Kindes, kann dies zu einer schädlichen Überforderung des Kindes führen. Eine solche systematische Überforderung beeinflusst die emotionale Entwicklung des Kindes und die Beziehung zwischen Eltern und Kind negativ, unabhängig davon, ob es sich um regelentwickelte oder entwicklungsverzögerte Kinder handelt. In einigen Forschungsstudien wird sogar Kindesmisshandlung teilweise durch übergroße Erwartungen der Eltern an die Fähigkeiten des Kindes erklärt (Azar & Rohrbeck, 1986; Lowenthal, 1986; Perry, Wells & Dezan, 1983).

Aber auch eine Unterschätzung der Fähigkeiten kann schädliche Folgen für das Kind haben. Huang et al. (2005) führten in den USA eine Untersuchung über den Einfluss des elterlichen Wissens auf das Kommunikations- und Interaktionsverhalten mit dem Kind durch. Die 378 Kinder waren in einem Alter von 16–18 Monaten. Es wurde das Wissen über Entwicklungsschritte und -prozesse erfragt, und die Mutter-Kind-Dyaden im elterlichen Haus wurden beobachtet und videographiert. Ein wesentliches Ergebnis dieser Studie war, dass eine Unterschätzung der Fähigkeiten des Kindes durch die Mutter sich negativ auf die Qualität der Mutter-Kind-Interaktion in Lehr- und Lernsituationen auswirkte. Die Mütter waren weniger sensitiv beim Empfangen von und Reagieren auf kommunikative Signale des Kindes.

Wenn eine feste Kontaktperson (Eltern oder Erzieher) zu lange eine Stufe der Kindesentwicklung anspricht, die durch das Kind aber schon sicher beherrscht wird, dann ist die Möglichkeit der Weiterentwicklung nicht optimal. Wenn aber die Kommunikation mit Eltern systematisch gestört ist, wie bei autistischen Kindern, oder wenn gravierende Entwicklungsverzögerungen vorliegen, wie bei Kindern mit schwerer geistiger Behinderung, können Eltern es schwer haben, Zonen nächster Entwicklung für ihr Kind zu bestimmen. Da bei diesen Kindern Fähig- und Fertigkeiten nicht altersgemäß auftreten, werden Eltern verunsichert. Vielfach sind auch die Signale des Kindes undeutlich und schwer interpretierbar für die Eltern, wodurch eine inadäquate Erwartungshaltung entsteht.

Wesentlich für die Aktivitäten der Eltern ist jedoch auch der Erfolg, den man beim Kind erzielt. Wenn ein Kind sehr lange auf einer Stufe der Entwicklung stehenbleibt und kaum auf die Anregungen der Eltern reagiert, kann dies dazu führen, dass Mutter und Vater bei der Förderung ihres Kindes entmutigt werden. Es erlischt die Motivation, das Kind auf eine Stufe nächster Entwicklung zu führen.

In dieser Situation ist es hilfreich, Ressourcen und Methoden zur Verfügung zu haben, die eine aktuelle und realistische Einschätzung des Entwicklungsstandes des Kindes ermöglichen, um erfolgreich kleinschrittige Ziele anzustreben.

Zusammenfassend: Soziale Umweltfaktoren sind für die Entwicklung in der frühen Kindheit essentiell. Dabei sollte aber nicht vergessen werden, dass verschiedenartige biologisch-genetische, psychosoziale oder soziokulturelle Risikofaktoren die Fähigkeiten und Motivationen des Säuglings zu Interaktion und Kommunikation beeinträchtigen, welche als Konsequenz auch die intuitiven Kompetenzen der Eltern hemmen und den spielerischen Austausch mit dem Baby einschränken oder stören (Papousek, 2003, 52). Dies ist relativ oft der Fall bei Entwicklungsprozessen in der frühen Kindheit bei Menschen mit geistiger Behinderung.

6.3 Entwicklungsbereiche

Jeder Mensch hat einzigartige Merkmale, besondere Stärken und Schwächen in seiner Entwicklung. Dies gilt auch für Menschen mit geistiger Behinderung. Bei der Entwicklung besteht eine deutliche Abhängigkeit von den Sinnessystemen:

- *Visuell*: Die Augen können z. B. eine geringe Sehschärfe, Kontrastempfindlichkeit, Farbunterscheidung oder Wahrnehmung räumlicher Tiefe haben.
- *Auditiv*: Es können Beeinträchtigungen im Hören bei tiefen und hohen Lauten und Tönen (im Regelschallbereich von 20 bis 20000 Hz) oder Probleme mit Lautstärke und Klangfarbe vorliegen.
- *Olfaktorisch und gustatorisch*: Bestimmte Geruchs- und Geschmackswahrnehmungen können durch Störungen im Nasen- und Mundbereich gering oder nicht vorhanden sein.
- *Vestibulär*: Das Gleichgewichtsorgan, das für die Lageorientierung des Körpers zuständig ist, kann z. B. durch Deformation oder Infektion gestört sein.
- *Propriozeptiv*: Dieses Sinnessystem dient der Wahrnehmung der Stellung und Bewegung der Gliedmaßen. Es kann zu Störungen kommen, wenn z. B. die Rezeptoren an Muskeln und Sehnen keine oder unreguläre Signale senden oder empfangen.
- *Taktil*: Berühren, Schmerz und Temperatur werden durch Rezeptoren in der Haut registriert und wie bei den anderen Sinnesorganen in bestimmte Areale des Gehirns weitergeleitet, um dort in Gefühl und Handeln umgesetzt zu werden. Auch im taktilen Bereich gibt es große individuelle Unterschiede und Störungen.

Bleibt eines der sieben Sinnessysteme auch mit Unterstützung von Hilfsmitteln wesentlich gestört, dann hat dies Konsequenzen für die weitere Entwicklung. Menschen mit geistiger Behinderung sind in jedem Fall in ihrer intellektuellen

Entwicklung verlangsamt. Bei der Geburt ist dies noch nicht immer direkt zu merken, aber zunehmend bis in das Erwachsenenalter werden Unterschiede in kognitiven Möglichkeiten zwischen ihnen und Altersgenossen in der allgemeinen Bevölkerung immer deutlicher. Entwicklungsschritte in diesem Bereich der intellektuellen Entwicklung, aber auch in anderen Bereichen wie Kommunikation, sozial-adaptives Verhalten und Motorik können im Vergleich mit der Regelentwicklung verlangsamt oder anders verlaufen. Auch genetische und syndromspezifische Einflüsse sind nicht auszuschließen.

Entwicklungen können in gewissen Bereichen anders verlaufen. Es kann zum Beispiel sein, dass die kognitive Entwicklung eines Kindes mit Down-Syndrom oder Fragilem-X-Syndrom unauffällig verläuft und es gute intellektuelle Leistungen vollbringen kann, während die motorische Entwicklung bei dem Kind mit Down-Syndrom und die sozial-emotionale Entwicklung des Kindes mit Fragilem-X-Syndrom in Geschwindigkeit und Weise stark von der Norm abweicht. Es kann auch vorkommen, wie bei vielen anderen regelentwickelten Kindern, dass das Kind eine Zeit lang immense Entwicklungssprünge zeigt und dann wieder in seiner Entwicklung scheinbar stehenbleibt. Bei Kindern mit Behinderungen sind dabei vor allem auch Perioden von Krankheit und Krankenhausaufenthalten zu beachten.

Auch wenn die Entwicklungsbereiche getrennt voneinander betrachtet werden, ist in der Praxis eine solche Trennung eher künstlich und forciert. Besondere Merkmale etwa in der Sprachentwicklung sollten nicht den Gesamteindruck überstrahlen. Ebenso ist zu bedenken, dass die Entwicklungsbereiche miteinander verknüpft sind und sich gegenseitig beeinflussen. Es kommt recht häufig zu mehr oder weniger großen individuellen Unterschieden in der Entwicklung der einzelnen Bereiche bei einer Person, etwa dass die Sprachentwicklung deutlich hinter der kognitiven Entwicklung zurückliegt. Mit anderen Worten: Die verschiedenen Kompetenzen bilden sich schlecht aufeinander abgestimmt heraus. Diese mangelnde Integration kann zu allgemeinen Entwicklungsverzögerungen führen, da die verlangsamte oder andersartige Entwicklung in einem Bereich die Entwicklungen in anderen Bereichen ausbremst und das Erreichen höherer Entwicklungsstufen verhindern kann. Die Trennung der Entwicklungsbereiche in diesem Kapitel erfolgt lediglich aufgrund der besseren Übersichtlichkeit. Entwicklung bedeutet nicht immer Progression in Fähigkeiten. Es werden auch Momente der Regression festgestellt, nämlich in Phasen mit massiven Umstrukturierungen in der neuralen Verschaltung,

>auch wenn insgesamt der Zusammenhang zwischen Veränderungen der neuronalen Struktur und beobachtbaren motorischen Funktionen noch nicht gut geklärt ist. Beispielsweise kommt es bei der Entwicklung des gezielten Greifens beim Übergang vom Scherengriff zum Pinzettengriff oftmals dazu, dass das Kind vorübergehend nicht mehr zum willentlichen Greifen in der Lage zu sein scheint.« (Kienbaum & Schuhrke, 2010, 85)

6.3.1 Die grob- und feinmotorische Entwicklung

Wie in allen Entwicklungsbereichen unterscheiden sich Menschen mit geistiger Behinderung auch bezüglich der Ausbildung motorischer Fähigkeiten voneinander. Unter motorischer Entwicklung wird die Herausbildung, der Ausbau und die Differenzierung von körperlichen Fähigkeiten, Bewegungsformen und Bewegungsfertigkeiten verstanden (Scheid, 1986, 1). Die Entwicklung der Grobmotorik bedeutet, dass die großen Muskeln, u. a. in den Beinen, den Armen und der Bauchdecke, beherrscht werden (Stray-Gundersen, 2000, 153). Zu den grobmotorischen Fertigkeiten gehören: das Durchdrücken der Arme in Bauchlage, das Sitzen ohne fremde Hilfe, das Krabbeln, das erste Gehen usw. Durch die größeren Muskelgruppen kann Kraft und Stabilität erreicht werden, die für die Entwicklung der kleineren Muskeln wichtig sind. Außerdem geben sie Stabilität gegenüber der Schwerkraft. Die kleineren Muskeln dagegen sind zuständig für die »Qualität« der kindlichen Fertigkeiten. Es geht dabei um die feinstrukturierten Muskeln der Finger, der Hände, der Zehen, der Lippen, der Zunge und der Augen.

Als Hilfsmittel für die Einschätzung von motorischen Entwicklungen gibt es viele Testverfahren, die ganz oder teilweise auch für Menschen mit geistiger Behinderung geeignet sind. In den komplexen Entwicklungstests finden sich valide und praktisch hantierbare Grobmotorikprüfungen, die meist in speziellen Subskalen zusammengefasst sind und eine Normierung mit der Regelentwicklung angeben. Die Messung feinmotorischer Fähigkeiten erfolgt durchweg durch Einzelitems (z. B. »beherrscht den Pinzettengriff«; Süss-Burghart, 2005, 66). In dem Übersichtskapitel von Süss-Burghart werden in diesem Zusammenhang einige Tests vorgestellt, nämlich der Untertest »Lernbär« aus dem Wiener Entwicklungstest (WET; Kastner-Koller & Deimann, 2002), der Subtest »Handbewegungen« der K-ABC (Melchers & Preuß, 2003), die Lincoln-Oseretzky-Skala Kurzform (LOS KF-18; Eggert, 1974), der Motoriktest für 4- bis 6-jährige Kinder (MOT 4–6; Zimmer & Volkamer, 1987) und die Zürcher Neuromotorik (Largo et al., 2001a; 2001b).

Für die motorische Entwicklung hat eine Muskelhypotonie (erniedrigte Muskelspannung) sehr unterschiedliche Konsequenzen. Sie kann beim Stillen des Babys Schwierigkeiten bereiten, hat Folgen für alle Bereiche der Motorik und Mobilität, ist aber durch Frühförderung positiv zu beeinflussen. Diese Kinder benötigen für ihre Entwicklung in Spielsituationen und Übungen mehr Anregungen und Hilfen als nichtbehinderte Kinder. So ist zum Beispiel bei Kindern mit Down-Syndrom bekannt, dass die motorische Entwicklung in den ersten drei Lebensjahren erheblich stärker verzögert ist als die geistige Entwicklung. Nach dem dritten Lebensjahr holt die Motorik in der Regel die geistige Entwicklung ein (Rauh, 2000, 131), es kommt zur Auswahl von Bewegungsstrategien im Hinblick auf angestrebte Ziele und zur Automatisierung von Bewegungsabläufen. Touwen (1998) spricht in diesem Zusammenhang von adaptiver Variabilität. Ungefähr ab dem Vorschulalter beginnt die Ausbildung feinmotorischer Fertigkeiten und der motorischen Kognition. Stereotypes Bewegungsverhalten wie in den Vorstufen ist dann eher ein Kennzeichen der Stagnation oder Störung motorischer Entwicklung. Es kann sein, dass Reflexe weiterhin dominieren oder kognitive motorische Muster stereotyp ablaufen. Dies kommt sowohl bei nichtbehinderten als auch behinderten Kindern vor.

Die geringe Muskelspannung scheint bei vielen Kindern mit geistiger Behinderung wie Down-Syndrom und Fragilem-X-Syndrom die Ursache von Problemen zu sein, eine bestimmte Körperhaltung zu halten oder eine neue Körperhaltung einzunehmen. Parker et al. (1986) meinen, dass das abweichende Laufbild von Kindern mit Down-Syndrom letztendlich eine Konsequenz der Instabilität der Gelenke der Beine ist. In seiner Dissertation kommt auch Lauteslager (2000, 30f.) zu dem Schluss, dass es an der elementaren Schwierigkeit liegt, Gelenke zu stabilisieren, wodurch die Motorik von Kindern mit Down-Syndrom sich abweichend entwickelt.

Ein anderes Problem für Personen mit Down-Syndrom bilden Co-Kontraktionen um die Gelenke und um die Wirbelsäule. Diese bewirken, dass zu wenig Stabilität besteht, um dissoziiertes Bewegen zu ermöglichen und zu entwickeln. Das Kind mit Down-Syndrom möchte sich aber bewegen und gebraucht optimal seine motorischen Möglichkeiten. Es gebraucht dabei Arme und Beine, um Stabilitätsprobleme so gut es geht zu kompensieren, und entwickelt dadurch eine sehr statische, wenig variierte Form des Bewegens. Die Entwicklung der Rumpfmotorik bleibt zurück (Rotation und Gleichgewicht), und möglicherweise wird auch die Handmotorik nachteilig beeinflusst.

6.3.2 Die Kommunikationsentwicklung

Zu den Spracherwerbsprozessen leisten sowohl erbliche Veranlagung als auch die soziale Umwelt wichtige Beiträge. Einen Hinweis auf genetische Einflüsse liefert beispielsweise die Existenz des für die Sprachproduktion bedeutsamen Broca-Zentrums mit sprachspezifischen Fähigkeiten. In der Umwelt sind bestimmte Formen sozialer Interaktion schon direkt nach der Geburt wichtig, um sich auf der Ebene der kindlichen Möglichkeiten mit dem Kind zu verständigen. Die intuitive Didaktik der Eltern und andere Bezugspersonen ermöglichen es dem Kind, Signale zu erfassen und sich im Dialog als wirksamer Kommunikationspartner zu fühlen.

Führt man sich die Anzahl der unterschiedlichen Voraussetzungen vor Augen, die das Kind beim Spracherwerb erfüllen muss, so ist unschwer zu erkennen, dass bei Kindern mit geistiger Behinderung die Sprachentwicklung als erheblich erschwert angesehen werden muss. Die inneren Vorstellungen oder Symbolfunktionen sind von großer Bedeutung für das ganzheitliche Denken, das Beziehungsverhalten und insbesondere für die Sprachentwicklung. Piaget hat als einer der Ersten darauf hingewiesen, dass sich in den ersten Lebensjahren zuerst das Denken und erst anschließend die Sprache entwickelt (Piaget, 1962). Ein Kind versteht kognitiv in jedem Alter mehr, als es sprachlich auszudrücken vermag. Im zweiten Lebensjahr entwickelt das Kind ein Verständnis für räumliche Dimensionen. Als erstes begreift das Kind, dass ein Gegenstand in einem anderen sein kann. Zwischen 12 und 18 Monaten lernt es, dass diese räumliche Beziehung mit dem Wort »in« bezeichnet wird, wiederum Wochen bis Monate später gebraucht es das Wort »in« selbst.

Ab dem dritten Lebensjahr wird in einer explizit didaktischen Form kommuniziert, die vor allem der grammatikalischen Verbesserung dient. Wenn Kinder etwas falsch sagen (K1), reagieren Eltern oder andere Bezugspersonen darauf nicht mit der Mitteilung, dass sie etwas falsch gemacht haben, sondern korrigieren durch die berichtigte Wiederholung der kindlichen Äußerungen (E1) und deren grammatikalische Vervollständigung (E2). Darüber hinaus werden auch noch semantische Erweiterungen vorgenommen werden (E3) – K1: Der hat da reingetut. E1: Reingetan. E2: Der hat etwas da reingetan. E3: Der Junge hat die Äpfel in den Korb getan (Ritterfeld, 2000, 410). Aus diesem Beispiel wird deutlich, dass die soziale Umwelt wesentlich ist, um Kommunikation anzubahnen und Sprache über und mit Symbolen bei dem Kind entstehen zu lassen. Für den Spracherwerb ist sprachlicher Dialog im direkten Kontakt unerlässlich. Es reicht nicht aus, Kinder mit Sprache in Medien zu überschütten in der Hoffnung, dass sie dadurch besser sprechen lernen (Close, 2004). Das Kind muss selbst seine sprachlichen Fähigkeiten praktizieren können. Das frühe Vorlesen mit dem Bilderbuch gehört dazu: In Langzeitstudien hat sich herausgestellt, dass das Alter, in dem die Eltern mit ihren Kindern anfingen zu lesen, ein stabiler und robuster Prädiktor für spätere Sprachentwicklung ist. Je niedriger das Alter war, in dem die Eltern zusammen mit dem Kind anfingen zu lesen, desto besser waren die darauf folgenden Sprach- und Sprechfähigkeiten des Kindes (DeBeryske, 1993; Payne et al., 1994). Bus et al. (1995) erklären dieses Ergebnis dadurch, dass das Kind mit zunehmendem Alter verstärkt selber anfängt zu lesen und das gemeinsame Lesen mit den Eltern weniger braucht oder sogar weniger wünscht.

In der Regel ist es dem Kind auch möglich, sich in der Sprache mit anderen zu üben. Dort jedoch, wo Eltern dies besonders in den ersten Lebensjahren nicht bieten oder das Kind nicht hören oder sprechen kann, bleiben die Kinder hinter ihren Möglichkeiten zurück. Um die Sprachentwicklung durch das gemeinsame Lesen mit Eltern und ihren jungen Kindern zu fördern, werden in den USA in vielen pädiatrischen Praxen Bilderbücher mit Leseanleitung für die Eltern kostenlos zur Verfügung gestellt. Auch wird durch ehrenamtliche Mitarbeiter den Kindern im Wartezimmer vorgelesen. Diese Interventionen sind bekannt als »Reach Out and Read«-(ROR-)Programme und werden inzwischen in mehr als 2000 ärztlichen Praxen angewandt (Needleman & Silverstein, 2004). Bis heute wurde die ROR-Methode (und Variationen davon) durch zwölf veröffentlichte Studien, darunter drei randomisierte, kontrollierte Studien, auf Wirksamkeit evaluiert. Die Studie von Needleman & Silverstein (2004) zeigte, dass ROR das Lesen in den Familien fördert. Ein schlüssiger Beweis, dass ROR auch zu einer schnelleren und besseren Sprachentwicklung des Kindes führt, wurde jedoch bis jetzt noch nicht geliefert. Einige Autoren warnen auch davor, das gemeinsame Lesen als eine intensive didaktische Intervention zu gestalten (Zigler & Bishop-Josef, 2004; Deckner et al., 2006). Wie Piaget (1962) schon bemerkte, ist die Arbeit des Kindes in diesem Alter »das Spiel«. Die Aktivitäten des gemeinsamen Lesens sollten die Spielfreude des Kindes beachten oder steigern und nicht zur separaten didaktischen Übung werden. Dies gilt auch und vor allem für das gemeinsame Lesen mit Kindern mit ernsten Entwicklungsverzögerungen. Die Einbindung des Lesens in das Spiel macht nicht nur den Eltern und dem Kind am meisten Spaß, sondern ist wahrscheinlich auch die effektivere Methode im Vergleich zum Üben.

Bei Kindern mit geistiger Behinderung gibt es eine große Varianz von kommunikativen Möglichkeiten. Besonders auffällig ist im Kindesalter die oft verlangsamte Entwicklung der sprachlichen Fähigkeiten im Vergleich zu anderen Kindern. Mit Beginn der Sprachentwicklung scheint die geistige Entwicklung bei Kindern mit geistiger Behinderung auf zwei unterschiedlichen Ebenen zu verlaufen. Die meisten Kleinkinder können mit anschaulichen und konkreten Aufgaben, vorwiegend mit Formpuzzles, Bauklötzen oder verkleinerten Alltagsgegenständen, recht gut problemlösend umgehen, während sie mit bildhaften und sprachlichen Symbolisierungen oder gar mit einfachen Ordnungsbegriffen, wie »gleich« und »anders«, einfachen quantitativen Begriffen, wie »größer«, »kleiner«, »mehr«, »weniger«, oder mit Kurzzeit-Merkaufgaben von Bildern oder Wörtern größere Schwierigkeiten haben (Rauh, 1999).

Erreichbare kommunikative Kompetenzen

Ziel der Kommunikation ist es, Mitteilungen von anderen zu verstehen (rezeptive Kommunikation) und sich selbst mitzuteilen (expressive Kommunikation). Weiter unterscheidet man nichtsprachliche Formen der Kommunikation von sprachlichen. Sprache lässt sich in vier Komponenten einteilen, das Lautsystem (Phonologie), das Bedeutungssystem (Semantik), Regeln der Wortbildung (Morphologie) und Regeln der Satzbildung (Syntax). Außerdem kommen soziale Aspekte hinzu. Pragmatische Kompetenzen, die sich auf eine situationsangepasste Verwendung von Sprache beziehen, sind ebenfalls Teil von Sprachkompetenz. Diese verschiedenen Fähigkeiten werden als kommunikative Kompetenz bezeichnet (Biermann, 2003, 208). Sprache hat jedoch nicht nur kommunikative Funktionen, sondern auch nichtkommunikative, wie z.B. die Verwendung der Sprache als Mittel des Denkens und Problemlösens sowie des Handelns (Herrmann, 2005, 77).

Es gibt Tests für die Einschätzung von kommunikativen Fähigkeiten, die auch für Kinder und Jugendliche mit geistiger Behinderung geeignet oder sogar für diese Personengruppe entwickelt worden sind. Süss-Burghart (2005, 61 f.) nennt in diesem Zusammenhang die Münchener Funktionelle Entwicklungsdiagnostik (MFED; Hellbrügge, 1994; Süss-Burghart, 1998), die Elternfragebögen für die Erfassung von Risikokindern (ELFRA; Grimm & Doll, 2001), die Sprachentwicklungstests für 2- sowie 3- bis 5-jährige Kinder (SETK 2; Grimm, 2000; SETK 3–5; Grimm, 2001), den Heidelberger Sprachentwicklungstest (HSET; Grimm & Schöler, 1991), den Marburger Sprachverständnistest (MSVK; Elben & Lohaus, 2000), der Aktive Wortschatztest (AWST 3–6; Kiese & Koszielski, 1996) und die Reynell Developmental Language Scales III (Edwards et al., 1997).

Die erreichbare Sprachkompetenz bei Menschen mit geistiger Behinderung ist sehr unterschiedlich. Um einen Überblick über die verschiedenen Sprachfähigkeiten geben zu können, teilt Wilken den Personenkreis diesbezüglich in folgende drei Gruppen auf: In der ersten Gruppe befinden sich allgemein Kinder mit einer schweren geistigen Behinderung. So können fast alle Kinder mit Rett-Syndrom zu dieser Gruppe gezählt werden, wenn sie nach sechs Monaten schwer entwicklungsverzögert sind. Kinder mit Down-Syndrom tauchen innerhalb dieser Gruppe nur äußerst selten auf, und zwar »nur dann, wenn gravierende zusätzliche Schäden vorliegen« (Wilken, 2000b, 69). Diese erste Gruppe macht nach

Schätzung von Wilken ungefähr 30 % der Kinder mit geistiger Behinderung aus, welche in der Regel nur geringe lautsprachliche Mitteilungskompetenzen erwerben (ebd., 69). Die Kinder dieser Gruppe können bei entsprechend sensiblem Verhalten der Eltern zwar basale Kommunikationsfähigkeiten (wie beispielsweise die Mitteilung über kleine Gesten) erwerben, bezüglich des kontextunabhängigen Sprachverständnisses und der Fähigkeit, sich seinem Umfeld gezielt mitzuteilen, bestehen in der Regel aber große Schwierigkeiten. Wenn darüber hinaus ernste Bewegungsstörungen bestehen, können diese Kinder sich vielfach nicht über ihren Körper verständigen. Spannung und Entspannung geben wenig Aufschluss über Wachheit und Interesse. Stattdessen findet man bei schwer mehrfach behinderten Kindern oft unübliche Verhaltensweisen wie Gurgeln, Blinzeln und Zusammenzucken als Reaktion, und es fällt Erwachsenen schwer, den Mitteilungscharakter solcher Reaktionen zu erkennen und entsprechend darauf zu reagieren (Downing, Siegel & Causey, 1988; Kane, 1992).

Die zweite Gruppe, die von Wilken beschrieben wird, weist eine mittlere bis leichte Form der geistigen Behinderung auf. Diese Kinder sind nicht nur zeitlich in ihrer sprachlichen Entwicklung verzögert, sondern zeigen auch »qualitative Abweichungen [...], die den Erwerb phonologischer Fähigkeiten und semantischer und pragmatischer Bedeutungen betreffen« (ebd., 70). Der Erwerb von Bezeichnungen für bedeutsame Gegenstände fällt ihnen relativ leicht, jedoch haben die Kinder Schwierigkeiten, Verben und Adjektive in ihren aktiven Wortschatz einzubauen. Die bei ihnen oftmals zu beobachtenden Fehler, bezogen auf grammatische Formen und Syntax, entsprechen denen »nichtbehinderter Kinder eines entsprechenden Entwicklungsalters« (ebd., 70). Die Differenz zwischen rezeptiven und expressiven sprachlichen Fähigkeiten ist übrigens bei Kindern mit Down-Syndrom im Gegensatz zu anderen Kindern mit geistiger Behinderung besonders groß. In Bezug auf pragmatische Kompetenzen zeigen Kinder und Jugendliche mit Down-Syndrom oftmals Schwierigkeiten im Umgang mit Fragen. »Oft wird [...] nach der durchaus richtigen Beantwortung einer Frage assoziativ immer weiter geredet und der Gesprächsfaden geht verloren« (ebd., 71). Aufgrund der bereits beschriebenen Artikulationsstörungen bevorzugen Kinder und Jugendliche mit Down-Syndrom oftmals die sprachliche Mitteilung über Ein- und Zwei-Wort-Äußerungen (ebd., 71).

Der dritten Gruppe gehören die Kinder an, welche eine leichte Form geistiger Behinderung oder eine Lernbehinderung aufweisen. Bei diesen Kindern entwickelt sich nach Wilken aufgrund anderer »Möglichkeiten der Sozialisation und der schulischen Förderung [...] eine relativ gute bis annähernd normale Sprache und Sprechfähigkeit« (Wilken, 2000b, 71). Es können jedoch auch bei Personen dieser Gruppe Schwierigkeiten in Bezug auf das Verständnis komplexer sprachlicher Mitteilungen und in der Fähigkeit, »Berichte, Erlebnisse und Gefühle verständlich wiederzugeben«, beobachtet werden (ebd., 71). Insgesamt betrachtet entsprechen ihre sprachlichen Äußerungen hinsichtlich Wortwahl und Inhalt ihren kognitiven Kompetenzen und werden daher zum Teil als »nicht altersentsprechende kindlich-naive Form« fehlinterpretiert. Auch tauchen bei den Personen dieser sprachlich kompetenten Gruppe in einigen Fällen Artikulationsstörungen und grammatisch/syntaktische Fehlbildungen auf (ebd., 72).

Kommunikation und physiologische Beeinträchtigung

»Nicht verstanden zu werden ist [...] häufig eine über viele Jahre hindurch erfahrene Lebenssituation, die bei den einen zu einem fast vollständigen kommunikativen Rückzug führt, bei anderen Menschen ohne (verständliche) Lautsprache zu aggressivem oder selbstverletzendem Verhalten« (Boenisch, 2007, 351). Aphasie geht oft mit schwerer geistiger Behinderung einher. Aphasie ist eine Sprachstörung, die aus einer Beschädigung der Schläfenlappen oder der höheren Region des Stirnhirns zu erklären ist. Sie beeinträchtigt das Verständnis und die Strukturierung der Wörter in Sprache. Im Gegenzug führt dies zu Schwierigkeiten mit Lesen, Schreiben und anderen Ausdrucksformen, aber auch zu Problemen mit der expressiven Sprache.

Das Sprechen bei Menschen mit geistiger Behinderung wird vielfach durch physiologische Besonderheiten im Mundbereich, die schon von Geburt an bestehen, beeinträchtigt. So ist z. B. Hören eine wichtige Voraussetzung für das Erlernen des Sprechens. Dies gilt insbesondere für die ersten drei Lebensjahre. Wenn in diesem Zeitraum ein Kind nicht angemessen hören kann, findet keine entsprechende Anregung der Sprachentwicklung statt. Je länger und intensiver das Hören beeinträchtigt ist, desto weniger erfolgreich wird die Sprachentwicklung sein. Eine spezielle Risikogruppe bilden dabei Kinder mit Down-Syndrom (▶ Kap. 12.4). 40–85 % der Kinder und Jugendlichen mit Down-Syndrom haben Schwierigkeiten mit dem Hören (Dahle & McCollister, 1986; Davies, 1996; Roizen, 1996; Van Schrojenstein Lantman-de Valk et al., 1997). Bei 10–15 % der Kinder handelt es sich um einen ernsten Gehörverlust (Davies, 1996; Marcell & Cohen, 1992; Marcell et al., 1995).

Die Ursachen des Gehörverlustes bei Kindern mit geistiger Behinderung sind sehr unterschiedlich (kongenital, Ohrschmalz, Mittelohrentzündung, sensorischneuraler Gehörverlust usw.) und dadurch auch unterschiedlich therapierbar und durch den Einsatz von Hilfsmitteln kompensatorisch.

Unterstützte Kommunikation

Hörgeräte sind aber nur eine der Möglichkeiten des Einsatzes von Hilfsmitteln zur Verbesserung der kommunikativen Entwicklung des Kindes. Für den Übergang der vorsprachlichen in die sprachliche Entwicklung ist es wichtig, bei Bedarf neben den körpereigenen Kommunikationsformen (Gestik, Mimik, Gebärden, Lautieren usw.) auch körperferne, nichtelektronische und elektronische Kommunikationshilfen einzusetzen (Boenisch, 2004). So können z. B. elektronische Kommunikationshilfen

> »bereits ab dem 2. Lebensjahr eingesetzt werden. Im spielerischen Umgang mit den Geräten wirken vor allem die lautsprachliche Kontrolle und das Feedback des sozialen Umfeldes schon sehr früh unterstützend auf die Sprachentwicklung des Kindes. Ähnlich wie beim frühen Einsatz von Gebärden erleben die Kinder mit sog. Talkern sehr schnell, dass ihre Äußerungen Gehör finden, dass sie mit der Lautsprache (Sprachausgabe des Gerätes) nicht nur sprechen können, sondern auch etwas bewirken und sich selbst korrigieren, mit Sprache spielen, kurze und lange Sätze bilden und Grammatik erwerben können.« (Boenisch, 2007, 352)

Kommunikation ist die Grundvoraussetzung allen Lernens. Die Behebung von intra- und extra-individuellen Barrieren für eine Verständigung durch Sprache oder Zeichen/Symbole sollte dann auch so früh wie möglich im Leben erfolgen. Unterstützte Kommunikation (im Englischen: Alternative and Augmentative Communication, AAC) richtet sich auf die Erweiterung der kommunikativen Möglichkeiten von Menschen, die sich nur schwer verständlich über Lautsprache mitteilen können oder über gar keine Lautsprache verfügen. Von Tetzchner und Martinsen (2000) unterscheiden drei Funktionen für die Unterstützte Kommunikation (UK), nämlich (a) UK als Ausdrucksmittel (die Unfähigkeit, sich mit Lautsprache auszudrücken, wird kompensiert durch ein ergänzendes oder alternatives Kommunikationssystem und verbindet sich mit dem eigenen Sprachverständnis, z. B. Menschen mit schweren Formen der Dysarthrie, Dysarthrophonie oder Anarthrie), (b) UK als Unterstützung beim Spracherwerb und (c) UK als Ersatzsprache (für Menschen, die weder Lautsprache verstehen noch angemessen auf Lautsprache reagieren). Die fehlenden Artikulations- und Kommunikationsmöglichkeiten werden durch individuelle Kommunikationssysteme ergänzt (augmentative communication) oder ersetzt (alternative communication; Boenisch, 2007, 351). Dabei werden körpereigene Kommunikationsformen (Gestik, Mimik, Zeige- und Blickbewegungen, Gebärden und Lautierung), aber auch körperferne nicht elektronische Kommunikationshilfen (Tafeln und Ordner mit Symbolen, Fotos, Schriftzeichen usw.) und körperferne elektronische Kommunikationsformen (z. B. Talker, PC-basierte Programme mit Sprachausgabe) eingesetzt, um Kommunikation zu ermöglichen und zu entwickeln. Als Hilfen zur Auswahl eines Symbols stehen für Personen mit motorischen Beeinträchtigungen neben Maus und Trackball spezielle Schalter wie Touchscreen, Mouthstick oder Laserpointer zur Auswahl, gegebenenfalls in Kombination mit einem Scanning-Verfahren.

Selbstgespräche bei Jugendlichen und Erwachsenen

Selbstgespräche sind bei nichtbehinderten und behinderten Kindern wesentlicher Teil der kommunikativen Entwicklung. Es kann Eltern jedoch verunsichern und verängstigen, wenn ihre jugendlichen und erwachsenen Kinder mit geistiger Behinderung noch immer Selbstgespräche führen oder mit imaginären Personen sprechen. Im Gegensatz zu Selbstgesprächen bei Schizophrenie gehören diese Selbstgespräche zur kommunikativen Entwicklung und sind im Wesentlichen fördernd und stützend. Durch die kognitive Beeinträchtigung bei Menschen mit geistiger Behinderung laufen Selbstgespräche entwicklungsverzögert ab. Sie fangen nicht, wie in der Regelentwicklung, mit ca. drei Jahren an, sondern in vielen Fällen später (dem Entwicklungsalter entsprechend). Auch im hohen Erwachsenenalter führen viele Menschen mit schwerer geistiger Behinderung noch Selbstgespräche, da sie diese nicht als Gedanken verinnerlicht haben.

Selbstgespräche sind ein brauchbares Hilfsmittel, welches auf die Selbstregulation und Verhaltenskontrolle wirkt, durch das sie handlungsbegleitend oder -vorbereitend mit sich selbst sprechen. Es wird angenommen, dass Selbstgespräche hilfreich sind, da durch lautierte Verbalisierungen Worte besser gespeichert und Aufgaben besser gelöst werden können. Opolski (2006) unterscheidet noch weitere Funktionen: Phantasiespiele zur Selbstunterhaltung; Reden mit imaginären Personen in Phasen der Isolation (Selbststimulation); Verarbeitung emotionaler Themen (Themen, welche aufgrund physischer und psychischer Einschränkungen emotional belastend sind, und Selbstgespräche als Planung von bevorstehenden Aufgaben.

Sam

Seine Mutter berichtete über die folgende Szene. Sie bat Sam, zu einer Familienfeier am Sonntagnachmittag mitzukommen. Normalerweise geht Sam jeden Sonntagnachmittag ins Kino. Sam teilte seiner Mutter also mit, dass er nicht mitkommt. Die Mutter bat ihn, es sich nochmals zu überlegen. Sam lief gereizt in sein Zimmer und knallte die Tür zu. Seine Mutter hörte den folgenden Dialog: »Du sollst mit deiner Familie mitgehen, Sam!« »Aber ich will ins Kino!« »Hör auf deine Mutter!« »Aber Sonntag ist mein Kinotag!« »Du kannst ja nächsten Sonntag wieder hingehen!«. Sams Mutter erzählte, dass Sam schließlich mitging zu der Familienfeier, unter der Bedingung, dass er ganz sicher nächsten Sonntag ins Kino gehen könnte (McGuire, 1998, 16).

Imaginäre Freunde bei Menschen mit geistiger Behinderung: Bestehende Kommunikationsprobleme (Hören, Sehen, Verstehen, Sprechen) verhindern oft zufriedenstellende Kontakte zwischen Menschen mit geistiger Behinderung und ihrer Umwelt. Ihre Selbstgespräche sind dagegen verständlich; auch helfen diese ihnen, sich selbst zu regulieren und ihr Verhalten zu steuern. Dieser gute Gefährte und imaginäre Freund ist, anders als das soziale Umfeld, vollkommen steuerbar.

Entwicklungsstand und Selbstgespräche: Das Auftreten und die Form der Selbstgespräche stehen in einem klaren Zusammenhang mit dem mentalen Alter des Kindes, Jugendlichen oder Erwachsenen mit geistiger Behinderung. Wie beim chronologischen Kindesalter von fünf bis sechs Jahren kommen auch bei einem mentalen Alter von Jugendlichen und jungen Erwachsenen von fünf bis sieben Jahren die meisten Selbstgespräche vor. Menschen mit geistiger Behinderung, die ein mentales Alter von ca. zehn Jahren erreicht und somit ihre Selbstgespräche internalisiert haben, führen vor allem interne Selbstgespräche (Glenn & Cunningham, 2000). Auch dies entspricht den Ergebnissen für nichtbehinderte Kinder.

Soziale Isolation und Selbstgespräche: McGuire u. a. (1997) vermuten, dass Selbstgespräche nicht nur für Kinder in der Regelentwicklung, sondern auch für Jugendliche und Erwachsene mit geistiger Behinderung manchmal der einzige Zeitvertreib sind. McGuire berichtet von Mary, die nach einem Umzug und wenig Sozialkontakten in der neuen Nachbarschaft stundenlang mit ihren Phantasiefreunden redete. Mit zunehmender Integration in Aktivitäten in der neuen Umgebung hatte sie nicht mehr die Zeit bzw. die Notwendigkeit, oft mit ihren imaginären Freunden zu reden.

Sozial unangemessene Situationen: Es sollte jedoch zwischen ungewollter und absoluter Isolation und dem bewussten Aufsuchen von Situationen, in denen man allein und ungestört sein kann, unterschieden werden. Personen mit geistiger Behinderung, die Selbstgespräche führen, wenn sie selbst gewollt alleine sind, haben in der Regel auch ein höheres mentales Alter (siehe Resultate Glenn & Cunningham). Glenn & Cunningham, aber auch Opolski, vermuten, dass Menschen mit geistiger Behinderung Schwierigkeiten haben, Selbstgespräche zu unterdrücken. Menschen mit geringerer kognitiver Beeinträchtigung suchen Örtlichkeiten auf (ab einem mentalen Alter von sieben Jahren), wo sie ungestört sind und nicht negativ auffallen.

Emotionale Erregung: Selbstgespräche werden von Menschen mit geistiger Behinderung auffällig häufig dazu verwendet, um ihre Emotionen, wie Frust und Trauer, zu bewältigen. Ihr lautes Denken wird offen gezeigt, da die kognitiven und sprachlichen Probleme eine »normale« Kommunikation einschränken. Betreuer von Menschen mit geistiger Behinderung beobachten, dass ein Anstieg in Intensität, Länge und Zahl der Selbstgespräche auch mit eingreifenden Erlebnissen des Betroffenen zusammenhängt.

Aufgabenschwierigkeit: Ähnlich wie bei nichtbehinderten Personen steigt auch bei Personen mit geistiger Behinderung die Frequenz von Selbstgesprächen mit steigender Aufgabenschwierigkeit und zunehmendem Stress.

Folgen der Kommunikationsprobleme für die Interaktion mit dem Arzt

Personen mit geistiger Behinderung verstehen oft auch nicht, wie der eigene Körper funktioniert, bemerken nicht die körperlichen Veränderungen und Empfindungen als mögliche Anzeichen für Krankheit in der gleichen Weise, wie andere es tun. Auch haben sie mehr Schwierigkeiten, über diese körperlichen – oder noch komplexer, über psychische Veränderungen oder Probleme zu kommunizieren. Dabei kann es um das Körperverständnis oder -wissen gehen, um die Benennung von Empfindungen und Gefühlen oder Determinanten von Gesundheit und Krankheit. Beispiele hierfür hört man in der täglichen Konversation. »Warum sollte ich laufen, wenn wir mit dem Bus fahren können? Warum soll ich Wasser trinken? Ich habe doch Cola. Schmeckt auch besser.«

Ein Mensch mit geistiger Behinderung gibt oft nur undeutliche Krankheitszeichen. Er fühlt sich nicht wohl in unserer Sprache, da er durch die Reaktionen erfährt, dass er sich nicht differenziert oder genau genug ausdrücken kann. Manchmal verfügt er auch nicht über die spezifischen Konzepte und Worte, die man bei einem Arztbesuch braucht, oder es fehlt ihm völlig die Fähigkeit zu sprechen. Dann ist der Arzt gefragt, auf die Körpersprache, Mimik, Gestik und Lautäußerungen zu achten und zu versuchen, diese richtig zu interpretieren. Dabei ist der Arzt abhängig von Begleitpersonen, die die Person gut kennen (Eltern, andere Familienmitglieder und Betreuer). Sie können als Dolmetscher zwischen Arzt und Patient fungieren und auf dieser Ebene Kommunikation ermöglichen. Für eine valide Diagnostik reicht dies jedoch in vielen Fällen nicht aus. Viele der Personen mit geistiger Behinderung haben ein unsicheres oder vermindertes Körperbewusstsein, wodurch sie zum Beispiel Magenschmerzen zur Nabelgegend verlegen (Björkman, 2002, 58).

Gesundheitsprobleme werden oft als Verhaltensauffälligkeiten interpretiert wegen der Schwierigkeiten von vielen Menschen mit geistiger Behinderung, psychische oder körperliche Beschwerden über Sprache zu kommunizieren (Poindexter, 1995; Ziviani et al., 2004; Lennox, Diggens & Ugoni, 1997).

Kommunikation im Alter

Bei älteren Menschen mit geistiger Behinderung kann die Sprachentwicklung schließlich durch Alterserkrankungen beeinträchtigt werden, wie z. B. Verwirrtheit und Verlust der Sprache bei einer Demenz oder Probleme beim Wort- und Satzverständnis aufgrund der Altersschwerhörigkeit (Presbyakusis). Beim normalen Sprechen variieren die Frequenzen von 64 Hz bis 8129 Hz. Wenn die höheren Frequenzen nicht mehr gehört werden können, dann kann trotzdem durch die Person erkannt werden, dass einige Wörter nicht gehört, einige teilweise gehört und andere Worte vielleicht mit einem falschen Konsonanten gehört werden. Menschen ohne geistige Behinderung können besser verstehen, dass Hörausfälle auftreten, und können professionelle Hilfe einberufen. Bei Altersschwerhörigkeit wissen die meisten Menschen mit geistiger Behinderung jedoch nicht, was mit ihnen geschieht, und können diese Kommunikationsprobleme nicht richtig einschätzen – in vielen Fällen übrigens genauso wenig wie ihre Familienmitglieder, Betreuer und Begleiter. Da die wahre Ursache (die Altersschwerhörigkeit) nicht erkannt wird, ist die Gefahr groß, dass andere Etikettierungen zur Benennung des Problems auf die Person mit Presbyakusis vorgenommen werden, wie »verwirrt«, »schwierig«, »nicht kooperativ«, »verhaltensauffällig« oder sogar »Beginn einer Demenz«. Erst wenn die richtige Diagnose gestellt ist, kann an der Lösung des Problems gearbeitet werden (Yeates, 2002, 126 f.).

6.3.3 Die sozial-emotionale Entwicklung

Für Magai und McFadden (1995) zählen Interesse, Freude, Überraschung, Ekel, Ärger, Trauer, Furcht/Angst, Scham/Schüchternheit und Schuld zu den Basisemotionen. Einige dieser Emotionen sind schon als Reflex oder Haltung bei Babys zu beobachten und haben eine biologische Verankerung. Kienbaum und Schuhrke (2010) gehen in ihren Ausführungen vor allem auf die Entwicklung des Schamgefühls ein. Als Entwicklungsvoraussetzungen für das Auftreten von Scham werden dabei genannt

> *»die Fähigkeit sich als eigenständige Person zu erleben (Selbstobjektivierung), sich selbst als ein Objekt der Bewertungen anderer zu erleben und das Verständnis von Regeln oder Gütestandards. Ab ca. eineinhalb Jahren können Kinder sich als eigenständige Person wahrnehmen. Lewis et al. (1989) finden bei solchen Kindern bereits Verlegenheit angesichts der Aufmerksamkeit anderer Personen, z. B. beim Vorsingen.« (Kienbaum & Schuhrke, 2010, 208)*

An anderer Stelle wird von einer Untersuchung von Schuhrke (1999) zur Körperscham von 4- bis 9-jährigen Kindern berichtet. »In Interviews berichten Eltern von ersten Episoden ab drei Jahren, den meisten Eltern fallen körperliche Schamgefühle jedoch erstmals mit vier bis fünf Jahren auf, und bis zum Alter von sieben Jahren sind sie so gut wie bei allen untersuchten Kindern vorhanden« (Kienbaum & Schuhrke, 2010, 208).

Für die sozial-emotionale Entwicklung des Kindes ist es wichtig, dass das Kind in den ersten anderthalb Jahren die Möglichkeit erhält, zu einigen Personen (meistens den Eltern) eine personenspezifische Bindung herzustellen. Diese personenspezifische Bindung erreicht das Kind nicht nur, wenn die Bezugsperson (z. B. die Mutter) tagsüber das Kind Vollzeit begleitet, sondern auch, wenn diese intensiv und regelmäßig, aber nur teilweise im direkten Kontakt mit dem Kind steht (z. B. durch Teilzeit-Arbeit). Wie verhält sich ein sicher gebundenes Kind? Bewegt sich das Kind krabbelnd von der sicheren Basis, in der Regel Mutter oder Vater, fort, um Gegenstände, den Raum oder andere Personen kennenzulernen, begibt sich dabei aber in mögliche Gefahren, dann tritt das Bindungssystem wie ein psychologisches Gummiband in Aktion. Das bislang erkundungsfreudige Kind wird ängstlich, furchtsam; es versichert sich mit Blicken der Bindungsperson oder sucht sogar ihre Nähe und ihren Trost, um dann gestärkt wieder auf Erkundungstour zu gehen.

Ainsworth et al. (1978) unterscheiden für den Bindungsverlauf zwischen Kind und fester Kontaktperson vier Etappen; wobei die ersten drei Etappen im ersten Lebensjahr des Kindes stattfinden und die letzte Etappe meistens erst im dritten Lebensjahr erreicht wird. Für die Schilderung des Entwicklungsverlaufs folgen wir den Ausführungen von Rauh (1995):

> »(1) In einer Vorphase ist das Kind ohne Unterschied der Personen allgemein sozial ansprechbar, und es richtet seine Signale ohne Unterschied an die Umwelt. In der Interaktion lernt es dann, seine Partner zu unterscheiden, so dass bei etwa drei Monaten die Phase (2) der personenunterscheidenden Ansprechbarkeit zu beobachten ist. Das Kind wendet nun seine Signale bevorzugt einer spezifischen (oder einigen vertrauten) Person(en) zu und erweitert sein aktives Repertoire an Bindungsverhaltensweisen. Von (3) eigentlicher Bindung spricht Ainsworth, wenn das Kind (ab 7/8 Monaten) sich aktiv in die Nähe der Bezugsperson bringen kann (Lokomotion), sie bei Abwesenheit vermisst (Objektpermanenz/Personenpermanenz) und sein Verhalten flexibel auf das Ziel setzen kann, Mutter oder Vater in seine Nähe zu bringen. Die letzte Etappe (4) dürfte erst nach drei Jahren wesentlich werden und wird als zielkorrigierte Partnerschaft bezeichnet. Hier versucht das Kind, je nach situativen Gegebenheiten, das Verhalten des anderen zu beeinflussen.« (Rauh, 1995, 240f.)

Nahezu alle regelentwickelten Kinder (aber auch die meisten entwicklungsverzögerten Kinder) bilden gegen Ende des ersten Lebensjahres (bzw. bei vergleichbarem Entwicklungsniveau) personenbezogene Bindungen aus, vorausgesetzt sie haben ein Minimum an Interaktionsmöglichkeiten mit mindestens einem festen Partner. Die Balance zwischen Exploration und Bindung ist im zweiten Lebensjahr fast verhaltensbeherrschend und lässt sich in der Regel bei jedem Kind gut beobachten. Allerdings unterscheiden sich Kinder je nach ihren Vorerfahrungen in der Qualität ihrer personenbezogenen Bindung.

Bowlby, Ainsworth et al. (1956) unterscheiden zwischen sicherer und unsicherer Bindungsbeziehung. Kinder mit sicherer Bindungsbeziehung (Verhaltenstyp B) suchen nach und bewahren bei oder nach Belastungen Nähe und Kontakt zur Mutter. Wenn sie von ihr allein gelassen werden, zeigen sie zunächst kaum

Kummer (sie scheinen darauf zu vertrauen, dass sie gleich wiederkommt). Wenn sie aber Kummer ausdrücken, dann ist deutlich erkennbar, dass sie die Mutter vermissen; eine Fremde vermag sie in dieser Situation nicht zu trösten. Bei Wiederkehr der Mutter begrüßen sie sie mehr als nur beiläufig und haben mehr Interesse an der Mutter als an Interaktion mit der Fremden oder den Spielsachen. Wenn die Mutter sie aufnimmt, zeigen sie keinerlei Widerstand gegen diesen engen Kontakt, sondern entspannen sich in ihren Armen. Innerhalb der unsicheren Bindungsbeziehung unterscheidet Ainsworth zwischen zwei verschiedenen Typen unsicherer Bindung: dem vermeidenden Typ (Verhaltenstyp A; avoidant-insecure) und dem ambivalenten Typ (Verhaltenstyp C; ambivalent-insecure). Kinder mit vermeidend-unsicherer Bindungsbeziehung (Verhaltenstyp A) zeigen allein gelassen kaum Kummer über das Weggehen der Mutter, bestenfalls Unmut über ihr Alleinsein. Mutter und Fremde behandeln sie fast gleich. Sie ignorieren die Mutter bei ihrer Rückkehr oder »grüßen« sie nur beiläufig; manche wenden sich sogar ab, meiden ihre Nähe in auffallender Weise oder bewegen sich an der Mutter vorbei. Sie scheinen die Nähe zur Mutter nicht zu suchen. Wenn die Mutter sie aufnimmt, widersetzen sie sich zwar nicht, sie schmiegen sich aber auch nicht entspannt an, wie die Kinder mit dem Verhaltenstyp B. Auch wehren sie sich nicht dagegen, wieder abgesetzt zu werden. Kinder mit ambivalent-unsicherer Bindung (Verhaltenstyp C) zeigen ihren Kummer deutlich und lautstark, zum Teil wütend, wenn sie allein gelassen sind. Wenn die Mutter zurückkehrt, verhalten sie sich allerdings sehr ambivalent: Einerseits suchen sie den Kontakt zur Mutter, andererseits widerstreben sie auch auffallend ihren Kontakt- und Interaktionsversuchen. Als vierter Typus wurde Ende der 1980er Jahre das sogenannte desorganisierte oder desorientierte Verhalten (Verhaltenstyp D) identifiziert. Kinder mit dem Verhaltenstyp D zeigen deutliche Anzeichen von Angst, sie sind aber nicht in der Lage, sich an die Bezugsperson zu wenden.

Die Bindungstheorie kann in relevanten Aspekten die sozial-emotionale Entwicklung von Kindern erklären. Stichproben misshandelter Kinder wurden bis zu 80 % als Verhaltenstyp D klassifiziert (Rauh, 2008). Die Gefahr, Verhaltensprobleme zu entwickeln, ist bei Kindern mit diesem Bindungstypus besonders hoch. Bei den Kindern mit einer sicheren Bindungsbeziehung wurde eine bessere Basis für die sozial-emotionale Entwicklung und die Weiterentwicklung der reziproken Kommunikation gefunden. Es ist jedoch wichtig, die Resultate dieses Modells aus den Konsequenzen einer Lebenslaufperspektive zu betrachten. So diskutieren Kienbaum und Schuhrke (2010) Ergebnisse der Langzeitforschung zur Bindungs(un)sicherheit im Zusammenhang mit kritischen Lebensereignissen und kommen zu dem Schluss, dass Lebensumstände die Bindungsklassifikation beeinflussen.

»Nachweise für eine Stabilität wurden vor allem zwischen dem ersten und sechsten Lebensjahr gefunden (Wartner et al. 1994; Main & Cassidy1988). Diese Befunde wurden mit dem Hinweis kritisiert, dass bei einer groben Einteilung in unsichere versus sichere Kinder (in Deutschland gab es z. B. keine C-Kinder) eine hohe Übereinstimmung schon aus Wahrscheinlichkeitsgründen gegeben ist (Rauh 1997). Im Alter von zehn Jahren ließen sich für die Kinder aus der Bielefelder Stichprobe nur noch Zusammenhänge für einige Skalen finden, für 16-Jährige fand sich kein Zusammenhang mehr zu ihrer Bindungssicherheit an die Mutter oder den Vater (Zimmermann et al. 1995). Risikofaktoren wie Scheidung, schwere Krankheiten oder Verlust einer Bindungsfigur hatten *sich jedoch ausgewirkt. Dabei wurden interessanterweise sowohl Wechsel von einer sicheren zu einer unsicheren Bindung als auch umgekehrt beobachtet (Zimmermann et al. 2000).« (Kienbaum & Schuhrke, 2010, 129 f.)*

Es gab in der sonderpädagogischen Forschung eine lange Debatte, ob auch Kinder mit geistiger Behinderung Bindung im oben beschriebenen Sinne ausbilden. Die empirischen Studien wurden vor allem bei Kindern mit Down-Syndrom und ihren Eltern durchgeführt. Ohne hier auf diese Debatte ausführlicher einzugehen (Cicchetti & Serafica, 1981; Rauh & Calvet-Kruppa, 1992; Rauh, 1999; Rauh, Arens & Calvet-Kruppa, 1999; Serafica & Cicchetti, 1976; Thompson & Cicchetti, 1985; Vaughn et al., 1994), lässt sich heute schlussfolgern, dass sich das Konzept von Bindungssicherheit auch auf Kinder mit Down-Syndrom anwenden lässt. In der Untersuchung von Rauh et al. (1999) zeigte sich, dass Mütter sicher gebundener Kinder mit Down-Syndrom im Vergleich noch einfühlsamer und feinfühliger waren als Mütter nichtbehinderter Kinder mit vergleichbaren Entwicklungsniveaus. Sie gestalteten die Spielinteraktionen ohne jegliche Hektik, gingen auf die Spielinitiativen ihrer Kinder ein, waren zugewandt und freundlich, ohne dirigistisch zu sein. Mütter unsicher gebundener Kinder dagegen hielten sich entweder aus der Spielinteraktion mit dem Kind weitestmöglich heraus oder hatten das Bedürfnis, ihrerseits das Kind ständig anzuregen und zu lenken sowie sein Verhalten zu steuern und einzugrenzen. Offensichtlich waren auch sie verunsichert in ihrem Vertrauen auf ihr Kind und sein Verhalten.

Obwohl also auch Kinder mit Down-Syndrom eine sichere Bindung zu ihren Eltern entwickeln können, ist der Anteil unsicher gebundener Kinder im Vergleich mit nichtbehinderten Altersgenossen in Kontrollgruppen größer als man erwarten kann (Vaughn et al., 1994). Kinder mit Down-Syndrom können sichere Bindungsstrukturen entwickeln; die Häufigkeiten liegen etwa 50 % unter den Werten von Vergleichsgruppen, z. B. bei 44 % in der Berliner Längsschnittstudie (Rauh, 2004). Hoch ist der Anteil desorganisierter Bindungen (31 % in der Berliner Längsschnittstudie); unsicher-ambivalente Bindung wurde nur selten beobachtet.

Lange Zeit wurden Kinder mit Down-Syndrom als ausschließlich sozial-adaptiv auch in späteren Lebensphasen beschrieben, nämlich als anhänglich, sozial, kontaktfreudig und lenkbar (Gibbs & Thorpe, 1983), wie auch liebenswürdig und entgegenkommend (Gunn & Berry, 1985), und man könnte meinen, dass sie sich kaum in der Belastung einer Familiensituation von anderen Kindern unterscheiden. Auch in der Coping-Literatur zu diesem Thema gibt es verschiedene Autoren, die gerade bei Familien mit einem Kind mit Down-Syndrom beobachteten, dass viele Eltern sich mühelos und effektiv an die Anforderungen ihres behinderten Kindes anpassten (Bristol, 1987; Erickson & Upsher, 1989; Noh et al., 1989; Singer & Farkas, 1989; Krauss, 1993). Nach einer ausführlichen Analyse der Studien in diesem Bereich meinen Cahill & Glidden (1996), dass dieses populäre Imago von Kindern mit Down-Syndrom – nämlich als einfacher zu erziehen und weniger belastend für Eltern als andere behinderte Kinder – korrigiert werden sollte. Krankheiten der Kinder, Freizeitaktivitäten und erzieherische und Fördermaßnahmen (Erikson & Upshur, 1989; Padeliadu, 1998) erfordern viel Zeit von den Eltern, oft bis zu vier bis fünf Stunden täglich (Haveman et al., 1997).

Auch für die Gruppe von Kindern mit tiefgreifenden Entwicklungsstörungen, wie z. B. frühkindlicher Autismus, ist dokumentiert, dass es zu Bindungsbeziehungen zwischen dem Kind und den Eltern kommt. Sigman und Ungerer (1984) konnten aufzeigen, dass autistische Kinder einen Unterschied machen zwischen einer Fremden und ihrer Mutter und unterschiedliches Verhalten gegenüber beiden zeigten. Sie beschreiben, dass Bindung auch bei autistischen Kindern entsteht – sogar bei Kindern mit einer schweren Störung. Die Art der Bindung ist jedoch schwer einzuordnen und wird nach Meinung der Autoren qualitativ gekennzeichnet durch eine gestörte Sozialisation. Das Ausweichen dieser Kinder vor dem Kontakt zu den Eltern, wie auch zu anderen, sollte man dann auch nicht als Abweisung eines emotionalen Kontaktes (einer Bindung) auffassen, sondern eher als Äußerung der Unfähigkeit des autistischen Kindes, seine Rolle im Kommunikationsprozess einzunehmen.

Die Pubertät ist eine Phase, die in der sozial-emotionalen Entwicklung der Jugendlichen neue Akzente setzt – nicht immer im Einvernehmen und zur Freude der Eltern. Hennicke (2008) umschreibt diese Phase mit den Stichwörtern »Neu- und Umorganisation« und »Identitätsfindung«:

> *»Pubertät und Adoleszenz sind nun zweifellos die Entwicklungsphase des Menschen mit den umfassendsten biologischen Veränderungen in den neuroendokrinologischen Strukturen und Regulationen, einhergehend mit den radikalsten Veränderungen der gesellschaftlichen Erwartungen an das Individuum sowie den am weitestreichenden Veränderung im Bereich der psychologischen Neu- und Umorganisation. All diese tief greifenden Prozesse müssen von der Person bewältigt, d. h. in das eigene Selbst integriert werden (Identitätsfindung).« (ebd., 25)*

Hennicke (2008) unterscheidet nach Remschmidt einige Entwicklungsaufgaben der Adoleszenz und gibt einige Tipps, wie Jugendliche mit einer geistigen Behinderung bei der Bewältigung unterstützt werden können. Dabei wird deutlich, dass es eigentlich keine grundsätzlichen Unterschiede zu nichtbehinderten Jugendlichen gibt. Einige Aspekte sollten aber in besonderer Weise mehr Beachtung in der familiären und institutionellen Erziehung finden.

Entwicklungsaufgaben der Adoleszenz und ihre Unterstützung bei Jugendlichen mit geistiger Behinderung (Hennicke, 2008, in Anlehnung an Remschmidt, 2005)

- *Akzeptieren des eigenen Körpers* – Achten auf Körperlichkeit, Sport, Bewegung, Ernährung; aber auch Anmut, Ausdruck, Ästhetik
- *Erlernen und Ausfüllen der Geschlechtsrolle* – Achten auf Freund-/Liebschaften, Zulassen von (körperlicher) Nähe, Achten auf sexuelle Äußerungsformen, Interessen, Wahrnehmung von Geschlechtsunterschieden
- *Erlangung der Unabhängigkeit vom Elternhaus (Ablösung)* – Frühe und häufige Aktivitäten unabhängig von den Eltern (Kiga, Schule, Freizeitgestaltung, Ferienfreizeiten); Aufklärung der Eltern
- *Zunehmende außerfamiliäre Orientierung; Auseinandersetzung mit Autorität, Tradition und gesellschaftlichen Normen* – Entwickeln einer passen-

---

den Gleichaltrigengruppe; unterstützte Konfliktbewältigungsprozesse z. B. mit Lehrern

- *Entwicklung von Selbstvertrauen und Selbstwert* – »Jeder nach seinen Fähigkeiten…« als primäre pädagogische Aufgabe, Entwickeln einer passenden Gleichaltrigengruppe; Zulassen von Risikoverhaltensweisen
- *Aufbau eines Wertesystems, einer eigenen »Weltanschauung« als Richtschnur des eigenen Verhaltens, Entwicklung von Zukunftsperspektiven* – Vermittlung von Moralvorstellungen und Werten in der familiären und institutionellen Erziehung; Einbeziehen in Konfliktregelungen; offensive Zukunftsplanung
- *Findung einer persönlichen Identität als »Finden einer eigenen Mitte… zwischen Selbsterleben, Fremderleben und Anpassung an soziale Normen«* (Remschmidt, 1985) – »gezielte Unterstützungsangebote, um bewusste Auseinandersetzung mit dem Selbst zu initiieren. Nur so kann die Frage ›Wer bin ich?‹ über den Weg eines konstruktiven Identitätserlebens beantwortet werden« (i. S. der erarbeiteten Identität; Schuppener, 2006, 163)

6.3.4 Die sexuelle Entwicklung

Die sozial-emotionale, aber auch die sexuelle Entwicklung sind Voraussetzungen, um in Partnerschaften Zuneigung zu zeigen, aber auch sexuelle Wünsche äußern und befriedigen zu können. Hennies und Sasse (2004) schreiben: »Liebe und Partnerschaft nehmen im Leben der meisten Menschen mit geistiger Behinderung den gleichen Rang ein und haben die gleiche Bedeutung von Glück und Zufriedenheit wie im Leben nichtbehinderter Menschen« (ebd., 66). Es gibt aber Faktoren und Rahmenbedingungen, die die Verwirklichung von sexuell geprägten Partnerschaften von Menschen mit geistiger Behinderung einschränken. In diesem Kontext sind zu nennen:

- die geringe Akzeptanz der Sexualität behinderter Menschen in der Gesellschaft
- der mit ca. 50 % hohe Anteil derjenigen, die im Erwachsenenalter noch bei den Eltern leben (geringe Privatsphäre und Abgeschiedenheit des Wohnens)
- verzögerte oder unterschiedliche sozial-emotionale und körperlich sexuelle Entwicklung im Vergleich zu Gleichaltrigen ohne Behinderung
- der behinderungsbedingte Unterstützungsbedarf (z. B. in Wahrnehmung und Motorik), dem nicht immer hinreichend entsprochen wird
- Schwierigkeiten bei der Partnersuche
- Probleme bei der Erfüllung des Kinderwunsches
- Schwierigkeiten, eine eingegangene Partnerschaft zu führen, z. B. aufgrund von Kommunikationsproblemen oder mangelnder Konfliktfähigkeit

Im Folgenden werden die einzelnen Phasen der sexuellen Entwicklung vorgestellt; im Anschluss daran folgen mögliche Beeinträchtigungen und Einflussfaktoren auf die sexuelle Entwicklung und Sexualität bei geistiger Behinderung.

Im *ersten Lebensjahr* werden erste zwischenmenschliche Kontakte vom Säugling über die Haut als sensible Region des Körpers wahrgenommen. Der Kontakt zwischen Säugling und Bezugsperson trägt zur sinnlichen Wahrnehmung bei und vermittelt Gefühle wie Vertrauen und Sicherheit (Wanzeck-Sielert, 2003, 6). Mit Zunahme der eigenen Beweglichkeit erkunden Kinder nachdrücklich ihren eigenen Körper, der Mund rückt als orales Erkundungsinstrument ins Zentrum der Aufmerksamkeit. Im *zweiten Lebensjahr* entdecken Kinder die eigenen Genitalien, besonderes Interesse erhält der anale Bereich und damit verbunden die Kontrolle über Ausscheidungen. Das Berühren der Genitalien dient der Erkundung des eigenen Körpers, auch Stimulationen der Genitalien sind bereits möglich, und Kinder realisieren, dass neben dem eigenen ein weiteres Geschlecht besteht (Ortland, 2008, 38). Im *dritten Lebensjahr* werden Kinder verstärkt mit Sauberkeitserziehung konfrontiert und lernen, willentlich ihre Körperausscheidungen zu kontrollieren, was sie mit Stolz erfüllt. Daraus resultiert die Entwicklung von mehr Eigenständigkeit und der eigenen Identität. Im *vierten Lebensjahr* erlernen sie insbesondere durch Rollenspiele soziale Regeln (Rendtorff, 2003, 95), und das Erkunden und Betrachten anderer Körper ist von großem Interesse. Gleichzeitig entwickeln Kinder eine Körperscham, die sich auf Genitalien, Ausscheidungen und die damit verbundenen Prozesse bezieht (Ortland, 2008, 41). Auch im *fünften Lebensjahr* erproben Kinder geschlechtsrollenspezifisches Verhalten und spielen oftmals »Doktorspiele«, neben dem Betrachten der eigenen Genitalien erfolgen auch deren Manipulation und Stimulation, körperliche Nähe, Wärme und Geborgenheit werden gesucht, und erste innige gleich- und gegengeschlechtliche Freundschaften entwickeln sich (Sielert, 2005, 109). Im *sechsten Lebensjahr* erfolgt eine starke Konzentration auf Kinder des gleichen Geschlechts. Das Interesse an Medien nimmt zu, vor allem an Sendungen für Jugendliche oder Erwachsene, um weiteres Wissen über Sexualität zu gewinnen, auch wenn Kinder die Inhalte oft nicht umfassend begreifen (Sielert, 2005, 111). In der Phase vom *siebten Lebensjahr bis zur Pubertät* tritt zunächst die sexuelle Entwicklung in den Hintergrund. Freundschaften nehmen zu; im Bereich der Sexualität herrscht lediglich ein Halbwissen vor, so dass es wichtig ist, dass Erwachsene weitere Informationen geben.

Gerade in den ersten drei Jahren kann es erschwerende Faktoren geben, die sich bei geistig behinderten Kindern negativ auf die Aufnahme sozialer Beziehungen zu anderen auswirken können. Das Bindungsverhalten von Kindern mit geistiger Behinderung ist unsicherer als bei anderen Kindern. Einer der Gründe hierfür kann sein, dass sie oftmals zu Beginn ihres Lebens längere Zeit in Kliniken verbleiben, was den Aufbau der Beziehung zur Vertrauensperson verzögern kann, da der körperliche Kontakt (tragen, streicheln, halten) erschwert wird. Auch können mehrfach behinderte Kinder aufgrund motorischer Beeinträchtigungen Schwierigkeiten bei der Erkundung des eigenen Körpers und der eigenen Genitalien erleben. Die willentliche Beherrschung des Schließmuskels kann erschwert sein. Bezogen auf die sexuelle Entwicklung spielen der Aufbau von Beziehungen, die Übernahme einer Geschlechterrolle sowie die Akzeptanz des eigenen Körpers eine große Rolle für Jugendliche mit Behinderung, da sie noch stärker mit gesellschaftlich gängigen Schönheitsidealen konfrontiert und sozial stärker isoliert sind als Jugendliche ohne Behinderung (Ortland, 2008, 47 ff., 60 f.). Aufgrund motorischer und kommunikativer Beeinträchtigungen können Schwierigkeiten beim Durchführen von Rollenspielen und beim Erlernen sozialer Regeln in sozialen Beziehungen auftreten (ebd., 42), zum Beispiel durch Schamgefühle durch bestehende Inkontinenz und das Tragen einer Windel (ebd.).

Die WHO (2012, 2) bezeichnet die Zeitspanne zwischen 11 und 19 Jahren als *Adoleszenz.* In der Adoleszenz stehen Themen wie die Entwicklung von tragfähigen sozialen Beziehungen, die Auseinandersetzung mit Geschlechterrollen und dem eigenen Körper, die Abgrenzung von Eltern und Erwachsenen, die Beschäftigung mit Lebensplanung in Bezug auf Familie und Beruf sowie das Erkennen eigener sozialer Verantwortung im Vordergrund (Ortland, 2008, 47). Überlappend mit der Adoleszenzperiode ist die *Pubertät* eine Zeit der Reifung im Übergang zwischen Kindheit und Erwachsensein, in der sich der Jugendliche körperlich, seelisch und sozial weiterentwickelt. Der Beginn der Pubertät liegt bei Kindern in Mittel- und Westeuropa zwischen dem 8. und 16. Lebensjahr. Während der Pubertät sendet die Hypophyse große Mengen an Hormonen aus, mit der Folge eines auffallenden körperlichen Reifungsprozesses. Während die körperliche Entwicklung altersentsprechend verläuft, ist die kognitive und sozial-emotionale Entwicklung jedoch verlangsamt. »Die körperliche Reife entspricht meist nicht der affektiven und emotionalen Entwicklung und den Möglichkeiten der kognitiven Verarbeitung. Dadurch können zusätzliche Probleme entstehen: die Kinder werden nicht als Jugendliche wahrgenommen, ihnen werden sexuelle Gefühle abgesprochen oder besondere Triebhaftigkeit zugeschrieben« (Martin & Walter, 2007, 284). Die Diskrepanz zwischen der somatisch-sexuellen und der kognitiven und sozial-emotionalen Entwicklung kann sich erschwerend auf die psychosexuelle Situation und die Entstehung sexueller Verhaltensdispositionen auswirken, was insbesondere in der Pubertät zum Tragen kommt (Stöppler & Wachsmuth, 2010, 136). Die psychosoziale Sexualentwicklung während der Pubertät äußert sich vor allem in außerfamilialen Kontakten und der Orientierung an Peergroups sowie dem Interesse für das andere oder gleiche Geschlecht (Rittberger, 2000, 26).

In der Zeit der körperlichen Reifung (Geschlechtsreife) von Jugendlichen mit kognitiven Beeinträchtigungen gibt es körperlich gesehen wie schon angegeben in der Regel keine Unterschiede zu der von Jugendlichen ohne Behinderung. Kindern und Jugendlichen mit geistiger Behinderung fehlen jedoch in der gleichgeschlechtlichen Sozialisation oftmals Peers. Aufgrund der häufig nicht wohnortnahen Beschulung bestehen weniger Gelegenheiten zum Aufbau von außerschulischen Freundschaften. Jugendliche mit geistiger Behinderung erleben dieselben Prozesse in der Pubertät, nämlich Stimmungsschwankungen, Schwankungen zwischen aktivem und passivem Verhalten, Überheblichkeit, egozentrischen Widerstand gegen Autoritäten, intensive Beschäftigung mit dem eigenem Körper und Ablehnung der Werte der Erwachsenen. Allerdings kann es aufgrund der isolierten Situation zu Hause oder im Wohnheim, der eingeschränkten oder nicht stattfindenden Auseinandersetzung mit Gleichaltrigen, der Erkenntnis einer behinderten Identität etc. zu Problemen kommen. Eine besondere Problematik stellt eine mögliche Identitätskrise (siehe emotional-soziale Entwicklung; Hennicke, 2008) und die schmerzhafte Erkenntnis einer behinderten Identität in dieser Altersphase bei Menschen mit kognitiven Beeinträchtigungen dar.

»Normale sexuelle Lebensmuster ihrer Kultur« wie im Normalisierungsprinzip gefordert (Nirje, 1994, 24) leben zu dürfen, wird sowohl durch gesellschaftliche Haltungen und Bewertungen wie auch durch fehlende kognitive und sozialemotionale Kompetenzen beeinträchtigt. Privatsphäre in der Wohnsituation, die eher in Außenwohngruppen, Appartementhäusern und in Formen des betreuten Wohnens vorhanden ist, ist dabei nur eine der sozialen und physischen Barrieren, um ein partnerschaftliches, geschlechtliches Leben zu führen. Daran wird sich nur etwas ändern, wenn sich Gesellschaft in ihrem Behindertenverständnis ändert:

> *»Solange es ablehnende Vorurteile gibt, solange bauliche Bedingungen in Wohneinrichtungen, zu sozialen Barrieren werden, weil sie partnerschaftliches Zusammenleben verhindern, solange Menschen mit geistiger Behinderung die gleichberechtigte Teilnahme am gesellschaftlichen Leben erschwert bzw. unmöglich gemacht wird, solange werden sich die aufgezeigten Probleme nicht verändern. Statt Reglementierungen und Einschränkungen ist professionelle Unterstützung und respektvolle Begleitung dort gefordert, wo sie benötigt wird.« (Hennies & Sasse, 2004, 76)*

Hinsichtlich medizinischer Fragen bezüglich der Sexualität sollte auch der Arzt ein respektvoller und kundiger Begleiter sein.

Es gibt eine Reihe von biologisch-medizinischen Aspekten, die im Zusammenhang mit der sexuellen Entwicklung und Gesundheitsfragen bei Menschen mit geistiger Behinderung stehen. Während der Pubertät finden deutliche geschlechtsspezifische Veränderungen des Körpers in Form des Wachstums und der Ausbildung der primären (von Geburt an vorhandene Geschlechtsmerkmale: Eierstöcke, Scheide, Gebärmutter, Gebärmutterhals, Eileiter, Schamlippen, Klitoris, Penis, Nebenhoden, Hodensack, Spermienleiter, Prostata, Bläschendrüse) und sekundären Geschlechtsmerkmale (sich verändernde Geschlechtsmerkmale wie die weibliche Brust, Körperwuchs, Behaarung, Stimme und Bartwuchs) statt. Die erste Menstruation (Menarche) erfolgt laut Befragung der BZgA (2010, 98) zwischen 11 und 13 Jahren, die erste Ejakulation (Ejakularche) bei den meisten befragten Jungen zwischen 14 und 17 Jahren. Der puberale Wachstumsschub bei Mädchen erfolgt ab ca. 10 Jahren, bei Jungen ca. 1,5 Jahre später und dauert insgesamt ca. 3 Jahre. Der Eintritt der Pubertät verlagert sich immer weiter nach vorne, so dass bei Mädchen am Ende ihrer Grundschulzeit schon körperliche Veränderungen erkennbar sind.

Bei den Eltern mit einer erwachsenen Tochter besteht die Angst vor Komplikationen und Schwierigkeiten mit der Menstruation, aber vor allem die unausgesprochene Besorgtheit vor einer möglichen Schwangerschaft. Allerdings ist das Risiko einer Schwangerschaft sehr gering, wenn die Gonadenfunktion so beeinträchtigt ist, dass eine Hormonersatztherapie (McElduff, 2002, 170) notwendig wäre.

Hypogonadismus und Kryptorchismus: Hypogonadismus äußert sich als eine endokrine Funktionsstörung der Hoden, die zu einem Testosteronmangel führt. Die Begleitung der Erkrankung ist mit vielfältigen Schwierigkeiten verbunden, einige Eltern sind z.B. zufrieden mit den sanften, kindlichen Qualitäten des hypogonadalen (keine Produktion von Geschlechtshormonen) erwachsenen Sohnes, weil es eine unterschwellige Angst gibt, dass das Testosteron in der Pubertät mit Aggressivität verbunden sein könnte. Beim Descensus wandert der fetale Hoden normalerweise während der Schwangerschaft von der Urniere (Mesonephron) durch den Leistenkanal und erreicht am Ende des 8. Schwangerschaftsmonats das Scrotum. Ein Kryptorchismus (Maldescensus) entsteht, wenn einer oder beide Hoden nur unvollständig descendiert sind. Der Hoden liegt dann entweder im Bauch (Abdomen), im Inguinalkanal oder am äußeren Leistenring. Intraabdominale Hoden können nicht palpiert werden. Die Inzidenz von Kryptorchismus bei Erwachsenen mit Zerebralparese im Alter von 21 Jahren ist mit einer Häufigkeit von 53 % deutlich höher als in der allgemeinen Bevölkerung (Smith et al., 1989). Ein kryptorcher Hoden ist meist dysplastisch und hat demzufolge ein erhöhtes Malignitätsrisiko. Kryptorchismus kommt auch bei Männern mit Down-Syndrom und anderen Chromosomenanomalien häufiger vor (Cortes et al., 1999) und führt zu einem vierfach erhöhten Risiko auf Hodenkrebs.

Verzögerte Pubertät: Aufgrund bestimmter körperlicher Prozesse kann es zudem entweder zu einem früheren oder späteren Eintreten der Pubertät kommen (ebd., 60). Rapp und Torres (2002) beobachteten, dass ein erheblicher Prozentsatz der Jugendlichen mit Zerebralparese und anderen statischen Enzephalopathien eine verzögerte und verlängerte Pubertät haben, wofür ein schlechter Ernährungszustand als Hauptgrund gesehen wird. In wenigen Fällen wird bei Jugendlichen mit Zerebralparese auch über eine vorzeitige Pubertät berichtet (Siddiqui et al., 1999).

Pubertät und Fruchtbarkeit: Die körperlichen Eigenschaften und der Beginn der Pubertät bei heranwachsenden Mädchen und Jungen mit Down-Syndrom sind vergleichbar mit denen von anderen Jugendlichen. Die Fruchtbarkeit ist bei Männern und Frauen mit Down-Syndrom reduziert, häufiger jedoch bei Männern. Bei jeder Schwangerschaft von Frauen mit Down-Syndrom besteht eine Wahrscheinlichkeit von 50 %, ein Kind mit Down-Syndrom zu gebären, aber viele betroffene Feten werden durch eine Fehlgeburt verloren (Bovicelli et al., 1982). Prinzipiell enthalten die Eierstöcke Eizellen. Eine Frau wird nicht als hypogonadal bezeichnet, solange im Eierstock Eizellen vorhanden sind, auch wenn die Anzahl gering ist (McElduff, 2002, 170). Eine Frau ohne regelmäßige Menstruation, aber mit vorhandenen Eizellen in den Eierstöcken wird nur als hypogonadal bezeichnet, wenn das zirkulierende Östradiol zu niedrig ist.

Probleme während der Menstruation: Frauen mit geistiger Behinderung benötigen häufig Hilfe bei der gynäkologischen Versorgung, insbesondere bei Menstruationsstörungen (Wingfield et al., 1994). Sie sind seltener schwanger als Frauen in der allgemeinen Bevölkerung und haben deshalb weniger medizinische Probleme der Fortpflanzungsorgane (Beange et al., 1995; Trumble, 1999). Primäre (keine Menstruation nach der Vollendung des 16. Lebensjahres) und sekundäre Amenorrhoe (Ausbleiben der Menstruation für mehr als drei Monate) kommen häufig vor und müssen öfter behandelt werden. Generell werden regelmäßige gynäkologische Untersuchungen empfohlen. Information und Trainings zu Maßnahmen, die die allgemeine und persönliche Hygiene verbessern, aber auch Verhaltensunterstützung zur Entwicklung von Routinen für die Aufrechterhaltung der Hygiene und Hormonbehandlung (orale Kontrazeptiva) können zur Verringerung von Menstruationsbeschwerden und für die Monatshygiene hilfreich sein (Kaur, Butler & Trumble, 2003). Viele Frauen, darunter auch Frauen mit geistiger Behinderung, können an dem prämenstruellen Syndrom (PMS) leiden. Dies kann sich in Verhaltensauffälligkeiten wie Wutanfällen, sozialem Rückzug oder sogar Krampfanfällen am Anfang oder kurz vor der Zeit der Menstruation (katameniale Epilepsie) äußern. Es ist bekannt, dass sich die Anfallshäufigkeit bei Frauen mit Epilepsie zur Zeit der Menstruation signifikant erhöht (Reddy, 2004). Diesbezüglich konnten hinsichtlich Ursachenforschung und Behandlungsmöglichkeiten wesentliche Fortschritte gemacht werden. Behandlungsmöglichkeiten bei PMS-Problemen sind allgemein Vitamin-Supplemente, Änderungen der Ernährung, medikamentöse Therapie, Informationen und psychologische Beratung (Kaur et al., 2003; Rapkin, 2003).

Früherer Eintritt der Menopause (Wechseljahre): Der Anfang der Menopause liegt in der Regel bei Frauen mit Down-Syndrom vor dem von anderen Frauen, wie eine US-Studie zeigte. Das durchschnittliche Alter bei Anfang der Menopause ist 47,1 Jahre für Frauen mit Down-Syndrom, 49,3 Jahre für Frauen mit anderen Ursachen der geistigen Behinderung und 51 Jahre für Frauen ohne geistige Behinderung (Schupf et al., 1997).

6.3.5 Die kognitive Entwicklung

Die Heterogenität der Entwicklung bei Menschen mit geistiger Behinderung gilt auch und insbesondere für die kognitive Leistungsfähigkeit. Es gibt eine beträchtliche Spannweite, wie bei der Beschreibung der Zielgruppe angegeben wurde (▶ Kap. 3.2). Es gab in der Forschung lange Zeit die Tendenz, geistige Entwicklung von Kindern mit Behinderungen aus einer entwicklungsdynamischen oder defizitorientierten Sichtweise zu beschreiben. Nach der ersten wird die Entwicklung von Fähigkeiten im Verlauf und im Vergleich zu nichtbehinderten Kindern gesehen, was zu einer Sichtweise als Verzögerung der Entwicklung führt. Die Defizitmodelle betrachten eher spezifische Differenzen in bestimmten Merkmalen zwischen Menschen mit und ohne geistige Behinderung (Sarimski, 2003, 148).

Betrachtet man die kognitiven Entwicklungsverläufe von Kindern mit geistiger Behinderung, sind diese wie bei anderen Kindern komplex und vielfältig, aber im Vergleich zu nichtbehinderten Kindern zeitlich verzögert. Die wohl einflussreichste Theorie der Individualentwicklung ist die Theorie Piagets, der die Entwicklung der Intelligenz als Abfolge einzelner Stufen beschrieben hat (Piaget & Inhelder, 1986). Das Modell der kognitiven Entwicklung von Kindern nach Jean Piaget bezieht sich zwar auf die Entwicklung nichtbehinderter Kinder, wurde aber von Bärbel Inhelder, einer Mitarbeiterin Piagets, auf Kinder mit geistiger Behinderung angewandt. Piagets Modell ermöglicht eine Sichtweise auf Entwicklung, die von der Interaktion zwischen Individuum und Umwelt ausgeht. Der Mensch ist dabei aktiv und gewinnt über Handeln und Erfahrung in Auseinandersetzung mit der Welt Erkenntnisse (Speck, 2005, 104). Säuglinge eignen sich z. B. ein erstes Wissen über Räumlichkeit an, indem sie durch Räume krabbeln und nach höher oder tiefer, näher oder weiter entfernten Gegenständen greifen. Das sich dabei entwickelnde Wissen wird nicht wahllos und durcheinander absorbiert, sondern in bestehende geistige Organisationsstrukturen und Schemata eingegliedert. Die geistigen Strukturen verändern sich im Laufe der Entwicklung und bestimmen die Art der Denkprozesse eines Kindes auf einem bestimmten Entwicklungsstand. Piaget interessiert sich dabei kaum für individuelle Differenzen, sondern sucht nach Gesetzmäßigkeiten in der Entwicklung (Furth, 1981, 36).

Piaget sieht das Kind immer in Interaktion mit seiner Umwelt. Intelligenz ist nach seiner Meinung ein Instrument, um eine bessere Passung zwischen Umwelt und Individuum zu erzielen, wobei es keineswegs nur einseitig um eine Anpassung des Individuums gehen kann. Piaget entwickelte sein Modell der kognitiven Entwicklung mit vier aufeinander aufbauenden Phasen (Zimbardo & Gerrig, 2004):

1. *Sensomotorische Phase* (ca. 0–2 Jahre): Aufbauend auf Reflexen und Instinkten bilden sich als Erkenntnisstrukturen sensorische und motorische Schemata, die zunehmend miteinander kombiniert werden. Auf dem konkreten »Begreifen« dieser Stufe baut das verinnerlichte erkennende »Begreifen« höherer Stufen auf, z. B. Kategorisierungen von Aggregatzuständen wie »fest« und »flüssig« auf Greif- und Schöpfschema (Buggle, 1993, 52). Eine andere wichtige kognitive Funktion, die in dieser Phase erworben wird, ist die der Objektpermanenz, d. h. das Kind erkennt, dass Objekte unabhängig von den Handlungen oder dem Bewusstsein einer Person existieren.
2. *Präoperationale Phase* (ca. 2–7 Jahre): Die wachsenden sprachlichen Möglichkeiten sowie die zunehmende Unabhängigkeit im Handeln von konkreten Objekten basieren darauf, dass ein Phänomen durch ein anderes repräsentiert sein kann. In dieser Phase werden durch das Kind gerne »Als-Ob-Spiele« (Symbolspiele) gespielt (z. B. wird der Löffel zum Schiff, das auf dem Frühstückstisch herumfährt, der Dominostein zum Keks beim Teetrinken aus einer leeren Puppenkanne). Das Spiel und andere Operationen auf der Handlungsebene werden aber zunehmend als mentale Repräsentationen verinnerlicht. Man kann z. B. die Spiele auch in Gedanken durchführen. Das Denken des Kindes ist in dieser Phase von Egozentrismus geprägt, d. h. es kann noch nicht die Perspektive einer anderen Person einnehmen. Beim Drei-Berge-Versuch blickt das Kind auf ein Modell eines zwischen den Bergen liegenden Dorfes. Das Kind kann das Dorf aus seiner Perspektive sehen, einer Puppe im Modell ist jedoch die Sicht auf das Dorf durch einen Berg versperrt. Auf die Frage »Sieht das Kind das Dorf?« werden die meisten Kinder in diesem Alter »ja« sagen, da sie von ihrer Sicht ausgehen und nicht den Perspektivenwechsel in eine andere Person vollziehen. Auch unterliegt das Kind dem Phänomen der Zentrierung, d. h. es kann noch nicht mehr als einen perzeptuellen Faktor gleichzeitig berücksichtigen.
3. *Konkret-operationale Phase* (ca. 7–11 Jahre): Das Denken des Kindes ist nicht mehr wie in der präoperationalen Phase an Anschauung gebunden, denn es ist

schon zu mentalen Operationen in der Lage und kann somit Handlungen im Geist ausführen.

»Auf der konkret-operationalen Stufe werden dem Kind nun eine Reihe von Operationssystemen zugänglich, die u. a. zentral für schulische Leistungen sind. Es kann Elemente aufgrund abstrahierter gleicher Eigenschaften in Klassen einordnen und Systeme von Über- und Unterklassen aufbauen (Klassifikation, Löwe als Unterklasse von Raubtier). Außerdem kann es Elemente anhand von Kriterien (z. B. nach Länge) in Reihen ordnen und verschiedene Reihen einander zuordnen (Seriation). Auf dieser Basis können auch Operationen im räumlichen und zeitlichen Bereich gelingen und es kann sich ein von der Wahrnehmung abgelöstes Zahlensystem vorstellen. Trotz allem kann das Kind sein Denken noch schwer von konkreten Inhalten oder Handlungen ablösen. Erst auf der nächsten Stufe gelingt der Aufstieg zum abstrakten formalisierten Denken.« (Kienbaum & Schuhrke, 2010, 158 f.)

4. *Formal-operationale Phase* (ab ca. 11 Jahren): Das Denken des Kindes wird abstrakt, und es ist fähig, sich über abstrakte Sachverhalte wie »Wahrheit« oder »Gerechtigkeit« ausführlich und differenziert Gedanken zu machen. Zur Überprüfung dieser Phase gehören auch Versuche, bestimmte Phänomene (z. B. das Schwingen von Pendeln von verschiedener Länge und Gewicht) experimentell zu erklären und Gesetzmäßigkeiten zu ergründen. Die letzte durch Piaget beschriebene Entwicklungsphase ist nur kurz skizziert. Selbst bei Schülern im Gymnasium ist dieses Niveau später vorhanden als von Piaget erwartet. So hatten nach Stork (1988) erst ca. 25 % der Schüler in der 10. Gymnasialklasse (Altersdurchschnitt 15,5 Jahre) die formal-operationale Stufe erreicht. Menschen mit geistiger Behinderung erreichen in der Regel diese Phase nicht, oder sie sind falsch diagnostiziert.

Inhelder ordnete den Stufen der kognitiven Entwicklung nach Piaget das kognitive Verarbeitungsvermögen von Menschen mit geistiger Behinderung nach verschiedenen Schweregraden der Behinderung, wie sie in Intelligenztests gemessen werden, zu. Danach verbleiben Menschen mit schwerster geistiger Behinderung in der sensomotorischen Phase, Kinder und Erwachsene, die in Intelligenztests einen Wert von <40 erhalten, erreichen die präoperationale Phase. Ihr Denken ist somit noch an Anschauung gebunden. Kinder und Erwachsene mit geistiger Behinderung mäßigen Grades (IQ 40–55) erreichen die späte präoperationale Phase und Menschen mit leichter geistiger Behinderung (IQ 55–70) können die konkret-operationale Phase nicht überschreiten (Sarimski, 2003, 155). Sarimski weist darauf hin, dass diese Zuordnung sehr vereinfachend ist und die Entwicklungsbesonderheiten von Menschen mit geistiger Behinderung nicht erklärt werden (ebd., 156). Nach Rauh (2000, 131) verläuft die geistige Entwicklung von Kindern mit Down-Syndrom bis zum dritten Lebensjahr etwa halb so schnell wie bei nichtbehinderten Kindern, wobei es eine große Streubreite gibt. Ab dem dritten Lebensjahr verlangsamt sich das Tempo auf ein Drittel der Normalentwicklung.

Speck (2005) weist darauf hin, dass die Abfolge der Phasen, die durch Piaget unterschieden werden, bei Kindern mit geistiger Behinderung und nichtbehinderten Kindern im Wesentlichen die gleiche ist. »Unterschiedlichkeiten sind primär solche der individuellen Genese und Interaktion, nicht dagegen direkt fixierbare

Auswirkungen spezifischer Defekte« (ebd., 106). Weiter geht Speck davon aus, dass man das, was im Sinne Piagets bei einer geistigen Behinderung passiert, als »ein Hängenbleiben auf einer früheren Entwicklungsstufe« (ebd.) beschreiben kann. »Geistige Behinderung ist demnach das Ergebnis eines, wie auch immer, bedingten Unvermögens des Kindes, über die unteren Stufen seiner psychischen Integration hinauszugelangen« (ebd.).

Die Verzögerungen und das Verharren der geistigen Entwicklung auf einer Stufe haben verschiedene Konsequenzen für das Handeln im Alltag. In einem Beschluss der Kultusministerkonferenz (1998) werden einige Auswirkungen der Beeinträchtigungen in der geistigen Entwicklung genannt, nämlich auf:

- *»das situations-, sach- und sinnbezogene Lernen, die selbständige Aufgabengliederung, die Planungsfähigkeit und den Handlungsvollzug,*
- *das persönliche Lerntempo sowie die Durchhaltefähigkeit im Lernprozess,*
- *die individuelle Gedächtnisleistung,*
- *die kommunikative Aufnahme-, Verarbeitungs- und Darstellungsfähigkeit,*
- *die Fähigkeit, sich auf wechselnde Anforderungen einzustellen,*
- *die Übernahme von Handlungsmustern,*
- *die Selbstbehauptung und die Selbstkontrolle,*
- *die Selbsteinschätzung und das Zutrauen.« (KMK, 1998, 4)*

Die Entwicklungsverläufe der sozialen Kognition, des sozialen Wissens und Verstehens, sind mindestens ebenso wichtig für das weitere Leben wie die formal-inhaltlichen Aspekte (wie logisches und abstrahierendes Denken, mathematische Operationen). Defizite der sozialen Kognition äußern sich als Probleme bei der Kommunikation und sozialen Interaktion. Der Egozentrismus, die Schwierigkeit, sich die Wahrnehmung, das Denken und das Fühlen anderer Menschen vorzustellen, wurde durch Piaget zu der präoperationalen Phase der Kindesentwicklung gerechnet. Da Kinder, so Piaget, nicht um verschiedene Perspektiven oder Standpunkte wissen, ist ihnen auch nicht bewusst, dass sie selbst eine bestimmte Perspektive haben, die sich von der anderer möglicherweise unterscheidet. Den Prototyp des nur egozentrischen Kindes scheint es auch in dieser Phase nur selten zu geben. »Heutzutage herrscht weitgehend Übereinstimmung darin, dass Kinder bei Weitem nicht so egozentrisch sind, wie Piaget noch vermutet hat, und dass sich die Perspektivenübernahme und ähnliche Fähigkeiten gleichwohl mit zunehmendem Alter deutlich verbessern (Flavell 2000)« (Kienbaum & Schuhrke, 2010, 182). Dieser Fähigkeit, sich die Wahrnehmung, das Denken und das Fühlen anderer Menschen vorzustellen, hat sich ab Anfang der 1980er Jahre ein Zweig vor allem psychologischer Forschung unter dem Begriff der »Theory of Mind« gewidmet. Unabhängig von ihrer kulturellen Zugehörigkeit scheinen Kinder im Alter zwischen drei und fünf Jahren eine »Theory of Mind«, also einen Zugang zum subjektiven Wahrnehmen, Denken und Fühlen eines anderen, zu entwickeln (Astington, 2000; Bee & Boyd, 2004, 160 f.). Zur Überprüfung der Fähigkeit des Kindes beim Theory of Mind kann der sog. Smarties-Test angewandt werden (Sodian, 1995).

»Bei diesem Versuch zeigt man Kindern eine Schachtel Smarties und fragt sie, was sich darin befindet. Alle Kinder antworten darauf zunächst, in der Schachtel wären Smarties. Der Versuchsleiter öffnet dann die Schachtel und zeigt dem Kind, dass sich in Wirklich-

keit ein Stift darin befindet. Werden nun die Kinder gefragt, was ihr vor der Tür wartender Freund in der geschlossenen Schachtel vermuten wird, dann antworten die jüngeren Kinder, der Freund würde einen Stift erwarten. Erst Kinder ab 4 Jahren erkennen, dass ihrem Freund die nötigen Informationen fehlen und er deshalb aufgrund einer falschen Überzeugung reagieren wird.« (Hesse, 2006, 175 f.)

Kinder mit Down-Syndrom erwerben ebenfalls eine Theory of Mind entsprechend ihrem Intelligenzalter (Baron-Cohen, Lesle & Frith, 1985; 1986). Viele Menschen mit geistiger Behinderung sind – wie andere – in der Lage, Wahrnehmungen, Kognitionen und Gefühle anderer Personen einzuschätzen, aber mit einer zeitlichen Verzögerung. »Gerade Kinder mit einem Down-Syndrom verfügen offenbar über ein weit differenzierteres Verständnis ihrer Selbst und ihres Gegenüber, als man aufgrund ihrer häufig eingeschränkten sprachlichen Fähigkeiten vermuten könnte« (Hesse, 2006, 176 f.).

Der Ansatz der »Theory of Mind« wurde vor allem durch den Psychiater Baron-Cohen für das Verstehen der autistischen Störung angewandt. Autistische Personen zeichnen sich dadurch aus, dass sie keine engen Beziehungen zu anderen Menschen eingehen können oder wollen. Sie scheinen sich mehr für Aspekte und Prozesse in der physischen Umwelt zu interessieren (z. B. tropfendes Wasser, drehende Räder, schließen oder öffnen der Bustür). Sie haben aber vor allem große Probleme in der sozialen Interaktion und Kommunikation (▶ Kap. 9.6). Sie spielen kaum Als-Ob- oder Rollenspiele und scheinen die Fähigkeit der Empathie, die Kognitionen und Gefühle anderer zu verstehen, größtenteils nicht zu besitzen (Siegler et al., 2005, 377). Soziale Isolation ist oft davon die Folge (Astington, 2000). In der »Checklist for Autism in Toddlers« (CHAT; Baron-Cohen, 2000) wird der Versuch unternommen, Kinder mit autistischer Störung schon sehr früh (ab 18 Monaten) zu erfassen. Das Konzept der »Theory of Mind« steht zentral bei der Formulierung einiger Items für die Beobachtung und Fragen an die Bezugsperson.

7 Gesundheit und Krankheit in der Lebensspanne

> » Wie sich viele körperlich für krank halten, ohne es zu sein, so halten umgekehrt geistig sich viele für gesund, die es nicht sind.« (Georg Christoph Lichtenberg, 1742–1799, deutscher Physiker und Meister des Aphorismus)

7.1 Lebenserwartung in der Allgemeinbevölkerung

Die menschliche Lebenserwartung wird von verschiedenen Einflussfaktoren bestimmt. Neben der biologischen Lebenserwartung (Zellalterung), Stress, Ernährung und Bewegung spielt die Qualität der medizinischen Versorgung eine wichtige Rolle. Während vor 100 Jahren lediglich bei etwa 40 % der Neugeborenen davon ausgegangen werden konnte, dass sie ihren 65. Geburtstag erleben, sind es bei den heute gegebenen Sterblichkeitsverhältnissen mehr als 80 % der Männer und mehr als 90 % der Frauen, die ihr 65. Lebensjahr vollenden werden (Weyerer & Bickel, 2007, 44). Die durchschnittliche Lebenserwartung der deutschen Bevölkerung hat sich in den letzten 100 Jahren deutlich erhöht und steigt weiter an. Im Jahr 1910 lag die durchschnittliche Lebenserwartung bei neugeborenen Jungen noch bei 44,8 Jahren und bei neugeborenen Mädchen bei 48,3 Jahren (Lehr, 1998). Dagegen betrug im Jahr 2007 die durchschnittliche Lebenserwartung neugeborener Jungen 76,6 Jahre. Die entsprechende Zahl für neugeborene Mädchen lautete 82,1 Jahre.

Als bedeutende Gründe für diese Entwicklungen in der Lebenserwartung sind nicht nur medizinisch-technische Fortschritte, wie z. B. der Einsatz von Medikamenten, Impfstoffen und technischen Hilfsmitteln, zu nennen. Es hat auch schon fast ein Lebensalter lang keinen Krieg gegeben, in dem viele Soldaten und Zivilisten starben. Auch die verbesserten Lebensbedingungen, wie gesicherte Ernährung, geregelte Arbeitszeiten, hygienische Maßnahmen sowie wirksame soziale Sicherungen, haben das Phänomen der hohen Lebenserwartung begünstigt (Luy, 2004).

7.2 Lebenserwartung von Menschen mit geistiger Behinderung

Der Personenkreis der Menschen mit geistiger Behinderung ist von den bereits beschriebenen demographischen Veränderungen gleichermaßen positiv betroffen. In den »alten« Geburtskohorten gibt es bei Menschen mit geistiger Behinderung jedoch einige klaffende Lücken. Durch Naziverbrechen sind in Deutschland und Österreich die Geburtsjahre vor 1945 kaum vertreten. Im nationalsozialistischen Staat wurden geistig behinderte und psychisch kranke Menschen als »lebensunwerte Ballastexistenzen« eingestuft und ermordet. Dem unter dem verharmlosenden Begriff der »Euthanasie« durchgeführten Vernichtungsprogramm der Nationalsozialisten fielen während der NS-Herrschaft mehr als 120 000 geistig behinderte und psychisch kranke Menschen zum Opfer (Lachwitz, 1999, 86; Wacker, 1993, 98; Wieland, 1987, 14). Nur die Kinder mit geistiger Behinderung, die bei ihren Eltern blieben oder versteckt und nicht gefunden wurden, haben diese fürchterlichen Jahre überlebt und die Chance und Gelegenheit bekommen, alt werden zu dürfen.

Bei der Information über Behinderung und Krankheit spielen Ärzte eine wichtige Rolle für die Eltern. Bei der Prognose der Lebenserwartung sollten sie sich jedoch eher zurückhaltend aufstellen. Wie entmutigend gerade falsche Aussagen über die Lebenserwartung ihres Kindes für Eltern sind, macht ein Zitat von Müller-Erichsen (1993) deutlich:

> *»In der medizinischen Buchhandlung stöberte ich zwei Bücher auf, um mich zu informieren. [...] Ich habe beide Bücher gleich gelesen, war entsetzt über einige Bilder und habe nur daraus behalten, dass ›mongoloide Kinder sich bis zum zwölften Lebensjahr gut entwickeln, wenn sie keinen Herzfehler haben; ab diesem Zeitpunkt (etwa Pubertät) sich aber zurückentwickeln, d. h. frühzeitig altern und insgesamt nur eine Lebenserwartung von ca. 20 bis 25 Jahren haben‹. Ich muss gestehen, dass ich mir das gar nicht vorstellen konnte, zumal sich unser Sohn ganz munter entwickelte. Viel später, in den 80er Jahren, als ich schon Vorsitzende der Lebenshilfe Gießen war, habe ich immer wieder von Eltern den Satz gehört: ›Der Arzt hat gesagt, die leben nicht so lange.‹ Leider verbreiten manche Ärzte noch heute diese ›Weisheiten‹, und Studenten lesen wohl noch immer solche Bücher. Es ist an der Zeit, mit diesen unzutreffenden Altersprognosen schlusszumachen, denn es begegnen uns inzwischen 50- und 60-jährige Menschen mit Down-Syndrom.« (ebd., 127)*

Vor allem die letzte Bemerkung ist wichtig. Informationen über Lebenserwartungen müssen stimmen, man sollte nicht nur über die mittlere Lebenserwartung informieren, sondern auch über die Variationsbreite. Informationen, die nicht spezifisch sind, die veraltet und falsch sind und die keine positiven Auswirkungen haben oder unterstützen, verunsichern Eltern, Geschwister und andere Verwandte. Dadurch schädigen sie eher als sie helfen.

Die Lebenserwartung von Menschen mit geistiger Behinderung ist, wie die der Gesamtbevölkerung, im 20. Jahrhundert stark gestiegen. In einer australischen Studie (Bittles et al., 2002) wurde anhand eines Fallregisters eine Lebenserwartung von 58,6 Jahren für Menschen mit schwerer geistiger Behinderung, 67,6 Jahre für Menschen mit mittelschwerer geistiger Behinderung und 74,0 Jahre für

Menschen mit leichter geistiger Behinderung berechnet. Die Lebenserwartung für Menschen mit einer leichten und mäßigen geistigen Behinderung unterscheidet sich kaum mehr von der der allgemeinen Bevölkerung (Janicki et al., 1999; Patja et al., 2000). Ein Teil des Anstiegs der Lebenserwartung in den letzten Jahrzehnten ist der Verbesserung der Ernährung, der Kontrollierung und Eindämmung von Infektionskrankheiten, den Impf- und Screenings-Programmen gefährlicher Krankheiten und der besseren Erreichbarkeit und Effektivität medizinischer Hilfen zu verdanken (Fisher & Kettl, 2005). Die geringere Lebenserwartung im Vergleich mit der allgemeinen Bevölkerung kann teilweise durch die höheren Mortalitätsraten in den jüngeren Altersgruppen (bis 40 Jahre) mit geistiger Behinderung erklärt werden (Patja et al., 2000; Janicki et al., 1999; Hollins et al., 1998).

In einer Finnischen Studie (Patja et al., 2001) wurden landesweit alle Menschen mit geistiger Behinderung zwischen 2 und 97 Jahren (N = 2319) 35 Jahre lang begleitet. Aus methodischer Sicht bildet diese Studie die beste Grundlage für das Berechnen von Mortalität und Lebenserwartung. Kreislauf-Erkrankungen waren in dieser Studie mit 36 % die wichtigsten primären Todesursachen, aber dieser Prozentsatz war im Vergleich mit der Allgemeinbevölkerung sowohl nach Geschlecht und Alter geringer. Das relative Risiko für vaskuläre Mortalität war bei den Männern mit geistiger Behinderung niedriger in allen Altersgruppen und auch für die meisten Frauen, mit Ausnahme von denen mit leichter oder mittelschwerer geistiger Behinderung zwischen 20 und 39 Jahren. In der jüngeren Altersgruppe waren Herzinsuffizienz, Aortenaneurysma und Kardiomyopathie die häufigsten Ursachen von Herztod. Diese waren oft mit Herzfehlbildungen bei Down-Syndrom und anderen Syndromen assoziiert. Bei den Kreislauf-Erkrankungen war der akute Herzinfarkt Todesursache in 38 % der Fälle, Hirninfarkt oder Blutungen in 33 %, angeborene Herzfehler bei 18 % und Lungeninfarkt in 6 % der Fälle. Das mittlere Alter bei Tod infolge von Herz-Kreislauf-Erkrankungen war 63,2 Jahre.

Für Personen mit einer schweren und mehrfachen Behinderung sind die Sterberaten in allen Altersgruppen jedoch noch immer höher im Vergleich mit der Personengruppe mit einer leichten und mäßigen geistigen Behinderung und der allgemeinen Bevölkerung (Eyman et al., 1990; 1993; Patja et al., 2001; Strauss & Eyman, 1996). Vor allem für Personen, die sich nicht oder kaum bewegen können, künstlich ernährt werden oder eine ernste Form der Epilepsie haben, besteht ein erhöhtes Risiko (Eyman et al., 1990; 1993; Patja et al., 2000). Dies sind gleichzeitig auch die Risikogruppen für »sudden death«, wobei das Lebensende sehr plötzlich und unerwartet stattfindet. Plötzliche Sterbefälle kommen vor allem viel vor bei Epilepsie (Forsgren et al., 1996; McKee & Bodfish, 2000; Morgan, Baxter & Kerr, 2003) und bei Personen mit Sondenernährung (Heymsfield, Casper & Funfar, 1987). Plötzlicher Tod kann auch als Folge einer schweren Krankheit auftreten, die sich atypisch präsentiert und als solche für die Begleitperson nicht erkennbar ist.

In den letzten hundert Jahren ist die Lebenserwartung von Menschen mit Down-Syndrom sehr stark gestiegen. In 1900 lag die Lebenserwartung für Menschen mit Down-Syndrom bei der Geburt bei zwischen neun und elf Jahren. In

1946 (Penrose, 1949) hatte diese auf zwölf Jahre zugenommen. In den 1960er Jahren war die Lebenserwartung weiter gestiegen (Collman & Stoller, 1963), betrug aber bei der Geburt nicht mehr als 18 Jahre. Dagegen wurde 1989 eine durchschnittliche Lebenserwartung bei der Geburt von ungefähr 55 Jahren errechnet (Eyman et al., 1989; Haveman & Maaskant, 1989; Haveman et al., 1989). In den letzten Jahren ist die Lebenserwartung nur in einem geringen Ausmaß gestiegen. Carmeli et al. (2003) berichten von einer mittleren Lebenserwartung von 56 Jahren.

7.3 Der Begriff der Lebensspanne

Die Entwicklung eines Menschen über die Lebensspanne ist u. a. als Resultat der Wechselwirkung biologischer, sozialer und personaler Regulative zu betrachten (Brandtstätter, 2007, 58). In dieser Betrachtungsweise gestalten Menschen ihre persönliche Entwicklung im Rahmen sozial-kultureller und biologischer Spielräume. In jeder Lebensphase gibt es Entwicklungsaufgaben, die es zu lösen gilt, wozu neue Fähigkeiten und Anpassungen notwendig werden. Dazu gehören der Eintritt in den Kindergarten, in die Schule und später ins Berufsleben, das Finden von gleichaltrigen Freunden, der Aufbau einer Partnerschaft, das Aufziehen von Kindern, die Entwicklung eigener Interessen und Hobbys sowie später der Übergang zum Altersruhestand und die Auseinandersetzung mit dem Tod (Hesse, 2006, 177). Einige dieser Phasen, die als »normal« in der Gesellschaft gelten, wie der Aufbau einer festen Partnerschaft oder das Aufziehen von Kindern, sind eher Ausnahme als Regel für Menschen mit geistiger Behinderung.

Zu Ereignissen in der Lebensspanne gehören auch nichtnormative Ereignisse, unvorhergesehene kritische Geschehnisse, welche eventuell die Person überfordern können und Spannungen bereiten wie der Tod eines nahen Angehörigen oder eine schwere Krankheit. Die Entwicklungsaufgaben in den Lebensphasen wie auch die kritischen Lebensereignisse können durch Menschen mit geistiger Behinderung gemeistert werden oder durch Ohnmacht und Unverständnis zu besonderem Stress führen und sich in Verhaltensauffälligkeiten und psychischen Störungen äußern. Beeinflusst wird der Lebenslauf auch durch biologische Faktoren, die mit einer Behinderung einhergehen können. Einer dieser Faktoren ist der Anfang der kognitiven Behinderung. Obwohl nach Definition eine geistige Behinderung im Jugend- oder Erwachsenenalter auftreten kann, ist dies eher eine Ausnahme. Für die meisten Kinder liegt der Beginn der kognitiven Behinderung vor dem zweiten Lebensjahr. Dies bedeutet, dass Beeinträchtigungen im Denken, Sprechen und täglichen Funktionieren im Vergleich mit anderen Kindern sehr früh auftreten und die Teilhabe am gesellschaftlichen Leben behindern. Die biologischen Spielräume für die Entwicklung können weiter schon früh begrenzt werden durch körperliche Probleme des Sehens, Hörens, Sprechens und Laufens oder durch körperliche Erkrankungen (z. B. Epilepsie). Dies sind allesamt Bereiche, die psychische Entwicklungsmöglichkeiten tangieren und in weiteren Lebensphasen die Lebensqualität beeinflussen können. Viele Menschen mit geistiger Behinderung erhalten schon in früher Kindheit medizinische (Operationen und Krankenhausaufenthalte, Medikamente, Seh- und Hörhilfen) und pädagogische Hilfen (in der Früh- und schulischen Förderung), während andere Kinder in der Regel diese Phase spontan ohne viel fremde Unterstützung durchlaufen. Diese Interventionen und Förderungen helfen dem Kind, machen ihm aber auch einen Sonderstatus deutlich. Behinderte Kinder fühlen schon früh, dass sie anders sind und weniger Fähigkeiten in unterschiedlichen Gebieten besitzen als andere gleichaltrige Kinder. Das Leben in einem inklusiven Kindergarten oder einer inklusiven Schule mag viele Vorteile besitzen (De Graaf et al., 2010), konfrontiert Kinder mit geistiger Behinderung jedoch immer wieder mit den Grenzen ihrer Fähigkeiten.

Ein weiterer wichtiger Faktor für die Lebenslaufperspektive ist die Identitätsentwicklung, wenn Kultur und Biologie aufeinandertreffen. Bei Erikson beginnt die Identitätsentwicklung als Teil der Persönlichkeitsentwicklung mit dem Säuglingsalter und setzt sich bis in das Erwachsenenalter fort. Jede der Persönlichkeitskomponenten (Vertrauen, Autonomie, Initiative, Werksinn, Identität, Intimität, Generativität, Integrität) dominiert die Entwicklung in einer der Lebensphasen. Ein wesentlicher Faktor für die Identitätsentwicklung ist die Eigenwahrnehmung (wofür Wahrnehmungsbereiche notwendig sind), aber auch die Wahrnehmungen und (Ein-)Schätzungen des anderen. Die Entwicklung einer Geschlechtsidentität ist Teil der Identitätsentwicklung, wobei sowohl biologische Hormone, primäre und sekundäre Geschlechtsmerkmale als auch soziale Komponenten wirksam sind. Auf die Geschlechterunterscheidung eines 3-jährigen Kindes folgt eine weitere Verwurzelung des Entdeckens des eigenen und anderen Geschlechts. Es erfolgt das Selbsterleben als männlich oder weiblich, das Selbstkonzept eigener maskuliner oder femininer Aktivitäten und Interessen, die Selbstwahrnehmung eigener Muster von Freundschaftsbeziehung oder der sexuellen Orientierung usw. (Trautner, 2008, 631).

Ein Lebenslauf wird geprägt durch soziale Interaktionen in Familie, Peergroup, Schule, Beruf, Freizeit und Wohnen. Hier werden erste Symbole erlernt, es entsteht Kommunikation, werden Emotionen erfahren, neue Kontakte gelegt und erhalten, aber es wird auch Abschied genommen. Wichtig ist auch die Gesellschaft für den Lebenslauf, die Kultur, in der die Person geboren wird und aufwächst. Die verschiedenen Dimensionen, die in das Lebenskonzept einfließen, sind komplex, genauso komplex, divers und heterogen, wie sich das Leben von Menschen mit geistiger Behinderung darstellt. Für Menschen mit schweren Formen geistiger Behinderung bedeutet chronologisches Altern bloß eine Abfolge von Tagen, Geburtstage sind Festtage zusammen mit Freunden und Bekannten, an denen man gefeiert wird. Sie sind sich aber nicht darüber bewusst, dass dieses Fest erst wieder nach 365 Tagen gefeiert wird. Meilensteine wie das Erreichen eines Alters von 50, 60 oder 70 Jahren sind an sich bedeutungslos für Personen, die sich nur im Zahlenbereich bis 20 orientieren können. Ecksteinereignisse wie das Erreichen eines Lebensalters von 50 oder 65 Jahren, die uns den Prozess des Alterns sehr bewusst machen und Sorgen bereiten (bei einigen durch die Subtraktion des eigenen Alters von der mittleren Lebenserwartung), haben für Menschen mit geistiger Behinderung nicht die gleiche Relevanz. Für das »Sich-alt-Fühlen« ist funktionelle Alterung (Haveman & Stöppler, 2010; Haveman, 2004) viel wichtiger für Menschen mit geistiger Behinderung als für uns. Wenn Erwachsene mit geistiger Behinderung im fortgeschrittenen Lebensalter bemerken, dass sie mehr Schwierigkeiten beim Gehen, Sehen, Hören, Essen oder Sprechen haben, beginnen sie sich alt zu fühlen.

Bei einer qualitativen Befragung von älteren Menschen mit geistiger Behinderung zeigten vor allem Personen über 70 Jahre großes Interesse an dem Thema der Alterung (Urlings et al., 1993). Für sie waren der Rückgang der Selbsthilfe-Fähigkeiten und die Angst, körperlich krank und bettlägerig zu werden, wichtige Aspekte der Alterung, weil sie Vorboten davon selbst erfahren hatten. In Gesprächen mit Betreuern, Familie und Bekannten waren das »Altwerden« und »Sterben« wichtige Gesprächsthemen für diese Senioren mit geistiger Behinderung. Fender et al. (2007b) fragten in ihrer Untersuchung nach, wie und was ältere Menschen mit geistiger Behinderung über ihre »Gesundheit« dachten. Sie identifizierten drei Hauptthemen: die Möglichkeit, Dinge zu tun und an Aktivitäten teilzunehmen, Ernährung sowie Hygiene und Selbstversorgung. Die körperliche Erfahrung des biologischen Alterns (z. B. die Belastungsintoleranz) und der Mechanismus der körperlichen Erkrankung konnte jedoch nicht von Menschen mit geistiger Behinderung erklärt werden, da ihr Verständnis davon begrenzt war.

Bei der Lebenslaufperspektive ist man nicht nur interessiert an einzelnen Phasen (z. B. Kinder, Jugendliche, jüngere und ältere Erwachsene), sondern vor allem auch an den Übergängen/Transitionen von einer Phase in die andere. Diese Übergänge sind gepaart mit Erwartungen an neue Aufgaben und Rollen, aber auch mit Ängsten und Verlusterfahrungen. Das Thema »Verlusterfahrungen« ist breiter als das Thema »Tod und Sterben«. Es gibt im Leben von Menschen mit geistiger Behinderung viele Übergangssituationen, in denen sie Verluste erfahren und Trauerreaktionen zeigen. Viele Bewohner von Wohnheimen werden den Wohnortwechsel und den »Abnabelungsprozess« von den Eltern als schmerzlich und mit Trauer erlebt haben. Auch ein Wohngruppenwechsel zieht gegebenenfalls Verlust von Freunden (Mitbewohnern), Mitarbeiter- und Arbeitsplatzwechsel nach sich und muss von den Bewohnern erst einmal verarbeitet werden. Verluste sind nach Luchterhand & Murphy (2001, 36) besonders schmerzhaft, wenn mit dem Menschen ein wichtiger Helfer geht und damit die eigene Zukunft unsicher werden kann.

Der Umgang mit sehr bewegenden Verlustereignissen ist sowohl abhängig von den situativen Bedingungen als auch von der subjektiven Verarbeitungsweise zurückliegender Situationen des Abschieds. So können die unterschiedlichen »Übergänge« im Leben einer Person einerseits »mit viel Energie, Aufwand und Reibungen verbunden sein« (Dingerkus & Schlottbohm, 2006, 15), andererseits ermöglicht jedoch jede Abschiedssituation im Leben eines Menschen mit geistiger Behinderung auch, die Ressourcen Einzelner aufzuspüren und mobilisieren zu können. Vor allem wäre es dann möglich, bei neuen Abschiedssituationen wieder auf diese Ressourcen zurückzugreifen. Von daher ist es bedeutsam, auch kleinere Situationen eines Menschen mit geistiger Behinderung als Situation zu erkennen, in der das Erleben und der Ausdruck von Trauer notwendig sind (Dingerkus & Schlottbohm, 2006, 15).

Der biologische Prozess des Alterns ist in der Gesamtbevölkerung ab dem 28. Lebensjahr der größte Risikofaktor für Erkrankung und Tod (Weyerer et al., 2008, 109). Obwohl mit einer großen interindividuellen Varianz, nimmt mit zunehmendem Alter das Risiko für Krankheit, Multimorbidität und Sterben weiter zu. Dies gilt auch für das individuelle Altern von Menschen mit geistiger Behinderung, jedoch nicht für das kollektive Altern (die Sterberisiken liegen auf Gruppenniveau deutlich höher für Kinder und junge Erwachsene mit geistiger Behinderung im Vergleich zu älteren Menschen mit geistiger Behinderung; Kapitel 10). Die gesundheitlichen Probleme von älteren Menschen mit geistiger Behinderung sind vergleichbar mit denen der allgemeinen Bevölkerung, während die der jüngeren Kohorten eher unähnlich sind durch ein erhöhtes Risiko für Epilepsie, sensorische Störungen, Ernährungs-Probleme und Magen-Darm-Erkrankungen. Auffallend in einigen Studien ist die höhere Prävalenz von Epilepsie und Zerebralparese bei jüngeren im Vergleich zu alten Menschen mit geistiger Behinderung (Van Schrojenstein Lantman-de Valk et al., 2000). Bei älteren Erwachsenen mit geistiger Behinderung ist der Bereich von Erkrankungen ungefähr gleich mit dem der allgemeinen Bevölkerung, obwohl Alterserkrankungen relativ häufiger auftreten (Van Schrojenstein Lantman-de Valk et al., 1997; Haveman et al., 2009: Haveman et al., 2010a; 2010b).

7.3.1 Kindes- und Jugendalter

Die Frühförderung bietet umfassende Hilfen für Kinder von der Geburt bis zur Einschulung, um eine drohende oder bereits eingetretene Behinderung zum frühesten Zeitpunkt zu erkennen oder die Beeinträchtigung durch gezielte Förder- und Behandlungsmaßnahmen zu kompensieren oder zu mildern (Peterander, 2007, 180). Interdisziplinäre Frühförderstellen und Sozialpädiatrische Zentren bieten auf der Grundlage eines ganzheitlichen Konzeptes und Vorgehens Komplexleistungen zur Früherkennung, Diagnose, Förderung und Beratung an. Die Leistungen der Frühförderung umfassen heilpädagogische, sonderpädagogische, psychologische, psychosoziale, physiotherapeutische, logopädische und ärztliche Maßnahmen. Die Frühförderung wird in den einzelnen Bundesländern inhaltlich und organisatorisch in unterschiedlicher Form angeboten (ebd., 181). Für Kinder ist in der Regel ein Kinderarzt zuständig. Dieser hat oft mit nicht sprechenden Patienten zu tun, z. B. mit Säuglingen, und kommt damit in der Regel gut zurecht. »Er stellt die erste Diagnose, sucht nach unbekannten Ursachen, beginnt die Förderung durch Physiotherapie und vieles mehr [...] Die üblichen Vorsorgeuntersuchungen im gelben Heft entfallen in aller Regel bei Kindern mit geistiger Behinderung; Impfungen und Beratungen finden meist im üblichen Rahmen statt« (Nicklas-Faust, 2002, 22).

Neben dem Kinderarzt ist auch der Hausarzt ein wichtiger Ansprechpartner, der zum Facharzt oder ins Krankenhaus überweisen und eine Therapie verordnen kann. Auch Fachärzte haben diese Kompetenz, verordnen Therapien und nehmen Überweisungen ins Krankenhaus vor. Die Wahl des Arztes als Ansprechpartner und Vermittler ist u. a. abhängig von der Lebensphase. »Im Kindesalter ist der Hausarzt häufig ein Kinderarzt, und die Koordination der Therapien und gesundheitsbezogenen Leistungen kann auch im sozialpädiatrischen Zentrum stattfinden« (ebd., 25). Im sozialpädiatrischen Zentrum werden interdisziplinär Diagnostik und Fördermaßnahmen geboten, die für Kind und Eltern gerade in den ersten Jahren wichtig sind.

7.3.2 Erwachsenenalter

Nicklas-Faust (2002) umschreibt die medizinische Begleitungssituation von Menschen mit geistiger Behinderung im Erwachsenenalter wie folgt:

> »Im Erwachsenenalter hat sich die gesundheitliche Situation in vielen Fällen stabilisiert; dadurch findet eine weniger intensive medizinische Betreuung statt. So kennen sich die Ärzte häufig weder mit den behinderungsbedingten gesundheitlichen Besonderheiten noch mit Verhaltensauffälligkeiten aus und können deshalb teilweise nicht angemessen reagieren. In der Erwachsenenzeit treten häufiger chronische, schleichend entstehende Erkrankungen auf, die oft erst spät erkannt werden. Teilweise fehlt die kontinuierliche Beobachtung, welche eine genaue, zur Diagnosefindung unerlässliche Beschreibung der Beschwerden gewährleistet. Die Koordination verschiedener gesundheitsbezogener Maßnahmen findet lediglich durch die Betreuer statt; eine Absprache verschiedener Ärzte fehlt. Gleichzeitig tragen häufig verschiedene Menschen Verantwortung für die gesundheitliche Versorgung: Betreuer im Wohnbereich, gesetzliche Betreuer und Angehörige. Unterschiedliche Vorstellungen von Krankheit und Gesundheit können hier zu Reibungen führen. Psychiatrische Erkrankungen werden oft übersehen, aber es werden deutlich häufiger als bei anderen Menschen Psychopharmaka verabreicht. Andere Methoden zur Behandlung psychiatrischer Erkrankungen, wie Psychotherapie, kommen nur sehr selten zum Einsatz. Bei weitergehenden oder eingreifenden Untersuchungen wird häufig die Belastung durch die Untersuchung gegen den Erkenntnisgewinn abgewogen. Manchmal wird dabei auf Untersuchungen verzichtet, die sinnvoll und notwendig gewesen wären, weil die Unsicherheit im Umgang mit Menschen mit geistiger Behinderung groß ist und die Probleme nicht gut eingeschätzt werden können. Viele apparative Untersuchungen werden mit Hilfe von Beruhigungsmitteln durchgeführt. Andererseits sind häufig mehr Untersuchungen nötig, als bei Menschen ohne geistige Behinderung, da die Erhebung der Vorgeschichte und der aktuellen Beschwerden so schwierig ist.« (Nicklas-Faust, 2002, 24)

7.3.3 Seniorenalter

Das Altern des Menschen ist ein biologischer, aber auch ein psychisch-sozialer Prozess. Die Alterung des Organismus ist ein biologischer Prozess, der bei der Geburt beginnt und von diesem Zeitpunkt an bis zum Tode fortschreitet. Altern ist ein teilweise genetisch festgelegter Prozess, der die Lebensdauer eines Organismus vorprogrammiert und durch äußere Einflüsse, z. B. Krankheit und Umweltgifte beschleunigt werden kann. Der Verfall von körperlichen Fähigkeiten, Krankheit und Sterben wird in dem multifaktoriellen biologischen Modell erklärt durch:

- genetische Determinanten
- Umgebung (toxische Substanzen, kulturelle Einflüsse, Verkehr usw.)

- Lebensstil (Diät, körperliche Fitness, Genuss von Alkohol, Tabak, chemische Substanzen)
- medizinische Hilfen (präventive, therapeutische und rehabilitative)

Diese Faktoren beeinflussen auch den biologischen Altersprozess von Menschen mit geistiger Behinderung. Darüber hinaus haben viele Menschen mit geistiger Behinderung bei der Geburt weitere Behinderungen, die nicht nur die Qualität ihres Lebens beeinträchtigen, sondern in manchen Fällen den biologischen Alterungsprozess beeinflussen. Körperliche Veränderungen sind während des ganzen Lebens zu beobachten. Deutlich erkennbare und schnelle Entwicklungen gibt es in Kindheit und Jugend. Sie bringen Wachstum und ermöglichen Fähigkeiten. Aber auch hier sind bereits Rückbildungen zu beobachten, wie z. B. bei der Thymusdrüse, die für das Wachstum zuständig ist.

Intrazellulär ist mit fortschreitendem Alter eine Verlangsamung der Synthese und des Abbaus der RNA und der Proteine festzustellen. Das heißt, es werden weniger Proteine gebildet, die jedoch eine längere Lebensdauer besitzen, dadurch aber anfälliger für Veränderungen in ihrer Struktur sind. In vielen Zellen kommt es mit zunehmendem Alter zu Stoffwechselstörungen und so zu einer Anhäufung von Abfallprodukten, die die Funktion der Zellen einschränken (Oyen, 1991, 190). Zur Zellalterung gehört zudem die nachlassende Aktivität vieler Enzyme. Aufgrund der physiologischen Altersatrophie schrumpfen Gewebe und Organe durch Zellverkleinerung oder Abnahme der Zellzahl. In den Geweben kommt es zu strukturellen Veränderungen und zu Funktionsverlusten (Danner & Schröder, 1994, 100). In einigen Geweben ist eine Atrophie zu beobachten, insbesondere in Herz und Hirn, die aus postmitotischen Zellen bestehen. Zudem werden vermehrt nicht korrekte oder gewebeuntypische Zellen gebildet. Eine erhöhte Steifheit der Gewebe erfolgt durch die Zunahme der Quervernetzungen bestimmter Moleküle und durch die Abnahme der Wasserbindefähigkeit. Die Elastizität der Gewebe nimmt durch die Mineralisierung der Elastinfasern ab. Die biologischen und physiologischen Altersveränderungen lassen sich nach Böger und Kanowski (geändert durch Engel, 2001, 17) wie folgt zusammenfassen:

- Wasserverarmung,
- Elastizitätsverlust der Gewebe durch Abbau elastischer Gewebeanteile,
- Verlangsamung der Regenerationsprozesse der Gewebe,
- Gewichts- und Größenabnahme der Organe und Muskeln,
- Abbau von Knochenbälkchen,
- Abnahme der Empfindlichkeit der Sinnesorgane,
- Funktionsverminderung von Drüsen mit äußerer Sekretion (z. B. für Verdauungssäfte),
- Funktionsverminderung einiger Drüsen mit innerer Sekretion (z. B. für Hormone),
- Verlangsamung des Stoffwechsels und Abnahme der Oxidationsvorgänge.

Altern ist jedoch auch gleichzeitig ein psychisch-sozialer Prozess. Jeder Mensch nimmt im Laufe seines Lebens unterschiedliche soziale Positionen ein. Diese wer-

107

den erworben sowie zugeschrieben und von der Person selbst und seiner Umwelt zusammengefügt. Dazu gehören u. a. eine Familien-, eine Berufs-, eine Alters- und Geschlechtsposition, mit der jeweils eine bestimmte Rolle verbunden ist. Die Rolle bestimmt die Erwartungen und Aufgaben, die an die jeweilige Position herangetragen werden (Skiba, 2006, 163). Wie auch in der Gesamtbevölkerung verliert der Mensch mit geistiger Behinderung im Alter einige seiner Rollen. Die Berufsrolle, die in seinem Leben häufig eine herausragende Stellung einnimmt, fällt mit dem Übergang in den Ruhestand weg. Da der Arbeitsplatz für viele Menschen mit geistiger Behinderung einen wichtigen Ort der sozialen Kontakte darstellt, kann es zusätzlich zum Verlust von Freundschaftspositionen kommen. Das ohnehin kleine soziale Netzwerk dieser Personengruppe droht im Alter noch kleiner zu werden.

Bei Menschen mit geistiger Behinderung kann man nicht von einem grundsätzlich anderen Altern ausgehen im Vergleich zur allgemeinen Bevölkerung. Jedoch fällt es Menschen mit geistiger Behinderung häufig schwer zu begreifen, was mit ihrem Körper passiert, warum sie beispielsweise auf einmal mehr Pausen benötigen. Skiba spricht in diesem Zusammenhang von einer »Altersgleichgültigkeit« bei Menschen mit geistiger Behinderung. Das kann daran liegen, dass das Alter für viele Menschen kaum fühlbar ist und eine Reflexion über das Befinden oft ausbleibt (Skiba, 2006, 45), weil sie vieles, was mit ihrem Körper passiert, nicht verstehen und die Konzepte und Worte fehlen, um Körpererfahrungen differenziert zu äußern. Daraus kann abgeleitet werden, dass Menschen mit geistiger Behinderung nicht ausreichend über den biologischen und psychologischen Veränderungsprozess im Alter informiert sind oder eine Vorbereitung auf diesen Prozess oft gar nicht stattfindet (Schuppener, 2004, 36). Erschwerend kommt hinzu, dass Kommunikationsbarrieren und Einschränkungen der Selbstwahrnehmung dazu führen können, dass Funktionsstörungen im psychischen wie im physischen Bereich gar nicht oder zu spät festgestellt werden. Häufig werden Anzeichen von Gesundheitsproblemen seitens der Angehörigen oder der Betreuer unbedacht auf die geistige Behinderung der Menschen zurückgeführt (Ding et al., 2004).

Dies gilt auch bei ersten Anzeichen einer Demenzerkrankung (▶Kap. 9.9). Bei alten Menschen mit oder ohne lebenslange Behinderungen ist es manchmal schwierig, Krankheit, also pathologisch-physiologische Verläufe, von normalen Altersveränderungen zu unterscheiden. Viele körperliche Veränderungen im Alter verringern Leistungsreserven der Organe, des Immunsystems, der Muskeln usw. und resultieren in einer schlechteren Anpassung an ungünstige Umweltbedingungen. Diese schleichenden Übergänge zwischen Altersveränderungen und Krankheit gibt es auch bei der Sinneswahrnehmung. Bei den Sinnesorganen (▶Kap. 11.9.1 und 11.9.2) sind vor allem Augen und Ohren betroffen. Zwischen dem 45. und 50. Lebensjahr beginnt in der Regel die Altersweitsichtigkeit, die Nahakkomodation verschlechtert sich. Mit zunehmenden Alter nimmt zudem die Eigenelastizität der Linse ab; die Akkommodationsfähigkeit wird immer geringer, bis ca. ab dem 65. Lebensjahr nur noch wenig Akkommodation möglich ist. Aufgrund von Veränderungen der Netzhaut und der lichtbrechenden Augenanteile verringert sich das Sehvermögen. Eine häufige Erkrankung im Alter ist das Glaukom (grüner Star) durch eine Erhöhung des Augeninnendrucks. Auch das

Hörvermögen lässt bereits ab ca. dem 30. Lebensjahr nach. Durch Veränderungen im Innenohr kommt es zu einem Anstieg der Schwerhörigkeit, die vor allem die Wahrnehmung hoher Tonfrequenzen betrifft.

Körperliche Krankheit im Alter (zusammen mit den Folgeerscheinungen, den Funktionseinbußen und sozialen Konsequenzen) können die psychische Gesundheit beeinflussen (z. B. bei einer Beckenfraktur nach dem Sturz einer alleinstehenden Frau mit möglichen Konsequenzen: geringe Mobilität, Einsamkeit und Depressionen). Aber auch umgekehrt können psychische Erkrankungen Konsequenzen für die körperliche Gesundheit haben. So können verminderter Antrieb und Bewegungsmangel bei lang anhaltenden Depressionen im Alter zur Entwicklung von körperlichen und funktionalen Einschränkungen führen. Ältere Menschen können von denselben körperlichen Erkrankungen betroffen sein wie jüngere auch, nur kommen sie bei jüngeren seltener vor oder haben weniger ernste Folgen.

> *»Krankheiten im Alter können nach Ding-Greiner & Lang (2004) in drei Gruppen eingeteilt werden: Altersabhängige und altersbegleitende Erkrankungen sind Erkrankungen, die mit dem Alternsprozess eng verbunden sind, wie z. B. Arteriosklerose, Arthrosen der großen Gelenke, Osteoporose, Lungenemphysem. Es handelt sich bei diesen Veränderungen teilweise um physiologische Alternsvorgänge, die ein bestimmtes Ausmaß überschritten haben und als Krankheit in Erscheinung treten. Typische Alterskrankheiten sind Erkrankungen, deren Inzidenz mit dem Alter zunimmt. Dazu gehören die Demenz vom Alzheimer-Typ, die Erhöhung vor allem des systolischen Blutdrucks auf pathologische Werte, Krebserkrankungen und Veränderungen des Immunsystems, die beispielsweise zu einer Fehlregulierung von Proliferation und Differenzierung bei der Bildung von Blutzellen führen können. Krankheiten im Alter sind Erkrankungen, die für einen jüngeren Organismus keinerlei ernsthafte Konsequenzen gehabt hätten, beim älteren Individuum jedoch auf Grund der eingeschränkten Organreserven zum Tode führen können. Dazu gehören in erster Linie Infektionen der Atmungsorgane wie Bronchopneumonien oder Influenza und Unfälle.« (Ding-Greiner & Lang, 2004, in Weyerer et al., 2008, 109)*

Zu den häufigsten körperlichen Erkrankungen, die insbesondere im Alter auftreten, gehören:

- Erkrankungen des Herz-, Kreislauf- und Gefäßsystems (z. B. periphere arterielle Verschlusskrankheit, koronare Herzerkrankungen, Arteriosklerose, Hypertonie, zerebrovaskuläre Insuffizienz)
- Krankheiten des Skeletts, der Muskeln und des Bindegewebes (z. B. Arthrose Hüft-/Kniegelenke, Osteoporose, Frakturen)
- Erkrankungen der Atmungsorgane (z. B. chronische Emphysembronchitis, Lungenentzündung)
- Stoffwechselerkrankungen (z. B. Diabetes mellitus)
- Krankheiten des Nervensystems und der Sinnesorgane (z. B. Alzheimer-Demenz, Parkinsonsche Krankheit, Schwerhörigkeit, Glaukom)
- Tumorerkrankungen (z. B. des Darms, der Prostata)
- Blutfett/Cholesterinerhöhung
- Harnsäureerhöhung (Gicht)
- Schilddrüsenerkrankung (Robert Koch Institut, 2008)

7.3.4 Das »Ableben«: Terminale Krankheit, Sterben, Tod und Trauer

Die Lebenslaufperspektive und -forschung hat vor allem Interesse an Übergängen/Transitionen von Lebensphasen. Dies gilt auch für die letzte dieser Phasen, nämlich den Übergang vom Leben in den Tod.

Eine Folge der steigenden Lebenserwartung von Menschen mit geistiger Behinderung ist, dass chronische Erkrankungen wie Krebs, an denen (oder ihren Begleit- oder Folgeerscheinungen) sie letztendlich auch sterben können, häufiger vorkommen als früher (Hogg & Tuffrey-Wijne, 2008; Hollins et al., 1998; Janicki et al., 1999, 2002a; Maaskant et al., 2002; Patja et al., 2000; Strauss et al., 1998; Sullivan et al., 2004; Yang et al., 2002). In einigen Studien (Janicki et al., 2002; Merrick et al., 2004) wird von einem signifikanten Anstieg von Krebserkrankungen mit dem Alter berichtet, aber mit etwa gleicher Frequenz und Rate wie in der allgemeinen Bevölkerung. Etwa eine von zehn Personen mit geistiger Behinderung stirbt an einer Krebserkrankung (Hollins et al., 1998; Cooke, 1997). Dies impliziert, dass viele Menschen mit geistiger Behinderung, wie der Rest der Bevölkerung, spezielle Schmerz- und Symptomintervention in der palliativen Pflege am Ende ihres Lebens benötigen. Einige Anpassungen in der Begleitung sind dabei notwendig. »Bei Menschen mit geistiger Behinderung, die nicht oder nur wenig verbal kommunizieren, können assistierende Hilfen beispielsweise bezüglich der medizinischen Versorgung notwendig sein, um beispielsweise eine angemessene Schmerzlinderung bzw. Schmerzfreiheit zu gewährleisten (z. B. Führen eines Schmerzprotokolls)« (Hoffmann, 2007, 331).

Der Tod wird noch immer vor allem dem hohen Alter zugemessen, früheres Sterben wird als Abweichung der Regel erlebt. Darüber hinaus hat der medizinische Fortschritt dazu geführt, dass der Tod vielfach verhindert oder zumindest hinausgeschoben werden kann, denn »der Glaube in die neuesten medizinischen Erkenntnisse, technologischen Errungenschaften und in ein mehrfach abgesichertes, hoch versichertes Leben nährt die Illusion und den Optimismus, nahezu alle Störungen aus der Welt zu schaffen, Krankheiten zu bezwingen und den Tod, wenn schon nicht abschaffen, dann zumindest hinauszögern zu können« (Franz, 2004, 45).

Der direkte Umgang mit Sterben, Tod und Trauer wird institutionalisiert, so übernehmen Beerdigungsinstitute heute nahezu alle Aufgaben, die kulturell und gesellschaftlich mit dem Tod in Verbindung stehen (Freese, 2001, 21; Everding, 2005, 25). »Trauer« findet ihren Ausdruck in mannigfaltigen Gefühlsäußerungen sowie »Angst, Schock, Hilflosigkeit, Wut, Kummer, Schuldgefühle, Verzweiflung, Aggression, Lachen, Zorn, Befreiung, Sehnsucht, Einsamkeit, Hass, Minderwertigkeit, Schmerz«, aber auch in Verhaltensweisen in Form von somatischen und psychosomatischen Symptomen wie »Müdigkeit, Zittern, Herzklopfen, Herzrasen, Beklemmung im Brustbereich, Kurzatmigkeit, Appetitmangel, Überempfindlichkeit, Schwächeattacken, Überaktivität« (Specht-Tomann & Tropper, 2004, 40). Diese Vielseitigkeit von Reaktionen bei Verlusterfahrungen und Trauer gilt in verstärktem Maße bei Menschen mit geistiger Behinderung. Es gibt keine generalisierenden und allgemeingültigen Erkenntnisse über Tod und Trauer bei Menschen mit geistiger Behinderung; Menschen mit geistiger Behinderung haben individuell sehr unterschiedliche Einstellungen und Vorstellungen vom Tod (Arenhövel, 1998), wobei u. a. das generelle Todesverstehen im Einzelfall sich aus den realen Erfahrungen herausbilden kann, die Menschen mit geistiger Behinderung diesbezüglich gemacht haben. Zudem verfügen einige Menschen aus dieser Personengruppe über ein anderes, möglicherweise »eingeschränktes Zeitkonzept« oder können sich durch Kommunikationsprobleme nicht dazu äußern.

Todesverständnis

Forschungen zum Todesverständnis bei Menschen mit geistiger Behinderung liegen im Vergleich zu den zahlreichen Untersuchungen von nichtbehinderten Menschen nur in geringer Zahl vor. Lange Zeit wurde angenommen, dass Menschen mit geistiger Behinderung, unabhängig von ihrem Alter, nicht imstande sind, die Endlichkeit ihres Lebens und die Unumkehrbarkeit und Unvermeidlichkeit des Todes zu begreifen. In einigen Forschungsstudien zeigte sich jedoch, dass Menschen mit geistiger Behinderung, wie alle anderen Menschen auch, emotionale Bindungen und intime zwischenmenschliche Beziehungen entwickeln können, die sich in Gefühlen persönlichen Verlusts und Trauer äußern (Deutsch, 1985; McDaniel, 1989).

Die Konzeptualisierung und das Verständnis des Todes/des Sterbens ist eine Phase der kindlichen Entwicklung. Die menschliche Sterblichkeit kann nur verstanden werden, wenn Kinder herausgefunden haben, dass

1. der Tod das Ende ist von allen Lebensfunktionen (*Nichtfunktionalität*),
2. das Leben nach dem Tod nicht wieder hergestellt werden kann (*Irreversibilität*) und
3. alle lebenden Dinge letztendlich sterben (*Universalität*).

Bihm & Elliot (1982) stellten einen Zusammenhang zwischen dem kognitiven Entwicklungsstand nach Piaget und dem Todeskonzept von Menschen mit geistiger Behinderung fest. Kognitive Fähigkeiten entscheiden darüber, ob der Tod als endgültig begriffen werden kann oder nicht, ob der Befragte sich seines eigenen Todes bewusst ist. Die wenigen befragten Menschen mit geistiger Behinderung, deren kognitive Fähigkeiten auf der formal-operationalen Stufe anzusiedeln sind (Speck, 1990), scheinen ein realistischeres Todeskonzept zu haben als diejenigen, die sich auf der präoperationalen Stufe befinden. Letztere haben eher unrealistische und phantastische Vorstellungen vom Tod. Während für Menschen ohne geistige Behinderung das chronologische Alter ein wichtiger Faktor für die Ausbildung eines reifen Todeskonzepts ist (Bihm & Elliot, 1982, 205), ist dieser Zusammenhang für Kinder mit geistiger Behinderung empirisch jedoch immer noch nicht abgesichert.

Eine Beziehung zwischen chronologischem Alter und dem konzeptuellen Verstehen von Tod und Sterben gibt es jedoch in anderer Form bei Menschen mit geistiger Behinderung. Die mit dem zunehmenden Alter erworbene Lebenserfahrung verstärkt die Möglichkeit von Erwachsenen mit geistiger Behinderung, die Bedeutung des Sterbens und des Todes zu erfassen. Ältere Menschen mit geistiger Behinderung haben eine zutreffendere und spezifischere Konzeptualisierung des Todes entwickelt als jüngere Menschen mit vergleichbaren kognitiven Möglichkeiten (Seltzer & Wijngaarden Krauss, 1989). Dieses Resultat war schon früher durch eine umfassende Studie von Lipe-Goodson & Goebel (1983) aufgezeigt worden. Diese Autoren befragten 76 Menschen mit geistiger Behinderung in den USA zu ihrem Altersverständnis und zum Todeskonzept. Auf bestimmte Fragen, z. B. »Does everybody die?«, »Are you going to die someday?«, »After you die, can you come back to life like you and I are now?«, antworteten 30 % der älteren Befragten und 15,5 % der jüngeren Befragten richtig. Lipe-Goodson & Goebel kamen zu dem Ergebnis, dass das korrekte Todesverständnis im Laufe des Alterns zunimmt, wobei die Begründung nicht in der Zunahme der kognitiven Entwicklung, sondern im Zuwachs an Erfahrungen liegt. Die Autoren vermuten, dass »chronological age serves as an index of experience and cognitive functioning in both mentally retarded and nonmentally retarded populations« (ebd., 72).

In einer Studie von Kennedy (2000) bei 108 Personen mit mäßiger und schwerer geistiger Behinderung im Alter von 30–83 Jahren wussten die meisten der Teilnehmer, dass Tod das Ende eines unumkehrbaren Prozesses ist und dass alle Lebensfunktionen aufhören, wenn ein Mensch stirbt. Aber sie kannten nur wenige Ursachen, warum Menschen sterben. Auch war ihnen kaum bewusst, dass Sterben unvermeidlich ist. Die eigenen Erfahrungen in diesem Bereich, z. B. das Sterben von Personen im Familien- und Freundeskreis, war von großer Bedeutung. Es zeigte sich weiter, dass Personen mit leichter als auch schwerer geistiger Behinderung besser wussten, was »Sterben« bedeutet, wenn dieses Phänomen zu ihrer Biographie gehörte. Anhand dieser Erkenntnisse kann man die Schlussfolgerung von Hoffmann (1999, 185), nämlich dass der Umgang mit dem Tod sowie dessen Verständnis abhängig ist vom Ausmaß der geistigen Behinderung sowie vom Alter und der Lebenserfahrung, nur unterschreiben.

Tabuisierung des Themas Tod und Sterben

Es zeigt sich, dass Angehörige oder Betreuer von Menschen mit geistiger Behinderung häufig versuchen, gerade Menschen mit geistiger Behinderung gegenüber die lebensbegleitenden Themen des Sterbens und der Trauer vorzuenthalten, sei es aus eigenen Unsicherheiten hinsichtlich der angesprochenen Thematik heraus oder in der gut gemeinten Absicht, sie vor der »harten Realität des Lebens« und des Todes schützen zu wollen, etwas was sie möglicherweise nicht verarbeiten können (Luchterhand & Murphy, 2001, 28). Ein derartiges Verhalten kann dazu führen, dass der Mensch mit geistiger Behinderung früher oder später das Gefühl entwickelt, den Tod als Tabuthema zu betrachten, über das man nicht sprechen sollte, um die Gefühle anderer dabei nicht zu verletzen (ebd., 33). Einschränkungen oder das Verhindern des Trauerns im Erleben, Erfassen, Erfühlen und im Bewusstmachen eines Verlustes führt in Bezug auf Menschen mit geistiger Behinderung oftmals dazu, dass sich die Trauer verspätet und in Form auffallender Reaktionen äußert (Bosch, 2009, 39).

Trauerverhalten

Obwohl es verschiedene und auffälligere Erscheinungsformen des Trauerns und der Verlusterfahrung bei Menschen mit geistiger Behinderung im Vergleich mit nichtbehinderten Menschen gibt, gleichen sie eher den Reaktionen in der allgemeinen Bevölkerung, als dass sie grundverschieden sind (Deutsch, 1985; Emerson, 1977; Harper & Wadsworth, 1993; Hedger & Dyer-Smith, 1993; Howell, 1989; Kauffmann, 1994; Kloeppel & Hollins, 1989; Luchterhand & Murphy, 1998; McDaniel, 1989; Rothenberg, 1994). Auf einige der Unterschiede im Trauerverhalten werden wir in diesem Kapitel eingehen. Es sind auch nicht so sehr Merkmale der geistigen Behinderung, sondern einige Verhaltensreaktionen, die Unterschiede im Trauerverhalten erklären können. Luchterhand & Murphy (1998) nennen einige davon, nämlich:

1. Schwierigkeiten im Lernen oder Verstehen;
2. Verminderter oder veränderter Ausdruck der Emotion;
3. Tendenz in einer positiven Art und Weise zu reagieren (eher lachen als weinen; eher froh als ernst);
4. Wahre Gefühle eher im Verhalten als in Worten zu zeigen;
5. Familie und Betreuer verhalten sich zu ihnen im Vergleich mit Nichtbehinderten unterschiedlich;
6. Familie und Betreuer verhalten sich oft wie Journalisten und Übersetzer; sie vermitteln und interpretieren, lassen aber keine direkten Erfahrungen und Wahrnehmungen zu;
7. Fehlen der sozialen Unterstützung;
8. Bindungen zu anderen sind/waren nicht immer deutlich oder verständlich für Betreuer (persönliche, biographische Anlässe)
9. Geschichte von vielen Verlusterfahrungen in vielen Bereichen;
10. Fehlen der finanziellen, materiellen Ressourcen; und/oder unsichere Zukunft (ebd., 16).

Wenn man sich die Mühe gibt, diese Punkte zu berücksichtigen, kann vieles, was erst nur eine Verhaltensauffälligkeit war, als Trauerverhalten, Konfliktreaktion und Anpassung an eine Verlusterfahrung erklärt und verstanden werden. Leider kommt es noch relativ oft vor, dass sowohl Eltern als auch Betreuer und andere professionelle Kräfte solche Verlustsignale nicht verstehen (Harper & Wadsworth, 1998).

Sterbebegleitung

Sterbebegleitung sollte als Aufgabengebiet breit definiert werden. Sterbebegleitung muss sich an den physischen, psychischen und sozialen Bedürfnissen des

113

Sterbenden orientieren, zu denen die »Freiheit von Schmerzen, Bewahrung der Würde und des Gefühls persönlicher Werthaftigkeit, Kommunikation und Interaktion mit wichtigen Bezugspersonen sowie deren Zuwendung« gehören (Wittkowski, 1990, 122). Unter dem Stichwort »Sterbebegleitung« werden zum einen Fortbildungsangebote für Mitarbeiterinnen und Mitarbeiter im Umgang mit Sterben und Tod verstanden, zum anderen aber auch die Vorbereitung von Menschen mit Behinderung auf das Lebensende (Hoffmann, 1999) sowie Thematisierung von Trauer, Abschied und Tod. Dabei werden Todesverständnis und Trauerverhalten von Menschen mit Behinderungen geschult.

Für die Arbeit mit trauernden Personen skizzieren Zabel und Knallig (2001) als bedeutsame Aspekte: den Wunsch einer persönlichen Abschiednahme ermöglichen, an der Beerdigung teilnehmen lassen, ein besinnliches Kaffeetrinken mit Erinnerungen an den Verstorbenen, eine Erinnerungstafel im Eingangsbereich, die Wahrheit vermitteln, Partizipation an der Grabpflege und regelmäßige Friedhofsbesuche, aber auch Angehörigenarbeit. Durch aktive Auseinandersetzung mit dem Thema soll Menschen mit Behinderung ermöglicht werden zu verstehen, dass der Tod ein natürlicher Bestandteil des Lebens ist und Trauerreaktionen normal sind. Beispiele für entsprechende Fortbildungen sind die Lehrgänge »Kommunizieren über Verlust und Trauer« (Yanok & Beifus, 1993) und »Vorbereitung und Verarbeitung von Verlust und Sterben« (Sterns et al., 1999).

8 Das Gehirn als Organ der geistigen Entwicklung

> »Ein gewisser Freund, den ich kannte, pflegte seinen Leib in drei Etagen zu teilen, den Kopf, die Brust und den Unterleib, und er wünschte öfters, dass sich die Hausleute der obersten und untersten Etage besser vertragen könnten.«
> (Georg Christoph Lichtenberg, Aphorismen, 50)

Entwicklung beginnt in den ersten Wochen nach der Empfängnis, wobei die Entwicklung der grundlegenden Gehirnstrukturen vor der Geburt abgeschlossen ist. In der frühen Schwangerschaft und beim rasanten Wachstum des Gehirns während des letzten Trimesters der Schwangerschaft bis in das zweite Lebensjahr ist das Gehirn sehr anfällig für Umgebungsveränderungen. Faktoren wie Sauerstoffmangel, Mangel an essentiellen Fettsäuren oder Folsäure und anderen lebenswichtigen Nährstoffen, aber auch Infektionen, Medikamente, Giftstoffe (einschließlich mütterlicher Konsum von Alkohol), Stress und mangelnde Stimulation des Kindes nach der Geburt können die normale Entwicklung des Gehirns negativ beeinflussen. Föten und Säuglinge sind in ihrer Entwicklung viel anfälliger für Gifte als Erwachsene. Gründe hierfür sind:

- Ihr Gehirn entwickelt sich schneller,
- chemische Expositionen haben eine größere Wirkung auf Föten und Kinder als auf Erwachsene aufgrund des Unterschiedes in der Körpergröße,
- ihre Blut-Gehirn-Barrieren sind nicht ausgereift und können Stoffe in das zentrale Nervensystem durchlassen, welche das Gehirn des Erwachsenen ausschließen würde,
- ihre Systeme (Leber, Niere) für Entgiften und Ausscheiden von Chemikalien sind noch nicht voll entwickelt,
- nach der Exposition an schädlichen Stoffen haben sie mehr Lebensjahre, in denen sich das Problem entwickeln kann, im Vergleich mit Erwachsenen (MacKay & Percy, 2007, 116).

8.1 Das Gehirn als komplexes Organ

Das Gehirn ist das komplexeste Organ des Körpers. Die verschiedenen Teile des Gehirns arbeiten zusammen, um Wahrnehmung und Gedanken zu ermöglichen und um Verhalten zu koordinieren und Körperaktivitäten (z. B. Atmung,

Herzschlag) zu ermöglichen und zu regulieren. In den letzten Jahrzehnten fanden neurobiologische Erkenntnisse über Grundlagen der verschiedenen Entwicklungsstörungen Eingang in pädagogische und entwicklungspsychologische Theorien. Sie verdeutlichten, wie Faktoren in der Umwelt und Lebenserfahrungen Gehirnentwicklung und -funktion beeinflussen. Vor allem die Magnetresonanztomographie (MRT) macht es als bildgebendes Verfahren möglich, Verbindungen herzustellen zwischen der Tätigkeit neuronaler Schaltkreise, den strukturellen Veränderungen und dem menschlichen Verhalten, ohne dass radioaktiv markierte Substanzen verwendet werden müssen.

Die funktionalen Einheiten des Gehirns bestehen aus Nervenzellen oder Neuronen (die elektrochemische Signale tragen) und die Neuroglia, die andere Funktionen wie z. B. Isolierung, Infektionsbekämpfung oder Aufgaben wie die Aufrechterhaltung des ionischen Gleichgewichts und der Transfer von Nährstoffen zwischen Gehirn-Kapillaren und Neuronen erfüllen. Das durchschnittliche menschliche Gehirn von Erwachsenen wiegt 1,3–1,4 kg. Es enthält ungefähr 100 Milliarden Nervenzellen (Neuronen) und Billionen von drei verschiedenen Arten nichtneuraler unterstützender Zellen ektodermalen Ursprungs (Gliazellen). Mikroglia sind die Makrophagen (phagozytische Zellen) des Gehirns. Astrozyten sorgen für die Zufuhr von Nahrungsstoffen, insbesondere Laktat- und Glutamin-Moleküle, für die Neuronen. Darüber hinaus beeinflussen sie die Fähigkeit der Neuronen, um miteinander zu kommunizieren. Oligodendrozyten umrahmen die Axone von vielen Neuronen und formen Myelinhüllen in der weißen Substanz. Mit den Mikroglia bilden sie die Perineuronal-Satelliten in der grauen Substanz. Graue Substanz bezieht sich auf Gehirngewebe, das aus Nervenzellen (Neuronen) und deren ausragenden und verbindenden Teile (Axone und Dendriten) besteht. Informationsverarbeitung erfolgt in den grauen Zellen. Die Nervenimpulse für die Informationsübertragung im Nervensystem werden hier initiiert und dann weggeschickt zu bestimmten Zielen über Axone, die die weiße Substanz bilden. Weiße Substanz ist verantwortlich für die Informationsübertragung.

8.2 Funktionsstörungen des Gehirns und geistige Behinderung

Die benötigte Energie stammt weitgehend aus dem aeroben Stoffwechsel von Laktat und Glutamin, welches durch die Astroglia an die Neuronen geliefert wird. Die Astroglia wiederum sind in ihrem Bestehen letztlich von der Glukose im Blutkreislauf abhängig. Folglich ist das Gehirn sehr empfindlich für Störungen einer regelmäßigen Versorgung von Glukose und Sauerstoff. Eingriffe in alle wichtigen metabolischen Systeme im Gehirn können zu einer Verminderung von essentiellen Nähr- und Regelstoffen führen, die für das Funktionieren von Neuronen erforderlich sind (Restak, 1999). Daher ist es nicht verwunderlich, dass angeborene Störungen des Stoffwechsels oder bestimmte Arten von genetischen Erkrankungen sehr oft zum Dysfunktionieren des Gehirns führen und damit zu Entwicklungsverzögerungen und intellektueller Behinderung. Bei einem Baby und Kleinkind bilden und erneuern sich im entwickelnden Gehirn ständig Synapsen. Eine synaptische Verbindung erfolgt vorzugsweise zwischen den Neuronen, die gleichzeitig aktiv sind. Synapsen werden verstärkt, wenn sie häufig angeregt werden. Signalisierende Wirkstoffe stellen dann stärkere und dauerhaftere Verbindungen her.

8.3 Das Gehirn als Grundlage für adaptive und kognitive Fähigkeiten

Im Hinblick auf Umgebungseinflüsse, die die menschliche Entwicklung beeinflussen, unterscheiden Greenough und Alcantara (1993, in Kienbaum & Schuhrke, 2010, 58) in der Hirnentwicklung drei Arten: erfahrungsunabhängige, -erwartende und -abhängige. Erfahrungsunabhängige Entwicklungen werden durch genetische und epigenetische Mechanismen gesteuert. Diese an sich autonom und in der Regel verlaufenden Prozesse können durch Mutationen und schädigende Einflüsse wie Gifte, Infektionen, Stoffwechselerkrankungen gestört werden. Die Ätiologie der geistigen Behinderung ist sehr stark durch solche erfahrungsunabhängigen Faktoren geprägt, wie es sich bei den syndromspezifischen Risiken und Krankheiten zeigt (▶ Kap. 12). »Bei den erfahrungserwartenden Entwicklungen sind einige Einflüsse aus der Umwelt außerhalb des Gehirns für eine Feinjustierung bestehender neuraler Netzwerke notwendig (z. B. Seherfahrungen für die Fähigkeit zum beidäugigen Tiefensehen)« (ebd., 58). Erfahrungsabhängige Entwicklungen sind dagegen vollständig von den Erfahrungen der wahrnehmenden Person abhängig. Wenn ein Kind z. B. schon sehr früh an eine Umgebung ausgesetzt wird, in der es kaum abwechselnde, neue Reize gibt und es nicht zum Lernen ermutigt wird, kann eine Gesamtentwicklung stagnieren und kann es zum Deprivationssyndrom (psychischer Hospitalismus) kommen (▶ Kap. 9.7).

Erfahrungserwartende und -abhängige Modifikationen des Gehirns ermöglichen dem Menschen eine sehr hohe Flexibilität in der Umweltanpassung (Neuroplastizität). Neurowissenschaftliche Untersuchungen unterstützen die Relevanz von geeigneten frühen Erfahrungen und Umgebungen für eine optimale Entwicklung des menschlichen Gehirns (Shonkoff & Phillips, 2000). In den frühen Jahren der kindlichen Entwicklung bietet das schnelle Wachstum des Gehirns und seine Fähigkeit der Selbstkorrektur viele Gelegenheiten, um Auswirkungen von Risiken zu reduzieren oder sogar zu eliminieren (Diamond & Hobson, 1999; McCain & Mustard, 1999).

Die neurophysiologische Entwicklung des Gehirns ist stark abhängig von der Vielfältigkeit und der Variabilität an Reizen, die durch die Umgebung angeboten werden. Schon länger als dreißig Jahre ist bekannt, dass Qualität und Quantität der mentalen Erfahrungen die Struktur und die Anzahl der Synapsen im Gehirn beeinflussen. Die Erkenntnis der Wirksamkeit von Umgebungseinflüssen auf die Gehirnentwicklung hat sich weiter bestätigt und ist einer der Pfeiler der pädagogischen Förderung geworden.

Die Tierforschung hat aufgezeigt, dass das Gehirn, wenn es einer komplexeren Umgebung ausgesetzt wird, eine differenziertere Struktur und ein besseres Funktionieren zeigt. Das Gewicht des Gehirns nimmt zu, die Verästelung der Dendriten ist feiner, es bilden sich neue Neuronen, und das Lernen und das Gedächtnis sind deutlich verbessert (Lewis, 2004). In den letzten zwei Jahrzehnten wurde deutlich, dass die funktionale Plastizität des Gehirns durch Außenreize sich nicht auf die Neuronen und ihre Synapsen beschränkt. Studien der Gehirnentwicklung dokumentieren, dass auch andere Bestandteile des Gehirns wie z.B. Astrozyten, Oligodendrozyten und sogar Adern durch externe Anregung gebildet und verändert werden. Eine erfahrungsreiche Umgebung fördert die Formung von Myelin in den subkortikalen Pfaden, erhöht die Mengen des astrozytischen Materials sowie die Intensität des Kontaktes zwischen Astrozyten und der Oberfläche der Synapsen und verstärkt die kapillare Durchblutung des Gehirns (Doug & Greenough, 2004).

Die Sichtweise auf das menschliche Gehirn hat sich also in den letzten Jahrzehnten wesentlich verändert. Sah man es erst als ein relativ statisches Organ, welches durch plastische Aspekte der Synapsen verändert werden konnte, so ist man heute zu der Überzeugung gekommen, dass das Gehirn ein dynamisches System ist, wobei Plastizität ein allgegenwärtiges Merkmal der meisten (wenn nicht aller) zellulären Bestandteile ist. Eine Konsequenz dieser geänderten Sichtweise ist, dass die Andersartigkeit des Gehirns bei Epilepsie, Autismus und geistiger Behinderung sowohl durch nichtneurale wie auch durch neurale Bestandteile des Gehirns zu erklären sind. Die Glial-Zellen (Astrozyten und Oligodendrozyten), der meist vorkommende Zelltypus im Gehirn, ermöglichen und verstärken das neuronale Funktionieren. Diese Zellen verbessern ihre Funktionsfähigkeit, wenn sie neuen Erfahrungen und Lerngelegenheiten ausgesetzt sind.

Eine weitere Form der Gehirnplastizität besteht in der Neurogenese. Der Prozess der Neubildung von Gehirnzellen erfolgt größtenteils pränatal. Zumindest in einigen Regionen des Gehirns geht es später allerdings noch weiter, teilweise sogar bis in das späte Erwachsenenalter. In Tierversuchen wurde deutlich, dass als Antwort auf Umgebungs- und Erfahrungsfaktoren neue Neuronen entstehen. So haben verschiedene Forscher (Kemperman & Gage, 2002a; 2002b; Van Praag et al., 2002; Kemperman et al., 2003) aufzeigen können, dass neue Neuronen morphologisch und funktional in dem neuronalen Netzwerk des Gyrus dentatus (Windung aus gezahnter, grauer Substanz, die zwischen Hippocampus und Gyrus parahippocampalis liegt) aufgenommen wurden. Diese neuen Neuronen werden zusammen mit bestehenden Neuronen integriert, um neue und anregende Umgebungsinformation durchzugeben. Die Anzahl der Neuronen, die sich durch Übung, Lernen oder Exposition gegenüber einer komplexen Umgebung bilden, ist im Vergleich zu der Anzahl der schon bestehenden Neuronen relativ gering. Trotzdem haben neue Neuronen einen wichtigen Anteil sowohl an der Zusammenstellung wie auch an der Funktion neuraler Netzwerke (Doug & Greenough, 2004).

Diese totale Plastizität des Gehirns, die im jungen Kindesalter am größten ist, macht es nicht möglich, eine geistige Behinderung zu beheben. Dafür sind oft die angeborenen oder bei/nach der Geburt erworbenen Gehirnbeschädigungen zu groß. Es bietet aber optimale Gelegenheiten, um die Fähigkeiten, die in einem Kind vorhanden sind, früh und gezielt zu entwickeln. Schon sehr jung ist das Kind aufnahmefähig und das Gehirn bereit, sich mit und an den Erfahrungen in komplexen Umgebungsfaktoren und Lernstimuli zu formen.

Zwischen dem 10. und 18. Lebensmonat beginnt die Entwicklung der Emotionen, woran das gesamte Nervensystem beteiligt ist. Zwei Teile des Nervensystems sind für die Entstehung und Erhaltung von Emotionen besonders wichtig: das Limbische System und das autonome Nervensystem. Das Limbische System spielt nicht nur eine wichtige Rolle im Gefühlsleben und Stressreaktion, sondern ist auch wichtig bei der Bildung von Erinnerungen. Gefühl und Sinneswahrnehmung (Riechen, Hören, Sehen, Fühlen und Schmecken) sind lebenswichtig für Überleben, Wachstum, Entwicklung und die Erfahrung von körperlicher Lust. Lernen spielt bis zum Alter von zehn Jahren eine wichtige Rolle bei der Schaffung von neuralen Verbindungen. Positive Erfahrungen beeinflussen die Entwicklung des Gehirns in einer positiven Weise. Umgekehrt kann akuter und chronischer Stress Gehirnentwicklung und -funktion beeinträchtigen. Starker Stress, vor allem über einen längeren Zeitraum, kann sich nachteilig auf die Gehirnentwicklung des Kindes auswirken und sich negativ im Verhalten als Erwachsener äußern (Als et al., 2003; Bear et al., 2001; Greenspan, 1997; Ito, 2004; Lewis, 2004; MacKay & Percy, 2007; Smith, 2004).

Alle jungen Kinder, von der Geburt bis zum Alter von 6 Jahren, benötigen Umgebungen und frühe Erfahrungen, die ihr gesundes Wachstum und die Entwicklung in allen Bereichen unterstützen. Für jüngere Kinder mit einem Risiko auf eine verzögerte Entwicklung und ihre Familien ist Frühförderung von entscheidender Bedeutung (Frankel & Gold, 2007). In der internationalen Fachwelt gibt es Konsens über die Bedeutung der frühen Jahre der Entwicklung und der Frühförderung, um das Potential der Kinder zu optimieren (Odom et al., 2003; Haveman, 2007c). In Langzeitstudien in Wales, Israel, Australien und den Vereinigten Staaten wurde für Kinder mit Down-Syndrom übereinstimmend festgestellt, dass intellektuelle Fähigkeiten durch umfassende Frühförderung über einen Zeitraum von drei bis fünf Jahren ab dem ersten Lebensjahr signifikant zunehmen und größer sind, im Vergleich mit einer Kontrollgruppe von Kindern mit Down-Syndrom ohne eine solche Förderung (Guralnick, 2004). Säuglinge, Kleinkinder und Vorschulkinder mit einem Risiko für Entwicklungsstörungen, die qualitativ hochwertige Frühförderung erhalten haben, zeigen auch in anderen Studien statistisch signifikant bessere Entwicklungsergebnisse und verbesserte Möglichkeiten für erfolgreiches lebenslanges Lernen (Shonkoff & Phillips, 2000). Noch mehr als in früheren Publikationen unterstützt die aktuelle neurobiologische und -physiologische Forschung eine aktive frühe Förderung des Kindes.

9 Psychische Gesundheit, Verhaltensauffälligkeiten und psychische Störung

> *» Wäre es nicht wesentlich einfacher, nur die paar Dinge zu kennzeichnen, die nicht gesundheitsschädlich sind?«*
> (Autor unbekannt)

Problemverhalten ist der meist allgemeine Begriff, um Verhaltensweisen anzudeuten, die durch die Gesellschaft als »abnorm«, also außerhalb einer bestimmten Norm empfunden werden. Auch bei der Definition »psychisch ungesund« ist die Abgrenzung vor allem die vom »normalen« und »akzeptierten« Verhalten. Durch die Psychiatric World Association, Section on Psychiatry of Intellectual Disability (2008) wird Problemverhalten

> *»definiert als sozial inakzeptables Verhalten, das Stress, Schaden oder Nachteile für die betreffende Person selbst oder andere Menschen oder Eigentum verursacht und üblicherweise eine Intervention verlangt. Der Begriff Problemverhalten schließt in diesem Kontext andere Begriffe wie herausforderndes Verhalten, Verhaltensstörung, Verhaltensprobleme oder Verhaltensschwierigkeiten ein.« (DGSGB, 2012, 13)*

Für Verhaltensauffälligkeiten gilt, dass nicht jede Fehlanpassung bereits eine psychische Störung darstellt. Psychische Störungen können, aber müssen nicht als Folge einer Reihe von Fehlanpassungen auftreten. In der 10. überarbeiteten Version der International Classification of Diseases (WHO, 1994) wird erstmals der Begriff der »Störung« verwendet, um problematische Ausdrücke wie »Krankheit« oder »Erkrankung« weitgehend zu vermeiden. Lingg schreibt dazu:

> *»›Störung‹ ist absichtlich kein exakter Begriff: Sie soll einen klinisch erkennbaren Komplex von Symptomen oder Verhaltensauffälligkeiten anzeigen, der immer auf der individuellen und oft auch auf der sozialen Ebene mit der Belastung und Beeinträchtigung von Funktionen verbunden ist, der sich aber nicht einzig und allein auf der sozialen Ebene darstellt.« (Lingg, 2007, 275)*

Bei dieser Sichtweise sind nicht die Menschen an sich gestört, sondern Verhaltensweisen oder mehr oder weniger umfassende Funktionen. Auch tritt die Störung nicht permanent auf, sondern episodisch. Darüber hinaus kann ein Verhalten in verschiedenen Kontexten und Beziehungen unterschiedlich interpretiert und geduldet werden. Dasselbe aggressive Verhalten eines Jungen in der Familie wird vielleicht durch die Eltern als Mittel, um sich durchzusetzen, akzeptiert, aber nicht durch den Lehrer in der Klasse, weil er es als asoziales Verhalten deutet oder im Gruppenkontext der Schüler Grenzen setzen muss. Die Mutter interpretiert ihre Reaktion, das Kind, nachdem es sich wiederholt selbst in das Gesicht geschlagen hat, auf den Schoß zu nehmen und zu streicheln, als positives Trostverhalten. Der Psychologe oder Psychiater interpretiert das Verhalten als negativ, weil es das selbstverletzende Verhalten des Kindes verstärken könnte.

Die Ansicht, dass Menschen mit geistiger Behinderung auch psychische Probleme haben wie die allgemeine Bevölkerung, wurde in einigen Ländern erst in den späten 1980er Jahren anerkannt. Es gibt heute zunehmend Beweise dafür, dass Menschen mit geistiger Behinderung ein höheres Risiko zur Entwicklung von psychischen Problemen haben als ihre Altersgenossen ohne Behinderungen (Dykens, 2000). Dies gilt für Vorschulkinder (Baker et al., 2002), Kinder im Schulalter (Emerson, 2003) wie auch für junge und alte Erwachsene mit geistiger Behinderung (Haveman et al., 2012). Die Gründe dafür sind noch weitestgehend unbekannt.

»Wir wissen heute noch sehr wenig darüber, mit welchen psychischen Strategien Menschen mit geistiger Behinderung mit sich selbst und ihrer Lebenssituation umgehen. Internationaler Konsens ist, dass sie die gleichen psychischen Störungen wie Nichtbehinderte entwickeln können, dass aber die Ausgestaltung der speziellen Psychopathologie sich mit zunehmendem Schweregrad der intellektuellen Behinderung ändert, einfacher, quasi ›ärmlicher‹ wird, vermutlich als Folge der eingeschränkten und damit veränderten Wahrnehmung und Verarbeitung innerer und äußerer Erfahrungen, Informationen und Reize. Die Äußerungsformen werden einfacher, damit aber in sich zunehmend vieldeutiger und für den Beobachter immer schwerer zu entschlüsseln. Zudem reichen die selbstreflexiven, introspektiven Möglichkeiten und Fähigkeiten oftmals nicht aus, über inneres Erleben und über die persönliche, je besondere Art der Wahrnehmung äußerer Ereignisse zu berichten.« (Hennicke, 2005, 360)

Verhaltensauffälligkeiten und psychische Störungen sind in jeder Lebensphase im Vergleich mit Altersgenossen in der allgemeinen Bevölkerung überpräsentiert. In einer Untersuchung von Emerson (2003) wurde in England bei einer repräsentativen Stichprobe von 264 Kindern zwischen 5 und 15 Jahren mit geistiger Behinderung bei 39 % eine psychiatrische Diagnose gestellt (mehr als siebenmal häufiger als in der Vergleichsgruppe nichtbehinderter Kinder). Die häufigsten Störungsbilder waren soziale Verhaltensstörungen (25,0 %), hyperkinetische Störungen (8,7 %), tiefgreifende Entwicklungsstörungen (davon 7,6 % Autismus-Spektrum-Störungen und 8,7 % verschiedene Angststörungen). In dieser Lebensphase werden vor allem häufig Verhaltensauffälligkeiten und Aufmerksamkeitsstörungen festgestellt (ebd.). In den Niederlanden wurden 1041 Kinder und Jugendliche mit der Child Behavior Checklist (CBCL) untersucht (Dekker et al., 2002). Fast die Hälfte (49 % gegenüber 18 % gleichaltriger nichtbehinderter Kinder) hatten klinisch auffällige Skalenwerte. Vor allem aggressive und soziale Verhaltensprobleme wie auch Aufmerksamkeitsstörungen kamen viel häufiger vor als in der Vergleichsgruppe. Dieses Resultat war konsistent für Kinder und Jugendliche mit leichter wie auch mit schwerer geistiger Behinderung. Bei leichter behinderten Kindern waren darüber hinaus ängstlich-depressive Symptome sehr ausgeprägt, bei Kindern mit schweren Behinderungen bestand oft ein Problem in sozialem Rückzug (ebd.).

9.1 Diagnostik

Zur explorativen Untersuchung von Verhaltensauffälligkeiten und psychischen Störungen bei Kindern, Jugendlichen und Erwachsenen stehen spezifische Fragebögen zur Verfügung, die sowohl die Art der Verhaltensmuster wie auch Schwere und Häufigkeit der Problematik zu erfassen helfen. In einer Übersicht von Sarimski (2005b) werden dabei für die Einschätzung von Kindern die Child Behavior Checklist (CBCL; für die deutsche Version vgl. Bäcker, 2001), die Developmental Behavior Checklist (DBC; Einfeld & Tonge, 1995), die Nisonger Child Behavior Rating Form (NCBRF; Aman et al., 1996) und die Behavior Problems Inventory (BPI; Rojahn, 1986; Rojahn et al., 2001) verglichen und auf Stärken und Schwächen evaluiert (ebd., 119 ff.). Die international sehr gut eingeführte Child Behavior Checklist (CBCL) wird empfohlen (Hennicke, 2005, 354), da die Einschätzungen nicht den Psychologen und Psychiatern vorbehalten sind, sondern durch direkte Bezugspersonen (Eltern, Lehrer und Betreuer) stattfinden. Die CBCL liegt in verschiedenen Modifikationen für alle Altersgruppen und Einschätzungspersonen vor (Arbeitsgruppe Deutsche Child Behavior Checklist, 1993a; 1993b; 1998a; 1998b; 1998c; 1998d; 2000a; 2000b).

Kognitive und sprachliche Beeinträchtigungen schränken oft die Fähigkeit von Menschen mit geistiger Behinderung, ihre eigenen internen mentalen Gefühlszustände zu reflektieren und diese subjektiven Erfahrungen mit anderen zu kommunizieren, ein. Es gibt heute modifizierte Klassifikationssysteme und diagnostische Methoden (Deb et al., 2001; Royal College für Psychiatrists, 2001; WHO, 1996), die besser geeignet sind als die internationalen allgemeinen Systeme wie das DSM-IV (APA, 2000) und die ICD-10 (WHO, 1994), um psychische Probleme bei Menschen mit schwererer geistiger Behinderung zu erfassen. Eines dieser diagnostischen Hilfsmittel ist die »Psychiatric Assessment Schedule for Adults with Developmental Disability« (PAS-ADD; Moss et al., 1993). Bei der Identifikation von Verhaltensstörungen und psychischen Störungen warnt Hennicke (2005) vor der Gefahr des »overshadowing«, des »Überschattens« des Verhaltensphänomens durch die Behinderung.

»Angehörige, Lehrer, Erzieher und Betreuer in Einrichtungen, aber auch Psychologen und Ärzte reagieren auf Verhaltensauffälligkeiten, auch wenn sie extreme Formen annehmen, oftmals in einer eigenwillig abwehrenden, verleugnenden Art und gänzlich anders, wie sie bei nichtbehinderten Menschen darauf reagieren würden. Diese außergewöhnlichen Verhaltensweisen sehen sie als typische Besonderheit der Ausdrucksweise von Menschen mit geistiger Behinderung. Das Etikett ›geistige Behinderung‹ kann also verhindern, gleichzeitig bestehende psychische respektive psychiatrische Probleme wahrzunehmen. Diese Haltung des ›Overshadowing‹ (Reiss et al., 1982) stellt ein zentrales Problem im Erkennen psychischer Auffälligkeiten und Störungen bei Menschen mit geistiger Behinderung dar. Aus fachlicher Sicht – und insbesondere im Kontext der neuen Paradigmen der Selbstbestimmung und Teilhabe – ist diese Haltung obsolet. Sie verhindert, dass überhaupt diagnostische Prozesse und damit Behandlungen eingeleitet werden (Moss, 1999, 18).« (Hennicke, 2005, 362)

9.2 Stress und Coping (Bewältigung)

Der Begriff »Stress« wird oftmals auch in der Alltagssprache gebraucht; jeder erlebt es in einem bestimmten Zeitpunkt in den unterschiedlichen Lebensphasen. Stress ist ein psychischer Prozess, bei dem eine Person mit einer Forderung oder ein Geschehen konfrontiert wird, welches in der eigenen Wahrnehmung die verfügbaren Ressourcen übersteigt, um darauf effektiv zu reagieren, und wobei die nicht adäquate Reaktion wichtige und unerwünschte Folgen hat. Mit anderen Worten, Stress verursacht gefühlte negative Effekte, wenn Menschen oder Ereignisse in ihrer Umgebung zu anspruchsvoll sind, um diese leicht zu bewältigen. Die auslösenden Faktoren werden auch Stressoren genannt.

> *»Stress- und Bewältigungstheorien beschäftigen sich mit der Frage, wie der Mensch sich mit den alltäglichen, aber auch mit außergewöhnlichen Anforderungen an die Persönlichkeit auseinandersetzt, wie ein solcher Verarbeitungsprozess gelingt und welche Folgen sich daraus für die Gesundheit ergeben. Stress gehört zum Leben, er hilft, zu überleben. Stress aktiviert und trägt durch Störung zur Entwicklung und zur Neuorganisation einer inneren Ordnung bei.« (Gembris-Nübel, 2004, 18 f.)*

Stress kann in vielen verschiedenen Situationen entstehen, z. B. in Prüfungen, aber auch in Lebensereignissen wie z. B. Geburt eines Kindes, Scheidung oder Krankheit. Stress kann sowohl vorübergehend als auch dauerhaft sein. Personen unterscheiden sich stark in dem Ausmaß, in dem sie Stress ertragen. Einiger Stress im Leben ist normal und kann sich positiv auswirken, weil Menschen dadurch zu neuen Aktivitäten angeregt werden und ihr Verhalten an neue Bedingungen ihrer Lebenswelt angepasst wird. Der Prozess des Stresses selbst führt zu dem Gefühl der Erregung und die Auswahl eines der möglichen Antworten der Bewältigung (coping) in dieser Situation. Wenn die Bewältigungsreaktion effektiv ist, also zu einer als positiv erfahrenen Lösung führt, dann tritt meistens auch ein Gefühl der Entspannung auf.

Coping- oder Bewältigungsforschung beschäftigt sich mit dem »Umgehen mit« Krankheit, Behinderung, Beeinträchtigung oder Veränderung. Der Begriff »Coping« ist eng mit dem Konzept »Stress« verknüpft. Eine Anforderung aus der Umgebung oder ein Ziel, das man sich selbst stellt, geht über eine bestimmte, subjektiv sehr unterschiedliche Grenze hinaus und gibt damit Anlass zu einer besonderen Bewältigungsreaktion. Es kann dabei um situationsbezogene Reaktionen in Prozessen oder generelle, personentypische Bewältigungsstile gehen (Haveman, 2007f, 63). Das Stressereignis »Krankheit« (z. B. Mitteilung der Diagnose) und dessen Bewältigung bilden insofern eine Einheit, als mit jedem solchen Ereignis der weitere Verlauf und der Umgang mit der Krankheit beeinflusst werden. Man kann davon ausgehen, dass jede Person über ein im Laufe des Lebens erworbenes Repertoire an mehr oder weniger erfolgreichen Bewältigungsstrategien verfügt. Erworbene Strategien können in verschiedenen Situationen eingesetzt werden, man kann aber auch neue Bewältigungsformen üben (ebd., 64).

Zu viel Stress auf einmal oder über einen langen Zeitraum hinweg kann schädlich sein, wenn keine wirksamen Bewältigungsstrategien eingesetzt werden. Die psychische Erregung, die mit dem Stress einhergeht, steigt, was zu großen subjek-

123

tiven Belastungen führen kann. Wenn der Stresszustand ungelöst bleibt, kann es zu Burnout-Erscheinungen kommen. Unbehandelte Formen von Burnout können sich u.a. in psychischen Erkrankungen wie Depressionen und Angststörungen äußern (Franke, 1999). Schäden der psychischen Gesundheit entstehen, wenn zu viel emotionale Erregungen und zu hohe Anforderungen zu bewältigen sind, wodurch das Verhalten irrational oder unvorhersehbar wird. In ernsten Fällen von Stress sind die psychologischen und physiologischen Ressourcen erschöpft, und psychische Desorganisation (z.B. in der Form von Wahnvorstellungen oder Halluzinationen) oder Desintegration der Persönlichkeit können als Folge auftreten. Darüber kann die unwirksame Bewältigung Ursache einer Vielzahl von psychischen und physischen Erkrankungen sein.

Stress kann plötzlich auftreten und das Leben eines Menschen massiv beeinflussen. Zum Beispiel kann der Tod einer nahestehenden Person, ein Unfall, eine Scheidung, eine Vergewaltigung oder eine Naturkatastrophe einen enormen und plötzlichen Einfluss auf eine Person haben. Akute Belastungsstörung (acute stress disorder) ist ein Begriff für das lähmende, von der direkten Realität losgelöste Gefühl in den ersten Tagen oder Wochen nach dem Ereignis. Wenn diese Symptome fortbestehen, und vor allem, wenn die Person die traumatischen Ereignisse immer wieder erlebt, wird der Begriff der Posttraumatischen Belastungsstörung verwendet. Stresssituationen treten auch bei Menschen mit geistiger Behinderung auf.

»Stresssituationen stellen für Menschen mit geistiger Behinderung sowohl zu Hause (z.B. durch einengendes Verhalten von Angehörigen) als auch in den Einrichtungen (z.B. durch Lärm und Konflikte) ein nicht zu vernachlässigendes Problem dar, das sich sowohl in körperlichen als auch psychischen Symptomen äußern kann. Dieses spezielle Problem wird oft eher von außenstehenden Personen erkannt, als von den Betreuungspersonen selbst. Im Vordergrund der Diagnostik steht dann das Gespräch mit diesen Angehörigen bzw. Mitarbeitern.« (Schlosser, 2005, 323)

9.3 Verhaltensauffälligkeiten

Verhaltensnormen unterscheiden sich in Kultur und Zeitraum; sie erfüllen einen wichtigen Zweck. Wenn fast jeder konform mit den Verhaltensregeln lebt, ist Verhalten weitgehend vorhersehbar. Regelkonformes und vorhersehbares Verhalten von anderen wirkt sich für viele Interaktionspartner in vermindertem Stress aus und fördert das Vertrauen in die Stabilität des Verhaltens auch für die Zukunft. Gleichzeitig gibt es jedoch auf der persönlichen Ebene erhebliche Unterschiede des »normalen« Verhaltens. Die Freiheitsgrade zu agieren und zu reagieren sind groß und die Optionen und Varianten vielfältig. Ein gewisser Grad von einzigartigem Verhalten ist auch von Vorteil für den Menschen als Spezies. Es erlaubt Menschen mit neuen Ideen selbständig zu forschen und zu experimentieren. Dennoch sollten die einzigartigen Verhaltensweisen von Individuen akzeptabel für andere sein und in die breiteren gesellschaftlichen Verhaltensnormen passen, da sonst das Verhalten negativ sanktioniert wird. Es ist also »normal« für den Menschen, eine Reihe von individuellen Verhaltensweisen zu zeigen. Diese sollten jedoch in Übereinstimmung mit einem allgemeinen Satz von Verhaltensregeln sein.

9.3.1 Begriffsklärung »Verhaltensauffälligkeiten«

Der Begriff »Verhaltensauffälligkeiten« bedeutet, dass vom Betrachter aus eine Bewertung stattfindet, nämlich dass das gezeigte Verhalten sich am Rande oder außerhalb der geltenden gesellschaftlichen Verhaltensnormen befindet. Es handelt sich um ein Verhalten, das nicht mehr akzeptiert werden kann, da es zu seltsam, zu ungewöhnlich oder zu gefährlich scheint. Es bedeutet in der Regel: selten im statistischen Sinne und seltsam in einem bestimmten Kontext. Ein Beispiel: Wenn eine Person mit einem Gewehr aus privaten Gründen und in einer Zeit des Friedens auf andere Menschen schießt, wird dies sicherlich als abweichendes Verhalten durch andere gesehen. Das gleiche Verhalten und dieselbe Person könnte jedoch in Zeiten des Krieges oder als Mitglied einer »Friedens-Einheit der NATO« akzeptiert und sogar als patriotisch wertvoll gefeiert werden. Ein anderes Beispiel: Eine Frau, die wütend auf einer Straße läuft und sich dabei laut schreiend an unsichtbare Menschen wendet, zeigt ein Verhalten, das in der Regel als anormal gilt. Aber die gleiche Frau mit demselben Verhalten auf dem Friedhof, die um ihr verstorbenes Kind trauert, wird akzeptiert und getröstet. Verhaltensauffälligkeiten sind keineswegs ausschließlich im Zusammenhang mit psychischen Erkrankungen zu sehen. Sie sind bis zu einem gewissen Grad bei allen Menschen zu sehen. Ein Beispiel hierfür bilden Selbstgespräche im Erwachsenenalter (»Selbstgespräche bei Jugendlichen und Erwachsenen« ▶ Kap. 6.3.2). Weniger schwere Verhaltensauffälligkeiten einer Person sind in der Regel akzeptabel, besonders wenn sie durch viel mehr »normale« (erwartete und sozial erwünschte) Verhaltensweisen ausgeglichen werden.

Verhaltensauffälligkeiten sind oftmals nicht nur ungewöhnlich und liegen am Rande oder außerhalb gesellschaftlicher Erwartungshaltungen, sondern sie können auch störend sein – entweder für den Menschen mit diesem Verhalten selbst, oder für Menschen, die dieses Verhalten des anderen erleben, oder für beide (wie z. B. bei selbstverletzendem Verhalten). Vielfach ist dieses Verhalten unberechenbar, schmerzhaft und/oder erzeugt Stress und Unsicherheit. Es kann zu großer persönlicher Not führen und in täglichen Funktionen störend sein. Es kann bei zu großer Belastung zur Aufhebung von Beziehungen zu anderen Menschen führen (z. B. Familie, Freunde, Nachbarn und ambulante Betreuer) und manchmal sogar institutionelle Begleitung und Pflege notwendig machen. Wenn die bestehenden Probleme einseitig bei der Person mit diesem Verhalten gelegt werden, spricht man auch von »Problemverhalten« oder »störendem Verhalten«. Werden jedoch die Verhaltensauffälligkeiten vor allem als Äußerungen von Bedürfnissen, von Fragen um Hilfe und Unterstützung durch Familie und Personal gesehen, dann wird der Begriff des »herausfordernden Verhaltens«, abgeleitet aus dem englischen »challenging behavior« gebraucht.

Menschen mit geistiger Behinderung verfügen wie Menschen ohne Behinderungen über ein breites Spektrum an Verhaltensweisen. Die häufigsten Verhaltensweisen ähneln dem von Menschen ohne Behinderungen. Das Spektrum dessen, was als normales Verhalten für Menschen mit geistiger Behinderung akzeptiert wird, ist breiter, da man ihr Verhalten als eine Folge ihrer Behinderung versteht (Sarimski, 2005a). Das *Behavior Problems Inventory* (BPI; Rojahn et al., 2001) enthält u. a. zahlreiche Items, die sich auf stereotype Verhaltensmuster beziehen: hin- und herschaukeln des Körpers, an Objekten schnüffeln, mit den Armen wedeln, Objekte drehen, monotone Handbewegungen, Manipulation von Objekten in monotoner Form, grimassieren u. a. Verwendet man solche Fragebögen zur systematischen Erfassung von zwanghaftem Verhalten und Stereotypien bei Erwachsenen mit schwerer geistiger Behinderung, so zeigt sich in dieser Gruppe eine sehr hohe Prävalenz von bis zu 60 % für Stereotypien und bis zu 40 % für Zwänge (Bodfish et al., 1995). Eine Meta-Analyse zeigt, dass die Häufigkeit bei Menschen mit schwerer und schwerster Behinderung um mehr als sechsfach höher ist als bei Menschen mit leichter oder mittelgradiger geistiger Behinderung (McClintock et al., 2003). Daraus lässt sich ableiten, dass Stereotypien bei schweren Behinderungen besonders häufig auftreten und die Schwierigkeiten dieser Personengruppe bei der Planung und Variation von adaptiven Verhaltensweisen anzeigen (Sarimski, 2005a, 13).

9.3.2 Verhaltensauffälligkeiten in Lebensphasen oder -kontext

Verhaltensauffälligkeiten im Schulalter und Schulsystem umfassen sowohl internalisierende (z. B. Angst und Depression, Rückzugsverhalten, körperliche Beschwerden mit psychosozialen Ursachen) als auch externalisierende Verhaltensweisen (z. B. Aufmerksamkeitsstörungen, aggressives oder delinquentes Verhalten, Drogenmissbrauch und andere regelbrechende Aktionen; McFarlane et al., 2003; Molcho, Harel & Dina, 2004). Extremes Mobbingverhalten durch Schüler wird auch zu den anormalen Verhaltensweisen gezählt (Juvonen, Graham & Schuster, 2003; Mischna, 2003).

Es gibt auch Arten von Verhaltensauffälligkeiten, die weniger einfach zu verstehen, zu erklären und zu lösen sind. Einige davon gehören zu den selbstverletzenden Verhaltensweisen (SVV). Selbstverletzendes Verhalten ist eine der auffälligsten und beängstigenden Verhaltensweisen von Menschen mit geistiger Behinderung. Die einfachste Definition von SVV ist, dass sie jedes Verhalten betreffen, das bei sich selbst Gewebeschäden wie Prellungen, Rötungen und offene Wunden verursacht. Es kann als Folge von Missbrauch und Inzest auftreten, aber in vielen Fällen sind die Gründe und Ursachen der SVV nicht bekannt, obwohl sowohl physiologische als auch soziale Faktoren eine wichtige Rolle spielen. Zu den häufigsten Formen dieser Verhaltensweisen gehören Kopfschlagen, Handbeißen und Kratzen und übermäßiges Scheuern (self-rubbing; Edelson, 2005).

Auch bei Verhaltensphänotypen bestimmter Syndrome ist bekannt, dass sie nicht kontextunabhängig sind. Neben interindividuellen Unterschieden zeigen

Studien bei Mädchen mit Rett-Syndrom, aber auch bei Jungen mit Fragilem-X-Syndrom, Kindern mit Cornelia-de-Lange- und Angelman-Syndrom, dass die stereotypen Verhaltensweisen keineswegs unabhängig von sozialen Bedingungen sind (Sarimski, 2005a).

9.3.3 Verhaltensauffälligkeiten als Verhaltensphänotyp

SVV hat eine ungewöhnlich hohe Frequenz bei einigen Erkrankungen wie tiefgreifende Entwicklungsstörungen (z. B. Autismus), Tourette-Syndrom, Borderline-Persönlichkeitsstörungen und Schizophrenie und wird unterschieden vom suizidalen Verhalten. Bei Menschen mit Schizophrenie ist vorsätzliche Selbstbeschädigung ein starker Prädiktor für Suizid. SVV tritt als Verhaltensauffälligkeit oftmals bei Personen mit geistiger Behinderung, aber vor allem bei dem Lesch-Nyhan-Syndrom, Cornelia-de-Lange-Syndrom, Fragile-X-Syndrom und Smith-Magenis-Syndrom auf.

Verhaltensphänotypen sind Verhaltensmuster, die charakteristisch für bestimmte Ursachen der geistigen Behinderung sind. Diese Verhaltensmuster ergeben sich primär aus biologischen, genetischen oder emotionalen Störungen, aber sie werden von Umgebungs- und Entwicklungsfaktoren beeinflusst (O'Brien & Yule, 1995). Dabei sei angemerkt, dass Verhaltensphänotypen für jedes Syndrom nicht unbedingt einzigartig sind. Außerdem zeigen nicht alle Personen mit einem bestimmten Syndrom unbedingt alle Muster des Verhaltensphänotyps. Es herrscht aber Einigkeit darüber, dass bestimmte Verhaltensphänotypen häufiger vorkommen bei Menschen mit bestimmten genetischen Erkrankungen (Dykens, 1995; Dykens, Hodapp & Finucane, 2000; Gilberg & O'Brien, 2000; Moldavsky, Lev & Lerman-Sagie, 2001; Ruggieri & Arberas, 2003; Steinhausen et al., 2002). So besteht zum Beispiel bei Menschen mit dem Prader-Willi-Syndrom als Verhaltensphänotyp der Wunsch, enorme Mengen an Nahrung zu erlangen, zu essen und zu horten. Sie unternehmen alles, um dieses Ziel zu erreichen. Es kann als Verhaltensauffälligkeit bezeichnet werden, weil dieses Verhalten der eigenen Gesundheit sehr schadet und da es oft zu enormen Problemen innerhalb der Familie, Schule und anderer sozialer Einstellungen führen kann (Percy, Brown & Lewkis, 2007). Repetitive (wiederholte) und zwanghafte Verhaltensformen erwiesen sich als Syndrom-spezifische Merkmale in Vergleichsstudien, bei denen der Verhaltensphänotyp von Kindern mit Prader-Willi-Syndrom und mit Fragilem-X-Syndrom erhoben wurde (Sarimski, 2005a). Über Kinder mit Fragilem-X-Syndrom berichteten zwei Drittel der Eltern und Betreuer, dass sie dazu neigen, stereotyp auf Objekten oder Körperteilen zu »kauen«; über die Hälfte neigt danach zu repetitiven Handbewegungen (Steinhausen et al., 2002). Stereotype Verhaltensweisen sind auch vielfach bei Kindern mit Cri-du-chat- und Cornelia-de-Lange-Syndrom dokumentiert (Sarimski, 2003). So beschrieben Ross Collins & Cornish (2002) bei mehr als 70 % der Personen mit Cri-du-chat-Syndrom die Neigung zu rhythmischem Kopf- oder Körperschaukeln. Hyman et al. (2002) berichteten, dass 70% der Personen mit Cornelia-de-Lange-Syndrom Ordnungszwänge zeigen, über 60 % ein zwanghaftes Berühren von Gegenständen (ebd.). Charakteristisch sind auch die Stereotypien für das Störungsbild des Rett-Syndroms. Es handelt sich um eine genetisch bedingte Entwicklungsstörung, die mit einem Verlust der Fähigkeit zielgerichteter Handbewegungen und dem Verlust vorhandener oder dem Ausbleiben sprachlicher Fähigkeiten sowie mit charakteristischen stereotypen Handbewegungen, die von Andreas Rett als »waschende« Handbewegungen mit hoher Frequenz und zwanghaftem Charakter beschrieben wurden (Rett, 1966), einhergeht.

Stereotype Verhaltensweisen gehören auch zu den diagnostischen Kriterien der autistischen Störung und bilden damit einen Teil der so genannten »autistischen Triade«, d. h. der zentralen Verhaltensbereiche, in denen sich bei einer autistischen Störung Auffälligkeiten zeigen. Repetitive und stereotype Verhaltensmuster treten allerdings auch häufig bei Menschen mit einer geistigen Behinderung ohne Autismus auf und differenzieren daher im Vergleich zum Sozialverhalten und zur Kommunikation am wenigsten zwischen diesen beiden Personengruppen (Symalla, 2005).

Wenn eine solide Basis der vergleichenden epidemiologischen Forschung fehlt, sollte man mit dem Begriff den Verhaltensphänotyp vorsichtig umgehen, da dies schnell zu einerseits positiv gemeinter Mythenformung aber andererseits auch zu unnötiger Stigmatisierung führen kann. So wird bei Menschen mit Down-Syndrom oft angenommen, dass sie eine freundliche, liebevolle und aufgeschlossene Persönlichkeit besitzen oder störrisch sind und sich mit einem zwanghaften Temperament gegen Veränderungen wehren. Diese Ansichten sind aber eine plakative Vereinfachung der Realität. Personen mit Down-Syndrom haben mehr Verhaltens- und psychische Probleme als andere Personen in der Bevölkerung, aber weniger im Vergleich mit Menschen mit einer anderen Ursache der geistigen Behinderung (Roizen & Patterson, 2003). Zu den psychischen Störungen von Erwachsenen mit Down-Syndrom zählen am häufigsten ernste Depressionen (6,1 %) und aggressives Verhalten (6,1 %; ebd.). Menschen mit Down-Syndrom haben im Vergleich zu anderen Menschen mit und ohne Behinderungen ein erhöhtes Risiko, an einer Demenz vom Alzheimer-Typ (DAT) zu erkranken (▶ Kap. 9.9).

9.4 Angststörungen

Alle Menschen empfinden Angst. Angst äußert sich als ein Gefühl der Beklemmung, wobei körperliche Symptome wie Herzklopfen, Schwitzen und andere unangenehme Gefühle auftreten, die oft als stressige Situation erlebt werden. Es ist eine besondere Art der Reaktion auf einen Stressor. Unter normalen Umständen sind bestimmte Formen von Angst hilfreich bei der Anpassung und als Reaktion auf bestimmte Situationen. Sie schaffen emotionale, physiologische und Verhaltensreaktionen für externe Bedrohungen (z.B. ein Einbrecher, ein Fahrzeug, das zu spät bremst). Menschen beurteilen kontinuierlich ihre Umgebung und Situationen auf mögliche Gefahren und mobilisieren ihre Ressourcen, um zu fliehen oder sich selbst oder andere zu schützen. Allerdings, zu viel Angst oder langandauernde Angst kann in einem unangenehmen emotionalen Zustand resultieren, wobei eine Person die Situation falsch beurteilt oder nicht in der Lage ist, seine Ressourcen zur Flucht oder zur Abwehr zu organisieren. Die meisten Menschen haben diese Situation schon einmal erlebt – zum Beispiel, wenn man sich bei plötzlicher Angst nicht mehr bewegen kann.

Angst kann sowohl physiologische als auch psychologische Effekte haben, vor allem, wenn Menschen durch die Ereignisse völlig überwältigt sind. Menschen unterscheiden sich nicht nur im Grad ihrer Angstanfälligkeit, sondern auch in ihrer Fähigkeit, mit allgemeinen Ängsten und bestimmten Arten von Ängsten fertigzuwerden. Was auch immer die Ursache der Angst ist, trotz vieler individueller Unterschiede bei ernsten Auswirkungen und/oder andauernder Angst kann die Furcht sich in irrationalen und unrealistischen Gedanken und Verhaltensweisen äußern, die zum Leiden oder zur Lebenserschwernis führen kann. Es gibt zahlreiche Arten von Angststörungen. Einige der am häufigsten Auftretenden sollen im Folgenden beschrieben werden.

Phobien sind langanhaltende Ängste, die in keinem Verhältnis zur tatsächlichen Bedrohung stehen. *Spezifische Phobien* können Ängste vor Dingen in der physischen Umgebung betreffen, wie Schlangen, Spinnen, offenes Wasser, Höhen oder enge Räumlichkeiten. Bei *sozialen Phobien* haben Menschen eine übermäßige Angst vor sozialen Situationen, – man fühlt sich zum Beispiel verlegen oder ängstlich in der Gegenwart anderer. *Agoraphobie* beschreibt das Verhalten von Menschen, die Angst haben, ihre sichere Umgebung zu verlassen. Der Begriff bedeutet wörtlich »Angst vor offenen Räumen«. Phobien unterscheiden nach Geschlecht und Altersgruppen und sind durch genetische und umweltbedingte Faktoren beeinflusst (Hettema et al., 2005).

Eine *Panikstörung* wird gekennzeichnet durch wiederkehrende Attacken von plötzlicher, unerwarteter Verwirrung und Entsetzung. Diese werden gewöhnlich von Gefühlen begleitet, so dass man die Kontrolle oder den Verstand verliert, z. B. Angst vor dem Sterben, erhöhte Herzfrequenz, Schwitzen, Atemnot, Schwindel, Desorientierung oder Loslösung von der eigenen Umgebung. Panikattacken unterscheiden sich von anderen Arten von Angst, indem sie von kurzer Dauer und sehr intensiv sind. Panikstörungen können vorwiegend aus emotionalen und kognitiven Faktoren heraus erklärt werden, aber sie können zum Teil auch durch biologische Funktionen erklärt werden.

Eine *Generalisierte Angststörung* ist ein ständiger Zustand der übermäßigen Sorge oder Angst über zahlreiche Dinge. In einigen Fällen steht dies im Zusammenhang mit einer bestimmten Furcht oder Angst, aber in anderen Fällen nicht. Chronische Symptome körperlicher und emotionaler Erregung sind typisch. Menschen mit generalisierter Angststörung möchten Problemereignisse vorhersehen und zukünftige Probleme beeinflussen. Sie fühlen sich aber nicht in der Lage, dies zu tun, da sie die Kontrolle über die Situation verloren haben. Bei solchen Befürchtungen werden logische Erklärungen von Situationen, die ganz offensichtlich erscheinen, durch irrationale überlagert. Man bleibt angespannt, aufgeregt und entmutigt. Es führt manchmal sogar zu körperlicher und emotionaler Erschöpfung.

Bei *Zwangsstörungen* (Obsessive Kompulsive Störung) kommen zwei Aspekte oftmals zusammen vor. Diese Störung kann durch die Besessenheit der Person von Ideen, Sorgen und Ängsten, die immer wiederkehren und unerwünscht sind, charakterisiert werden. Diese werden oft von Verhaltensweisen begleitet, wobei die Person sich gezwungen fühlt, etwas zu tun, auch wenn sie es eigentlich nicht will.

»*Als Zwang wird ein unwiderstehlicher Drang bezeichnet, bestimmte Denk- und Handlungsvollzüge zu absolvieren, obgleich sie als unsinnig und belastend empfunden werden. Die Zwangsgedanken und Zwangshandlungen werden als abnorm und unsinnig erkannt und abgelehnt, erscheinen aber gleichzeitig als imperativ und unabweisbar. Obgleich sie als persönlichkeitsfremd empfunden werden, können sie kaum unterdrückt und abgewehrt werden, weil dies mit einer intensiven, unerträglichen Angstspannung verbunden wäre. Die Zwangssymptome dienen subjektiv der Vorbeugung gegen ein objektiv unwahrscheinliches, Schaden bringendes Ereignis oder der Neutralisierung der Befürchtung selbst Unheil anzurichten.*« (Seifert, 2005, 24)*

Oft sind diese Verhaltensweisen selbst wiederholend und ritualisiert. Andere Menschen können diese Verhaltensweisen als dumm, komisch, böse oder sogar schrecklich interpretieren, aber der Person selbst erlauben solche Handlungen oft eine Erleichterung der mentalen Anspannung und Angst, auch wenn dies nur vorübergehend ist. Manche Menschen haben z. B. zwanghafte Gedanken, dass ihre Hände immer sauber sein sollten, und befürchten, dass viele Keime auf ihren Händen sind. Folglich waschen sie ihre Hände hunderte Male pro Tag. Zwangsstörungen kommen bei Männern, Frauen und Kindern vor. Obwohl hohe Prävalenzraten wie 2–3 % bei Erwachsenen genannt werden, gibt es auch Studien, in denen niedrigere Raten gefunden werden. So betrug die Ein-Jahr-Prävalenzrate in einer US-Studie 0,084 % für Erwachsene im ambulanten Bereich (Fireman et al., 2001). In einer britischen Studie (Heyman et al., 2003) wurde für Zwangsstörungen eine Prävalenz von 0,25 % für Kinder von 5–13 Jahren konstatiert.

»*Während sich ›echte‹ Zwangsstörungen häufig in Form von Waschzwängen und Kontrollzwängen äußern, zeigt sich stereotypes Verhalten im Rahmen einer autistischen Störung eher als exzessives Ordnen, Sammeln, Berühren oder auch als selbststimulierendes Verhalten (McDougle et al., 1995). Im Gegensatz zu Menschen mit Zwangsstörungen, die sich gemäß den klinisch-diagnostischen Kriterien von ihren Zwangssymptomen beeinträchtigt fühlen, sie als unsinnig oder inadäquat erleben usw., erleben autistische Menschen ihre stereotypen Handlungen meistens als positiv und selbstverstärkend. Dies wird vor allem in den Äußerungen autistischer Menschen deutlich, die solche Verhaltensauffälligkeiten aus ihrer Innensicht beschreiben.*« (Symalla, 2005, 41)*

9.5   Depressionen

Die Hauptmerkmale (Symptome), die für die Diagnose der Depression im ICD-System erforderlich sind: gedrückte Stimmung, Interessen- und Freudlosigkeit, Antriebsstörungen und Müdigkeit. Andere häufig vorkommende Nebensymptome sind Konzentrationsschwierigkeiten, mangelndes Selbstwertgefühl, Schuldgefühle, Hemmung oder Unruhe, Selbstschädigung, Schlafstörung und Appetit-minderung. Unipolare (depressive) und bipolare (manisch-depressive) Störungen sind die häufigsten Formen einer heterogenen Gruppe von Erkrankungen. Sie werden auch Stimmungsstörungen oder affektive Störungen genannt. Trauer und Freude sind Teil des täglichen Lebens, aber sie können von einer klinischen Depression und einer ungewöhnlichen Hochstimmung unterschieden werden. Vorübergehende depressive Stimmungsschwankungen (»the blues«) können durch verschiedene Faktoren ausgelöst werden, wie z. B. eine schlechte Note in der Schule oder in einer prämenstruellen Phase.

Menschen werden als depressiv diagnostiziert, wenn sie übermäßig traurig sind, ohne dass es hierfür einen zureichenden Grund gibt, und sie werden als manisch-depressiv diagnostiziert, wenn sie deutlich mehr begeistert sind, als es für die Situation angemessen erscheint, und dies zu Problemen führt. Eine unipolare Depression kommt fast doppelt so häufig bei Frauen wie bei Männern vor; ca. 20 % der Frauen und 12 % der Männer erfahren in ihrem Leben die Auswirkungen dieser Störung in einem solchen Ausmaß, dass eine Behandlung notwendig sein könnte (Beers & Berkow, 2005). Unipolare Störungen beginnen in der Regel, aber nicht immer, in einem Alter von 20 bis 45 Jahren (ebd.).

Bipolare Störungen, bei denen depressive Episoden sich mit Zeiten der Manie abwechseln, kommen bei 4–5 % der allgemeinen Bevölkerung vor (Beers & Berkow, 2005). Dies betrifft die Geschlechter gleichermaßen, wobei depressive Formen bei Frauen, manische Formen bei Männern überwiegen. Es werden vier Subtypen der bipolaren Störungen unterschieden: Bipolar-I, Bipolar-II, Zyklothymie und »Schnelle Zyklen« (Rapid Cycling). Bipolar-I wird durch extrem lange Perioden mit relativ moderaten Formen der Depression gekennzeichnet. Bipolar-II äußert sich in Episoden einer schweren Depression, die durch deutliche Perioden mit relativ geringer Manie getrennt sind. Bei Zyklothymie gibt es relativ moderate Episoden der Manie und Depression. Bei der Rapid-Cycling-Störung kann es bis zu vier Perioden von großer Energie und Zeiten der Depression innerhalb eines Jahres kommen. Manische Depressionen wurden meistens bei Personen im Alter von 20 oder 30 Jahren zum ersten Mal diagnostiziert; heute gibt es jedoch auch Teenager und noch jüngere Kinder mit dieser Diagnose (Kluger & Song, 2002). Genetische Faktoren spielen vermutlich eine Rolle bei der bipolaren Störung. Ein Kind mit einem Elternteil mit einer bipolaren Störung hat ein Risiko von 10–30 %, um auch hieran zu erkranken. Familien-, Zwillings-, und Adaptionsstudien zeigen, dass die bipolare Störung eine starke genetische Grundlage hat, wobei der Einfluss bestimmter Gene noch nicht deutlich ist (Hayden & Nürnberger, 2006).

Wenn eine bipolare Störung nicht behandelt wird, führt dies bei etwa 15 % dieser Personen zum Tod durch Selbstmord (Shastry, 2005). Eine Meta-Analyse zeigte, dass das lebenslange Risiko von Suizidversuchen wesentlich höher bei Menschen mit Bipolar-II-Störung als bei Menschen mit unipolaren Störungen liegt (Rihmer & Pestality, 1999). Suizid kommt am häufigsten vor bei jungen und älteren Männern mit einer bipolaren Störung, die nicht über ein gut funktionierendes soziales Netzwerk verfügen. Die Selbsttötung findet in der Regel innerhalb von vier bis fünf Jahren nach der Diagnose statt (ebd.).

9.6 Autismus

Nach der Internationalen Klassifikation ICD-10 wird frühkindlicher Autismus, Atypischer Autismus, das Asperger-Syndrom sowie Rett-Syndrom und die desintegrative Störung im Kindesalter unter den tiefgreifenden Entwicklungsstörungen (F84) klassifiziert.

Bei autistischen Kindern können in allen Sinnesbereichen (Hören, Sehen, Schmecken, Riechen, Fühlen, Tasten) Störungen in der Verarbeitung der Außenreize auftreten. Insbesondere haben sie große Schwierigkeiten, die Reize von verschiedenen Sinneskanälen zu einem Gesamteindruck zu kombinieren. Am schwerwiegendsten ist jedoch die Störung des Verständnisses für soziale Reize.

9.6.1 Ätiologie

Der Autismus-Begriff kennzeichnet eine tiefgreifende Entwicklungsstörung, die sich bereits vor Vollendung des dritten Lebensjahres manifestiert. Eine autistische Störung wird aktuell als eine neurobiologische, organisch bedingte Störung der Hirnentwicklung verstanden.

> *» Für eine genetische Disposition sprechen eine ganze Reihe internationaler Familien- und Zwillingsuntersuchungen (Dalferth, 1990), da sich bei eineiigen Zwillingen eine Konkordanzquote von 82 bis zu 91 % nachweisen ließ. Neben einer opolygenetischen Verursachung (die Beteiligung von 4–6 Genen gilt heute als wahrscheinlich) spielen Hirnschädigungen und Hirnfunktionsstörungen, über deren Zustandekommen unterschiedliche Auffassungen herrschen, eine zentrale Rolle. Erwiesen ist gleichfalls eine ganze Reihe von neurobiologischen und biochemischen Besonderheiten (Remschmidt, 2000), deren Zustandekommen im Einzelnen noch nicht geklärt ist.« (Dalferth, 2007, 35)*

9.6.2 Autismus und geistige Behinderung

Autismus ist nicht mit geistiger Behinderung gleichzusetzen. Trotzdem gelten viele Menschen mit autistischen Störungen als geistig retardiert. Dalferth (2007, 34) schätzt den Anteil auf ca. 60 % und Sarimski (2005c, 422) sogar auf mindestens 75 %. Solche hohen Anteile mögen vielleicht für klinische Stichproben zutreffen, aber solche Schätzungen hängen stark ab von der Identifikation durch den Diagnostiker und der Art der Diagnose. Wenn von bevölkerungsbasierten (population-based) Stichproben ausgegangen wird, liegt der Prozentsatz von autistischen Störungen mit gleichzeitiger geistiger Retardierung eher bei ungefähr 25 %. Allerdings ist nicht frühkindlicher Autismus die meistgestellte Diagnose des Autismus bei Prävalenzuntersuchungen mit dem DSM-IV- oder ICD-10-System (▶ Kap. 9.6.5, Kasten), sondern die Diagnosen »Asperger-Störung« oder »tiefgreifende Entwicklungsstörung nicht näher spezifiziert«. Die genannten 25 % ergeben sich durch die Annahme, dass Asperger-Patienten wie auch die Hälfte der Personen der Restkategorie nicht geistig retardiert sind.

9.6.3 Erscheinungsbild

Obwohl autistische Störungen sowohl im ICD-10- als auch DSM-IV-System als separate Diagnosegruppen betrachtet werden, wird nach der Publikation von Lorna Wing (1991) über Autismus-Spektrum-Störungen heute die Auffassung des Autismus in der Form eines Kontinuums von den meisten Wissenschaftlern geteilt. Untersuchungen legen nahe, »dass eine strenge kategoriale Abgrenzung zwischen diesen Zustandsbildern wissenschaftlich nicht nachgewiesen werden kann, da die Unterschiede in der Symptomatik eher quantitativer denn qualitativer Natur zu sein scheinen« (Dalferth, 2007, 34). Menschen mit ernster Problematik, die klinisch auch als »Frühkindlicher Autismus« bezeichnet wird, zeigen eine schwere Störung der sozialen Interaktion (z. B. fehlender Blickkontakt, Unvermögen zu sozialen Beziehungen), der Kommunikation (z. B. fehlende Sprache oder Neigung zu echolalischen stereotypen Äußerungen), des Symbolgebrauchs (z. B. fehlendes Rollenspiel, gestörte Nachahmung), gleichförmige Körperbewegungen (Stereotypien) sowie extrem eingeschränkte Interessen und ein Beharren auf Gleichförmigkeit. Die ersten Anzeichen zeigen sich schon in der Periode von 18 Monaten nach der Geburt. Dalferth (2007, 35) skizziert dies folgendermaßen:

> *»Die Kinder sträuben sich, wenn sie auf den Arm genommen werden, schreien mitunter lange ohne ersichtlichen Grund, erwidern nicht ein freundliches Lächeln, wenn sich vertraute Personen nähern, nehmen nur kurz Blickkontakt auf oder vermeiden den Blickkontakt aktiv. Sie interessieren sich nicht für altersgemäßes Spielzeug oder für die Umwelt, achten nicht auf Zeigegesten der Erwachsenen und ahmen sie nicht nach. Sie reagieren wie taub auf Alltagsgeräusche, reagieren kaum auf Ansprache, wehren sich, wenn man sich mit ihnen beschäftigen möchte und erwecken den Anschein, dass sie sich am wohlsten fühlen, wenn sie sich allein, häufig mit wiederholenden Bewegungen oder immer mit den gleichen Gegenständen, stereotyp beschäftigen können. Die Sprachentwicklung verebbt in monotonen Lautbildungen. Schlafstörungen und Störungen bei der Nahrungsaufnahme sind nicht selten.« (Dalferth, 2007, 35)*

Die Unterscheidung von geistig behinderten Kindern mit und ohne autistische Störungen kann allerdings im frühen Kindesalter »im Einzelfall schwierig sein« (Sarimski, 2005c). Das Bild einer autistischen Störung zeigt sich oft der meist rigiden und tiefgreifenden Form in der Lebensphase zwischen dem fünften und achten Jahr. Außer der Forderung, dass die Symptome schon vor dem 36. Monat vorkommen sollten, werden nach den internationalen Klassifikationssystemen der ICD-10 und DSM-IV dem Autismus die folgenden Kernsymptome zu Grunde gelegt, wobei in jedem Bereich mehrere einschlägige Auffälligkeiten vorkommen sollten:

- eine qualitative Beeinträchtigung der zwischenmenschlichen Beziehungen/ Interaktionen,
- eine schwere Beeinträchtigung der Kommunikation und der Phantasie,
- deutlich eingeschränktes Repertoire von Aktivitäten und Interessen (ein zwanghaftes Bestehen auf Gleicherhaltung der Umwelt mit Panik und Angst bei Veränderungen), mannigfaltige stereotype Verhaltensweisen und -muster.

Bei der DSM-IV müssen mindestens sechs Kriterien aus (1), (2) und (3) zu-treffen, wobei mindestens zwei Kriterien aus (1) und je ein Kriterium aus (2) und (3) stammen müssen (Kriterien der autistischen Störung nach DSM-IV (299.00):

1. *qualitative Beeinträchtigung der sozialen Interaktion* in mindestens zwei der folgenden Bereiche:
   a) ausgeprägte Beeinträchtigung im Gebrauch vielfältiger nonverbaler Verhal-tensweisen wie beispielsweise Blickkontakt, Gesichtsausdruck, Körperhal-tung und Gestik zur Steuerung sozialer Interaktionen,
   b) Unfähigkeit, entwicklungsgemäße Beziehungen zu Gleichaltrigen aufzu-bauen,
   c) Mangel, spontan Freude, Interessen oder Erfolge mit anderen zu teilen (z. B. der Mangel, anderen Menschen Dinge, die für den Betroffenen von Bedeu-tung sind, zu zeigen, zu bringen oder darauf hinzuweisen),
   d) Mangel an sozio-emotionaler Gegenseitigkeit;
2. *qualitative Beeinträchtigung der Kommunikation* in mindestens einem der fol-genden Bereiche:
   a) verzögertes Einsetzen oder völliges Ausbleiben der Entwicklung von ge-sprochener Sprache (ohne den Versuch zu machen, die Beeinträchtigung durch alternative Kommunikationsformen wie Gestik oder Mimik zu kom-pensieren),
   b) bei Personen mit ausreichendem Sprachvermögen deutliche Beeinträchti-gung der Fähigkeit, ein Gespräch zu beginnen oder fortzuführen,
   c) stereotyper oder repetitiver Gebrauch von Sprache oder idiosynkratische Sprache,
   d) Fehlen von verschiedenen entwicklungsgemäßen Rollenspielen oder sozialen Imitationsspielen;
3. *beschränkte, repetitive und stereotype Verhaltensweisen, Interessen oder Ak-tivitäten* in mindestens einem der folgenden Bereiche:
   a) umfassende Beschäftigung mit einem oder mehreren stereotypen und begrenzten Interessen, wobei Inhalt und Intensität abnorm sind,
   b) auffälliges und starres Festhalten an bestimmten nichtfunktionalen Ge-wohnheiten oder Ritualen.

Sowohl für die soziale Interaktion als auch für die Kommunikation von Men-schen mit autistischen Störungen gibt es ein übergreifendes Phänomen: die Unfä-higkeit, sich angemessen in das Denken und Fühlen anderer Menschen hineinzu-versetzen, auch fehlende »Theory of Mind« genannt (Baron-Cohen, 1985). Das Verhalten der anderen Menschen wird oft nicht verstanden, wodurch sie egozen-trisch und eigenbrötlerisch wirken. Sie können durch fehlende Empathie und feh-lendes Rollenübernahmeverhalten nur begrenzt auf Signale und Kommunikation ihrer sozialen Umwelt reagieren.

9.6.4 Einschätzung und Diagnostik

Die Diagnostik des Autismus besteht aus einer gezielten entwicklungs- und symptomorientierten Befragung der Eltern und einer strukturierten Beobachtung des Verhaltens des betroffenen Kindes bezüglich des Verhaltensmusters und bestimmter Funktionsbereiche. Dazu sind viele standardisierte Instrumente entwickelt worden. Für eine grobe frühe Erfassung des Kindes im Kleinkindalter wird das Screening-Instrument M-CHAT (Modified Checklist for Autism in Toddlers) eingesetzt. M-CHAT (Robins et al., 2001) ist eine Erweiterung und Modifikation von CHAT (Baron-Cohen et al., 1992; 1996) mit 23 Ja-Nein-Fragen an Eltern. Die Sensitivität und Spezifizität dieses modifizierten Tests ist mit 0.97 und 0.95 hoch (Eaves et al., 2006) und ermittelt M-CHAT eine hohe Wahrscheinlichkeit für das Vorliegen einer autistischen und keiner anderen Störung im Alter von 16 bis 30 Monaten. Empfohlen wird ein Screening mit M-CHAT in der Regel im Alter von 24 Monaten, da nach einer großen Untersuchung von Pandey et al. (2008) sich ergab, dass die »positive predictive power« des Tests für das Bestehen einer autistischen Störung bei 24 Monaten signifikant höher als bei 18 Monaten ist.

Während der M-CHAT durch Chawarska et al. (2008, 33) als ein sogenannter »level 1 screener« bezeichnet wird, nämlich ein erstes »population-based« Screening-Instrument, sind andere diagnostische Verfahren geeignet für die zweite Stufe, nämlich ein »screening of children suspected of having a developmental disorder« (ebd., 33). Zu der letztgenannten Kategorie von Instrumenten sind die CARS (Childhood Autism Rating Scale) von Schopler et al. (1988) sowie die SCQ (Social Communication Questionnaire) von Rutter et al. (2003) zu zählen. CARS ist ein beliebtes Instrument für Kinder ab zwei Jahre, zeigt eine höhere Sensitivität bei älteren Kindern und Erwachsenen, wird aber häufig falsch verstanden, und zwar als Diagnose- statt als Screening-Instrument. CARS besteht aus einer Verhaltensbeobachtung bzw. Interviewskala mit 15 verschiedenen Funktionsbereichen und ist nach Videoaufnahmen mit den Kindern und retrospektiven Interviews mit den Eltern entwickelt worden (Matson, 2008). Die Bewertung erfolgt auf einer vierstufigen Skala (von unauffällig = 1 Punkt, bis hochgradig abnorm = 4 Punkte). Bei einem Gesamtwert von mehr als 36 Punkten besteht der Verdacht auf Autismus. Die SCQ besteht aus 40 Fragen und ist ein auf dem Diagnostikinstrument ADI-R (Autism Diagnostic Interview-Revised) beruhender Elternfragebogen, dessen Ziel die Erfassung der sozialen Interaktion und Kommunikationsfähigkeit sowie spezifischer Verhaltensweisen ist. Eine relativ hohe Sensitivität und Spezifizität (0.85 und 0.75) zeigen sich bei Kindern ab vier Jahren bzw. einem Entwicklungsalter über zwei Jahren (Matson, 2008, 13).

Als zuverlässige Diagnostikinstrumente werden die ADOS-G (Autism Diagnostic Observation Schedule-Generic) und ADI-R (Autism Diagnostic Interview-Revised) empfohlen, deren Diagnostikbatterie auf den Diagnosekriterien nach ICD-10 bzw. DSM-IV basieren. Für die Verwendung der beiden Instrumente wird eine entsprechende Ausbildung verlangt (Chawarska et al., 2008; Bernard-Opitz, 2005) Der ADI-R ist ein semistrukturiertes und standardisiertes Elterninterview, liegt in einer deutschen Fassung von Poustka et al. (1996) vor und besteht aus 89 Fragen zur Entwicklungs- und Verhaltensgeschichte, zu gegenwärtigen Auffälligkeiten im Bereich von Sozialentwicklung und Kommunikation sowie über die elterliche Wahrnehmung des kindlichen Verhaltens.

>*Die Fragen beziehen sich u. a. auf die reziproke Qualität der sozialen Interaktion und Kommunikation, den Sprachgebrauch, repetitive, stereotype und restriktive Verhaltensweisen und einzelne Auffälligkeiten wie selbstverletzendes Verhalten, Überaktivität oder Aggressivität. Das Interview eignet sich für Kinder mit einem mentalen Alter von mehr als 18 Monaten und hat sich in einer multizentrischen Erprobung in acht Zentren an 432 Kindern als reliables und valides Instrument bewährt (Lord et al., 1997). Allerdings ist es selbst in einer Kurzform mit 40 Items noch sehr aufwändig (Bearbeitungszeit von 90 Minuten).« (Sarimski, 2005c, 422 f.)*

Ergänzend zu dieser Elternbefragung wird oft auch der ADOS-G, ein strukturiertes Beobachtungsinstrument, abgenommen. ADOS-G schätzt das Verhalten in drei Funktionsbereichen ein, nämlich:

- soziale Interaktion wie Blickkontakt, Nachahmung und imaginatives Spiel,
- Kommunikation wie Zeigegeste, Kopfschütteln und funktionale Sprache und
- stereotypes Verhalten wie zwanghafte Routinen und Wahrnehmungsauffälligkeiten (Degner, 2003; Bernard-Opitz, 2005).

ADOS-G enthält einen verbalen Teil für ältere und einen präverbalen Teil für jüngere Personen (Rühl et al., 2004).

>*Es enthält bei jüngeren Kindern vorstrukturierte Proben zur Beurteilung der sozialen und kommunikativen Interaktion, z. B. Beobachtungen zur Nachahmung, zur gemeinsamen Aufmerksamkeitsabstimmung, Mitteilung von Wünschen und symbolischem Spiel. Bei älteren Kindern wird auch die Fähigkeit beurteilt, auf Fragen zum Verständnis emotionaler und sozialer Zusammenhänge einzugehen. Die Kriterien der Bewertung einzelner Verhaltensmerkmale haben sich z. B. in einer Untersuchung von 223 Kindern und Erwachsenen zur Differenzialdiagnose von Kindern mit autistischen Störungen gegenüber Kindern und Erwachsenen mit mentaler Behinderung bewährt (Lord et al., 1999).«* (Sarimski, 2005c, 423)

9.6.5 Prävalenz

Anhand epidemiologischer Studien mit DSM-IV- oder ICD-10-Kriterien für die Definition von tiefgreifenden Entwicklungsstörungen wurden die folgenden Prävalenzraten (pro 10 000 Kinder und Jugendliche bis 16 Jahren; Totalprävalenz 59,5 pro 10 000 (ca. 0,6 %)) berechnet (Haveman & Reijnders, 2002; Haveman, 2002):

- frühkindlicher Autismus: 8,1
- Asperger-Störung: 38,4
- Desintegrative Störung: 0,5
- Rett-Syndrom: 0,5
- tiefgreifende Entwicklungsstörung, nicht näher spezifiziert: 12,0

9.6.6 Pädagogische Konsequenzen

Die pädagogische Fachliteratur im Bereich der Geistigbehindertenpädagogik ist zwiespältig bzgl. des Gebrauchs des Begriffes »Autismus«. Es gibt eine Neigung zur Ungenauigkeit im Sprachgebrauch. So wird manches Verhalten bei Menschen mit geistiger Behinderung »autistisch« genannt, ohne auf festgelegte Kriterien der internationalen Diagnosesysteme ICD-10 oder DSM-IV zurückzugreifen. Bei näherer Begutachtung der Problematik sind viele der beobachteten Verhaltensweisen eher bei der Kategorie »tiefgreifende Entwicklungsstörungen, nicht näher spezifiziert« einzuordnen. Der frühkindliche Autismus nach Leo Kanner war und ist durch die deutliche Assoziation mit tiefgreifenden kognitiven Problemen in der Form einer mentalen Retardierung relevant für diesen Sektor. Das Asperger-Syndrom war als Gegenpol zum sogenannten Kanner-Syndrom kaum störend, da diese Personengruppe wegen des Intelligenzkriteriums sowieso nicht zur Zielgruppe gerechnet werden konnte. Die heutige Auffassung, dass »der Autismus« aus ebenso vielen Varianten, wie es Personen gibt, besteht und dass diese Varianten vor allem über ein Kontinuum nach Grad und Art der Erscheinungsform abgebildet werden können, nämlich als Autismus-Spektrum-Störungen, war eher lästig, da es zu Demarkationsproblemen führte. Diese Undeutlichkeiten bei der Differenzierung des Autismus, aber auch die Probleme der Abgrenzung des Konstrukts »Autismus« von dem Konstrukt »geistige Behinderung« bestehen noch immer und führen nicht nur für Sonderpädagogen zu Problemen in der Praxis.

In einer Untersuchung von Theunissen und Schirbort (2003) wird deutlich, dass Schüler im Förderschwerpunkt Geistige Entwicklung sich in Verhaltensauffälligkeiten unterscheiden. Schüler mit geistiger Behinderung und mit autistischen Zügen zeigten mehr Verhaltensauffälligkeiten als Schüler mit geistiger Behinderung ohne ein derartiges Störungsbild (ebd., 50). Vor allem Bereiche wie Auffälligkeiten gegenüber Sachobjekten, selbstverletzendes Verhalten, Hyperaktivität, Arbeitsverweigerung und fremdaggressives Verhalten wurden häufiger beobachtet. Bei Schülern mit geistiger Behinderung ohne zusätzliche autistische Störung kam »Streiten« signifikant häufiger vor. Eine mögliche Erklärung für diesen Unterschied könnte sein, dass zum Streiten die Fähigkeit des Einnehmens und Verstehens des Standpunkts des anderen, d. h. die Fähigkeit zum »Theory of Mind« (▶ Kap. 6.3.5), vorhanden sein muss.

9.7 Deprivationssyndrom (psychischer Hospitalismus)

Das Deprivationssyndrom beschreibt psychische und körperliche Folgeerscheinungen, wenn Kindern die für ihre Entwicklung notwendigen kommunikativen und sozial interaktiven Prozesse vorenthalten werden. Eine solche systematische und langdauernde soziale Vernachlässigung kann sowohl in Anstalten und anderen betreuten Wohneinrichtungen wie auch in anderen Situationen des Verbleibes mit ausschließlichem Verwahrungscharakter vorkommen. Es wird davon ausgegangen, dass eine schwere seelische Deprivation auch körperliche Folgen nach sich zieht und umgekehrt bei schwerer pädagogischer Vernachlässigung auch psychische Symptome auftreten. Aus der fehlenden Stimulation als Folge schwerer Deprivation kann man die Ursache für das Vorhandensein repetitiver Stereotypen sowie Wahrnehmungsverarbeitungsstörungen ableiten. Daher ist vor allem bei Kleinkindern, die sich in einer hospitalisierenden Umgebung befinden, keine zuverlässige Differenzialdiagnose zum Autismus möglich. Im Zustand der schweren Deprivation zeigen nichtautistische Kinder nahezu die gleichen Symptome. Eine klare Differenzierung zwischen Hospitalismus und Autismus kann daher nur außerhalb einer hospitalisierenden Umgebung erfolgen, wenn die Symptome von Hospitalismus abklingen, während die (gleichen) Symptome bei Autismus in unverminderter Intensität bleiben.

Die amerikanischen Kinderpsychiater Perry und Szalavitz beschrieben in ihrem Buch »The boy who was raised as a dog« (2010) den Fall eines extrem verwahrlosten Jungen von sechs Jahren. Als Baby verlor er seine Mutter und Großmutter und wuchs bei einem Hundezüchter auf. Er wurde in einen Käfig gesperrt, bekam zu essen und eine saubere Windel, aber es wurde kaum mit ihm gesprochen. Während der Krankenhausaufnahme warf Justin mit Kot und konnte nicht sprechen oder laufen. Auf dem MRI-Scan sah sein viel zu kleines Gehirn aus wie das eines Alzheimer-Patienten. In der stimulierenden Umgebung einer Pflegefamilie fing er an, sich zu entwickeln, und im Alter von acht Jahren konnte er in einen Kindergarten gehen. Es ist nicht bekannt, ob es bleibende, permanente Beeinträchtigungen gibt. In der Medizin und Psychologie verwendet man für die schwerste Form von psychischem Hospitalismus oft den Begriff »Kaspar-Hauser-Syndrom« bei völligem Reizentzug in Kombination mit Misshandlung bzw. falscher Haltung/Einpferchung. Der Begriff wird für Kinder verwendet, die über lange Zeit völligem Reizentzug und Misshandlungen ausgesetzt waren und somit in ihrer Entwicklung gestört wurden. Es äußert sich neben körperlicher und geistiger Unterentwicklung auch in extremer Ängstlichkeit.

Der niederländische Neurologe Swaab (2010) beschreibt dezidiert die Konsequenzen sozialer Isolation. Kinder, die während ihrer frühen Entwicklung emotional, psychisch und sozial verwahrlost worden sind, weisen ein kleineres Gehirn auf. Vor allem der präfrontale Cortex ist vielfach zu klein (ebd., 50). Betroffene Menschen haben für ihr weiteres Leben Beeinträchtigungen u. a. in kognitiven Bereichen, Sprache und Feinmotorik.

Als Symptome und Auffälligkeiten des psychischen Hospitalismus (Deprivationssyndrom) in individuell unterschiedlicher Ausprägung gelten: motorische Verlangsamung, ungenügende Reaktionsfähigkeit; passive Grundstimmung, Teilnahmslosigkeit bis zur Apathie; Kontakt- und Wahrnehmungsstörungen, die dem Autismus stark ähneln können; Erzwingen von Aufmerksamkeit, stehlen, lügen (bei Kindern); Resignation; motorische Unruhe und Stereotypien wie z. B. Kopfwackeln, Schunkeln bis zur Selbstverletzung (z. B. Anschlagen mit dem Kopf an die Wand); Störungen der Aufmerksamkeit und der Konzentration, schnelle

Ermüdbarkeit; geringe/fehlende Frustrationstoleranz (Neigung zu Wutanfällen), Aggressionen und Reizbarkeit; mangelnde soziale Integration oder gar keine Sozialisation, Neigung zu »asozialem« Verhalten; verstärktes Daumenlutschen; körperliche Retardierung (zum Beispiel Minderwuchs oder Abmagerung durch mangelhafte Ernährung); ungepflegtes Äußeres, verschmutzte und zerlumpte Kleidung, mangelnde Körperhygiene; intellektuelle und emotionale Retardierung, die das Ausmaß einer geistigen Behinderung annehmen kann (»Pseudodebilität«); Angstzustände, ängstlich-vermeidendes Verhalten; Leistungsschwäche; Depressionen und Weinerlichkeit, depressive Grundstimmung; geringes Selbstwertgefühl; mangelhaftes Gefühl von Geborgenheit und wenig Urvertrauen; Verantwortungslosigkeit gegenüber sich selbst und den Mitmenschen; monotone Bewegungen und ständig gleiche Fragestellungen.

9.8 Schizophrenie

Schizophrenie steht weltweit in der Prävalenz der Top 10 der schwerwiegenden Erkrankungen. Sie tritt bei etwa einem von 100 Menschen auf. Diese Prävalenz von etwa 1 % verdeutlicht, dass Schizophrenie häufiger als die Alzheimer-Krankheit oder Multiple Sklerose vorkommt (Beers & Berkow, 2005). Schizophrenie tritt bei Männern und Frauen gleichverteilt auf; lediglich das Erkrankungsalter ist bei Männern jünger (Murray et al., 2002). In den meisten Fällen beginnt die Erkrankung zwischen 18 und 25 Jahren bei Männern und zwischen 26 und 45 Jahren bei Frauen. Ein Beginn in der Kindheit, der frühen Jugend oder im Alter ist jedoch nicht ungewöhnlich. Es handelt sich meistens um eine lebenslange Erkrankung, die zu auszuschließenden emotionalen, sozialen und finanziellen Belastungen für die Person selbst und die Familien führt (Brady & McCain, 2004).

In der ICD-10 (WHO, 1992) und der DSM-IV-TR (APA, 2000) sind Kriterien festgelegt, die für die Diagnose Schizophrenie erfüllt sein müssen. Bei der Ausgabe dieses Buches stand leider noch nicht die angekündigte Ausgabe der DSM-V zur Verfügung. Nach dem Klassifikationssystem des DSM-IV-TR gibt es verschiedene Subtypen der Schizophrenie: paranoide, desorganisierte, katatone, residuale, schizoaffektive und undifferenzierte Schizophrenie.

Zum besseren Verständnis der Schizophrenie wird das Konzept der Symptommuster häufig verwendet. Zwei Symptommuster oder Syndrome werden dabei unterschieden: das Positiv-Schizophrenie-Syndrom, bei dem außer dem typischen Verhaltensmuster weitere Symptome hinzukommen (z. B. Wahnvorstellungen, intensive Wahrnehmung, übermäßige oder ungewöhnliche Bewegungen, Halluzinationen, emotionale Aufruhr, wütendes Sprechen). Beim Negativ-Schizophrenie-Syndrom fehlen Symptome der typischen Verhaltensmuster (z. B. Armut der Sprache, abgestumpfter oder flacher Gefühlsausdruck, Teilnahmslosigkeit für das, was in der Umwelt passiert; Andreasen & Olson, 1982; Tosato & Dazzan, 2005). Diese beiden Muster werden manchmal auch Typ-1- und Typ-2-Schizo-

phrenie genannt. Im Verhalten der Personen gibt es jedoch eine erhebliche Über-
lappung dieser Muster, und die meisten Menschen mit Schizophrenie können
nicht ausschließlich durch einen Typus beschrieben werden.

Schizophrene Erkrankungen treten bei Menschen mit geistiger Behinderung
häufiger auf. Sie sind allerdings auch wesentlich schwieriger zu diagnostizieren
als bei der Allgemeinbevölkerung (Deb et al., 2001). Dies hat nicht nur mit dem
Fehlen von Kommunikationsmöglichkeiten zu tun, sondern auch mit dem Vorhandensein konstruktiver und unterstützender, aber entwicklungsverzögerter
Kommunikationsformen. Ein Beispiel dafür stellen Selbstgespräche dar. Menschen mit geistiger Behinderung bekommen oft zu viele Medikamente verschrieben, aber werden nicht ausreichend psychotherapeutisch behandelt mit ihren
psychischen Problemen (Reiss & Aman, 1998).

9.9 Demenzerkrankungen

9.9.1 Einleitung

In den westlichen Industrieländern wird in verschiedenen epidemiologischen Studien eine Prävalenzrate von 5–8 % der über 65-jährigen Bevölkerung ermittelt
(Weyerer & Bickel, 2007, 63). Projiziert man die Resultate zweier Meta-Ana-
lysen (Lobo et al., 2000; Hy & Keller, 2000) auf die Altersverteilung der deutschen Bevölkerung des Jahres 2008, so variiert die geschätzte Anzahl von Menschen mit einer Demenzerkrankung zwischen 800 000 (Lobo et al., 2000) und
900 000 (Hy & Keller, 2000) ab 65 Jahren. Die Alzheimer-Demenz tritt häufiger
auf als die vaskuläre Demenz, bei Frauen etwa viermal so oft, bei Männern zweimal so häufig. In allen Altersklassen sind die Prävalenzraten der Alzheimer-Demenz bei Frauen höher als bei Männern.

Demenz ist das Syndrom des progressiven Gedächtnisverlustes, anderen kognitiven Verlusten (wie Orientierung), Epilepsie und Verhaltensänderungen, das
mit pathologischer Verschlechterung des Gehirns auftritt. In fortgeschrittenen
Stadien sind primäre Körperfunktionen wie der Verlust von Seh- und Sprach-
funktionen, Inkontinenz und Mobilität ebenfalls betroffen. Bei Menschen mit
geistiger Behinderung gibt es einige genetische Syndrome mit extrem früh auf-
tretender Demenz, z. B. Rett-Syndrom und Angelman-Syndrom. Es gibt eine ausführliche Dokumentation darüber, dass sich bei Menschen mit Down-Syndrom
– im Vergleich mit der allgemeinen Bevölkerung – die Alzheimer-Krankheit relativ früh (die am häufigsten diagnostizierte Ursache für Demenz) entwickelt (Holland et al., 2000; Holland, 1998; Zigman et al., 1996; Prasher, 1997). Ebenfalls
gibt es Hinweise auf eine erhöhte Prävalenz von Demenz bei Menschen mit geistiger Behinderung im Alter von 65 Jahren ohne Down-Syndrom, verglichen mit
der allgemeinen Bevölkerung (Cooper, 1997; Strydom et al., 2007). Erst durch
die stark steigende Zahl älterer Menschen mit Down-Syndrom seit den 1970er

Jahren zeigte sich das erhöhte Risiko dieser Gruppe, an einer Demenz zu erkranken. So zeigt ein wesentlich höherer Prozentsatz von Personen mit Down-Syndrom eine Tendenz zu pathologisch-anatomischen Veränderungen einer frühen Demenz. Ab etwa ihrem 40. Lebensjahr werden bei vielen Menschen mit Down-Syndrom nach Autopsie neuropathologische Veränderungen festgestellt, die auch bei der nichtbehinderten Bevölkerung mit einer Demenzerkrankung vom Alzheimer-Typ gefunden werden (Malamud, 1972; Mann et al., 1984; Wisniewsky et al., 1985).

9.9.2 Die Demenz vom Alzheimer-Typ (DAT)

Eine Demenz des Alzheimer-Typs (DAT) ist eine progressive, degenerative Atrophie des Gehirns, die mit einem Verlust vieler Millionen Gehirnzellen einhergeht und die definitiv erst post mortem festzustellen ist. Während des degenerativen Prozesses treten schwerwiegende Störungen des sozialen Lebens auf (Storm, 1995). Sie ist insbesondere gekennzeichnet durch eine graduelle Unregelmäßigkeit der Gehirnfunktion, die mit der Zeit zunimmt (ARC, 1998). Charakteristisch für sie sind der Schwund von Nervenzellen in Stirn- und Schläfenlappen sowie der Fund von Neurofibrillenknäuel, Plaques mit Amyloidkern im Gehirn und ein Mangel an Überträgerstoffen zur Reizfortleitung im Zentralen Nervensystem (Haveman & Stöppler 2010, 100 ff.).

Gehirne von DAT-Patienten sind bis zu 20 % leichter als die von gesunden Menschen (Vorderwülbecke, 2005, 8). Sie zeigen eine Verschmälerung der Hirnwindungen (Gyri) und eine entsprechende Verbreiterung der Furchen (Sulci) zwischen den Hirnwindungen. Die Hirnrinde wird während des Krankheitsverlaufs schmaler, die Ventrikel sind ausgeweitet, und die subkortikale Substanz des Striatums und des Thalamusgebiets nimmt ab (Krämer, 1996). Der atrophisierende Prozess des Gehirns verläuft eher diffus, wobei dennoch die Krankheitssymptome die speziellen regionalen Degenerationsprozesse widerspiegeln. Gedächtnisstörungen, emotionale Schwankungen und Persönlichkeitsveränderungen geben Hinweise auf Läsionen im limbischen Bereich. Manche Symptome ähneln denen des Klüver-Bucy-Syndroms, bei dem eine Hirnatrophie ebenfalls Gedächtnisstörungen und eine Verlangsamung der motorischen Abläufe hervorruft. Weitere Läsionen im Assoziationskortex rufen Agnosie, Aphasie und Apraxie hervor (Janicki et al., 1995; Rinck et al., 1992). Bei 75–85 % aller Erwachsenen mit Down-Syndrom, die ab einem Alter von 50 Jahren an der Alzheimer-Demenz leiden, entstehen Krampfanfälle (Tsiouris et al., 2002).

9.9.3 Prävalenz und mögliche Ursachen von DAT bei Menschen mit geistiger Behinderung

Das Lebensalter ist bei Menschen mit und ohne Behinderung der Hauptrisikofaktor, um an einer Demenz vom Alzheimer-Typ zu erkranken. Während in der Altersgruppe zwischen 45 und 54 Jahren nur 0,025 % der Gesamtbevölkerung an einer Demenz leiden (Buijssen, 1994), nimmt der Prozentsatz ab 65 Jahren signifikant zu.

Zwischen 65 und 70 Jahren beträgt er 2,5 %, danach verdoppelt sich der Prozentsatz nach jeweils fünf Jahren. Ungefähr 20 % der 80-Jährigen leiden an seniler Demenz.

Genaue Zahlen über die Prävalenz und Inzidenz von dementiellen Erkrankungen bei Menschen mit geistiger Behinderung gibt es bisher nicht. Wohl gibt es Schätzungen anhand von Stichproben. Für Personen mit Down-Syndrom sind die altersspezifischen Prävalenzraten ab einem Alter von 50 Jahren konsistent hoch (Zigman et al., 1995; 1997). So wird der Anteil der Alzheimer-Patienten bei Menschen mit Down-Syndrom im Alter von 60–70 Jahren auf 50–60 % geschätzt (Holland et al., 2000; Zigman et al., 1997; Zigman et al., 1996).

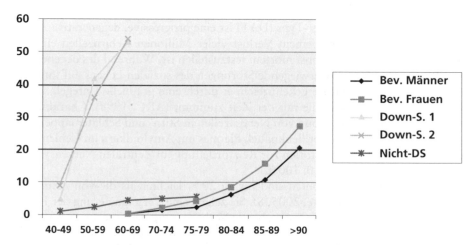

Abb. 2: Mittlere Prävalenzraten der Alzheimer-Demenz in Prozent nach Altersgruppe für Menschen mit geistiger Behinderung (ohne Down-Syndrom: Haveman, 1995 für 40–65 Jahre; Zigman et al., 2004 für 65 + und 75 +; mit Down-Syndrom: DS1: Haveman, 1995; DS2: Holland, 2001)

Das Vorliegen eines Down-Syndroms wirkt sich verschärfend aus, auch im Vergleich mit anderen Personen mit geistiger Behinderung: Während in der Normalbevölkerung das Gesamtrisiko bei den über 65-Jährigen bei 10–11 % liegt und ebenfalls bei 10 % bei den 65-Jährigen mit einer geistigen Behinderung (Haveman et al., 1989), steigt dieser Prozentsatz bei Personen mit Down-Syndrom in dieser Altersgruppe auf 75 % (AAMR-IASSID, 1995; Meins, 1995; Van Schrojenstein Lantman-de Valk et al., 1997; Visser et al., 1997). Die gezeigten Ergebnisse in Abbildung 2 weisen weiter darauf hin, dass Menschen mit Down-Syndrom durchschnittlich 20–30 Jahre früher von einer Demenz betroffen sind als nichtbehinderte Menschen.

Die Frage, warum so viele Menschen mit Down-Syndrom in einem relativ jungen chronologischen Alter von dieser Krankheit betroffen sind, wurde noch nicht hinreichend geklärt. Die Tatsache, dass das Down-Syndrom durch Vererbung von drei Kopien des Chromosoms 21 (Trisomie 21) anstelle von zwei Kopien entsteht, hat ein reges Forschungsinteresse an dem genetischen Material des

Chromosoms 21, welches diese altersbezogenen Gehirnveränderungen bedingen könnte, hervorgerufen. Die genetische Forschung hat dabei zu der Entdeckung geführt, dass das Gen, welches das »Amyloid Precursor Protein« (APP) produziert, auf dem Chromosom 21 liegt. Dadurch kommt dieses Gen bei Menschen mit Down-Syndrom auch in dreifacher Ausführung vor. Bei Menschen ohne Down-Syndrom hängen jedoch Mutationen an diesem Gen offensichtlich auch mit einer seltenen Form einer Alzheimer-Erkrankung in jungem Alter zusammen. Für Menschen mit Down-Syndrom gibt es deshalb die Arbeitshypothese, dass eine übermäßige Amyloid-Produktion die Hauptursache ist, aber dies ist noch keineswegs bewiesen.

9.9.4 Die Diagnostik von DAT

Die Symptome einer DAT bei Menschen mit Down-Syndrom können auch durch andere Krankheiten hervorgerufen werden. Einige dieser Krankheiten haben bei adäquater Behandlung aber durchaus eine gute Prognose und müssen bei einer Differentialdiagnose – bevor die Diagnose DAT gestellt wird – immer ausgeschlossen werden, wie z.B. vaskuläre Demenz, Parkinsonsche Krankheit, Depression, human immunodeficiency virus (HIV), Schilddrüsenunterfunktion (Hypothyreose), Alkohol-Demenz (Vitamin-B1-Mangel), andere Vitaminmängel (Vitamin B12 und an Folsäure), Sauerstoffmangel, Schädelhirntrauma, Hörverlust, Stressreaktion und Medikamentenvergiftungen. Ausführliche Informationen über die Diagnostik der DAT bei Menschen mit geistiger Behinderung finden sich bei Haveman (2005) und Haveman & Stöppler (2010).

Eine Demenz vom Alzheimer-Typ ist anzunehmen, wenn klinische Symptome beobachtet werden und sich mindestens zwei Hirnfunktionen (z.B. Gedächtnis, Sprache, Denken) deutlich verschlechtert haben. Meistens ist die Diagnose des Alzheimer-Syndroms eine Ausschluss- und Wahrscheinlichkeitsdiagnose, wobei umfassende medizinische, neurologische und psychologische Untersuchungen notwendig sind. Es ist bei dieser Untersuchung von großer Bedeutung, dass Angehörige und/oder Betreuer zum *anamnestischen Gespräch* hinzugezogen werden, um über die Gesamtentwicklung des Klienten und über spezielle Schwierigkeiten in jüngster Vergangenheit, besonders im alltagspraktischen Bereich, zu berichten. Anhand von *standardisierten Tests*, z.B. dem »Mini-Mental-Status-Test«, können Defizite in kognitiven Bereichen festgestellt werden. Allerdings setzen derartige Testinstrumentarien ein bestimmtes kognitives Niveau voraus, so dass Einschätzungsinstrumente, wie z.B. der Hamburg-Wechsler-Intelligenztest für Erwachsene (HAWIE-III), bereits schon bei Personen mit leichter geistiger Behinderung nicht ohne weiteres anzuwenden sind. Es ist daher sinnvoll, einen im Umgang mit diesem Personenkreis erfahrenen Psychologen zu konsultieren. Eine *körperliche Untersuchung* muss durchgeführt werden, um andere Erkrankungen, wie beispielsweise eine Schilddrüsenunterfunktion, auszuschließen. Um mögliche entzündliche Erkrankungen, hormonale Störungen und Vitaminmangelzustände zu erkennen, müssen *Blut- und Urinuntersuchungen* durchgeführt werden.

Durch eine Kernspintomographie (*MRT*) wird die Gehirnstruktur detailliert dargestellt. Bei Menschen mit Down-Syndrom ist eine Baseline-Messung im Alter von ca. 30 Jahren anzuraten, um für spätere Untersuchungen Vergleichswerte zu haben. Wenn diese Untersuchung bei Verdacht auf Alzheimer-Krankheit wiederholt wird, können nur so Gehirnveränderungen erkannt werden. Wegen der hohen Kosten dieses Vorgehens ist allerdings nicht zu erwarten, dass sich dieser Standard in der Regel umsetzen lassen wird. Anhand einer Computertomographie (*CT*) können Durchblutungsstörungen oder Tumore im Gehirn ausgeschlossen werden. Mit Hilfe einer Single-Photon-Emission-Computed-Tomographie (*SPECT*) kann die Durchblutung des Gehirns gemessen werden. Die Durchblutung und der Zuckerstoffwechsel sind im Gehirn von Alzheimer-Patienten in bestimmten Arealen verringert, weil die Nervenzellen dort in ihrer Funktion beeinträchtigt sind.

Anhand dieser unterschiedlichen Diagnoseverfahren ist in der Bevölkerung allgemein eine 80- bis 90-prozentige Sicherheit bei der Diagnose einer Demenz vom Alzheimer-Typ zu erreichen. Die Sensibilität und Spezifität dieser diagnostischen Verfahren für Menschen mit geistiger Behinderung ist jedoch noch nicht genauer bekannt. Die Diagnose einer Demenz vom Alzheimer-Typ ist bei Personen mit geistiger Behinderung grundsätzlich besonders schwierig zu stellen, da es bisher keine speziellen diagnostischen Methoden oder Kriterien gibt, die die Einschränkungen durch die bestehende Behinderung angemessen berücksichtigen. Eine Demenz wird u. a. dadurch oft erst in einem späteren Stadium entdeckt (Zigman et al., 1995). Für eine sorgfältige Diagnostik ist es auch erschwerend, dass die Möglichkeit einer systematischen und kontinuierlichen Verhaltensbeobachtung im spezifischen Umfeld vieler Menschen mit geistiger Behinderung oft nicht gegeben ist. Sie leben in Wohnheimen oder größeren Institutionen, und durch einen Wechsel der Mitarbeiter kommt es oft zu einem Wechsel ihrer Bezugspersonen. In vielen Fällen sind keine Personen vorhanden, die den betreffenden Menschen lange genug kennen, um einen Abbau der Leistungsfähigkeit oder andere Persönlichkeitsveränderungen schnell und sicher zu bemerken. Wenn die Person des Weiteren im lebenspraktischen Bereich nicht und/oder anderweitig wenig gefordert wird, bleibt der Abbau lebenspraktischer und hygienischer Fertigkeiten zunächst leicht unbemerkt (Holland et al., 1998).

Was für viele standardisierte psychologische Testverfahren für Menschen mit geistiger Behinderung gilt, nämlich dass durch ungleiche individuelle Voraussetzungen (z. B. große Unterschiede in Fähigkeiten wie Hören, Sehen, Sprechen, Feinmotorik und Konzentration) keine Standardbedingungen geschaffen werden können, gilt auch in Bezug auf Testverfahren zur Psychodiagnostik der Demenz bei dieser Personengruppe. Kognitive und kommunikative Einschränkungen müssen genauso berücksichtigt werden wie motivationale, motorische und soziale Faktoren (Janicki et al., 1995). Aufgrund der beschriebenen Schwierigkeiten (inklusive des häufigen Fehlens interessierter und informierter Psychodiagnostiker in diesem Bereich) wird eine Demenz vom Alzheimer-Typ bei Menschen mit geistiger Behinderung sicher insgesamt zu selten diagnostiziert.

Für die zwei Klassifikationssysteme ICD-10 (International Classification of Mental and Behavioural Disorders; WHO, 1999) und DSM-IV (Diagnostic and Statistical Manual of Mental Disorders; APA, 1996) gilt, dass die allgemeinen

Kriterien für eine Demenz erfüllt und andere Ursachen für die rapide Abnahme der kognitiven Funktionen ausgeschlossen sein müssen. Bei der Diagnosestellung der Alzheimer-Demenz bei Menschen mit geistiger Behinderung ist die ICD-10 dem DSM-IV vorzuziehen, weil hier Kriterien gefordert werden, die sich auch durch Verhaltensbeobachtung erschließen lassen. Im Vergleich mit den DSM-IV-Kriterien legen die ICD-10-Kriterien den Nachdruck mehr auf nichtkognitive Aspekte der Demenzerkrankung (z. B. emotionale Labilität, Irritiertheit und Apathie). Gerade in diesen nichtkognitiven Bereichen werden oft bei Menschen mit geistiger Behinderung erste Anzeichen einer möglichen Demenzerkrankung gesehen. Dies gilt verschärft für Menschen mit schweren kognitiven Problemen. Bei der Personengruppe der Menschen mit geistiger Behinderung steht nicht die beeinträchtigte Leistungsfähigkeit an sich im Vordergrund, sondern die beobachtbare Verschlechterung derselben (AAMR-IASSID, 1995).

Beide Klassifikationssysteme (ICD-10 und DSM-IV) setzen Gedächtnisstörungen bei Demenzen voraus, in der ICD-10 wird jedoch zusätzlich eine Abnahme der intellektuellen Fähigkeiten als diagnostisches Kriterium gefordert. Eine beobachtbare Verschlechterung der Gedächtnisleistung zeigt sich bei Menschen mit geistiger Behinderung allerdings auf einem anderen Level als bei nichtbehinderten Menschen. Während sich erste Anzeichen einer Demenz in der Durchschnittsbevölkerung sehr diffizil bei der mangelnden Integration neuer Informationen in das Langzeitgedächtnis zeigen, müssen die Symptome bei ohnehin kognitiv beeinträchtigten Personen sehr grob sein, um überhaupt aufzufallen. Am ehesten zeigen sich diese Gedächtnisausfälle in zunehmend fehlerbehafteten Verrichtungen des alltäglichen Lebens. Diese Schwierigkeiten, den gewohnten Alltag zu meistern, müssen aber auch in Abstufung des Grades der geistigen Behinderung beurteilt werden (ebd.).

Um in den einzelnen Sektoren der Primärsymptomatik der DAT – wie Gedächtnisstörungen, Orientierungsstörungen, Wortfindungsstörungen, Sprachstörungen, Störungen des Erkennens und der Wahrnehmung, Aufmerksamkeits- und Antriebsstörungen, spezifische Denkstörungen, motorische Störungen und Apraxien – den Leistungsabfall messen zu können, müssen herkömmliche, ohnehin in der Intelligenz- und Entwicklungsdiagnostik bei geistiger Behinderung verwendete Tests zusätzlich herangezogen werden. Bei einem ersten Verdacht und als kurzer »Routinecheck« auf eine DAT sind zwei Testinstrumentarien empfehlenswert: Die Dementia Questionaire (DQ; Evenhuis, 1996; Evenhuis et al., 1990) ist ein standardisiertes, auf Informationen von Begleitpersonen basiertes Verfahren für die Einschätzung einer Demenz bei Menschen mit geistiger Behinderung. Es besteht aus 50 Items in acht Subskalen: Kurzzeit-Gedächtnis; Langzeit-Gedächtnis; räumliche und zeitliche Orientierung; Sprache; praktische Fähig- und Fertigkeiten; Stimmung; Aktivität und Interesse; Verhaltensauffälligkeiten. Die Items beziehen sich auf Verhalten, das zwei Monate vor der Einschätzung stattgefunden hat. Zigman et al. (2004) melden eine Test-Retest-Reliabilität von 0,93 für Sum of Cognitive Scores und 0,92 für die Kombination von Sum of Cognitive und Social Scores.

Die Dementia Scale Down Syndrome (DSDS; Gedye, 1995) wurde entwickelt, um den kognitiven Rückgang von Erwachsenen mit geistiger Behinderung, in Besonderem von Menschen mit schweren Behinderungen einschätzen zu können. Informanten bei dieser Einschätzung sind Begleitpersonen (Familienmitglieder oder Betreuer), die die betreffende Person gut kennen. Die Skale besteht aus 60 Items, 20 Items sollten frühe Stadien der Demenz wiedergeben, 20 mittlere Stadien und 20 späte Stadien (Aylward & Burt, 2000). Diese Skale enthält auch Fragen, womit man Symptome der Demenz von denen der Depression, Hör- und Sehproblemen, Schmerzen, des kognitiven Rückgangs durch Einwirkung von Medikamenten und der Hypothyriodie (Gedye, 1995) unterscheiden kann. Trotz ihres Namens ist die DSDS-Skale nicht nur geeignet, eine Demenz bei Menschen mit Down-Syndrom einzuschätzen. Sie wird auch eingesetzt für das Erfassen der Abnahme von kognitiven Fähigkeiten im Allgemeinen und der Einschätzung von möglichen Demenzerkrankungen bei Menschen mit anderen Ursachen einer geistigen Behinderung. In zwei Studien (Deb & Braganza, 1999; Shultz et al., 2004) wurden bei Personen mit Down-Syndrom im Alter von 35 bis 77 Jahren sowohl die DQ wie auch die DSDS abgenommen. Für beide Instrumente war die Sensitivität (0,85–0,92) und Spezifizität (0,89–0,92) zufriedenstellend.

9.9.5 Medizinische und psychologische Interventionen bei Demenz und geistiger Behinderung

Es gibt zahlreiche Medikamente, die versuchen, den Verlauf der Alzheimer-Erkrankung zu stoppen. Bis jetzt konnte jedoch noch keine Behandlung gefunden werden, die den Sterbensprozess der Gehirnzellen beenden kann (McGuire & Chicoine, 2008, 365). Eines der Zielgebiete der Therapie wird sein, die Niveaus eines der zentralen Gehirntransmitter (Acetylcholin) zu erhalten. Es scheinen die Gehirnzellen zu sein, die diesen Transmitter produzieren und gebrauchen, die vor allem durch die Alzheimer-Erkrankung getroffen werden. Frühere Versuche, die Niveaus dieses Transmitterstoffes zu erhalten, waren wenig erfolgreich, da sie ernste Nebenwirkungen hatten und kaum effektiv waren. Neuere Medikamente sind nicht viel wirkungsvoller, haben aber weniger Nebenwirkungen. Durch diverse experimentelle Untersuchungen an Personen ohne geistige Behinderung konnte nachgewiesen werden, dass sich der Zustand von Menschen mit Alzheimer-Demenz zeitweilig verbesserte. Von einem Durchbruch und effektiver Therapie oder sogar Primärprävention der Erkrankung kann jedoch keinesfalls gesprochen werden.

Aufgrund der geistigen Behinderung sind die kommunikativen Handlungskompetenzen oft schon in der Kindheit und Jugend beeinträchtigt, bleiben im erwachsenenalter bestehen und verstärken sich im Laufe einer Demenz. Diese Kommunikationsverluste und deren Konsequenzen für die soziale Interaktion müssen auch bei Menschen mit geistiger Behinderung adäquat begleitet werden. Sowohl die Abnahme der kommunikativen und kognitiven Fähigkeiten als auch die Abnahme motorischer Leistungen und die Veränderungen von Antrieb und Affekt beeinträchtigen die Teilnahme am Alltag.

Die Begleitung von Menschen mit geistiger Behinderung und einer Demenzerkrankung bedeutet Teamwork und interdisziplinäre Zusammenarbeit der Medizin (Geriatrie, Neurologie, Hausarzt), Psychologie und Pädagogik. Es gibt sehr unterschiedliche Formen der Begleitung: variierend von sehr intensiv bis inzidentell/zurückhaltend, von klinischer Therapie zur sozialen Maßnahme, vom Erlernen von Neuem bis zum Erhalt des Bestehenden, von Umweltmaßnahmen bis zu individueller Förderung. Die Anzahl und Art der Interventionen ist vielseitig: Psychotherapie, kognitive Trainingsprogramme, Realitätsorientierungstraining, Validation, Erinnerungstherapie, Personenzentrierte Therapie, Musik- und Maltherapie (Gutzmann & Zank, 2005, 120–134) sind nur ein kleiner Ausschnitt der Möglichkeiten. Das zentrale Anliegen einiger der genannten Interventionsansätze und der interdisziplinären Kooperation ist:

- der Erhalt von bestehenden Fertig- und Fähigkeiten der Menschen mit Demenzerkrankung,
- die Gewährleistung einer möglichst hohen Lebensqualität und Würde des Betroffenen und – sofern möglich –
- eine Erleichterung des Umgangs des Betroffenen mit Familienangehörigen und Betreuern.

Einige dieser Interventionsansätze werden ausführlicher in Haveman & Stöppler (2010) beschrieben und diskutiert.

9.9.6 Ökologische und soziale Interventionen

Durch zahlreiche kognitive und körperliche Veränderungen sind Personen mit Demenzerkrankung stärker als gesunde Personen auf eine beschützende materielle und soziale Umwelt angewiesen, die sie nicht überfordert und dennoch eine größtmögliche Selbständigkeit bietet (Trilling et al., 2001). Der ökologische und soziale Interventionsansatz richtet den Blick auf die Bedeutung der Umweltbedingungen für die Aufrechterhaltung des psychophysiologischen Wohlbefindens der älteren Menschen (Wahl, 2000). Hier finden sowohl Aspekte der dinglich-räumlichen als auch der sozialen Umwelt Beachtung. Demenzkranke Menschen mit geistiger Behinderung mit ihren vielfältigen fehlenden Fertigkeiten sind besonders auf eine beschützende materielle und soziale Umwelt angewiesen, die größtmögliche Autonomie ohne Überforderung gewährleistet (Gutzmann & Zank, 2005, 134). Veränderungen des eigenen Wohnumfeldes sollten sich auf ein Minimum begrenzen, da die erkrankte Person schwer neue Informationen verarbeiten kann. Eine langsame, auf den Betroffenen zugeschnittene Anpassung gibt Struktur, Sicherheit und kann die Sinne adäquat stimulieren (Powell, 2007, 74). Räume sind so zu gestalten, dass sich der Betroffene auch in der jeweiligen Einrichtung, in der er lebt, zu Hause fühlt, was durch das Mitbringen eigener Möbel oder Bilder erleichtert wird. Die räumliche Orientierung kann durch Kennzeichnung (z. B. Farbmarkierungen, Piktogramme, Bilder oder Linien) erleichtert werden. Soziale Interaktionen durch Kontakt zu anderen Bewohnern, zur Familie, aber auch zu Tieren verbessert die Lebensqualität erheblich. Eine positive Gestaltung der sozialen Umgebung vermittelt das Gefühl von Sicherheit und Geborgenheit bei Personen mit einer Demenzerkrankung.

In einer Übersicht fassen Lawton und Mitarbeiter (1997) die wichtigsten Gesichtspunkte für Menschen mit einer Demenzerkrankung zusammen. Diese Prinzipien sind auch für den Umgang mit demenzerkankten Menschen mit geistiger Behinderung ausgezeichnet geeignet: Unterstützung von Übersichtlichkeit, Funktionsfähigkeit und Kompetenzerhaltung, maximale Bewegungsfreiheit, Vermittlung von Sicherheit und Geborgenheit, Stimulation, Gewährleistung von Kontinuität des bisherigen Lebens, physikalische Umweltfaktoren, Unterstützung von Orientierung, Förderung sozialer Interaktionen, Ermöglichen von Erfahrungen mit Tieren und ein Angebot von Rückzugsmöglichkeiten (Lawton et al., 1997, in Gutzmann & Zank, 2005, 135).

Was ist im Einzelnen mit diesen Anforderungen gemeint? Übersichtlichkeit bezieht sich auf die Raumgröße, die weder unüberschaubar groß (Krankensäle) sein darf, noch zu klein, um Beziehungen mit Mitbewohnern und Personal zu ermöglichen. Der Raum soll einen schützenden Charakter haben. Die Forderung der Unterstützung von Funktionsfähigkeit und Kompetenzerhaltung, aber auch die der Bewegungsfreiheit, bezieht sich auf den freien Zugang zu den Räumen und möglichst auch einen (gesicherten) Garten, damit dem Bewegungsdrang der Bewohner entsprochen wird. Etwaige Barrieren z. B. durch komplizierte Türklinken sollten beseitigt werden. Darüber hinaus sollte versucht werden, Geborgenheit zu vermitteln. Der Kranke sollte auch in einem Wohn- oder Pflegeheim das Gefühl haben, zu Hause zu sein. Dies bedeutet, dass alle Räume betreten und die sich darin befindlichen Dinge genutzt werden dürfen. Weiterhin sollten die Räume, Flure, Gartenanlagen usw. Anregungen bieten, beispielsweise können Glaswände zwischen Aufenthaltsräumen und Fluren, leise Musik oder verschiedene Pflanzen stimulierend wirken. Die Kontinuität zum bisherigen Leben sollte durch eigene Möbel, Bilder und Kleidung bewahrt werden. Physikalische Umweltbedingungen beziehen sich z. B. auf Beleuchtung, dezente Musik, Temperatur, die eine möglichst angenehme Atmosphäre unterstützen sollten. Die Orientierung wird durch eindeutige Kennzeichnung verschiedener Raumarten (Toiletten, Küche, Wohn- und Schlafzimmer) erreicht. Bei der Innengestaltung sollte nicht der neueste Stand der Technik oder Innenarchitektur benutzt werden, sondern vertraute, eher altmodische Lichtschalter, Armaturen oder Toilettenspülungen. Sehr wichtig ist die Förderung sozialer Interaktionen sowohl zwischen den Heimbewohnern als auch zwischen den Angehörigen und den Heimbewohnern, u. a. durch die Bereitstellung von Übernachtungsgelegenheiten für die Angehörigen. Der Kontakt zu Tieren ist eine weitere Möglichkeit zur Erhöhung der Lebensqualität von Menschen, die dies gewohnt sind und wünschen. Besonders beliebt sind Katzen und Hunde, aber auch Kaninchen oder Vögel. Schließlich sollten Rückzugsmöglichkeiten bereitgestellt werden.

So wichtig die beschriebenen räumlich-dinglichen Komponenten auch sind, entscheidend für das Wohlbefinden der Menschen mit einer Demenzerkrankung scheint die soziale Umgebung zu sein. Die Ausfallerscheinung der Krankheit bewirkt schon zu Beginn eine Verunsicherung. Bei fortschreitendem Krankheitsverlauf kann dies bei einigen Angst oder sogar Panik hervorrufen. Viele Menschen mit geistiger Behinderung, die erst ein gutes Sprachverständnis hatten und nach einiger Zeit keine Sprache mehr verstehen und keine Gesichter erkennen (auch nicht der nächsten Angehörigen), fühlen sich existentiell bedroht und hoffnungslos allein. Die einzige Chance zur Abhilfe und Befriedigung grundlegender Bedürfnisse liegt in der Gestaltung der sozialen Umgebung. Dem Menschen mit so vielen funktionalen Verlusten kann zumindest teilweise Sicherheit und Geborgenheit durch die ständige Anwesenheit verständnisvoller und kompetenter Bezugspersonen vermittelt werden. Die Zugehörigkeit zu einer Gruppe (z. B. im Betreuten Wohnen, in Heimen, in einer Tagespflegestätte) kann soziale Kontakte, Gespräche, gemeinsame Aktivitäten, körperliche Nähe und Zärtlichkeit ermöglichen. Weiterhin kann bei manchen Kranken das Selbstwertgefühl durch behutsamen Umgang gestärkt werden.

Ein Patentrezept zur Überwindung der Kommunikationsschwierigkeiten im Umgang mit geistig behinderten Menschen mit einer Demenzerkrankung existiert nicht und wird es auch in der Zukunft nicht geben. Dazu sind die individuellen Verläufe und Erscheinungsformen der Demenzerkrankung, aber auch die Interventionsansätze in ihrer Zielrichtung und Methodik zu unterschiedlich. Es gibt jedoch einige Richtlinien zur Kommunikation, die sich in der Praxis bewährt haben. Eine Orientierungshilfe bietet das ABC-Motto, welches aus drei Punkten besteht, aus denen sich hilfreiche Kommunikationsformen ableiten lassen: *Vermeide Konfrontation* (Avoid confrontation). Vermeiden Sie es, den Menschen ständig mit seinen Fehlern zu konfrontieren. Dadurch entsteht meistens nur eine schlechte Atmosphäre, was nicht konstruktiv für weitere Interaktionen ist. *Handle zweckmäßig* (Be practical). Versuchen Sie, kritische Situationen vorauszusehen und ihnen direkt entgegenzuwirken. Meist finden sich praktische Lösungen bei der Vermeidung solcher Situationen. *Formuliere die Gefühle des Klienten und spende Trost, falls er ärgerlich, traurig oder ängstlich ist* (Clarify the feelings and comfort). Formulieren Sie die Gefühle der Person mit einer Demenzerkrankung, verdeutlichen Sie diese für ihn, damit er weiß, dass Sie ihn verstanden haben, und handeln Sie danach (Information, Angstreduktion, Trost).

Kommunikation ist nicht nur ab der Geburt ein Grundbedürfnis und eine Fähigkeit des Menschen, sondern auch im hohen Alter und bei schwerster Erkrankung wie bei einer Alzheimer-Demenz. Mit gezielter Unterstützung von anderen können Menschen bis zu ihrem Lebensende in jedem Fall über den Körper kommunizieren. In der Begleitung dieser Menschen muss man lernen, dass der Kontakt mit dem Menschen sich von der verbalen Ebene auf die nonverbale Ebene verschiebt und Formen der Unterstützten Kommunikation notwendig werden. Erfahrenere Begleiter und Betreuer von schwerst- und schwerstmehrfach behinderten Menschen haben Erfahrungen auf diesen Ebenen der Kommunikation und mit den obengenannten Tipps. Sie sind gewohnt, Wünsche und Reaktionen aus Lauten, Mimik und Körperhaltung abzuleiten. Auch bei Menschen mit geistiger Behinderung mit einer Demenzerkrankung sind wir Kommunikationspartner.

10   Risikofaktoren für physische Erkrankungen

»*Der gesunde Mensch ist schön und sein Zustandekommen erstrebenswert. Aber es muss ein bisschen irgendwelcher Krankheit in ihn kommen, dass er auch geistig schön werde.*«
(Christian Morgenstern, 1871–1914, deutscher Schriftsteller, Dramaturg, Journalist und Übersetzer; Quelle: »Stufen. Eine Entwickelung in Aphorismen und Tagebuch-Notizen«, München: R. Piper, 1913)

10.1   Tabak-, Alkohol- und Drogenkonsum

Der Konsum von Alkohol und anderen Drogen, legale und illegale, bewirken Effekte, die viele Menschen als positiv betrachten. Dazu gehören Gefühle wie das Sich-frei-Fühlen von Stress und Angst, eine bessere Stimmung, Euphorie, Befreiung der eigenen Unsicherheit, erhöhte sensorische Wahrnehmung und das Gefühl, vieles zu können, was man ohne die Droge nicht kann. Allerdings kann übermäßiger Konsum von Alkohol und Drogen das Leben von Menschen auf vielfältige Weise negativ beeinflussen. Wenn bei Menschen eine Gewöhnung oder Abhängigkeit von Substanzen entsteht, wird ihr Verhaltensmuster sehr oft eher destruktiv als konstruktiv. Für diese Fälle wird der Begriff des Drogenmissbrauchs verwendet. Es geht dabei um eine potentiell breite Gruppe von Substanzen: Alkohol, Tabak, Koffein, Medikamente (zumeist Sedativa, Hypnotika, Psychostimulanzien und Schmerzmittel), Lösungsmittel (Schnüffeln) und illegale Drogen (Seidel, 2007, 334).

»*Körperliche Abhängigkeit manifestiert sich bei Entzug der Substanz in Entzugssymptomen, psychische Abhängigkeit im starken, überwältigenden Verlangen nach der Substanz (bzw. dem süchtigen Verhalten). An der körperlichen Abhängigkeit sind psychische Komponenten beteiligt, an der psychischen Abhängigkeit umgekehrt biologische Mechanismen Die Substanzen bzw. Substanzklassen besitzen unterschiedliche Potentiale für körperliche und psychische Abhängigkeit.*« (ebd., 335)

Es gibt viele schädliche Auswirkungen auf Personen, durch exzessiven Missbrauch von Alkohol und Drogen. Bei lang andauerndem Gebrauch und in hohen Dosierungen kann Alkohol die Leber und andere Organe wie z. B. das Gehirn beschädigen. Auch chronischer Gebrauch von einigen illegalen Drogen kann zu Gehirnschäden führen oder dauerhafte Änderungen von Emotion und Kognition bewirken (Kalivas, 2004).

Es gibt wenig Veröffentlichungen über das Thema Alkohol- und Drogenmissbrauch bei Menschen mit geistiger Behinderung (Clarke & Wilson, 1999). Allgemein gilt, dass im Vergleich zur Allgemeinbevölkerung der Konsum von Nikotin, Alkohol und illegalen Drogen eher gering ist. Ziemlich konsistent ist das Ergebnis, dass es Unterschiede nach dem Schweregrad der Behinderung gibt. »In general, prevalence rates for alcohol and drug use seem positively correlated with IQ (i. e., the higher the IQ, the higher the prevalence)« (Longo, 1997, 61).

Alkohol

Alkoholkonsum scheint bei Menschen mit geistiger Behinderung weniger vorzukommen als in der allgemeinen Bevölkerung (Rimmer et al., 1995). Es gibt einige kleinere epidemiologische Prävalenz-Studien, die einen unterdurchschnittlichen Alkoholgebrauch bei Menschen mit geistiger Behinderung im Vergleich zur Allgemeinbevölkerung feststellen (Edgerton, 1986; Christian & Poling, 1997; Burns-Lynch, 1997; Longo, 1997). Die Tendenz jedoch ist steigend. Nach Longo ist mit der Enthospitalisierung und sozialen Integration von Wohneinrichtungen die Prävalenz von Alkoholproblemen bei Menschen mit leichter geistiger Behinderung gestiegen und ebenso die Anzahl derer, die einer entsprechenden Behandlung bedürfen (Longo, 1997). Auch Clarke & Wilson (1999) thematisieren in diesem Zusammenhang den Aspekt des selbstbestimmten und eigenverantwortlichen Lebens. »[D]rinking alcohol is a part of what is considered normal life and can have positive connotations, whilst acknowledging that it can also cause problems for people with intellectual disability and their community care staff« (ebd., 135). Für Menschen mit schwerer geistiger Behinderung scheint die Alkoholgefährdung weiterhin eher gering zu sein.

In einer kleineren Studie (Gems, 2011) wurden erwachsene Personen mit geistiger Behinderung, die in Krefeld in fünf Wohnhäusern (N=193) und in betreuten Wohngruppen oder Einzelwohnungen (N=30) wohnten, nach ihrem Konsumverhalten und ihrer Abhängigkeit von Alkohol erfasst. Von den Bewohnern tranken 36 % Alkohol. 64 % waren völlig abstinent, wobei es kaum Unterschiede zwischen Bewohnern von Wohnhäusern und dem Betreuten Wohnen gab. Die Personen, die Alkohol in riskanter (2,7 %) und gefährlicher Weise (0,5 %) konsumierten, waren durchweg Männer. Keiner der Bewohner zeigte hohen Konsum. Alkoholabhängigkeit, definiert nach DSM-IV-Kriterien (APA, 1998), war häufiger bei Menschen mit leichter geistiger Behinderung als bei Menschen mit mäßiger oder schwerer Behinderung vorhanden. Von einem riskanten Konsum wird gesprochen, wenn die Menge des Reinalkohols beim Mann bei 30–60 g am Tag liegt. Gefährlich wird der Alkoholkonsum, wenn die Zufuhr von Reinalkohol bei Männern 60–120 g pro Tag und bei Frauen 40–80 g pro Tag beträgt. Überschreiten Männer den Tageswert von 120 g und Frauen den Wert von 80 g Reinalkohol, wird von einem Hochkonsum gesprochen (Kraus & Augustin, 2001).

Vergleicht man die Ergebnisse dieser Studie von Gems (2011) mit denen einer repräsentativen Umfrage der Allgemeinbevölkerung in Deutschland (Kraus & Augustin, 2001), sind die beschriebenen Prozentsätze des höheren Alkoholkonsums bei Menschen mit Behinderungen relativ gering. So fanden Kraus und

151

Augustin (2001) in der Allgemeinbevölkerung einen Prozentsatz von 11,7% für riskanten Alkoholkonsum, 3,9% für gefährlichen Konsum und 0,7% für Hochkonsum. Die Regeln für den Alkoholkonsum in diesen Wohneinrichtungen waren sehr unterschiedlich.

> »In fast allen Wohngruppen gibt es keine speziellen Regelungen zum Thema Alkohol. der Konsum von Alkohol liegt meist in der freien Entscheidung des Einzelnen. Von Seiten der Betreuer wird jedoch auf die Häufigkeit und Menge des Alkoholgenusses geachtet und gegebenenfalls auch interveniert. In drei Wohngruppen besteht die Regel, dass Alkohol innerhalb des Hauses nur in Ausnahmefällen oder zu bestimmten Anlässen erlaubt ist, wie z. B. bei Feiern oder bei Geburtstagen. Für einige Bewohner gibt es aufgrund ihrer Medikamente ein Alkoholverbot. In einer der Wohngruppen gibt es keine Reglementierung und es ist die freie Entscheidung der Bewohner, ob und wieviel Alkohol konsumiert wird. In der gleichen Gruppe gibt es allerdings auch im Einzelfall ein striktes Alkoholverbot. Die Menschen mit geistiger Behinderung aus dem Betreuten Wohnen entscheiden ebenfalls frei, ob und wieviel sie konsumieren. Sie werden aber eindringlich auf die Gefahren des Alkoholkonsums hingewiesen. In einer der betreuten Gruppen wurde gemeinsam eine Entscheidung gegen den Genuss von Alkohol getroffen.« (ebd., 22)

Gems äußert sich auch zu den Folgen des Alkoholkonsums:

> »Hoher Alkoholkonsum hat Konsequenzen für den Betroffenen selbst, seine Mitbewohner und Betreuer. Bei sieben der Menschen mit geistiger Behinderung und Alkoholkonsum kam es in den letzten 12 Monaten zu Problemen bei ihrer Beschäftigungsstelle. Dabei handelte es sich überwiegend um Fehlzeiten die dann als ›Bummeltage‹, bezeichnet wurden. Aufgrund des Alkoholkonsums kam es innerhalb des Befragungszeitraumes bei fünf Hausbewohnern zu einer erhöhten Reizbarkeit. Drei Bewohner zeigten starke Aggressivität nach einem Alkoholkonsum und zwei Bewohner fielen durch körperliche Auseinandersetzungen auf.« (ebd., 20)

Im Zusammenhang mit einer Alkoholproblematik wurde in sieben Fällen der Hausarzt hinzugezogen und in vier Fällen der zuständige Psychiater oder Neurologe. In jeweils drei Fällen wurden Suchtberatungsstellen und auch psychiatrische Ambulanzen aufgesucht. Die Anonymen Alkoholiker berieten in zwei, in drei Fällen wurde schon Kontakt zu einer Suchtklinik aufgenommen (Gems, 2011, 28). Die neuesten Ergebnisse des Europäischen POMONA-Projektes legen jedoch nahe, dass Alkohol- und Drogenmissbrauch ein aktuelles und ernst zu nehmendes Thema für die Planung von präventiven Leistungen für Menschen mit geistiger Behinderung darstellt (Haveman et al., 2012; Pomona, 2008).

Nikotin

Rauchen stellt sowohl für Herz-Kreislauf-Erkrankungen als auch Lungenkrebs ein Risikofaktor dar. Es existieren jedoch wenig Daten über das Rauchen bei Erwachsenen mit geistiger Behinderung. Festgestellt wurden niedrigere Raten für das Rauchen (verglichen mit der allgemeinen Bevölkerung) bei Erwachsenen mit schwerer geistiger Behinderung und gleichwertige oder höhere Raten bei den Bewohnern von gemeindenahen Wohnungen und Erwachsenen mit leichter geistiger Behinderung (Draheim et al., 2002c; McGillycuddy, 2006). Nur in einer Studie (Tracy & Hosken, 1997) wurde ein größerer Tabakkonsum bei Menschen mit geistiger

Behinderung im Vergleich mit der allgemeinen Bevölkerung (36 % gegenüber 26 %) gefunden. Tracy und Hosken (1997) konstatierten, dass es zu einer Verringerung des Tabakkonsums bei Erwachsenen mit geistiger Behinderung führen kann, wenn ihnen gesundheitsfördernde Strategien zugänglich gemacht werden (ebd.).

10.2 Körperbewegung

Ein Mangel an regelmäßiger körperlicher Aktivität und ungesunde Essgewohnheiten sowie weitere Faktoren, die mit Fettleibigkeit in der Bevölkerung verbunden sind, bilden auch häufig Probleme für Menschen mit geistiger Behinderung (Emerson, 2005b; Braunschweig et al., 2004; Draheim et al., 2002b; Fernhall & Pitetti, 2001; Graham & Reid, 2000). Alter scheint negativ mit körperlicher Aktivität bei Erwachsenen mit geistiger Behinderung zusammenzuhängen (Robertson et al., 2000; Emerson, 2005b). Ein Mangel an körperlicher Aktivität kann sich in niedrigen Werten für Knochendichte mit möglichen Folgen für frühzeitige Osteoporose und Knochenbrüchigkeit äußern (Kronhead et al., 1998). Körperliche Aktivität und Bewegung können allerdings bei mobilitätseingeschränkten Personen nur sehr begrenzt erwartet werden (Van Schrojenstein Lantman-de Valk, 2005).

Aus den USA wird berichtet, dass etwa 10 % der Erwachsenen mit geistiger Behinderung körperliche Aktivitäten an minimal drei Tagen in der Woche durchführen, verglichen mit etwa 15 % der Erwachsenen in der Bevölkerung. Bis zu 50 % der Erwachsenen mit geistiger Behinderung führen keinerlei Übungen durch, verglichen mit 25 % der Erwachsenen in der Allgemeinbevölkerung (Centers for Disease Control and Prevention, 2008). Solche Resultate werden auch durch andere Studien bestätigt. Die meisten Freizeitaktivitäten werden sitzend durchgeführt, wie Fernsehen oder Radio hören (Frey, Buchanan & Sandt, 2005; Melville et al., 2008; Rimmer & Yamaki, 2006).

Robertson et al. (2002) weisen darauf hin, dass zunehmende körperliche Aktivität die wirksamste Einzelmaßnahme ist, um den Gesundheitszustand von Erwachsenen mit geistiger Behinderung zu verbessern. Es gibt deutliche Hinweise dafür, dass körperliche Aktivität die Mortalität und Morbidität nicht nur bei koronarer Herzkrankheit und Bluthochdruck reduziert (Sutherland et al., 2002) sowie vorbeugende Wirkung für Fettleibigkeit, Diabetes Typ 2, Verstopfung und Osteoporose hat. Ebenfalls werden Effekte zur Verbesserung der psychischen Gesundheit durch körperliche Aktivität festgestellt (Mitra et al., 2005), vor allem hinsichtlich Depressionen (Lane & Lovejoy, 2001; Pollock, 2001; Strawbridge et al., 2002). Die WHO (2003) empfiehlt als Richtschnur für »gesunde« körperliche Betätigung 30 Minuten anstrengende körperliche Aktivität (oder 10 000 Schritte pro Tag) an mehreren Tagen, vorzugsweise an allen Wochentagen. Stanish, Tempel und Frey (2006) beschreiben und diskutieren in diesem Zusammenhang die Resultate aus acht Studien, in denen bei Menschen mit geistiger Behinderung körperliche Aktivitäten untersucht werden. Sie kommen zum Ergebnis, dass nur wenige Menschen die Aktivitätsrichtlinien der WHO erfüllen (ebd.). In den USA hat weniger als ein Drittel der Menschen mit geistiger Behinderung ausreichend Bewegung zur Prävention und/oder zum Erhalt der Gesundheit (Centers for Disease Control and Prevention, 2005). Ähnliche Befunde gibt es in englischen Studien (Robertson et al., 2000; Emerson, 2005b; Messent et al., 1998). Der Anteil der Teilnehmer, die das Kriterium der WHO erfüllte, lag im Bereich von 4–20 % (Stanish, Tempel & Frey, 2006, 12).

Da auch 60 % der Weltbevölkerung nicht den Mindestanforderungen für körperliche Aktivitäten entspricht (WHO, 2003), sollte man vorsichtig mit der Interpretation sein, dass Erwachsene mit geistiger Behinderung weniger motiviert sind, aktiv zu sein, und eher eine Vorliebe für passive Freizeitbeschäftigung (z. B. Fernsehen) zeigen. Es ist undeutlich, ob die Unterschiede im Lebensstil sich wirklich deutlich von der allgemeinen Bevölkerung unterscheiden. Auch stellt sich die Frage, ob bestehende Inaktivität frei gewählt oder mangels von Angeboten und Unterstützungsmöglichkeiten ausgeübt wird (Frey et al., 2005).

Weitere Barrieren der körperlichen Aktivität (Temple & Walkley, 2003a) bestehen in mangelnder Motivation der Mitarbeiter sowie im Defizit an Beratung über körperliche Aktivität (Frey et al., 2006). So wollen relativ viele befragte Personen mit geistiger Behinderung an Fitnessaktivitäten teilnehmen, allerdings werden sie durch Personal-, Finanz- und Transport-Barrieren entmutigt (Pitetti et al., 1993). Menschen mit geistiger Behinderung würden mehr Sport betreiben, wenn ihre Bezugspersonen die Vorteile aufzeigten und Zugangsbarrieren beseitigen würden (Heller, Hsieh & Rimmer, 2004; Heller, Ying, Rimmer & Marks, 2002). Erwachsene mit geistiger Behinderung und ihre Bezugspersonen sehen bzgl. Fitness unterschiedliche Vorteile und Erwartungen (Heller et al., 2004b). Auch unterscheiden sie sich bei der Benennung von Barrieren. Bei der Durchführung eines Fitness-Programms in Chicago berichten mehr als 66 % der Teilnehmer mit geistiger Behinderung, dass sie wenig Unterstützung bei Fitnessübungen empfangen, und bei mehr als 50 % fehlte das Vertrauen zu entsprechenden Übungen (ebd.). Als relevante Barrieren wurden genannt: Kosten, Müdigkeit oder Langeweile bei den Übungen, Probleme bei der Verwendung der Geräte, Mangel an Energie und Durchhaltevermögen, Transportprobleme, Mangel an erfahrenem Personal, das ihnen die Übungen zeigen und vormachen konnte, und die Sorge, dass Menschen sich über sie lustig machen.

Tab. 1: Die Wahrnehmung der Zugangs- und der kognitiv-emotionalen Barrieren für Fitness: Menschen mit geistiger Behinderung und ihre Mitarbeiter als Auskunftspersonen (Heller et al., 2004b)

Zugangsbarrieren	Personen mit geistiger Behinderung (%)	Einschätzung des Personals (%)
Zu hohe Kosten	25	9*
Fehlender Transport	21	36
Weiß nicht, was zu tun	46	25

Tab. 1: Die Wahrnehmung der Zugangs- und der kognitiv-emotionalen Barrieren für Fitness: Menschen mit geistiger Behinderung und ihre Mitarbeiter als Auskunftspersonen (Heller et al., 2004b) – Fortsetzung

Zugangsbarrieren	Personen mit geistiger Behinderung (%)	Einschätzung des Personals (%)
Weiß nicht, wo	39	21
Keiner, um mit zu üben	11	14
Geräte schwierig zu gebrauchen	11	5
Man lacht sie vielleicht aus	41	2**
Keiner zeigt, wie man üben soll	34	2**
Unzugängliche Fitnesszentren	30	25
Kognitiv-emotionale Barrieren		
Fehlende Zeit	25	39
Fehlendes Interesse	21	34
Fehlende Energie	46	21
Langweilig	39	34
Verbessert nicht die Kondition	11	25
Verschlechtert die Kondition	11	9
Zu schwierig	41	14*
Gesundheitsprobleme	34	14*
Zu faul	30	23

McNamar statistischer Test: * Prozent < ,05; ** Prozent < ,001

In Tabelle 1 werden die Zugangsbarrieren, die sich in Bezug auf Fitness am meisten unterscheiden, aus der Sicht der Menschen mit geistiger Behinderung und ihrer persönlichen Begleiter aufgezeigt. In Bezug auf Kosten meinten 25 % der Menschen mit geistiger Behinderung, dass es zu teuer wäre, Fitness zu betreiben, im Vergleich zu 9 % ihrer Begleiter; 2 % der Begleiter machten sich Sorgen, dass man sich über ihre Klienten lustig machen würde, verglichen mit 41 % der Personen mit Behinderungen selbst; und nur 2 % der Begleiter machten sich Sorgen, dass niemand ihnen die Übungen zeigen würde, gegenüber 34 % der Menschen mit Behinderungen (Heller et al., 2004b).

10.3 Nahrung

Auch für einen informierten Bürger ist es eine Herausforderung, herauszufinden, was eine gute Ernährung ausmacht – und dies gilt verstärkt für Menschen mit geistiger Behinderung. Heutzutage wird jeder durch widersprüchliche Informationen über »die perfekte Ernährung« in den Medien verunsichert. Neben

155

diesem kognitiven Aspekt gibt es emotional-motivationelle Aspekte, die wesentlich beeinflussen, was wir essen. Die Ernährung ist einer der schwierigsten zu verändernden Verhaltensweisen, da sie mit Genuss, Lebensfreude und Gewohnheiten zusammenhängen. Auch beeinflusst die Lebensmitteleinnahme nicht unmittelbar den Gesundheitszustand. Man kann schlechte Ernährungsgewohnheiten (z. B. essen von großen Anteilen von gesättigten Fetten) jahrelang durchhalten, bis Gesundheitsprobleme wie Cholesterin-Ablagerungen in den Blutgefäßen, Kurzatmigkeit bei körperlicher Aktivität oder sogar ein Herzinfarkt auftreten.

Menschen brauchen eine angemessene und ausgewogene Ernährung, um mit ihrem maximalen Potential funktionieren zu können. Obwohl diese Aussage selbstverständlich klingt, ist es für viele Menschen mit geistiger Behinderung eine Herausforderung, diesen Zustand zu erreichen. Verhaltensweisen wie der Verzehr von fettreichen Lebensmitteln, viele Kohlenhydrate durch Zucker und die unzureichende Aufnahme von Obst und Gemüse spielen wahrscheinlich eine Rolle bei der Entstehung von Übergewicht und erhöhtem Risiko für kardiovaskuläre Erkrankungen durch Bluthochdruck und Diabetes (Draheim et al., 2007; Braunschweig et al., 2004). Ein geringes Einkommen, was für die meisten Menschen mit geistiger Behinderung gilt (Fujiura & Yamaki, 1997; Yamaki & Fujiura, 2002), schränkt den Zugriff auf gesunde Ernährung stark ein. In den USA konsumierten Erwachsene mit geistiger Behinderung, die in gemeindenahen Wohnungen leben, Nahrung, die reich an Energie, arm an Obst und Gemüse ist und bei der ein hoher Fettanteil besteht (Draheim et al., 2007). Die Ergebnisse zeigten, dass 0–6 % der Personen die empfohlenen fünf oder mehr Einheiten Obst und Gemüse pro Tag einnahmen, und 15–30 % konsumierten die < 30 % der Kalorien aus Fett.

Aber nicht nur einseitige oder zu kalorienreiche Nahrung stellt ein Problem bei Menschen mit geistiger Behinderung dar. Es kommt auch zu relativ viel Unter- und Mangelernährung. In medizinischer Hinsicht sind die prominentesten Ursachen der Mangelernährung: neuromuskuläre Dysfunktionen, Dysphagie, anatomische Defekte oder mechanische Obstruktion des Oral-Magen-Darm-Traktes und Verhaltensprobleme. Einige der häufigsten klinischen Bedingungen, bei denen der Ernährungszustand beeinflusst wird, sind chronische Stoffwechselerkrankungen (z. B. Mukoviszidose, Diabetes mellitus, entzündliche Darmerkrankungen und Zöliakie), sensorische neuromotorische Störungen (z. B. Zerebralparese) und angeborene Anomalien (z. B. Gaumenspalte, Meningomyelozele, angeborene Herzfehler).

Menschen mit einer schweren oder schwersten mehrfachen Behinderung haben oftmals Probleme bei der Nahrungsaufnahme. So kann z. B. die Mahlzeiteinnahme von Erwachsenen mit Zerebralparese 45 bis 90 Minuten dauern. Wenn nicht genügend Zeit zur Mahlzeiteinnahme zur Verfügung steht, kann dies zu einer zu geringen Kalorienaufnahme und zu Gewichtsverlust führen. Da insgesamt bei vielen Erwachsenen mit Zerebralparese kaum Körperfette vorhanden sind, kann ein weiterer Gewichtsverlust zu einer unzureichenden Energiespeicherung und verringerter Immunität führen (Rapp & Torres, 2002). Die Autoren empfehlen bei Anzeichen von Gewichtsverlust die Überwachung des Ernährungszustandes mit Hilfe eines Tagebuchs, in dem Nahrungsaufnahme und Gewicht aufgeführt werden. Auch sollte die Gabe von Nahrungsergänzungsmittel überlegt werden.

Hypotonie ist eine weitere häufige Ursache für Ernährungsschwierigkeiten bei Menschen mit schweren geistigen Behinderungen. Eine verminderte Muskelspannung macht Kauen und Schlucken problematisch, z. B. bei Syndromen wie Cridu-chat, Fragiles-X, Lesch-Nyhan und Prader-Willi. Die notwendige Intervention der Sondenernährung sowie die Schluckbeschwerden durch Hypotonie können zur Aspiration (»sich verschlucken«; das Eindringen von Speichel, Flüssigkeit, Nahrung oder Reflux in die Atemwege) führen. Bei nicht erfolgreicher Behandlung besteht die Gefahr des Auftretens einer Aspirationspneumonie (Lungenentzündung durch das Eindringen von Mageninhalt in die Atemwege) als sekundäre Komplikation (O'Brien et al., 2002, 36f.). Schwere Ernährungsprobleme kommen auch häufig beim Noonan-Syndrom vor. Über die spezifischen Ursachen ist noch wenig bekannt, auch werden die Ernährungsprobleme oft nicht oder zu spät erkannt (ebd.). Die Folge ist, dass der Patient klinisch unterernährt ist. In einer Studie bei 25 Patienten mit Noonan-Syndrom hatten 16 schwere gastrointestinale Symptome, wobei für alle eine Nasen-Magen-Ernährung notwendig war (Shah et al., 1999).

Falsche oder gefährliche Nahrungsaufnahme spielt auch eine Rolle bei Pica. Pica ist eine Essstörung, die gutartige oder lebensbedrohliche Folgen haben kann. Das Wort »Pica« kommt vom lateinischen Wort für »Elster«, ein Vogel mit einem wahllosen Appetit. Pica wird typischerweise als Verzehr nicht nutritiver Stoffe über einen Zeitraum von mindestens einem Monat definiert, bei einem Alter, in dem dieses Verhalten entwicklungspsychologisch unangemessen ist (also älter als 18–24 Monate). Menschen mit Pica essen Substanzen, die variieren können von Lehm, Schmutz und Steinchen bis Farbe, Vinyl-Handschuhen, Glühbirnen, Nadeln und Fäden und verbrannten Streichhölzern (Ellis & Schnoes, 2005). Das Essen solcher Gegenstände führt manchmal zu schweren gesundheitlichen Problemen wie Verstopfung, Darmverschluss oder -Perforation, Schäden an Zähnen und Zahnfleisch und Infektionen.

Pica ist die häufigste Essstörung bei Menschen mit geistiger Behinderung, vor allem bei Menschen mit Autismus. Sie kann als Ergebnis einer Hirnschädigung auftreten, aber auch mit dem Mangel an bestimmten Nährstoffen (z. B. Eisen oder Zink), Unterernährung, Vernachlässigung durch die Eltern und psychischen Erkrankungen wie Zwangsstörungen und Schizophrenie zusammenhängen (ebd.). Pica kann, abhängig von der Ursache und Möglichkeiten der Kommunikation, durch eine Reihe von Methoden präventiv oder therapeutisch begleitet werden. Mögliche Methoden sind zum Beispiel eine Ernährungserziehung, Verhaltenstherapie (Training einer Person durch Ablernen unangemessenen Essverhaltens und Anlernen von angemessenem Verhalten), Unterbindung des Zugriffs auf nicht essbare Gegenstände (durch Wegsperren oder kontinuierliche Beobachtung durch Eltern oder Mitarbeiter), Medikamente sowie Screening für und Behandlung von lebensbedrohlichen Komplikationen von Pica (Ellis & Schnoes, 2005; Gavin & Homeier, 2004; McAdam et al., 2004).

10.4 Übergewicht und Adipositas

Die negativen Auswirkungen der Fettleibigkeit auf die Gesundheit (Haslam & James, 2005) sind vielfältig. Adipositas erhöht das Risiko auf die Entwicklung eines breiten Spektrums nicht nur von Herz-Kreislauf-, sondern auch von Lungen-, Stoffwechsel- und Tumorerkrankungen, Arthrose, Beeinträchtigung der Fruchtbarkeit und Komplikationen in der Schwangerschaft, der Anästhesie und Chirurgie (National Audit Office, 2001; Haslam & James, 2005; Haslam et al., 2006). Die WHO (1998) bewertet vier Body-Mass-Index-(BMI-)Kategorien, in denen ein Verhältnis von weniger als 18,5 als Untergewicht gilt, 18,5 bis 25 als gesund oder normales Gewicht, 25,5 bis 30 als übergewichtig und ein BMI über 30 als fettleibig (Adipositas).

Zahlreiche Studien haben in den letzten zwanzig Jahren die hohen Raten von Übergewicht und Adipositas bei Menschen mit geistiger Behinderung im Vergleich mit der allgemeinen Bevölkerung bestätigt. Es gibt dabei Unterschiede hinsichtlich der Wohnsituation. Bei Personen, die in großen Wohneinrichtungen verbleiben, werden weniger Fälle von Übergewicht und Adipositas gemeldet als für Personen in gemeindenahen Wohnungen. Für Deutschland ist nicht bekannt, ob Adipositas häufiger bei Menschen mit geistiger Behinderung vorkommt. Die Angaben aus anderen Ländern wie die USA (Rimmer & Yamaki, 2006; Draheim, 2006; Moran et al., 2005), Großbritannien (Emerson, 2005b; Bhaumik et al., 2008; Bertoli et al., 2006), Nordirland (Hove, 2004), Niederlande (Van Schrojenstein Lantman-de Valk et al., 2000; Van Knijff-Raeven, 2005) und Israel (Merrick et al. 2004) lassen vermuten, dass Adipositas vergleichsweise häufiger vorkommt als in der Gesamtbevölkerung. Im Hinblick auf Subgruppen waren Frauen, ältere Personen und Personen mit weniger schweren Behinderungen eher durch Adipositas gefährdet.

Bestimmte Medikamente können zu erheblicher Gewichtszunahme führen. Auch Menschen mit bestimmten Syndromen (z. B. Down-, Angelman-, Prader-Willi-, Turner-, Rubinstein-Taybi- und 48, XXYY-Syndrom) sind eher übergewichtig (O'Brien et al., 2002). In einer populationsbasierten Prävalenzstudie von Erwachsenen mit geistiger Behinderung im Alter von 20 Jahren und älter (N=1119) in England (Bhaumik et al., 2008) wurde eine Prävalenz für Adipositas von 20,7 %, 28,0 % für Übergewicht, 32,7 % für Normalgewicht und 18,6 % für Untergewicht gefunden. Adipositas war abhängig von Faktoren wie selbständiges Leben/Leben in der Familie, die Fähigkeit, selbständig zu essen und zu trinken, weibliches Geschlecht, Bluthochdruck, Down-Syndrom und eine andere Diagnose als Zerebralparese. Im Gegensatz zu anderen Studien liegt der größte Unterschied im Body Mass Index (BMI) im Vergleich mit der allgemeinen Bevölkerung nicht in einer höheren Rate von Adipositas, sondern im Problem des Untergewichts. Auch bei Menschen mit schweren Behinderungen ist nicht Adipositas, sondern eher das Untergewicht problematisch.

10.5 Blutdruck

Die vorhandenen Daten zur Prävalenz von Bluthochdruck bei Erwachsenen mit geistiger Behinderung sind etwas widersprüchlich. Einerseits wurden bei Erwachsenen mit geistiger Behinderung mehr Risikofaktoren – im Vergleich zur Gesamtbevölkerung – für die Entstehung von Bluthochdruck, wie Übergewicht und Inaktivität, festgestellt (Bhaumik et al., 2008). Einige Studien stellten niedrigere Raten von Bluthochdruck fest, aber ähnliche Sterberaten bei Herz-Kreislauf-Erkrankungen bei Erwachsenen mit geistiger Behinderung im Vergleich zur allgemeinen Bevölkerung (Draheim, McCubbin & Williams, 2002c; McDormett, Platt & Krishnaswami, 1997; Janicki et al., 2002). Wieder andere konstatieren höhere Raten von Bluthochdruck bei Erwachsenen mit geistiger Behinderung im Alter (Cooper, 1998). Unterschiede in der Methodik, der Repräsentativität der Stichprobe und dem Ausmaß des Einbezugs von Menschen mit Down-Syndrom könnten die gegensätzlichen Resultate erklären. So gibt es Hinweise (Kapell et al., 2000), dass Erwachsene mit Down-Syndrom, verglichen mit anderen Erwachsenen mit geistiger Behinderung, signifikant niedrigere Raten von Bluthochdruck haben. Janicki et al. (2002) erhoben Informationen zu dem Gesundheitszustand und Muster der Erkrankungen bei einer großen Kohorte von Erwachsenen mit geistiger Behinderung im Alter von 40 oder mehr Jahren, die in kleinen gemeindenahen Wohnungen im Bundesstaat New York wohnen. Erwachsene mit geistiger Behinderung hatten eine insgesamt niedrigere Häufigkeit einer kardiovaskulären Erkrankung, einschließlich Bluthochdruck, Hyperlipidämie und Altersdiabetes. Die Autoren sind jedoch der Meinung, dass die Möglichkeit einer systematischen Unterdiagnostik dieser Zielgruppe nicht ausgeschlossen werden kann.

11 Körperliche Krankheiten bei Menschen mit geistiger Behinderung

»Mit jedem Menschen ist etwas Neues in die Welt gesetzt, was es noch nie gegeben hat, etwas Erstes, Einzigartiges.« (Martin Buber)

Epidemiologische Studien zeigen durchgehend eine hohe Prävalenz von gesundheitlichen Problemen bei Menschen mit geistiger Behinderung (Kapell et al., 2000; Maaskant & Haveman, 1990; Van Schrojenstein Lantman-de Valk et al., 2000). Die Erfassung von Krankheiten bei Menschen mit geistiger Behinderung ist abhängig von vielen Faktoren, wie:

- Klientfaktoren (Kommunikationsfähigkeit, Schmerzempfindlichkeit, Symptomwissen, Kooperationsbereitschaft),
- Arztfaktoren (kommunikative Kompetenzen, Frequenz der Reguluntersuchungen, Umfassenheit und Zeit für das ärztliche Konsult, Ausbildung und Erfahrung des Arztes),
- situative und Umgebungsfaktoren (Planung und Erreichbarkeit von ärztlichen Hilfen und Vorsorgeuntersuchungen) und
- Interesse und Kenntnisse über Risikofaktoren für und Symptome von oft vorkommenden Erkrankungen bei Menschen mit geistiger Behinderung durch Familienangehörige bzw. Betreuer.

Lange Zeit wurden viele dieser Erkrankungen durch Ärzte nur teilweise erfasst, da das Erscheinungsbild der geistigen Behinderung zentral im Fokus des Verstehens von Verhalten dieser Personen stand, so dass es alternative Erklärungen und Deutungen des Verhaltens kaum zuließ. Schlosser (2005) gibt eine Auswahl von medizinischen Problemen, die häufig übersehen werden. Einige davon werden in diesem Kapitel etwas ausführlicher besprochen, andere nur genannt.

- *»(Akutes) Abdomen lebensbedrohliches Krankheitsbild. Häufigste Ursachen: Verstopfung,*
- *Darmverschlingung (Ileus) Gallensteine, Blinddarmentzündung (Appendizitis), aber auch Magendurchbruch (langandauernde Therapie mit nicht kortisonhaltigen entzündungshemmenden Schmerzmitteln),*
- *Antiepileptische Therapie: auf erniedrigte Natrium-Laborwerte achten!*
- *Atlanto-axiale Dysfunktion (Lockerung im Gelenk zwischen dem 1. und 2. Halswirbel): häufig beim Down-Syndrom*
- *Augen: (Viele Patienten kneifen die Augen zu, wenn sie sie öffnen sollen, Eine Drittperson muss evtl. die Lider offen halten): Juckend gerötet: so genanntes trockenes Auge, Mangel an Tränenflüssigkeit, Grauer Star, oft zu spät diagnostiziert, Keratokonus (Hornhautvorwölbungen): besonders beim Down-Syndrom festzustellen.*

- *Depression, häufiger als vermutet, eventuell ›ex juvantibus‹ klären.*
- *Dickdarm, erweitert (Megakolon), verlängerte S-Schlinge des Dickdarms (Sigma elongatum): häufiger als in der übrigen Bevölkerung, u. U. lebensbedrohender Verlauf!*
- *Dickdarmkrebs: schleichender Verlauf, meist nur unspezifische Allgemeinsymptome.*
- *Gallensteine: Gallensteine sind sonographisch bei bis zu 16 % des Klientel sowohl bei Männern wie bei Frauen nachzuweisen (Schlosser, 1997).*
- *Gamma-GT-Werte (Leberenzym), erhöht – bei antiepileptischer Therapie mit z. B. Carbamazepin, Primidon, Phenytoin: nahezu regelhaft bei dieser Therapie anzutreffen – kein Krankheitswert!*
- *Hashimoto-Thyreoiditis (Schilddrüsenunterfunktion durch eine Entzündung): insbesondere beim Down-Syndrom, etwa ab dem 30. Lebensjahr häufiger auftretend.*
- *Lungenentzündung (Pneumonie): die typischen Zeichen der Lungenentzündung sind mit dem Stethoskop oft nicht zu erfassen. Bei Unklarheit unbedingt Röntgen-Lungen-Aufnahme. Bei Schwermehrfachbehinderten kann sich eine Lungenentzündung sehr rasch massiv verschlechtern!*
- *Medikamentenwechselwirkungen: wegen Multimorbidität sind häufig eine Vielzahl von Medikamenten notwendig. Lebensgefährliche Wechselwirkungen!*
- *Neurogene Blasenentleerungsstörung: Nebenwirkung unter neuroleptischer Therapie. Osteoporose (verminderte Knochenmasse), Osteomalazia antiepileptica (Knochenerweichung unter antiepileptischer Therapie): häufig, Frakturgefahr (!) Folge von Immobilität und/oder antiepileptischer Therapie (Tenger, 2002).*
- *Schmerzen (unspezifisch, ohne Angabe zur Lokalisation): 1. Zähne, 2. Kopfschmerzen (evtl. Migräne), 3. Bauchraum, 4. Sodbrennen (Refluxösophagitis), 5. Frakturen (z. B. Wirbelsäule), Arthrose, 6. Bei Frauen Menstruation (Zuerst abklären!).*
- *Beinschmerzen, akut: 1. Fraktur, 2. Wadenschwellung (Thromboseverdacht), 3. Ohne Wadenschwellung (ebenfalls Thromboseverdacht).*
- *Unruhezustände, neu aufgetreten, evtl. mit Aggression: 1. Schmerzen, 2. Schlafstörungen, 3. Refluxösophagitis, 4. Andere Erkrankungen (z. B. beginnender Infekt, Verstopfung), 5. Veränderte strukturelle Bedingungen, 6. Psychogen, um Zuwendung zu erhalten.*
- *Verstopfung (Obstipation), besonders bei schwer mehrfach behinderten Menschen bzw. bei Bewegungseinschränkung, und/oder mit gleichzeitiger antiepileptischer bzw. neuroleptischer Therapie.*
- *Rumination (›Wiederkäuen‹): evtl. Gastroskopie.*
- *Zwerchfellbruch (Hiatushernie), relativ häufig bei Personen mit Spastik und/oder Skoliose, oft vergesellschaftet mit Refluxösophagitis.« (Schlosser, 2005, 326 f.)*

Diese Liste von Gesundheitsproblemen von Schlosser zeigt nicht nur die Probleme bei der Diagnostik und Therapie, sondern lässt auch vermuten, dass die genannten Probleme häufiger vorkommen und mehr in Kombination mit anderen Störungen auftreten. Die meisten Untersuchungen über Krankheiten bei Menschen mit geistiger Behinderung stützen sich auf Sekundärdaten (Angaben von anderen über den Gesundheitszustand der Klienten). Dies führt im Unterschied zu Screening-Verfahren und proaktiven Untersuchungen zu einer systematischen Unterschätzung der Prävalenz von Gesundheitsproblemen bei Menschen mit geistiger Behinderung (Haveman, 2004). Es gibt nur wenige Studien, in denen durch proaktive Diagnostik und Screening der Gesundheitsstatus im direkten Kontakt mit den Klienten überprüft wird. Aber auch alleine schon anhand von Sekundärdaten wird deutlich, dass Multimorbidität ein wesentliches Phänomen der Betreuung von Menschen mit geistiger Behinderung ist. So zeigten die Daten eines Fallregisters der Klienten von Hausärzten in Maastricht (Van Schrojenstein Lantman-de Valk et al., 2000), dass Menschen mit geistiger Behinderung 2,5-mal mehr gesundheitliche Probleme haben als andere Bürger dieser Stadt.

Da immer mehr ältere und jüngere Menschen mit geistiger Behinderung inmitten der Gesellschaft leben und wohnen, wird die allgemeinärztliche und zahnärztliche Betreuung bei medizinischen Problemen immer mehr gefragt. Dies stellt an die Ärzte neue Herausforderungen bezüglich Akzeptanz, Kommunikation, Wissen und Erfahrung in Diagnostik und Behandlung, aber auch in der Planung präventiver und therapeutischer Angebote (Haveman et al., 1991; 1992).

Manche Krankheitsverläufe unterscheiden sich im Alter kaum von denen der allgemeinen Bevölkerung. Wenn aber akute Erkrankungen nicht schon im Kindheits-, Jugend- und Erwachsenenalter erfasst und behandelt wurden, sondern erst in der dritten Lebensphase entdeckt werden, führt dies gerade bei dieser Personengruppe schnell zur Chronifizierung der Krankheit, zu lebenslangen Schäden und erhöhter Multimorbidität.

11.1 Neurologische Erkrankungen

Es ist nicht verwunderlich, dass in einer Population mit einer zugrunde liegenden neurologischen Erkrankung, die in einer geistigen Behinderung resultiert, auch andere neurologische Probleme wie Epilepsie, Zerebralparese und zerebrovaskuläre Erkrankungen viel vorkommen.

11.1.1 Epilepsie (Krampfanfälle)

Begriffsklärung und Vorkommen

Jeder Mensch kann einen Krampfanfall erleiden, z. B. durch Sauerstoffmangel oder Vergiftung. 5 % aller Menschen bekommen einmal im Leben einen Krampfanfall, aber nur bei 1 % sind diese Anfälle chronisch. Man bezeichnet Krampfanfälle nur dann als »epileptisch«, wenn der Anfall auf plötzlichen und übermäßigen elektrischen Entladungen von einzelnen Gehirnzellen oder des ganzen Gehirns beruht. Ein epileptischer Anfall ist Symptom einer Funktionsstörung des Gehirns und kann viele Ursachen haben. So kommen Krampfanfälle im Kindesalter häufig vor, vor allem bei hohem Fieber. Andere mögliche Ursachen während des Lebens sind: Stoffwechselstörungen (Blutunterzuckerung, Kalkmangel im Blut, Schwangerschaftsvergiftung), Alkohol- und Drogen-Entzugsanfälle bei Suchtkranken, Vergiftungen (Pilze oder Chemikalien), Hirnverletzungen/-blutungen und Sauerstoffmangel.

Die Epilepsien bilden eine Gruppe von Erkrankungen, die sich in der Erscheinungsform, im Erkrankungsalter, der Entwicklung und Prognose stark unterscheiden. Dem epileptischen Anfall liegt eine Funktionsstörung zentralnervöser Neurone zugrunde. Als Reaktion auf einen störenden Reiz kommt es zu einer abnorm synchronen elektrischen Aktivität vieler Nervenzellen. Mit einer Prävalenzrate von etwa 0,5–1 % gehören die Epilepsien zu den häufigsten chronischen Krankheiten des Zentralnervensystems. Das Lebensrisiko (kumulative Inzidenz) auf Epilepsie liegt bei 5 % (Brown, 2002, 139). Davon manifestiert sich etwa die Hälfte bereits im Kindesalter, zwei Drittel vor dem 20. Lebensjahr. Im jungen und mittleren Erwachsenenalter ist ein Anfallsbeginn weniger wahrscheinlich. Es gibt jedoch eine erhöhte Häufigkeit von neuen Krampfanfällen ab dem Alter von 60 Jahren. Diese spät entstehenden Epilepsien können das Ergebnis von kleinen Schlaganfällen sein (Guberman & Bruni, 1999). Etwa fünf von 100 Personen erleiden im Laufe ihres Lebens mindestens einen Krampfanfall (Schleiffer, 2001, 278).

Krampfanfälle sind Perioden der neuronalen Hyperaktivität, die durch ein Ungleichgewicht zwischen Erregung und Hemmung im zentralen Nervensystem verursacht werden. Während eines Anfalls hören die Nervenzellen im Gehirn mit ihren normalen Aktivitäten auf und feuern massive, synchrone Signale. Nach ein paar Sekunden oder Minuten nehmen die hemmenden Mechanismen des Gehirns wieder die Steuerung der Aktivitäten auf, und der Krampfanfall endet. Während eines Anfalls kann die epileptische Aktivität im Gehirn als eine Reihe von Stacheln und Wellen im Elektroenzephalogramm (EEG) gezeigt werden. Das Verhalten eines Individuums während eines epileptischen Anfalls kann sich, aber muss sich nicht in Krämpfen zeigen.

Erscheinungsformen

Die Anfallsformen äußern sich in den Bereichen der Wahrnehmung, des Bewusstseins (Einschränkungen wie bei Absencen bis zum Wegfall wie beim Grand-mal-Anfall), des Vegativums und der Motorik (Muskelkontraktionen). Von einem Status epilepticus spricht man, wenn der epileptische Anfall über zehn Minuten andauert oder wenn der Patient zwischen den Anfällen sein Bewusstsein nicht völlig wiedererlangt (Schleiffer, 2001, 279).

Bei einem *Grand-mal-Anfall* unterscheidet man die Phasen des Beginns (10–20 Sekunden), des Höhepunkts (1–5 Minuten) und des Endes des Anfalls. Der Beginn des »Grand mal« besteht manchmal aus einem/einer Vorgefühl/-warnung (Aura), dem/der Stöhnen/Schreien, Fallen, krampfhaft versteifte Muskeln, weit aufgerissene, verdrehte Augen, verzerrtes Gesicht und Stocken der Atmung, bläuliche Verfärbung des Gesichts (Eindruck des Erstickens) folgen. Bei dem Höhepunkt treten heftige, stoßweise Zuckungen der Arme, Beine und Gesichtsmuskeln auf, durch plötzlichen Kieferkrampf kann Zunge oder Wange verletzt werden, bei Sturz sind Gesichts- oder Kopfverletzungen möglich. Speichel fließt aus den Mundwinkeln oder wird durch die Zähne gepresst. Urin und Kot werden ausgeschieden. Das Ende des »Grand mal« kennzeichnet sich durch tiefe und röchelnde Atmung, Schwitzen, Unempfindsamkeit gegenüber äußeren Reizen, ein komaähnlicher Zustand, der oft in längeren Nachtschlaf übergeht. Der *Status epilepticus* besteht aus einer Folge von Anfällen, ohne dass sich der Betroffene zwischendurch erholen kann, oder aus einem Anfall, der länger als 15 Minuten dauert. Epilepsie kann sich auch äußern in der Form von Absencen. Merkmale davon sind: plötzliche Bewusstseinspausen von 4–30 Sekunden, starrer Blick, eine Reaktion auf Ruf, feine gleichmäßige Bewegungen der Augenlider, des Gesichts oder der Arme. Daneben kommen auch *Blitzkrämpfe/Blinzelanfälle/Nickanfälle/Sturzanfälle* vor (blitzartige Zuckungen durch den ganzen Körper oder auf einzelne Körperteile beschränkt), *fokale Anfälle* (einfache elementare Herdanfälle mit anfallartigem Missempfinden oder Zuckungen, die auf einen Körperteil beschränkt sind, aber sich nicht in Bewusstseinsstörung äußern) und *komplexe fokale Anfälle* (Dämmerattacken/psychomotorische Anfälle mit Verwirrungszuständen, sinnlosen Bewegungen (z. B. Nesteln, Zucken, Kauen), sinnlosem Reden, unartikulierten Lauten, Veränderungen der Gesichtsfarbe oder Schweißausbrüchen). Bei allen Formen gibt es milde oder schwere Verläufe. Manchmal kommt es im Leben nur zu wenigen Krampfanfällen, manchmal treten Anfälle nur bei bestimmten Anlässen auf, wie bei unregelmäßiger Lebensführung mit Verschiebung des Schlaf-Wach-Rhythmus', Schlafmangel, übermäßiger Alkoholgenuss, Stress oder Einwirkung von Flackerlicht.

Bei einigen Personen mit Anfällen (ca. 40 %), gibt es eine klare Anomalität im Gehirn (z. B. Narbe oder Tumor), die die Krampfanfälle verursacht, was zu einer »symptomatischen« Epilepsie führt. Bei anderen Personen mit Krampfanfällen (ca. 60 %) scheint das Gehirn nicht beeinträchtigt zu sein. Bei diesen Personen wird die Diagnose einer »idiopathischen« Epilepsie gestellt. Wenn idiopathische Epilepsie auftritt, wird die Ursache der Anfälle vor allem bei genetischen Faktoren gesucht (McIntyre Burnham, 2007). Epileptische Anfälle werden auch eingeteilt in partielle (fokale) oder generalisierte Anfälle. Partielle Anfälle können generalisieren; sie treten mit oder ohne Bewusstseinsstörung in Erscheinung.

Epilepsie tritt mit einer Häufigkeit von 0,7–0,9 % in der Bevölkerung auf. Bei Menschen mit geistiger Behinderung ist die Häufigkeit mit 14–44 % deutlich höher, abhängig davon, ob die Untersuchung in Hausarztpraxen, ambulanten oder in institutionellen Settings stattgefunden hat (McDermott, Moran, Platt & Dasari, 2006; Lin, Wu & Lee, 2003; Christopher et al., 2003; Espie et al., 2003; Van Schrojenstein Lantman-de Valk et al., 2000; Wilson & Haire, 1990; Coulter, 1993; Forsgren et al., 1990). Epilepsie, die bei Menschen mit geistiger Behinderung auftritt, ist oft komplex und wird manchmal als »Epilepsie plus« bezeichnet (Brown, 1998). Personen mit der Diagnose »Epilepsie« haben eine geringere Lebenserwartung und mehr Risiken auf Komorbidität. Die standardisierte Mortalitätsrate (Verhältnis der beobachteten Todesfälle zu den erwarteten Todesfällen) ist mit fünf hoch für Erwachsene mit geistiger Behinderung und Epilepsie (Bowley & Kerr, 2000). Auch hat diese Personengruppe ein erhöhtes Risiko auf einen plötzlichen unerwarteten Tod (McKee & Bodfish, 2000). Die verringerte Lebenserwartung ist nur teilweise durch die Anfälle allein zu erklären (Tomson, 2000; Nashef & Brown, 1997). Die Co-/Multimorbidität ist durch die Epilepsie aufgrund von Frakturen und Verletzungen der Weichteile des Körpers erhöht. Die Krampfanfälle können sich auf das Lernen auswirken, wodurch kognitive und intellektuelle Fähigkeiten (Brown, 1999) weiter beeinträchtigt sein können. Auch können Angst und Unsicherheit sich negativ auf das soziale Funktionieren auswirken (IASSID, 2002; McGrother et al., 2006; Baxter, 1999). Der Verlust des Bewusstseins bei Anfällen kann zu Verbrennungen und Ertrinken führen. Wie in der allgemeinen Bevölkerung (Amatniek et al., 2006; Hesdorffer et al.,

1996) können Krampfanfälle bei älteren Menschen mit Down-Syndrom als Parallelverläufe oder als Vorstufe zu der Manifestation der Demenz auftreten (Collacott, 1993).

Es ist manchmal schwierig, Epilepsie bei Menschen mit geistiger Behinderung zu diagnostizieren, so kann es zu Fehldiagnosen kommen (Ahmed et al., 1997; Levesque, 1995). Des Weiteren können Schwierigkeiten dabei auftreten, Epilepsie ohne Krampfanfälle und abnorme EEG-Aktivitäten bei Menschen mit geistiger Behinderung zu erkennen und zu diagnostizieren. Eine solche Epilepsie kann schwerwiegende Folgen für das Lernen und für die soziale Entwicklung haben (Kasteleijn-Nolst Trenite, 1995). Cheetham et al. (2007) sind der Meinung, dass man bei Personen, die wiederholt bestimmte Verhaltensauffälligkeiten zeigen, u. a. auch Epilepsie als mögliche Diagnose abwägen sollte (Cheetham et al., 2007). Im Allgemeinen steigt die Wahrscheinlichkeit von Epilepsie mit dem Schweregrad der geistigen Behinderung und tritt bei 30–40 % der Erwachsenen auf (McDermott et al., 2005). Bei einigen genetischen Syndromen, die mit einer geistigen Behinderung einhergehen, besteht eine Häufung von Fällen der Epilepsie:

- Tuberöse Sklerose: > 80 %
- Sturge-Weber-Syndrom: 70–90 %
- Fragiles-X-Syndrom: 20–40 %
- Rett-Syndrom: 70–80 %
- Down-Syndrom: 2–15 % (Guberman & Bruni, 1999, 35)

Bei Personen mit Down-Syndrom nimmt die Epilepsie-Prävalenz deutlich mit dem Alter zu. In einer Studie bei Erwachsenen mit Down-Syndrom im Alter von 19 Jahren und älter wurde eine mittlere Prävalenzrate von 9,4 % gefunden, die mit zunehmendem Alter mit bis zu 46 % für Personen über 50 Jahre anstieg (McVicker et al., 1994). Anfallsleiden bei Syndromen der geistigen Behinderung sind oft schwer zu therapieren und führen zu erheblicher (Ko-)Morbidität und einer geringeren Lebenserwartung. Die Entstehung der Epilepsie variiert je nach *Syndrom*: Zum Beispiel fängt bei Menschen mit Autismus Epilepsie nach der Pubertät an (O'Brien et al., 2002) und bei Personen mit Down-Syndrom nach dem Alter von 35 Jahren (Haveman et al., 1996). Bei anderen Syndromen, wie das Angelman-Syndrom, treten Krampfanfälle schon im Kindesalter auf, werden jedoch mit zunehmendem Alter seltener.

Die häufigste Therapie bei Epilepsie ist die Verabreichung von Antikonvulsiva (Antiepileptika), die die Epilepsie nicht heilen. Sie unterdrücken die Anfälle für einen befristeten Zeitraum. Menschen mit Krampfanfällen müssen regelmäßig und lange ihre Medikamente einnehmen: ein- bis dreimal täglich und manchmal für den Rest ihres Lebens (Bialer et al., 2002; Burnham, 1998; Guberman & Bruni, 1999). Bei Menschen, die geringe Sonneneinstrahlung erhalten, erhöhen einige antikonvulsive Medikamente das Risiko eines Vitamin-D-Mangels bei Abwesenheit von Supplementation. Der Vitamin-D-Mangel kann sowohl zu Osteomalazie als auch Osteoporose führen (Compston, 1995). Bei 20–30 % der Menschen mit Epilepsie reichen Medikamente zur Verhinderung von Krampfanfällen nicht aus. Bei diesen Patienten sollte die Sicherheit der Wohnumwelt optimiert werden. Ein wichtiger Punkt ist dabei die Aufsicht beim Baden, da man bei einem Anfall schon bei relativ niedrigem Wasser ertrinken kann. Ein weiteres Risiko ist die Erstickungspneumonie. Sowohl Fallen als auch Erstickungspneumonien führen zu einem Sterberisiko.

Bei partieller Resistenz auf die Medikamente (ca. 20 %) wird die Person weiterhin einige Krampfanfälle bekommen; bei vollständiger Resistenz (ca. 20 % der Fälle) können die Anfälle u. U. unverändert auftreten. Patienten mit schwer behandelbarer Epilepsie benötigen häufig zwei oder drei Antiepileptika gleichzeitig. Trotz dieser Polypharmazie können die Krampfanfälle bei einigen Personen nicht reguliert werden; bei diesen Patienten können nichtpharmakologische Interventionen, wie z. B. Chirurgie, ketogene Diät oder Vagusnerv-Stimulation, helfen (McIntyre Burnham, 2007). Obwohl häufig Phenytoin zur Linderung der Anfälle gegeben wird, sollte dieses Mittel nicht bei Menschen mit geistiger Behinderung verwendet (Iivanainen, 1998) oder gegen Anfälle bei älteren Menschen mit Down-Syndrom verschrieben werden, da es schwerwiegende unerwünschte Nebenwirkungen verursachen kann (Tsiouris et al., 2002). Auch Barbiturate sollten aufgrund ihrer Nebenwirkungen (Poindexter, 2000; Alvarez, 1998) nicht verwendet werden. Van Schrojenstein Lantman-de Valk (2005) weist darauf hin, dass eine zu hohe Dosierung von Antiepileptika die Wachsamkeit von Personen verringert. Die langfristige Anwendung von Antiepileptika birgt weiter das Risiko einer Osteoporose in sich – ein zusätzliches Risiko für Frakturen (Wagemans et al., 1998; Jancar & Jancar, 1998).

11.1.2 Zerebralparese

Erscheinungsform: Läsionen unterschiedlicher Pathologie, die das sich entwickelnde Nervensystem treffen, können zu Zerebralparesen führen. Dabei handelt es sich um Störungen der Haltung und Beweglichkeit, die bleibend, aber nicht unveränderlich sind. Meistens treten sie mit anderen Symptomen einer zerebralen Dysfunktion auf, wie zerebralen Anfällen, Intelligenzminderung, Perzeptionsstörungen und Verhaltensauffälligkeiten (Neuhäuser 2001, 29).

Zerebralparese und geistige Behinderung: Menschen mit Zerebralparese können über eine normale Intelligenz verfügen, haben aber ein deutlich größeres Risiko auf eine Lernverzögerung oder -behinderung oder auf eine geistige Behinderung. In epidemiologischen Studien wurden Prävalenzraten einer Lern- oder geistigen Behinderung gefunden, die von 30–60 % variierten (Evans, Evans & Alberman, 1990), je nachdem wo die Studie durchgeführt wurde und wie Fähigkeiten gemessen wurden. Personen mit Zerebralparese können also sowohl eine kognitive wie eine körperliche Behinderung haben.

Ätiologie: Die Infantile Zerebralparese ist eine Störung von Haltung und Bewegung und ist durch viele verschiedene Ursachen wie Infektionen (z. B. cytomegalovirus, CMV), vaskuläre Ursachen (z. B. Sturge-Weber-Syndrom), Chromosomenanomalien (z. B. X-chromosomale Mikrozephalie), metabolische Ursachen (z. B. Arginasemangel), angeborene strukturelle neurologische Probleme (z. B. Porenzephalie) oder Traumata zu erklären (Rapp & Torres, 2002, 67). Keine der einzelnen Ursachen erklärt den hohen Prozentsatz der Zerebralparese. Die Erkrankungen haben alle gemein, dass sie statische Enzephalopathien sind, die in der Perinatalperiode mit motorischen Funktionseinschränkungen (am häufigsten dystonische Bewegungen oder Spastik) einhergehen. Weitere klinische Merkmale sind: Frühgeburt (Geburtsgewicht unter 1500 g; trifft nicht zu bei allen Patienten), verzögerte Phasen der Entwicklung und Anfallsleiden vor dem Alter von zwei Jahren (Rapp & Torres, 2002).

Es gibt verschiedene Arten von Zerebralparese (Cans, 2000). Sie lassen sich grob in zwei Hauptkategorien unterteilen, spastisch und extrapyramidical. Spastizität bedeutet zusätzliche Lähmung der Muskeln. Diese Kategorie kann weiter durch die Angabe der betroffenen Körperteile differenziert werden. So bedeutet Hemiplegie die Lähmung einer Seite des Körpers, Diplegie eine Lähmung in beiden Beinen und Quadriplegie Lähmung aller Gliedmaßen. Die extrapyramidale Kategorie (dyskinetische Zerebralparese) ist gekennzeichnet durch eine deutliche Variabilität im Tonus (Muskelspannung), wobei die Muskelspannung von sehr niedrig bis sehr hoch (steif und angespannt) verlaufen kann. Dies kann mit unwillkürlichen Bewegungen einhergehen. Einige Personen haben einen gemischten Typ einer Zerebralparese, mit spastischen und dyskinetischen Merkmalen. Die verschiedenen Arten der Zerebralparese werden mit unterschiedlichen Risikofaktoren und Ursachen in Verbindung gebracht. So haben zum Beispiel Kinder mit einem prä- oder postnatalen Schlaganfall in der Regel eine Hemiplegie (Fehlings, Hunt & Rosenbaum, 2007).

Die fünf wichtigsten Arten von zerebraler Lähmung sind: Hemiplegie, spastische und ataktische Diplegie, Tetraplegie, athetoide und ataktische Parese. Je nach Art der Zerebralparese sind die klinischen Merkmale: einseitige Lähmungen, Spastik, erhöhte Sehnenreflexe, Kontrakturen und Beeinträchtigungen des Sprechens und der Sprache. Zu den medizinischen Komplikationen gehören: kongenitaler Katarakt, Epilepsie und Schwierigkeiten der Nahrungsaufnahme (Aicardi & Bax, 1992). Die Diagnose ist in der Regel eine klinische Diagnose, kann aber schwierig sein und muss von anderen neurologischen Störungen unterschieden werden.

Inzidenz: Zerebralparese kommt vor bei 1,5–2,5 auf 1000 Geburten. Trotz einer leichten Abnahme der Inzidenz hat die Prävalenz der Zerebralparese signifikant von den 1960er Jahren an zugenommen. Diese ist auf die erhöhten Überlebensraten von Säuglingen mit niedrigem Geburtsgewicht und eine längere Lebenserwartung als Kinder und Erwachsene mit Zerebralparese zurückzuführen.

Diagnostik: Bei allen Personen, bei denen eine Vermutung auf Zerebralparese besteht, sollte irgendwann in ihrer Kindheit eine bildgebende Aufnahme des ZNS, vorzugsweise durch Magnet-Resonanz-Tomographie (MRT), durchgeführt werden. Ergibt diese eine deutliche morphologische Ätiologie für zerebrale Lähmung, wie Mikrozephalie ohne Progression, dann besteht nach Rapp & Torres (2002) keine Notwendigkeit, die Untersuchung im Erwachsenenalter zu wiederholen.

Medizinische Komplikationen: Menschen mit Zerebralparese haben ein größeres Risiko für medizinische Komplikationen. Zu den wichtigsten medizinischen Komplikationen können Krampfanfälle, Sehbehinderung, Hörverlust, Speichelfluss, Schluckbeschwerden, Wachstumsrückstand, Aspirationspneumonie, Gastroösophagealer Reflux, Verstopfung und orthopädische Komplikationen gezählt werden. 25–39 % der Erwachsenen mit Zerebralparese haben Sehfehler (Granet et al., 1997) und 9–11 % Herz-Kreislauf-Probleme (die meisten davon sind entweder Bluthochdruck oder koronare Herzkrankheit; Kiely et al., 1984). Verschlucken (Aspiration) kommt häufig vor und kann durch gestörte Schluckreaktionen und das Erbrechen von Mageninhalt durch eine verlangsamte Magenentleerung erklärt werden. Patienten mit spastischer Tetraparese haben ein besonderes Risiko für Verschlucken (Brown et al., 1992). Ebenso kommen Verstopfungsprobleme bei Erwachsenen mit Zerebralparese häufig vor. 30 % der Patienten mit Zerebralparese leiden an epileptischen Anfällen; diese Krampfanfälle können für die gesamte Lebensdauer fortbestehen oder sich plötzlich nicht mehr zeigen (Rapp & Torres, 2002). Die genannten medizinischen Komplikationen der Zerebralparese sind nicht unvermeidlich. Sie erfordern eine sorgfältige Überwachung und aktive Behandlung.

Viele Menschen mit Zerebralparese sind in der Lage, flüssig und deutlich zu sprechen. Einige haben Schwierigkeiten mit der Artikulation, was dem Zuhörer Verständnisschwierigkeiten bereiten kann. Für andere ist das Sprechen durch motorische Probleme nicht möglich, wodurch für die Verständigung alternative Strategien eingesetzt werden müssen, wie das Kommunizieren mit Bild- oder Symbol-Tafeln (kombiniert mit Sprachcomputer). Bei Menschen mit extrapyramidaler Zerebralparese kommt es zu einem völligen Ausfall von Sprache; betroffene Menschen mit Zerebralparese haben Schwierigkeiten, die Sprache zu lernen.

11.1.3 Demenz

Auf die Demenzerkrankung bei Menschen mit geistiger Behinderung wurde schon in Kapitel 9.9 ausführlich eingegangen. Darum wird an dieser Stelle nur eine kurze Zusammenfassung gegeben. Eine Demenz manifestiert sich durch progressive Gedächtnisverluste und anderen kognitiven Verlusten, Epilepsie und Verhaltensänderungen, die mit dem pathologischen Verfall des Gehirns einhergehen. In einem fortgeschrittenen Stadium sind jedoch auch primäre Körperfunktionen betroffen, wie Verlust des Sehvermögens und der Sprache, Inkontinenz und Mobilität (Haveman, 2005). Bei Menschen mit geistiger Behinderung gibt es einige genetische Syndrome mit relativ frühem Eintritt, z. B. Rett- und Angelman-Syndrom. Auch Menschen mit Down-Syndrom entwickeln die Demenz vom Alzheimer-Typ (der am häufigsten diagnostizierte Typus der Demenz) in einem jüngeren Alter als die allgemeine Bevölkerung (Tyrrell et al., 2001; Holland et al., 2000; 1998; Zigman et al., 1996; Prasher, 1997).

11.1.4 Zerebrovaskuläre Erkrankung

Eine zerebrovaskuläre Erkrankung wirkt sich auf die Blutgefäße des Gehirns aus und kann Aneurysmen und Schlaganfälle verursachen. Ein Aneurysma – die Schwellung eines Blutgefäßes, in der Regel als Ergebnis von Arteriosklerose und Bluthochdruck, kann zu einem Schlaganfall führen. Ein Schlaganfall kann entstehen, wenn die Blutzufuhr zu einem Bereich des Gehirns durch einen Bruch eines Blutgefäßes oder durch ein Blutgerinnsel, eine Vene oder Ader blockiert ist. Eine zerebrovaskuläre Erkrankung führt häufig zu Funktionsverlusten kognitiver Fähigkeiten (z. B. Beeinträchtigung der exekutiven Funktionen; Gedächtnis, Sprache, das Denken und die Informationsverarbeitung bleiben jedoch relativ gut intakt), partiellen Lähmungen und/oder Gesichtsfeldausfälle.

11.2 Erkrankungen des Verdauungstraktes (Mund, Magen, Darm)

Das Magen-Darm-System erstreckt sich vom Mund bis zum After und umfasst Bereiche, in denen eine Vielzahl von ernsten medizinischen Problemen bei Menschen mit geistiger Behinderung auftreten kann. Dazu gehören Probleme im Bereich der Zähne und des Zahnfleisches, Schluckens, Kauens, Ösophagus, Magen, Darm, Hydration und Ernährung.

11.2.1 Erkrankungen im Mundraum

Menschen mit geistiger Behinderung haben im Vergleich zur allgemeinen Bevölkerung eine schlechtere Mund- und Zahngesundheit (z. B. Scott et al., 1998; Denloye, 1998; Schultz et al., 2001; Horwitz et al., 2000). Die Notwendigkeit von verbesserten zahnärztlichen Leistungen und die Schulung der Anbieter hinsichtlich der Zielgruppe von Menschen mit geistiger Behinderung wird in mehreren Berichten hervorgehoben (Reichard et al., 2001; Waldman & Perlman, 2002). Vor allem die Organisation, Planung, Finanzierung und die Qualitätsbewachung der oralen Gesundheitsversorgung und -Prävention von Erwachsenen mit geistiger Behinderung ist noch nicht angemessen geregelt.

Es gibt eine Vielzahl von Erkrankungen im Mundraum. Xerostomie (Mundtrockenheit), Karies, Gingivitis und Parodontitis gehören zu den häufigsten sekundären Erkrankungen bei Menschen mit geistiger Behinderung, die das tägliche Funktionieren einschränken (Traci et al., 2002). Mundgesundheit und generelle Gesundheit eines Menschen sind eng miteinander verknüpft (Horbelt, 2004). Das hohe Vorkommen von Mundproblemen bei Menschen mit geistiger Behinderung kann durch genetische Erkrankungen und das Einnehmen von Medikamenten, die den Mundraum negativ beeinflussen, erklärt werden. Ein weiterer Grund der höheren Prävalenz ist, dass Zahnprobleme häufiger sichtbar werden, wenn Personen vermehrt Hilfen in allgemeinen Zahnarztpraxen oder -kliniken suchen. Ein hohes Vorkommen von Zahnproblemen bei dieser Personengruppe kann jedoch auch ein Indikator für Probleme mit der Prophylaxe sein. Begleitpersonen können mit Betreuung, Begleitung, akuten medizinischen Problemen und intensiver Pflege dermaßen beschäftigt sein, dass die tägliche Zahnprophylaxe vielleicht übersehen wird. Auch Begleitpersonen wissen nicht immer, wo man adäquate zahnärztliche Leistungen erhalten kann, oder haben Schwierigkeiten, einen Zahnarzt zu finden, der bereit ist, die zahnärztlichen Hilfen beim Patienten durchzuführen. So könnten Zahnärzte eine Behandlung ablehnen, da sie dafür keine oder eine unzureichende Ausbildung und Erfahrung haben; oder es könnte weniger Interesse bestehen, Menschen mit geistiger Behinderung zu behandeln. Personelle, zeitliche und finanzielle Ressourcen reichen vielfach nicht, um viele dieser Klientel adäquat zu behandeln. Die Kassenzahnärztliche Bundesvereinigung (KZBV) und die Bundeszahnärztekammer (BZÄK) schreiben hierzu:

»Die (zahn)ärztliche Behandlung von Patienten mit Behinderung ist gekennzeichnet durch

- *einen höheren Zeitaufwand*
- *kleinere Behandlungsintervalle*
- *einen deutlich höheren Personalaufwand*
- *oft notwendige medikamentöse Vorbehandlung*
- *häufige Behandlung in Allgemeinanästhesie und Sedation (ca. 40 von hundert Behandlungen müssen in Allgemeinanästhesie erfolgen)*
- *besondere Planungsgrundsätze, die nicht immer mit Vorgaben der gesetzlichen Krankenkassen vereinbar sind und*
- *die fehlende Finanzierung zahnärztlicher Prophylaxe bei erwachsenen GKV-Versicherten.« (KZBV & BZÄK, 2010, 11)*

Zähne

Das Gebiss erfüllt für jeden Menschen täglich drei bedeutende Funktionen: die Nahrungszerkleinerung, die Lautbildung beim Sprechen und die Beteiligung an der Mimik und Gesichtsform. Das Gebiss besteht aus 32 Zähnen: acht Schneidezähne, vier Eckzähne und acht kleinen sowie zwölf großen Backenzähnen. Ober- und Unterkiefer sind aufeinander abgestimmt, der Oberkiefer liegt beim Beißen leicht über dem Unterkiefer. Dadurch wird die Schneidewirkung der vorderen Zähne unterstützt (Bartsch, 1998, 7).

Zahnkaries entsteht vor allem durch mangelhafte und unsachgemäße Zahnpflege. »Zahnkaries ist eine lokalisierte Erkrankung der Zahnhartgewebe, die durch das Zusammenwirken potenziell pathogener Mikroorganismen und potenziell pathogener ökologischer Faktoren entsteht. Karies äußert sich je nach Schweregrad in unterschiedlicher Symptomatik« (Hellwig et al., 2003, 13). Aus Bestandteilen des Speichels bildet sich auf den Zähnen ein Häutchen, an dem sich Speisereste und Bakterien der Mundhöhle festsetzen und dadurch Plaques entstehen können (bakterielle Zahnbeläge). Durch die Vergärung von niedermolekularen Kohlenhydraten (Zucker) entsteht eine organische Säure, die den Zahnschmelz angreift, auflöst und zu Karies führt. Die Kariesentstehung wird wesentlich stärker durch die Häufigkeit als durch die Menge kariogener Nahrung beeinflusst. Nach jeder Mahlzeit bilden Bakterien im Zahnbelag für eine bestimmte Zeit Säuren (Demineralisierungsvorgänge). Häufige Mahlzeiten am Tag und frequentes Essen von Süßigkeiten führen zu einer Zunahme von Demineralisierungsvorgängen (Staehle & Koch, 1999, 62–63).

Viele Studien beweisen, dass Karies signifikant nicht häufiger bei Menschen mit geistiger Behinderung vorkommt als in der allgemeinen Bevölkerung (Shapira et al., 1998; Owens et al., 2006; Waldman et al., 1998; Rao et al., 2001; Bradley & McAllister, 2004). In einer englischen Studie (Cumella et al., 2000) wurden höhere Raten unbehandelter Karies gefunden. In einigen Studien wird nicht Karies erfasst, sondern die Zahl der verwesten, fehlenden und gefüllten Zähne (Owens et al., 2006; Skyama et al., 2001; Vazquez et al., 2002). Genau betrachtet geben solche Studien wenig Information über Karies, da ein genereller Indikator wie »die Anzahl verwester, gefüllter und fehlender Zähne« auch durch viele andere Faktoren (Parodontitis, Verhaltensauffälligkeiten, genetische Aspekte, zahnärztliche Behandlung oder das Fehlen davon) zu erklären ist. Es gibt jedoch Hinweise, dass Personen mit geistiger Behinderung eher eine schlechtere Behandlung von Karies erhalten, nämlich in der Form von Zahnextraktionen anstatt Restaurationen im Vergleich mit der allgemeinen Bevölkerung (Shapira et al., 1998; Pregliasco et al., 2001; Vazquez et al., 2002).

Auch bei dem Personenkreis der Menschen mit geistiger Behinderung gibt es Unterschiede hinsichtlich der Zahngesundheit. Bei Menschen mit Down-Syndrom ist bekannt, dass die Zähne verspätet durchbrechen. Sie sind häufig sehr klein; in vielen Fällen fehlen Zähne, oder sie sind kegel- oder spitzförmig. Durch den verspäteten Zahndurchbruch und den erhöhten Speichel-pH-Wert sind Menschen mit Down-Syndrom wahrscheinlich weniger anfällig für Karies. Aber fast alle leiden an Zahnfleischerkrankungen, die bis zu schweren Kiefererkrankungen führen können (Petzold & Kascke, 2006, 4). Karies durch Zahnschmelzerosionen kann jedoch auch eine Folgeerkrankung sein. Gimbel (2002) nennt in diesem Zusammenhang die Gastroösophageale Refluxkrankheit (GÖRK), wobei lang andauerndes Erbrechen, aber auch Ruminieren und Regurgitieren zu Zahnschmelzerosionen führen kann.

Zahnfleisch

Parodontose (Erkrankung des Zahnfleisches und des tragenden Knochens) nennt man jegliche Erkrankung des Zahnhalteapparates (das Gewebe um und zur Unterstützung der Zähne). Die häufigste Form der Parodontose stellen die chronische Gingivitis (Entzündung des Zahnfleisches) und Parodontitis (Entzündung der Membranen um die Zähne und den Verlust des zähnetragenden Knochens) dar (Youngson, 1992, 186). Gingivitis ist eine zumeist bakteriell verursachte Entzündung des marginalen Zahnfleischs (Gingiva). Tieferliegende Strukturen des Zahnhalteapparates (Parodonts) sind nicht betroffene Symptome der Gingivitis, Blutung nach Berührung (Sondierung), Rötung, ödematöse Schwellung und Ulzeration (geschwüriger Zerfall). Eine chronische Gingivitis verursacht zumeist keine Schmerzen. Als Erreger kommen prinzipiell alle in der Mundflora vorkommenden Bakterien in Betracht. Eine chronifizierte Gingivitis kann in eine Parodontitis übergehen oder bei einer bestehenden Parodontitis den Verlauf beschleunigen.

Gingivitis stellt ein häufiges Problem der Mundgesundheit bei Erwachsenen mit geistiger Behinderung dar. Es besteht eine erhöhte Inzidenz von Zahnfleischerkrankungen, wobei das Risiko für die Erkrankung an Gingivitis 1,2- bis 1,9-mal höher liegt als in der allgemeinen Bevölkerung (Horwitz et al., 2000; Lopez-Perez et al., 2002; Stoyanova, 2003; Lader et al., 2005). Das Risiko, an Gingivitis zu erkranken, steigt mit dem Alter (Owens et al., 2006; Corbin et al., 2005; Turnet et al., 2008). Für eine ausführliche Beschreibung der Resultate der Untersuchungen im Zusammenhang mit dem Alter wird auf eine Publikation der Arbeitsgruppe der IASSID verwiesen (Haveman et al., 2009).

Parodontitis, früher Parodontose genannt, ist eine schwere Zahnfleischinfektion, die zu Zahnverlust führen kann. Das Zahnfleisch bildet sich nach einer Zahnfleischentzündung des Zahnhalteapparats zurück. »Dieser besteht aus dem Zahnfleisch, der Wurzelhaut und deren Haltebändern zum Zahnfortsatz des Kiefers. Schwinden diese Strukturen, verliert der Zahn seine beste Verankerung und fällt schließlich durch fortschreitende Lockerung aus« (Schäffler & Menche, 1999, 327–328). Für den Ausbruch der Krankheit gibt es sehr viele Ursachen, z. B. genetische Erkrankungen, Fehlernährung, hormonelle Störungen und zahnärztliche Restaurationsmaterialien (Hellwig et al., 2003). Parodontalerkrankungen bei Menschen mit Down-Syndrom entwickeln sich früher, schneller und umfangreicher als bei gleichaltrigen Personen in der Allgemeinbevölkerung (Zigmond et al., 2006). Trotz gleicher Mundhygiene und Maßnahmen der Zahnfleischprävention hatten Personen mit Down-Syndrom in der Studie von Zigmond et al. (2006) häufiger und schwerere Formen der Parodontitis als Menschen in der allgemeinen Bevölkerung. Prävalenz, Ausmaß und Schwere der Parodontitis waren bei Personen mit Down-Syndrom statistisch signifikant größer als in der Kontrollgruppe. In einer deutschen Studie beschreiben Cichon & Grimm (1999a) eine Auftretenshäufigkeit von 96 % für Parodontalerkrankungen bei Menschen mit Down-Syndrom. Als Gründe dafür werden vermehrte Mundatmung und die sich dadurch ergebende Austrocknung der Schleimhäute, ein geschwächtes Immunsystem und oft ein schlechter Mundhygienezustand genannt.

Mundtrockenheit

Mundtrockenheit (Xerostomie) stellt ein häufiges und oft nicht erkanntes gesundheitliches Problem dar (Forsai & Calabrese, 2001). Früher wurde es als eine unvermeidliche Folge des Alterns angesehen, jedoch ist heute bekannt, dass die Speichelproduktion bei gesunden älteren Menschen im Wesentlichen unverändert bleibt. Die Sekretion des Speichels kann jedoch indirekt von der systemischen Gesundheit der Person sowie der Anzahl und Art der Medikamente abhängen. Medikamente zur Behandlung von hohem Blutdruck, Herzkrankheiten, Diabetes, Allergien, Depressionen und vielen anderen Erkrankungen können diesen Zustand verursachen. Verminderter Speichelfluss kann sich in erhöhtem Brennen/erhöhten Schmerzen des oralen Gewebes äußern und beim Kauen, Sprechen und Schlucken zu Schwierigkeiten sowie zu oralen Infektionen führen. Diese Probleme können die Nahrungsaufnahme negativ beeinflussen. Schmerz und Abwesenheit von Geschmack können der betroffenen Person jeglichen Appetit verderben.

Eine verminderte Produktion von Speichel kann bei Menschen mit geistiger Behinderung viele Ursachen haben, beispielsweise offene Mundhaltung, Flüssigkeitsmangel durch häufiges Erbrechen oder zu wenig Flüssigkeitszufuhr oder wie o. a. eine Nebenwirkung von Medikamenten sein. Der verminderte Speichelfluss schützt und reinigt die Mundhöhle nicht mehr ausreichend, und es kann z. B. zu Zahnproblemen, wunder Mundschleimhaut, Schwierigkeiten beim Kauen und Schlucken oder schlechtem Atem führen (Hellwig et al., 2003; Haveman et al., 2009, 12).

11.2.2 Speiseröhre und Magen

Gastroösophageale Refluxkrankheit (GÖRK)

Gastroösophagealer Reflux ist eine Erkrankung, die durch häufigen Rückfluss des Mageninhalts in die Speiseröhre gekennzeichnet wird. Dabei werden Mageninhalte durch die Speiseröhre bis in den Mund statt durch das Verdauungssystem nach unten geleitet. In einem späteren Stadium wird dadurch eine Entzündung in der Speiseröhre bewirkt. Auch können Probleme wie Ersticken und Schluckbeschwerden durch Verengungen auftreten. Der Übergang von flüssiger zu fester Nahrung kann zu Schwierigkeiten führen, wodurch bei längerem Andauern des Problems Wachstumsstörungen auftreten können. Bei fast 50 % der betroffenen Kinder ist eine Dilatation (Dehnung des verengten Bereiches oder der Stenose unter Verwendung eines Dilatators oder eines Ballons) zur schrittweisen Erhöhung der Durchgängigkeit der Speiseröhre notwendig. GÖRK kann in der Regel medizinisch mit kleinen Mahlzeiten, Antazida und anderen Medikamenten (z. B. Cimetidin) behandelt werden.

Die Gastroösophageale Refluxkrankheit tritt in der Gesamtbevölkerung bei 5–7 % auf (IFFGD, 2003), stellt bei Menschen mit geistiger Behinderung jedoch ein wesentlich größeres und häufiger auftretendes Problem dar, das leicht übergangen und unterschätzt wird (Evenhuis et al., 2000; Böhmer et al., 1999; 2000), und zwar sowohl bei Menschen, die in Einrichtungen, sowie bei Menschen, die in der Familie leben (Tracy & Wallace, 2001). Das Problem einer solchen Erkrankung bei Menschen mit geistiger Behinderung besteht in Kommunikations- und Artikulationsschwierigkeiten, dass sie für Eltern, Betreuer und Ärzte verständlich werden (Gimbel, 2002, 81).

Häufig auftretende Symptome in der Gesamtbevölkerung nach Forister et al. (2002) sind Sodbrennen (70–85 %), Regurgitation (60 %), Dysphagie (15–20 %), Angina-ähnliche Schmerzen (33 %) und Bronchospasmus (15–20 %). Als Regurgitation wird in erster Linie das Wiederhochkommen von Speise in den Mund bei Erkrankungen der Speiseröhre oder des Magens bezeichnet. Komplikationen bei der GÖRK können sein: Blutungen im Magen-Darm-Kanal, Aspirationspneumonie (Lungenentzündung durch Verschlucken), Stenosen (Verengung) und Barrett-Ösophagus (eine Art Missbildung durch Narbenbildung infolge ständiger Säureeinwirkung auf den unteren Abschnitt der Speiseröhre; Gimbel, 2002, 82).

Die Auftretenshäufigkeit von GÖRK und Refluxösophagitis bei Menschen, die in Einrichtungen leben, ist sehr hoch, vor allem bei Menschen mit spezifischen Risikofaktoren. In einer niederländischen Wohneinrichtung hatten etwa ein Drittel der Bewohner eine Refluxösophagitis (Böhmer et al., 1999). In anderen Studien (Böhmer et al., 2000; Tracy & Wallace, 2001) wurden noch höhere Werte konstatiert (40–50 %). Risikofaktoren, die die Wahrscheinlichkeit des Auftretens erhöhen, liegen in geringer Körperbewegung, Skoliose, Spastizität (unwillkürliche Verkrampfung der Muskulatur), der Einnahme von Anti-Epileptika und in schwerer geistiger Behinderung (IQ < 35). Häufig vorkommende Anzeichen von GÖRK bei Menschen mit geistiger Behinderung sind: Erbrechen, Hämatemesis (Bluterbrechen), Regurgitation, Nahrungsverweigerung, häufige Lungenentzündung, Rumination (Heraufholen von Mageninhalt, erneutes Kauen und Schlucken) und Verhaltensauffälligkeiten wie selbstverletzendes Verhalten, Aggression, Angst, Schreiperioden, Rastlosigkeit und depressive Symptome.

Helicobacter-pylori-(HP-)Infektionen

In der allgemeinen Bevölkerung kommen HP-Infektionen bis zu 50 % (Goodwin et al., 1997) vor. In einer Studie in den USA wurde eine Inzidenzrate von HP von 1,4 % pro Jahr ermittelt, resultierend in einer Prävalenzrate von 24,5 % der Erwachsenen im Alter von 21–23 Jahren (Malaty et al., 2002).

Die HP-Infektion ist in großen Wohneinrichtungen für Menschen mit geistiger Behinderung weit verbreitet (Harris et al., 1995; Proujansky et al., 1994), und die Infektionsraten sind dort wesentlich höher als in der allgemeinen Bevölkerung. Epidemiologische Studien in diesen Einrichtungen (Wallace et al., 2002; Böhmer et al., 1997; Morad et al., 2002) zeigen deutlich höhere Infektionsraten (60–90 %) im Vergleich mit altersgleichen Gruppen in der allgemeinen Bevölkerung (30–40 %). In einer kanadischen Studie (Kennedy, 2002) fand man, dass 80 % der Teilnehmer, die jemals in einer größeren Wohneinrichtung aufgenommen waren, an einer HP-Infektion litten. Dies war drei- bis viermal so viel wie bei Probanden, die niemals in großen Wohneinrichtungen aufgenommen waren. Ein Anteil (59 %) von HP-Infektionen wurde in einer englischen Studie, an der auch Menschen mit geistiger Behinderung teilnahmen, gefunden (Clarke et al., 2008). Die statistische Analyse hinsichtlich des Aufenthalts zeigte, dass 22 % der Personen mit einer Verweildauer von weniger als vier Jahren positiv auf den Antibody-Test reagierten, gegenüber 84 % der Menschen, die länger als vier Jahre aufgenommen waren. Eine Behandlung führte zum Rückgang der HP-Infektion bei elf der zwölf Menschen, die an dem Test teilnahmen. In einer Studie wurde bei chronischen Infektionen mit HP entdeckt, dass in 100 % der Fälle Gastritis, in 6–20 % Magengeschwüre und in etwa 1 % Magenkrebs bei den betroffenen Erwachsenen auftraten (Howden, 1996). Helicobacter pylori trägt maßgeblich zur erhöhten Sterblichkeit an Magenkrebs und perforierten Geschwüren in den großen Wohneinrichtungen bei (Duff et al., 2001).

Es ist nicht deutlich, in welchem Umfang erwachsene Menschen mit geistiger Behinderung in gemeindenahen und kleineren Wohnstätten infiziert sind, aber es ist wahrscheinlich, dass dort Personen, die aus Großeinrichtungen kommen, gefährdet sind. Dies gilt wahrscheinlich auch für das direkte Betreuungspersonal. So zeigte eine niederländische Studie, dass Betreuer, die fünf Jahre oder länger in großen Wohneinrichtungen in engem körperlichen Kontakt mit den Bewohnern standen, ein erhöhtes Risiko für eine HP-Infektion haben (Böhmer et al., 1997).

Die hohe Auftretenshäufigkeit von HP ist beunruhigend. Viele Personen mit geistiger Behinderung und ihre Betreuer sind infiziert, und einige von ihnen können an ernsten Folgeerscheinungen erkranken, wie Magengeschwüre und -krebs (Beange & Lennox, 1998). Duff et al. (2001) überprüften die tödlich ausgegangenen Krebsfälle in den Einrichtungen für Menschen mit geistiger Behinderung der Stoke Park Group in England und fanden heraus, dass es sich bei 48 % der Fälle um Magenkrebs handelte, weitere 25 Bewohner starben an perforierten Magengeschwüren. Die Autoren stellen die Hypothese auf, dass eine HP-Infektion möglicherweise eine Erklärung bieten könnte. HP wird als die wichtigste Ursache von Gastritis angesehen. Einer HP-Kolonisierung des Magens folgen beinahe unvermeidlich histologische Anzeichen einer Entzündung. Es wird heute angenommen, dass chronische Gastritis die wesentliche Ursache für Zellabnormalitäten (Metaplasie) darstellt, die zu Magenkrebs führen können.

Bei HP-infizierten Personen sollte eine Eradikationstherapie mit den gleichen Indikationen, wie sie für die allgemeine Bevölkerung gelten, durchgeführt werden. Gemäß den Maastricht-Leitlinien der European Helicobacter pylori Study Group (EHPSG, 1997; Malfertheiner et al., 2002; Malfertheiner, Megraud & O'Morain, 2005) ist die Eradikation von HP indiziert bei:

- Symptomatischer Helicobacter-pylori-Gastritis
- Atrophischer Helicobacter-pylori-Gastritis, Riesenfaltengastritis
- gastroduodenale Ulkuskrankheit mit Helicobacter-pylori-Nachweis
- positiver Familienanamnese eines Magenkarzinoms
- nach Magenteilresektion
- MALT-Lymphom (Maltom)
- nach Resektion eines Magenfrühkarzinoms
- vor Dauertherapie mit NSAR (Ulkusprophylaxe)

Die Diagnostik von HP umfasst Blut-Tests auf Antikörper, Atemtests, Stuhluntersuchungen und manchmal eine Endoskopie. Die Eradikationstherapie von HP besteht aus der Kombination eines Protonenpumpenhemmers mit zwei Antibiotika, da antibiotische Monotherapien keinen ausreichenden Erfolg zeigen. Obwohl eine effektive Behandlung von HP-Infektionen möglich ist, ist die Wiederauftretensrate hoch. Wallace et al. (2004) testeten 28 Erwachsene mit geistiger Behinderung, bei denen vor 36 Monaten die HP-Behandlung erfolgreich abgeschlossen war, und stellten eine Wiederauftretensrate von 21 % (7 % pro Jahr) fest.

175

11.2.3 Darm

Zöliakie

Zöliakie ist eine Autoimmunerkrankung, die viel häufiger in der allgemeinen Bevölkerung vorkommt, als bisher angenommen wird. Außer Darm-Beschwerden wie Bauchschmerzen, abdominale Überdehnung (durch umfangreiche Gas-Produktion), Durchfall, Laktoseintoleranz, Übelkeit, Erbrechen und Gewichtsverlust werden auch Symptome außerhalb des Darmbereiches wie Dermatitis herpetiformis, eine gutartige chronische Hauterkrankung, die sich in einem brennenden und juckenden Hautausschlag äußert, festgestellt. Allerdings sind die Symptome manchmal subtiler. Menschen mit Zöliakie haben eine Empfindlichkeit gegenüber Gluten, ein Protein, das in Weizen, Gerste und Roggen vorkommt. In vielen Fällen können alle Symptome von Zöliakie durch die Einhaltung einer glutenfreien Diät gelindert werden (Hill et al., 2005).

Zöliakie wird oft in der allgemeinen Bevölkerung im Alter zwischen sechs Monaten und zwei Jahren aufgrund der o. a. Symptome diagnostiziert. Bei Kindern und Erwachsenen mit geistiger Behinderung wird die Diagnose zeitlich oft sehr verzögert gestellt. Es ist jedoch wichtig, Zöliakie so früh wie möglich zu diagnostizieren, und zwar durch ein Verfahren, das das Vorhandensein bestimmter Antikörper im Serum testet. Falls möglich und notwendig, können Biopsie-Ergebnisse des Dünndarms auf Zöliakie-Merkmale näheren Aufschluss geben (Wallace & Dalton, 2005). Einige Labors führen auch Zöliakie-Tests durch Analyse von Stuhlproben durch. Leider wird Zöliakie häufig nicht erkannt, weil sich die Symptome nicht von denen anderer Erkrankungen unterscheiden, z. B. können die Symptome einer Darminfektion mit Giardia lamblia denen der Zöliakie sehr ähnlich sein (Lovering & Percy, 2007).

Zöliakie tritt häufig bei einigen Syndromen auf, die mit geistiger Behinderung einhergehen, wie z. B. Noonan-Syndrom (Amoroso, 2003), Williams-Syndrom, Turner-Syndrom (Giannotti, 2001) und insbesondere Down-Syndrom (Bakkaloglu, 2008; Gillespie, 2006). Bei Menschen mit Down-Syndrom wird die Prävalenz geschätzt auf 3–7 % in den Vereinigten Staaten und 7–16 % in Europa (Cogulu et al., 2003; Roizen & Patterson, 2003; Zachor, 2000) und in der allgemeinen Bevölkerung auf 0,5–1 %.

Enkopresis

Willkürliches und unwillkürliches Einkoten (Enkopresis) ist eine häufig vorkommende Störung bei Kindern mit Entwicklungsverzögerungen, aber auch bei Jugendlichen und Erwachsenen mit geistiger Behinderung. Die Enkopresis wird nach der ICD-10 definiert als »willkürliches oder unwillkürliches Absetzen von Faeces normaler oder fast normaler Konsistenz an Stellen, die im sozio-kulturellen Umfeld des Betroffenen nicht dafür vorgesehen sind«. Dabei wird hinzugefügt: ab einem Alter von vier Jahren und unter Ausschluss neurologischer und struktureller Inkontinenzformen (Von Gontard, 2001, 114). Dabei müssen eine Häufigkeit von mindestens einmal im Monat und eine Dauer von sechs Monaten vorliegen. Etwa 97 % aller Kinder erlangen im Alter von drei Jahren Darmkontrolle, d. h. vor dem Alter, mit dem gemäß der Definition eine Enkopresis beginnt (ebd., 114).

Obstipation (Verstopfung)

Als Definition einer Obstipation werden in der Fachliteratur häufig folgende Kriterien genannt:

- Darmentleerung weniger als dreimal in der Woche
- Notwendigkeit, mehr als dreimal wöchentlich Abführmittel zu verwenden (Böhmer et al., 2001)

Menschen mit geistiger Behinderung sind im Vergleich zur Gesamtbevölkerung häufiger von Verstopfungen betroffen (Lembo & Camillari, 2003; Talley et al., 2003), allerdings werden diese sehr häufig übersehen. Schlosser (2002) beschreibt einen Fall, wobei sich Obstipation scheinbar in »Verhaltensauffälligkeiten« äußert, die aber bei näherer Analyse und Diagnostik besser als Kommunikation und Schreien um Hilfe zu interpretieren sind:

> *Ein 35-jähriger geistig behinderter Mann mit autistischen und autoaggressiven Symptomen störte seine Umgebung durch regelmäßig auftretende nächtliche Schreianfälle. So nebenbei berichteten die Mitarbeiter, dass er gelegentlich ›verstopft‹ sei. Seitdem er regelmäßig ein osmotisches Abführmittel bekommt, sind die nächtlichen Schreiattacken selten geworden.« (ebd., 90)*

Wenn Menschen mit geistiger Behinderung sich nicht verbal äußern können, gibt es auch andere Hinweise auf eine Obstipation. Schlosser (2002) nennt vier: geblähter Bauch; harter, seltener und schmerzhafter Stuhlgang; unklares »Wimmern«; und unklare Unruhezustände und Schlafstörungen (ebd., 92). Als Ursachen der Obstipation bei Menschen mit geistiger Behinderung nennt Schlosser (ebd., 91):

- *»Bewegungsmangel, z. B. Rollstuhlfahrer, spastische Gehbehinderung, Antriebsmangel*
- *Vermutlich Wahrnehmungsstörungen im Bereich des autonomen Darmnervensystems und/oder der Hirnfunktion*
- *Medikamente, (z. B. Beruhigungsmittel (Neuroleptika), Mittel gegen Epilepsie und Parkinsonsche Krankheit*
- *Trink- und Essgewohnheiten, z. B. zu wenig Flüssigkeit (unter 1,5 Liter pro Tag), ballaststoffarme Kost*
- *Depression*
- *Psychische Faktoren: von pädagogischer Seite wird gelegentlich auf ein bewusstes Zurückhalten des Stuhls hingewiesen. Um diagnostisch nicht irregeführt zu werden, sollte man mit dieser Erklärung vorsichtig sein*
- *Organische Darmerkrankungen, z. B. Darmverschluss, Megakolon (aufgeblähter Dickdarm), Hämorrhoiden, Analfissuren«*

Die Obstipation kommt in allen Altersgruppen, also auch bei Kindern vor. Es gibt Kinder mit geistiger Behinderung, die schon ab der Geburt ein erhöhtes Risiko auf schwere Formen der Obstipation haben, vor allem Kinder mit Down-Syndrom.

177

Zum biologischen Altern gehört bei vielen Menschen ein Nachlassen der Darmtätigkeit, was bei älteren Menschen zu Verstopfung führt (Müller-Lissner, 1994). Die Sekretions- und Resorptionsleistung des Magen-Darm-Traktes vermindert sich. Im Alter treten häufig Obstipationen (Stuhlverstopfungen) auf, die jedoch nicht nur durch physiologische Veränderungen des Verdauungstraktes, sondern vor allem auch auf mangelnde Körperbewegung und ungenügende Flüssigkeitsaufnahme zurückzuführen sind. Durch einseitige Essgewohnheiten, ballaststoffarme Kost und mangelnde Bewegung kommt Obstipation heute nicht nur bei älteren, sondern auch bei jüngeren Menschen häufiger vor.

Die geringste Rate einer Verstopfung (8 %) wurde durch Morad et al. (2007) in einer Untersuchung bei älteren Erwachsenen (40 +) mit geistiger Behinderung in Wohneinrichtungen in Israel gemeldet. Die signifikant niedrigere Obstipationsrate in der israelischen Studie kann natürlich auch mit den unterschiedlichen Trink- und Essgewohnheiten in einem mediterranen Land im Vergleich mit westeuropäischen Ländern erklärt werden.

Die Resultate ihrer Untersuchung unterstützen die Ergebnisse von Van Winckel et al. (1999) und Böhmer et al. (2001), dass das Alter bei Menschen mit geistiger Behinderung nicht zwangsläufig mit höherem Vorkommen von Verstopfung einhergeht. Verstopfungen kommen auch viel vor bei jüngeren Rollstuhlfahrern und Menschen mit spastischen Gehbehinderungen. Morad et al. (2007) folgern, dass der Altersprozess an sich kein Risikofaktor für das Auftreten von Verstopfungen ist. Eher sind es die Konsequenzen, die in der Regel mit dem Prozess des Alterns einhergehen, wie z. B. geringere Bewegung, neurologische Veränderungen (Wahrnehmungsstörungen im Bereich des autonomen Darmnervensystems) und der Konsum bestimmter Medikamente (Neuroleptika, Mittel gegen Epilepsie und Parkinsonsche Krankheit), die höhere Prävalenzraten verursachen. Die *Hirschsprung-Krankheit* (HK: *aganglionärer Megakolon*) wird häufig bei der Geburt von Kindern mit Down-Syndrom diagnostiziert. Bei der HK fehlen Ganglienzellen (es gibt keine Nervenenden) in einem Abschnitt des Dickdarms. Das Ergebnis ist die Unfähigkeit der Darmmuskulatur, zu entspannen und normale peristaltische Bewegungen zu erzeugen. Der Darm vergrößert sich, und es entsteht eine ernste Form der Verstopfung (Obstipation). Neugeborene Babies mit HK haben keinen Mekonium-Stuhlgang (die dunkelgrüne schleimige Substanz im Darm des voll ausgetragenen Babies) in den ersten 24 Stunden – sie erbrechen sich, und es entsteht ein aufgeblähtes Abdomen. Manche Babys haben auch blutigen Durchfall und eine generalisierte Infektion. Die Behandlung für diese Erkrankung besteht in der Entfernung des Teiles des Dickdarms, in dem die Nervenenden fehlen. In der Vergangenheit wurde die Operation oft in zwei Stufen durchgeführt: Bei der ersten Operation wurde das Ende des Dickdarms mit einem künstlichen Darmausgang versehen, wonach Monate später bei einer zweiten Operation das Rektum wieder angebracht wurde. Heute entfernen viele Chirurgen das betroffene Segment des Darmes und befestigen diesen Teil in einem Arbeitsvorgang am Rektum (Leshin, 2003). Vor der Operation kann intravenöse Ernährung notwendig sein, um das Gewicht des Kindes zu erhöhen. Eine solche Operation geschieht in der Regel nicht vor einem Alter von zwölf Monaten. (Lovering & Percy, 2007).

Der Gebrauch von Laxantien (Abführmittel) kommt bei Menschen mit geistiger Behinderung häufig vor. Van Winckel et al. (1999) beschreiben den Gebrauch von Laxantien in einer Zufallsstichprobe (N = 420) von Menschen mit geistiger Behinderung von 2–72 Jahren in Wohneinrichtungen in Belgien bei einem regelmäßigen Gebrauch von Laxantien durch 26,4 % der Bewohner und einem gelegentlichen Einsatz von 2 %.

Verstopfungen können bei Menschen mit geistiger Behinderung durch Nichtbeachten oder Fehlinterpretation erster Signale zu ernsten Konsequenzen führen, variierend von schweren Schmerzen bis zu chronischen Erkrankungen und Tod. Das *Megakolon* (eine mit chronischer Obstipation einhergehende Erweiterung des Dickdarms) kommt bei Menschen mit geistiger Behinderung häufiger vor als in der Allgemeinbevölkerung (Fehlow et al., 1995). Erste mögliche Hinweise auf ein Megakolon können durch Perkussion (Beklopfen), Auskultation (Abhorchen des Bauches) und ergänzend durch eine Röntgenaufnahme erhalten werden. Gesichert wird die Diagnose durch einen Kolon-Kontrasteinlauf (Schlosser, 2002, 93–94).

»Das Megakolon kann zu einer Obstipation mit Zurückhaltung großer Stuhlmengen führen. Ein gleichzeitig sich entwickelnder geblähter Bauch geht häufig mit Verhaltensstörungen einher. Es kann zu einem Darmverschluss und bei Verlängerung des Dickdarms zu einer Drehung um die eigene Achse (Volvulus) kommen. Ileus und Volvulus machen eine sofortige Operation erforderlich.« (Schlosser, 2002, 94)

11.3 Urogenitalsystem

Urinsystem

Willkürliches und unwillkürliches Einnässen (Enurese) ist eine häufig vorkommende Störung bei Kindern mit Entwicklungsverzögerungen, aber auch bei Jugendlichen und Erwachsenen mit geistiger Behinderung. Die Enurese wird nach den Kriterien der ICD-10 als ein unwillkürlicher Harnabgang ab einem chronologischen Alter von fünf Jahren und einem mentalen Alter (geistiges Intelligenzalter) von vier Jahren definiert. Organische Grunderkrankungen wie Epilepsie, neurologische Inkontinenz, strukturelle Veränderungen des Harntraktes und andere medizinische Erkrankungen müssen ausgeschlossen werden (Von Gontard, 2001, 122). Die Mindestdauer der Symptomatik beträgt drei Monate, die Häufigkeit zweimal im Monat bei einem Alter von unter sieben Jahren und einmal im Monat bei älteren Kindern. Nach Von Gontard ist eine Unterscheidung zwischen Enuresis und Harninkontinenz notwendig. Enuresis bezeichnet eine normale, vollständige Blasenentleerung am falschen Platz und zur falschen Zeit. Eine Harninkontinenz (strukturell, neurogen oder funktionell) ist gekennzeichnet durch einen ungewollten Harnabgang mit Blasendysfunktion (ebd., 122).

Schwerer Harnverhalt ist ein ernstes Problem, wofür es oft keine deutlichen Anzeichen gibt. Hernien können vorhanden sein, aber werden nur bei einer gründlichen Untersuchung gefunden (Cheetham et al., 2007). Harninkontinenz kann eine Reihe von Ursachen haben, darunter Harnverhalt mit Überlauf. Es scheint auch eine erhöhte Inzidenz von neurogener Blase (Dysfunktion der Blase aufgrund einer Läsion des zentralen oder peripheren Nervensystems) bei Menschen mit Behinderungen zu geben (ebd., 635). Andere Probleme sind urogenitale Prostatavergrößerung und Prostatakrebs bei Männern. Im Alter kommt es vermehrt zum Nachlassen der Nierenfunktion durch den Rückgang von Nephronen. Des Weiteren nimmt das Fassungsvermögen der Harnblase ab; die Muskelspannung der Blasenwand erhöht sich. Die Folge ist häufigeres Wasserlassen bei beeinträchtigter Blasenentleerung durch nachlassende Kraft des Blasenschließmuskels, Schwäche der Beckenbodenmuskulatur bei Frauen und Prostatavergrößerung bei Männern. Etwa ein Drittel der über 65-jährigen Frauen und Männer leidet unter Inkontinenz.

Bei Menschen mit geistiger Behinderung wird eine Urin-Inkontinenz oft als Verhaltensproblem angesehen oder als eine Verschlechterung der Körperfunktionen aufgrund des Alters interpretiert. Urin-Inkontinenz ist jedoch nicht Teil des »normalen« Alterns, sondern hat in den meisten Fällen eine behandelbare Ursache. Die Urin-Inkontinenz kann in vier Gruppen unterteilt werden (Von Gontard, 2001, 123ff.):

Drang-Inkontinenz: Viele Menschen entwickeln im Laufe des Alterungsprozesses eine erhöhte Blasenspannung, die Drang-Inkontinenz verursachen kann. In diesem Zustand ist die Blase hyperaktiv oder zieht sich oft zusammen. Dies vermindert die Fähigkeit, den Urin für eine längere Zeit zu halten, und es entsteht der Drang, oft kleine Mengen zu urinieren. Die Person ist sich meist bewusst, dass sie zur Toilette muss, schafft es aber nicht rechtzeitig. Die Drang-Inkontinenz ist die häufigste Form und die einzige, bei der Frauen häufiger betroffen sind. Diese Form der Inkontinenz kann mit Medikamenten und Übungsprogrammen behandelt werden.

Stress-Inkontinenz: Stress-Inkontinenz tritt eher im Jugend- und Erwachsenenalter auf und beruht auf einer Insuffizienz des Blasenschließmuskels, so dass jeder erhöhte intraobdominelle Druck zum Urinabgang führt. Stress-Inkontinenz tritt gewöhnlich bei Frauen mit einer Entspannung des Unterbeckenmuskels durch eine altersbezogene Verminderung des Östrogens auf. Die Inkontinenz ist in diesem Fall gewöhnlich am stärksten bei plötzlichem Husten oder Lachen, ist jedoch unproblematisch, wenn die Person nachts im Bett liegt. Auch diese Inkontinenz kann mit Medikamenten behandelt werden.

Überlauf-Inkontinenz: Überlauf-Inkontinenz tritt bei einem Hindernis des Urinflusses aus der Blase auf. Bei Männern wird dies gewöhnlich durch eine Vergrößerung der Prostata verursacht. Bei Frauen kann dies durch eine Verstopfung, die Druck auf die Blase ausübt, oder durch einen Beckentumor auftreten.

Hypotonische Blase: Bei einer hypotonischen Blase liegt die Muskelspannung der Blase unter der Norm, meistens durch neurogene Ursachen. Inkontinenz tritt auf, da die Blase nicht fähig ist, zu kontrahieren und sich effektiv zu leeren. Meistens ist dies die Konsequenz einer neurologischen Beschädigung.

Eine schlechte Kontrolle über die Kontinenzleistung (Darm und Blase) ist einerseits abhängig von physiologischen Problemen im Zusammenhang mit der Geburt von Kindern und mit Fettleibigkeit, andererseits auch von dem zentralen und peripheren Verfall von Gehirnzellen mit zunehmendem Alter. Wie viele Körperfunktionen hat die Kontinenzleistung biologische, Verhaltens- und soziale Dimensionen. Stuhl- und Harninkontinenz kommen bei jungen Menschen mit geistiger Behinderung häufig vor, insbesondere bei zusätzlicher zerebraler Lähmung, Epilepsie oder Spina bifida.

Genitalbereich: Bis heute liegen sehr wenige Informationen über die Menopause bei Frauen mit geistiger Behinderung vor. Einige Studien (IASSID/WHO, 1999) geben ein mittleres Alter als Beginn der Menopause an, jedoch liegt keine systematische Untersuchung über entsprechende Veränderungen bei einer großen Stichprobe von Frauen mit geistiger Behinderung vor. Es gibt sehr wenige Informationen darüber, inwieweit die Verminderung von Hormonen Gesundheit und kognitive Leistungen dieser Zielgruppe beeinträchtigen. Die vorliegenden Untersuchungen in diesem Bereich zeigen auf, dass die Menopause bei Frauen mit geistiger Behinderung drei bis fünf Jahre früher als bei Frauen der allgemeinen Bevölkerung beginnt (ebd.). Bei Frauen mit Down-Syndrom scheint die Menopause wesentlich früher einzusetzen.

Dysmenorrhö (schmerzhafte Regelblutung) und prämenstruelles Syndrom bei Frauen sind wichtige Andachtsgebiete bei regelmäßigen Untersuchungen. Die beiden letztgenannten Probleme können schwierig zu diagnostizieren sein, wenn keine systematische Aufzeichnung der Zyklen der Frau und der damit verbundenen Symptome stattgefunden hat.

Die Postmenopause hat vielfältige Auswirkungen, z.B. betreffen organische Veränderungen vor allem die Rückbildung der Gebärmutter und der Scheidenschleimhaut, wodurch es zur Trockenheit der Scheide und der äußeren Genitalien kommen kann. Vegetative Auswirkungen der Hormonumstellung können sich in Hitzewallungen, Herzklopfen und psychischen Problemen äußern. Ein Pap-Test als Screening auf zytologischen Anomalien in den Gebärmutterhals sollte ein Teil der gynäkologischen Regeluntersuchung bei Frauen mit und ohne geistige Behinderung sein. Bei Männern kommt es zur Abnahme des Geschlechtshormons Testosteron mit Zunahme der weiblichen Sexualhormone, was eine der Ursachen für die Prostatavergrößerung sein kann.

11.4 Immunerkrankungen

Schilddrüsenerkrankungen

Schilddrüsenerkrankungen kommen bei Menschen mit geistiger Behinderung relativ häufig vor. In einer Untersuchung in Sydney (Australien) wurden bei 12 % der Menschen mit geistiger Behinderung eine Schilddrüsenerkrankung (Hyper-

oder Hypothyreose) festgestellt. Dieser Prozentsatz ist im Vergleich zu 0,1 % der australischen Bevölkerung sehr hoch (Beange et al., 1995). Zigman et al. (2004) untersuchten Schilddrüsenerkrankungen bei alten Menschen mit geistiger Behinderung in der Stadt New York. Bei den 65–74-Jährigen wurden 11,9 %, bei denjenigen, die älter als 75 Jahre waren, wurden 15,5 % Schilddrüsenerkrankungen festgestellt. Die Prozentsätze waren damit im Vergleich wesentlich höher als bei den Altersgenossen in der Gesamtbevölkerung (5,0 % bzw. 4,5 %).

Bei Personen mit einer Schilddrüsenunterfunktion (Hypothyreose) kann eine ausgeprägte Wachstumsstörung vorliegen, wenn die Ursache direkt in der Schilddrüse liegt (primäre Hypothyreose) und nicht in den übergeordneten steuernden Drüsen Hypothalamus und Hypophyse (Stahnke, 2001). Ältere Kinder und Jugendliche mit Hypothyreose haben einen ausgeprägten Kleinwuchs, das Knochenalter ist stark verzögert, oft mehr als die Längenentwicklung (ebd., 5). Dazu kommen Obstipation, Antriebsarmut, Konzentrationsstörungen, Abnahme der Schulleistungen, Übergewicht, Kälteunverträglichkeit sowie trockene Haut. Angeborene Hypothyreose kann eine geistige Behinderung verursachen. In Deutschland und anderen europäischen Ländern ist die angeborene Hypothyreose meist nicht die Folge von Jodmangel, in einigen anderen Ländern ist die angeborene Hypothyreose jedoch noch immer das Ergebnis dieses Mangels. Die Therapie beinhaltet die Bereitstellung von Jod- und Schilddrüsenhormon-Supplementen. Hypothyreose tritt bei 20–30 % der Personen mit Down-Syndrom auf (Baxter et al., 1975). Symptome der Hypothyreose sind z. B. Lethargie, Müdigkeit, Verwirrtheit, Verstopfung, trockene Haut und Depression. Bei Nichtbehandlung kann dies zu Halluzinationen und Koma führen. Personen mit Down-Syndrom sollten jährlich auf Schilddrüsenerkrankungen getestet werden, da sie im Erwachsenenalter einem weiteren erhöhten Risiko ausgesetzt sind (Hughes et al., 1982; Kinnell et al., 1987; Percy et al., 1990; Van Schrojenstein Lantman-de Valk et al., 1996) und die Krankheit gut zu behandeln ist.

Andere Erkrankungen des Immunsystems

Ein wichtiger Grund für die hohe Sterblichkeit von Personen mit Down-Syndrom sind Infektionskrankheiten. Die Beschreibung des »frühzeitigen Alterns« bei Menschen mit Down-Syndrom ist sowohl auf das frühzeitige Auftreten der Alzheimer-Demenz als auch auf frühzeitiges biologisches Altern in Bezug auf das Immunsystem zurückzuführen (Levin et al., 1975; Whittingham et al., 1977). Veränderungen des Immunsystems, die in der allgemeinen Bevölkerung erst im hohen Alter auftreten, werden bei Menschen mit Down-Syndrom in einem viel früheren Alter entdeckt (Rabinowe et al., 1989). Kinder mit Down-Syndrom haben eine höhere Wahrscheinlichkeit als andere Kinder, an Leukämie zu erkranken, dagegen kommen karzinogene Tumore im Kindes- oder Erwachsenenalter nicht häufiger vor.

Da viele Menschen mit Down-Syndrom Hepatitis-B-Antigen-(HbsAG-)Träger sind, wurden viele immunologische Studien gerade bei dieser Gruppe durchgeführt. Die hohe Frequenz von thyrioiden Auto-Antistoffen bei Menschen mit

Down-Syndrom verstärkt die Hypothese, dass die Auto-Immunität eine Rolle bei der hohen Prävalenz von Hypothyreose bei Menschen mit Down-Syndrom spielt. Zu den immunologisch zuzuordnenden Krankheitsbildern zählen Hypothyreose, Leukämie und Hepatitis. Die Inzidenzraten der Leukämie bei Menschen mit Down-Syndrom sind 10- bis 20-fach höher als in der Gesamtbevölkerung (Fong & Brodeur, 1987).

Der Einsatz des Hepatitis-B-Impfstoffes Anfang der 1980er Jahre war ein Wendepunkt in der Begleitung von Menschen mit geistiger Behinderung. Risikofaktoren einer Hepatitis-B-Infektion sind: männliches Geschlecht, Down-Syndrom und das Wohnen in einer größeren Einrichtung. Von den neun Untersuchungen zu dem erhöhten Risiko für Personen mit Down-Syndrom und Hepatitis B gab es nur eine Studie, in der diese Personen nicht übermäßig gefährdet waren (Van Schrojenstein Lantman-de Valk et al., 1996). In den übrigen Studien variierten die Odds-Ratio-Werte von 2,1 bis 8,7. Hepatitis A dagegen scheint bei Menschen mit Down-Syndrom nicht öfter vorzukommen als bei anderen Menschen mit geistiger Behinderung (Renner et al., 1985).

11.5 Stoffwechselerkrankungen/Diabetes Mellitus (»Zuckerkrankheit«)

Diabetes ist eine chronische Störung des Zuckerstoffwechsels. Diabetes Mellitus ist mit 5 % eine der meist verbreitetsten Krankheiten auf der Erde (Internationale Diabetes Föderation, IDF, 2012). Die IDF schätzt, dass es in Deutschland rund 5 Millionen Bürger mit Diabetes gibt, wovon 80–90 % an Diabetes Mellitus Typ 2 erkrankt sind. Seit 1998 hat die WHO eine Klassifikation der Diabetes-Mellitus-Typen vorgenommen (Schatz, 2004), wobei Typ 1, 2 und 3 und die Schwangerschaftsdiabetes unterschieden werden. Der *Diabetes Mellitus Typ 1* wurde vor 1998 noch *Jugenddiabetes* genannt. Dies lag an der sehr frühen Diagnose im Kindes- bzw. Jugendalter. Er geht einher mit einem absoluten Insulinmangel. Dies bedeutet für den betroffenen Menschen eine lebenslange Abhängigkeit von externem Insulin in Form von Injektionen. Da die Bauchspeicheldrüse kein Insulin produzieren kann, würden der Zucker bzw. die Kohlenhydrate im Körper ohne Insulininjektionen nicht abgebaut werden. Eine Nichtbehandlung von Diabetes Mellitus Typ 1 führt zu einer sogenannten diabetischen Ketoazidose, die ein diabetisches Koma mit einem möglichen Tod zur Folge haben kann.

Der *Diabetes Mellitus Typ 2* wurde vor 1998 häufig *Altersdiabetes* genannt. Grund dafür war, dass diese Form des Diabetes in der Regel erst ungefähr ab dem 50. Lebensjahr auftritt. Risikofaktoren für Diabetes Mellitus Typ 2 sind neben dem Alter vor allem genetische Faktoren, Übergewicht und Bewegungsmangel. Diabetes Mellitus Typ 2 ist eine Mischform aus relativen Insulinmangel und Insulinresistenz des Körpers (Schatz, 2004, 14). Dies bedeutet, dass die Bauchspeicheldrüse aus unterschiedlichsten Gründen nicht genügend Insulin produzieren kann oder der Körper nicht ausreichend auf das Insulin reagiert und deshalb mehr benötigt, um den Zucker (Glukose) verarbeiten zu können. Bei besonders übergewichtigen Menschen tritt eine erhöhte Insulinresistenz auf. Bekannte Therapien sind Ernährungsumstellung, Tabletteneinnahme, Injizieren von Insulin oder eine kombinierte Therapie dieser drei Möglichkeiten.

Diabetes Mellitus Typ 3 wird nochmals in acht Untergruppen ausdifferenziert, die mit Kleinbuchstaben von a bis h gekennzeichnet sind. Typ 3 umfasst genetische Defekte einer Insulinwirkung oder z. B. Diabetes Mellitus, hervorgerufen von Medikamenten oder Chemikalien (ebd., 13). Typ 3 umfasst ebenfalls die Diabeteserkrankung, die häufig bei Menschen mit Down-Syndrom oder anderen Syndromen einhergeht. Die Therapie muss individuell auf die Person mit Diabetes Mellitus Typ 3 abgestimmt werden, aber unterscheidet sich nur gering von der einer Typ-1- oder Typ-2-Therapie.

Die *Schwangerschafts- oder Gestationsdiabetes* kann in der Schwangerschaft auftreten und tritt in der Regel nur in dieser Zeit auf.

Die Gefahren von Diabetes liegen nicht nur in der o. a. Ketoazidose, sondern bei nicht adäquater Behandlung auch in den Folgeerscheinungen. So kann es für den Organismus zu schweren Erkrankungen kommen, wenn der Zuckerspiegel über einen längeren Zeitraum erhöht ist. Bei Menschen mit geistiger Behinderung werden höhere Diabetes-Raten im Vergleich zur allgemeinen Bevölkerung gefunden (Draheim et al., 2002a; Janicki et al., 2002), vor allem bei Personen mit Down-Syndrom (Anwar et al., 1998). Die Datenlage ist jedoch sehr begrenzt. So ist die relative Häufigkeit von Typ-1- und Typ-2-Diabetes bei Menschen mit geistiger Behinderung nicht bekannt (Anwar, Walker & Frier, 1998; Shield et al., 1999; Wallace & Dalton, 2005). Das Risiko, dass Typ-2-Diabetes bei den älteren Menschen mit geistiger Behinderung unterdiagnostiziert und damit unterschätzt wird, ist groß (Janicki et al., 2002; Merrick et al., 2004).

Auch Personen mit einer Autoimmun-Erkrankung (z. B. Zöliakie, Autoimmun-Thyreoiditis) können ein erhöhtes Risiko auf eine Diabetes-Erkrankung haben (Wallace & Dalton, 2005). In einer epidemiologischen Studie in Schottland berechneten Anwar, Walker und Frier (1998) die Prävalenz von Typ-1-Diabetes bei Down-Syndrom auf zwischen 1,4 % und 10,6 %, was höher als erwartet war. Die Prävalenzraten in dieser Studie nahmen mit dem Alter zu.

Die heutige Behandlungsstrategie für Diabetespatienten in der allgemeinen Bevölkerung besteht darin, diese zu einer sorgfältigen und verantwortlichen Selbsthilfe anzuleiten, sowohl bei der Überprüfung des Glukosespiegels des Blutes als auch des Spritzens von Insulin. So wird versucht, eine enge, an Normalwerten grenzende Blutzuckereinstellung zu erreichen. Das Risiko dieser Strategie besteht darin, dass Hypoglykämien mit verheerenden Folgen entstehen können. Solche größeren, potenziell lebensbedrohlichen Hypoglykämien kommen relativ häufig vor (McElduff, 2002, 168). Prinzipiell kann man davon ausgehen, dass die meisten Diabetes-Patienten mit geistiger Behinderung eine solche Selbstkontrolle und -Behandlung ihrer Krankheit, ohne intensive Begleitung, nicht leisten können. McElduff (2002) konstatiert, dass aufgrund der Gefahren der Hypoglykämie die Ziele für die Diabetes-Behandlung von Erwachsenen mit geistiger Behinderung sich mit Sicherheit von der der allgemeinen Bevölkerung unterscheiden. Nach seiner Meinung sollte das Ziel der Blutzuckerkontrolle für Menschen mit geistiger Behinderung sein, dass sie sich gut fühlen und frei von Symptomen sind, während in der allgemeinen Bevölkerung vor allem das Ziel angestrebt wird, durch strikte glykämische Kontrolle das Fortschreiten der diabetischen Komplikationen zu verhindern oder zu verzögern. Dieser Standpunkt ist nicht unumstritten. In der Untersuchung von Anwar et al. (1998) in Schottland wurden keine signifikanten Unterschiede in der Blutzuckereinstellung zwischen Teilnehmern mit und ohne Down-Syndrom festgestellt. McElduff sagt dazu:

> »Meine eigene Erfahrung unterscheidet sich von der von Anwar et al., (1998), die berichten, dass die Patienten mit Down-Syndrom und einer Diabetes-Erkrankung ähnliche Grade der Blutzuckereinstellung hätten als die allgemeine Bevölkerung. Allerdings könnten diese Daten die Situation von schlecht auf Diabetes eingestellten Kontroll-Personen aus der Bevölkerung widerspiegeln. In unserer Diabetes-Klinik ist der mittlere glykosylierte Hämoglobin-Wert bei Patienten mit Typ I oder Typ II-Diabetes geringer als 7,5 %. Die Erfahrung hat gezeigt, dass dies nicht der Fall ist bei Patienten mit Diabetes und geistiger Behinderung, wovon die meisten Personen Menschen mit Down-Syndrom sind. In unserer Klinik haben wir bei dieser Personengruppe glykosylierte Hämoglobin-Werte akzeptiert von 9–10 % (wobei der Normalwert eigentlich bei 6 % liegen sollte).« (McElduff, 2002, 169)

Bei einer Untersuchung in Nordrhein-Westfalen über den Umgang mit Diabetes Mellitus von Menschen mit geistiger Behinderung und ihren Begleitern in sechs Wohnheimen (Rybinski, 2010) war es die einhellige Meinung der Begleiter, dass die Bewohner mit Diabetes eine Diabetikerschulung absolvieren sollten. Nur einige Personen mit Diabetes Mellitus hatten jedoch eine solche Schulung erhalten. Auch Bewohner mit Diabetes, die potentiell motiviert wären und ein gutes Zahlenverständnis hatten, Lesen konnten und über eine differenzierte Feinmotorik verfügten, wurden nicht zur eigenen Blutkontrolle oder Insulininjektion angeleitet. Es besteht eine vorherrschende Behandlungspraxis, um bei Menschen mit Diabetes Mellitus Typ 2 ohne Blutkontrolle jeden Tag dieselben Insulineinheiten zu spritzen. Dies kann u. a. an Personalmangel liegen, jedoch sind Folgeerkrankungen durch diese Behandlungspraxis im späteren Verlauf der Zuckerkrankheit nicht auszuschließen.

11.6   Herz-Kreislauf-Erkrankungen

Blutdruck

Die Forschungsresultate zum Vorkommen von hohem Blutdruck bei Menschen mit geistiger Behinderung sind unterschiedlich. Eine Studie (Bhaumik et al., 2008) fand höhere Werte im Zusammenhang mit Adipositas und Inaktivität, andere Forscher fanden keine Blutdruckunterschiede (Henderson et al., 2008) und wieder andere sogar günstigere Blutdruckwerte (Janicki et al., 2002; Merrick et al., 2004) für Menschen mit geistiger Behinderung im Vergleich mit der Gesamtbevölkerung. In diesen Studien wurde von bestehenden Angaben von ärztlichen Untersuchungen ausgegangen, auch war »Blutdruck« nur eine der vielen Variablen, die untersucht wurden.

Zwei Untersuchungen wurden spezifisch zum Blutdruck durchgeführt und bestanden aus mehreren Messungen bei den Personen der Stichprobe. Gustavson et al. (2005) fanden bei einer Zufallsstichprobe in Schweden bei Menschen mit geistiger Behinderung im Alter von 27 bis 42 Jahren bei 18 % der Untersuchten eine Prävalenzrate von hohem Blutdruck (systolischer Blutdruck > 140). In einer niederländischen Studie (Van de Louw et al., 2009) wurde bei einer Zufallsstichprobe von 324 Personen mit geistiger Behinderung im Alter von 18 bis 91 Jahren (mittleres Alter: 46,7 Jahre) der Blutdruck gemessen, wobei 17,4 % der Personen dieser Stichprobe hohe Blutdruckwerte hatten. Diese Studien verdeutlichen, dass die Gesamtprävalenz von hohen Blutdruckwerten sich bei Menschen mit geistiger Behinderung und Gleichaltrigen in der Bevölkerung nur gering unterscheidet. Deshalb ergibt sich die Notwendigkeit, Varianz und Ursachen des Auftretens der hohen Blutdruckwerte zu analysieren.

Innerhalb der Gruppe von Menschen mit geistiger Behinderung gibt es Differenzen bzgl. Ätiologie und Schweregrad der Behinderung. So zeigte eine umfangreiche Studie (Starr et al., 2004) eine negative Korrelation zwischen Schweregrad der geistigen Behinderung und Blutdruck: je schwerer die geistige Behinderung, desto niedriger der Blutdruckwert. Bei Menschen mit Williams- und Turner-Syndrom wurden im Vergleich mit der Gesamtbevölkerung höhere Blutdruckwerte gefunden (O'Brien, 2008), bei Menschen mit Down-Syndrom jedoch eher niedrigere (Kapell, 1998; Morisson, 1996; Van de Louw et al., 2009).

Kardiovaskuläre Erkrankungen

Die Verhaltensrisiken für kardiovaskuläre Erkrankungen von Menschen mit geistiger Behinderung (Wilkinson et al., 2007) sind vergleichbar mit denen in der Gesamtbevölkerung und betreffen Rauchen (McGillycuddy, 2006), Nahrungsaufnahme (Draheim et al., 2002b; 2007; Braunschweig et al., 2004) sowie körperliche Übung und Aktivität (Draheim et al., 2002b; c; 2003; Temple & Walkley, 2003a; Frey, 2004; Stanish & Draheim, 2005; 2006a). Kardiovaskuläre Erkrankungen sind die häufigste Todesursache für Menschen mit und ohne Behinderungen in den westlichen Industrienationen. Die Resultate einer finnischen Studie (Patja et al., 2001) zeigen keine großen Unterschiede der kardiovaskulären Mortalität zwischen Menschen mit geistiger Behinderung und der restlichen Bevölkerung. Zum gleichen Resultat kommen epidemiologische Untersuchungen in den USA (Strauss et al., 1998; Janicki et al., 1999; Esbensen et al., 2007). Vermutet wird, dass in den Altersklassen bis zu 40 Jahren höhere kardiovaskuläre Sterberaten für Menschen mit geistiger Behinderung bestehen, aber nicht in den älteren Altersgruppen. So kann das Herz-Kreislauf-System bei einigen Syndromen mit geistiger Behinderung schon ab frühster Jugend betroffen sein. Angeborene Herzfehler waren und sind noch immer eine wichtige Todesursache vor dem 40. Lebensjahr, und zwar vor allem für Menschen mit Fragilen-X-, Down- und Rubinstein-Taybi-Syndrom (Barnard et al., 2002; O'Brien, 2008). Angeborene Herzfehler kommen nicht nur bei Menschen mit Down-Syndrom häufig vor, sondern auch bei Menschen mit Fragilem-X-Syndrom. Bis zu einem Drittel der Menschen mit Fragilen X-Syndrom weisen angeborene Herzfehler auf, insbesondere Dilatation der Aortenwurzel, Hypoplasie der Aorta und Mitralklappenprolaps. Das Williams-Syndrom geht oft einher mit Fehlbildungen des Herz-Kreislauf-Systems, einschließlich supraventrikulärer Aortenstenose und peripherer Pulmonalarterienstenose. Die Konsequenz davon ist, dass Erwachsene mit Williams-Syndrom gefährdet durch subakute bakterielle Endokarditis und Bluthochdruck sind. Diese Bedingungen können zu erhöhter Morbidität und Mortalität führen, wenn die Herz-Kreislauf-Probleme nicht in einem frühen Stadium behandelt werden (O'Brien et al., 2002, 38).

Mit zunehmendem Alter steigt auch die Anzahl der Herzprobleme. In der Herz-Kreislauf-Funktion lassen sich mit zunehmendem Alter Veränderungen feststellen. Es kommt z. B. zu einer Abnahme der Herzfrequenz (Steinhagen-Thiessen et al., 1992) und zu einem Anstieg des Blutdrucks bei älteren Menschen. Die anschließende Erholungsphase bis zur Rückkehr des Blutdrucks auf die individuelle Norm ist verlängert (Gerok & Brandtstädter, 1992). Die Wände der Blutgefäße verlieren mit fortschreitendem Alter an Elastizität und werden starrer; es kann zu Arteriosklerose kommen. Da das Herz gegen einen zunehmenden Gefäßwiderstand anpumpen muss, neigen ältere Menschen zu einer Blutdruckerhöhung. Aufgrund der Verlangsamung der Regulation des Blutdrucks kann es häufig zu Blutdruckschwankungen kommen. Die Kraft der Herzmuskulatur nimmt mit zunehmendem Alter ab; das Herzschlagvolumen verringert sich. Das Herz kann die durch Gefäßalterungen erhöhten Druckbelastungen nur durch Muskelwachstum bewältigen, wodurch eine Herzhypertrophie entstehen kann. Die Venenklappen werden durch Abnahme der Elastizität des Muskelgewebes insuffizient, und es bilden sich Krampfadern aus.

Mit dem Älterwerden der Menschen mit geistiger Behinderung wird in den USA (Cooper, 1998; Janicki et al., 2002; Henderson et al., 2008), in Israel (Merrick et al., 2004), in den Niederlanden (Van den Akker et al., 2006) und in Taiwan (Wang et al., 2007) eine Zunahme von kardiovaskulären Erkrankungen festgestellt. Wenn man das Alter zwischen 30 und 49 Jahren als Vergleichsgruppe nimmt, dann hatten ältere Altersgruppen (50–59, 60–69, 70 + Jahre) in der niederländischen Studie höhere kardiovaskuläre Risikoraten (OR = 1,78, 2,73, 4,83). Die älteren Menschen litten vor allem häufiger als die jüngeren an Blutdruck- und zerebrovaskulären Erkrankungen (Van den Akker et al., 2006).

11.7 Erkrankungen des Bewegungs- und Stützapparates

Bei Menschen mit geistiger Behinderung, die sich nur wenig bewegen können oder längere Zeit bestimmte Körperhaltungen einnehmen, muss dem Skelettsystem besondere Aufmerksamkeit geschenkt werden (Neuhäuser, 2002, 98), wodurch vermeidbare Komplikationen weitgehend verhindert werden können.

11.7.1 Skelettveränderungen

Syndrome bei Menschen mit geistiger Behinderung sind gelegentlich mit Skelettveränderungen kombiniert. Neuhäuser (2002) nennt in diesem Zusammenhang das Lowry-, Dyggve-Melchior-Clausen- und Osteoporose-Pseudoglioma-Syndrom (ebd., 101). Fehlbildungen des Skeletts, insbesondere Skoliose, Kyphose und Kyphoskoliose, treten auch bei anderen Ursachen der geistigen Behinderung häufig auf. O'Brien et al. (2002, 40) nennen in diesem Zusammenhang noch die folgenden Syndrome: Wolf-Hirschhorn, Prader-Willi, Rett, Cri-du-Chat, Morquio, Neurofibromatose Typ 1, Lowe und die X-chromosomale Alpha-Thalassämie. Verkrümmungen der Wirbelsäule können die Mobilität beeinträchtigen, unbehandelt kann dadurch die Atembewegung weiter eingeschränkt werden und zu einem erhöhten Druck auf das Rückenmark führen. Vor allem neuromuskuläre Probleme wie Spastik und Kontrakturen treten häufig bei Menschen mit zerebraler Lähmung oder schwerem Grad der Behinderung auf.

11.7.2 Muskuloskeletale Veränderungen

Bei Menschen mit geistiger Behinderung kommen häufiger erworbene als angeborene muskuloskeletale Krankheiten vor. Vonken et al. (2006) untersuchten muskuloskeletale Krankheiten bei 403 Menschen in einer niederländischen Wohneinrichtung für Menschen mit geistiger Behinderung und fanden eine Prävalenzrate von 6 % angeborener muskuloskeletaler Krankheiten, mit einer höheren Prävalenz für Menschen mit schwerer und sehr schwerer geistiger Behinderung. Der Prozentsatz erworbener muskuloskeletaler Krankheiten war mit 20 % bei Menschen mit geistiger Behinderung weit größer; bei Menschen mit Down-Syndrom geringer. Das Risiko einer angeborenen muskuloskeletalen Krankheit, aber auch erworbener muskuloskeletaler Krankheit, stieg nicht mit dem Alter. Arthrose kam mit einer Odds Ratio von 2,87 jedoch mehr bei älteren (50 +) als bei jüngeren erwachsenen Menschen (30–49 Jahre) vor. Typische degenerative Erkrankungen des Bewegungsapparates sind Arthrosen der verschiedenen Gelenke, z.B. Hüft- und Kniegelenke, degenerative Wirbelsäulenveränderungen, z.B. Skoliosen und Spondylolysen.

11.7.3 Arthritis

Menschen mit Down-Syndrom sind anfällig für Arthritis, Karpaltunnelsyndrom und andere Erkrankungen, die zu Gangproblemen führen können (Roizen & Patterson, 2003; Wallace & Dalton, 2005). Dazu gehören die folgenden Erkrankungen:

- Eine rheumatoide Arthritis-ähnliche Erkrankung bei 1,2 % der Kinder und Jugendlichen mit Down-Syndrom. Diese geht einher mit Subluxationen und Luxationen der Halswirbelsäule, Patella und anderen Gelenken. Subluxation bezieht sich auf einen Knochen in einem Gelenk oder eines Wirbels, der seine richtige Lage mit dem Knochen darüber oder darunter verloren hat, auf Nerven trifft und die Übertragung von Impulsen über oder durch die Nerven stört.
- Ungewöhnlicher Gang, aus den Hüften nach außen gedreht, wobei die Knie in Flexion und Valgus (weg von der Mitte des Körpers verdreht) und die Tibias (Unterschenkelknochen) nach außen rotieren.
- Plattfüße mit ausgeprägter Pronation des Fußes (nach innen gedrehter Fuß, so dass der innere Rand zu viel Gewicht trägt).
- Schwerere Deformationen der Zehen (Hühneraugen, Ballen- und Hammerzehen).
- Plantarfasziitis (Entzündung der plantaren Faszie, einem engen Band von Gewebe auf der Unterseite des Fußes vom Fersenbein bis zu den Zehen).
- Fuß-Arthritis, die zusammen mit ernsten Formen von Plattfüßen auftritt.

11.7.4 Veränderungen des Bewegungsapparates im Alter

Veränderungen des Bewegungsapparates im Zusammenhang mit dem Alter betreffen vor allem die Muskulatur und das Skelett. Im höheren Lebensalter nimmt die Muskelmasse sehr schnell ab; mit der Abnahme erfolgt der Ersatz durch Fettgewebe. Muskelkraft, Ausdauer, Dehnbarkeit und Reißfestigkeit von Muskeln, Sehnen und Bändern nehmen zudem ab. In ihrer Studie bei 70 Personen mit geistiger Behinderung, die älter als 60 Jahre waren und über einen Zeitraum von zehn Jahren begleitet wurden, berichtet Evenhuis (1997), dass häufig Mobilitätsprobleme auftraten, die jedoch nicht mit dem Grad der geistigen Behinderung zusammenhingen. Wie bei älteren Menschen in der allgemeinen Bevölkerung wurde auch bei dieser Gruppe die Abnahme der Mobilität vor allem durch Probleme im Muskel-Skelett-System verursacht, nämlich durch Arthrose (27 %) und Hüftfrakturen (13 %), Muskelschwäche und Schmerzen, aber auch durch neurologische Erkrankungen, wie z. B. Gehirnblutung (3 %), Abnahme der Sehfähigkeit (7 %), Parkinson (11 %), Demenz (4 %) und Einschränkung der Atemfunktion (1 %). Auch Janicki et al. (2002) in den USA und Merrick et al. (2004) in Israel fanden eine erhöhte Häufigkeit von Erkrankungen des Bewegungsapparates, meistens im Zusammenhang mit Arthrose und Osteoporose, die mit zunehmendem Alter zusammenhängen.

11.7.5 Frakturen

Frakturen treten bei Menschen mit geistiger Behinderung häufig auf. Lohiya et al. (1999) stellten fest, dass Knochenbrüche 1,7- bis 3,5-mal häufiger vorkamen und Van Schrojenstein Lantman-de Valk et al. (2000) ermittelten ein dreimal häufigeres Auftreten im Vergleich zur Gesamtbevölkerung. Risikofaktoren für Frakturen sind z. B. Mangel an körperlicher Betätigung, schlechte Kalziumaufnahme, niedrige Vitamin-D-Zufuhr, vermindertes Sonnenlicht und vermehrte Einnahme von Medikamenten wie Antiepileptika. Lohiya, Tan-Figueroa und Iannucci (2004) machten darauf aufmerksam, dass unerkannte Osteoporose bei Menschen mit geistiger Behinderung oft auftritt. Frakturen entstehen auch durch Fallen, zum Beispiel durch Gleichgewichtsprobleme (Ataxie) oder ungewöhnliches/ungeschicktes Verhalten (Glick et al., 2005). Das Erkennen von Knochenbrüchen bei Menschen mit geistiger Behinderung kann verspätet stattfindet, verursacht vor allem durch das wiederholt beschriebene Problem der Kommunikation bei Menschen mit schwersten kognitiven und skeletalen Behinderungen, die sich auch bei Schmerzen verbal nicht oder kaum äußern können (ebd.).

11.7.6 Osteoporose

Osteoporose und Osteomalazie kommen bei Menschen mit geistiger Behinderung häufig vor. Osteomalazie ist das Ergebnis eines Vitamin-D-Mangels. Es entsteht vor allem bei unzureichender Sonneneinstrahlung und längerer Anwendung von krampflösenden Medikamenten (Tohill, 1997; Wagermans et al., 1998). Aber auch Hypogonadismus kann eine der Ursachen einer Osteoporose sein (Center et al., 1998). Die Diagnose der Osteoporose erfolgt heute präzise durch die Computertomographie eines Lendenwirbelkörpers. Die Untersuchung ist jedoch mit einer hohen Strahlenbelastung verbunden. Auf den üblichen Röntgenbildern stellt sich eine Osteoporose erst dar, wenn die Knochenverminderung bereits ca. 30 % beträgt (Tenger, 2002, 109).

Die größte Knochenmasse wird etwa nach Abschluss des Körperwachstums erreicht und verbleibt auf diesem Niveau bis ca. zum 40. Lebensjahr. Es gibt eine Beziehung zwischen aerobischer Fitness und Knochenmineraldichte (BMD, Bone Mineral Density; Kronhead et al., 1998; Gordon, 2008). Personen, die regelmäßig Körperübungen machen, erreichen in der Regel höhere Werte der BMD, während geringere Werte vor allem mit körperlicher Untätigkeit zusammenhängen (Heinonen et al., 1999). Ab dem 40. Lebensjahr beginnt bei Menschen mit und ohne Behinderung die Rückbildung des Knochengewebes, auch Osteoporose genannt, die bei Frauen aufgrund der Verringerung des Östrogens nach der Menopause ausgeprägter als bei Männern auftritt und ein Risikofaktor für Frakturen im Alter darstellt. Ein vor dem Erwachsenenalter aufgetretenes Defizit im Knochenaufbau kann nach Abschluss des Wachstums kaum korrigiert werden. Ab dem 40.–45. Lebensjahr kommt es zu einer kontinuierlichen Abnahme der Knochensubstanz (Tenger, 2002). Dieser Abbau ist physiologisch und beträgt ca. 0,3–0,5 % der Knochenmasse pro Jahr. Bei Frauen ist der Knochenabbau nach Eintreten in die Menopause jedoch deutlich höher und kann 6–7 % pro Jahr betragen (ebd., 107). Durch den geringen Wassergehalt der Zellen wird das Knorpelgewebe unelastisch und kann sich den täglichen Belastungen schlechter anpassen.

Knochenmasseverlust in der Postmenopause ist verantwortlich für ca. 15 % der Handgelenksbrüche bei Frauen und für 25–40 % der Spina-Frakturen. Die meist ernsten Komplikationen der Osteoporose sind Frakturen der Hüfte, die bei 15 % der älteren Frauen auftreten. Klinische Felduntersuchungen über den Zusammenhang zwischen Östrogen und Knochendichte haben übereinstimmend gezeigt, dass Östrogen eine positive Wirkung auf die Knochendichte hat und Knochenbrüche nicht entstehen lässt oder verzögert, wenn Östrogen innerhalb von fünf Jahren nach Beginn der Menopause eingenommen wird. Neben der Östrogenreduktion bei Frauen aufgrund der Menopause gibt es andere Risikofaktoren für ein gehäuftes Auftreten von Osteoporose: fortgeschrittenes Alter, Fälle von Osteoporose in der Familie, sehr dünner oder kleiner Körper, körperliche Inaktivität, Mobilitätsbehinderungen, frühe Menopause (Schupf et al., 1997), Calcium- und Vitamin-D-arme Nahrung, hoher Alkohol-, Nikotin- und Kaffee-Konsum sowie sehr großer Gewichtsverlust (May, 1999). Je mehr Risikofaktoren vorhanden sind, umso größer ist das Risiko einer Osteoporose (Brown & Murphy, 1999). Der Gebrauch bestimmter Medikamente (Anti-Epileptika, hohe Dosen Thyroidhormone, Steroide) erhöht das Risiko bei Menschen mit geistiger Behinderung. Knochenbrüche durch Osteoporose treten bei Menschen mit geistiger Behinderung im Vergleich zu der Gesamtbevölkerung häufiger auf (Lesley et al., 2008; Van Schrojenstein Lantman-de Valk et al., 2000; Beange & Lennox, 1998; Center et al., 1998; Lohiya et al., 1999).

11.8 Erkrankungen der Atemwege

Erkrankungen der Atemwege sind sehr häufig und führen zu vielen Todesfällen bei Menschen mit geistiger Behinderung (Cole et al., 1994; Durvasula, Beange & Baker, 2002). Ein Beispiel hierfür ist die Aspirationspneumonie. Durch die hohe Prävalenz von Reflux (Rückfluss von Mageninhalt und -säure in die Speiseröhre) und Aspiration (Einatmen von verschlucktem Material in die Lunge) bei Menschen mit geistiger Behinderung gibt es ein entsprechendes Risiko einer Aspirationspneumonie (Cheetham et al., 2007).

Schlafapnoe kommt bei Menschen mit geistiger Behinderung häufig vor, vor allem bei Personen mit Down-Syndrom aufgrund der Risikofaktoren wie kleinere obere Luftwege, erhöhter Speichelfluss, Übergewicht, generalisierte Hypotonie, die einen Kollaps der Atemwege bei der Einatmung verursachen kann, Hypotonie der Zunge und – durch häufige Infektionen – vergrößerte Mandeln (Hultchrantz & Svanholm, 1991; Marcus et al., 1991; Telakivi et al., 1987). Ausführliche Forschungsstudien sind in diesem Bereich jedoch kaum vorhanden. Unbehandelt kann die Schlafapnoe zu Lungen- und Herzkrankheiten führen. In der Gesamtbevölkerung nimmt die Schlafapnoe mit dem Alter zu. Eine Schlafapnoe wurde bei 60 % der älteren Erwachsenen, die Schlafprobleme hatten (Roehrs et al., 1985), und bei 24 % der älteren Erwachsenen in einer Zufallsstichprobe (Ancoli-Israel, 1987) diagnostiziert.

Die Leistung des Atmungssystems nimmt im Alter ab. Durch Abnahme der Beweglichkeit des Brustkorbs verringert sich die Vitalkapazität. Die maximale

Sauerstoffaufnahme des Blutes verringert sich um ca. 40 %, da Lungenfunktion und Aufnahmekapazität des Blutes und Pumpleistung des Herzens nachlassen. Die Lungenfunktion wird durch Alterungsprozesse im elastischen und kollagenen Bindegewebe beeinträchtigt, was zu einer Erhöhung des statischen Lungenvolumens und einer Verminderung der Ventilationskapazität führt (Klein et al., 1988). Der Sauerstoffverbrauch fällt pro Kilogramm Körpergewicht und Minute nach dem 30. Lebensjahr langsam, aber fast linear ab (Gerok & Brandtstädter, 1992). Diese Veränderungen bedeuten eine starke Einschränkung der Leistungsreserven.

11.9 Wahrnehmungsstörungen

Für eine selbständige Teilhabe an der Gesellschaft sind visuelle und auditive Wahrnehmung wesentliche Voraussetzungen. Ohne diese Fähigkeiten ist man vielfach auf die Unterstützung anderer angewiesen. Die Kommunikation und die soziale Interaktion sind erschwert; eine Teilhabe in den Bereichen Arbeit, Freizeit und Wohnen kann beeinträchtigt werden. Die Prävalenz von Beeinträchtigungen in Seh- und Hörvermögen ist bei Menschen mit geistiger Behinderung wesentlich größer als bei Menschen in der allgemeinen Bevölkerung (Evenhuis et al., 2001; 2004; Warburg, 2001).

11.9.1 Sehstörungen

Ein Verdacht auf verminderte Sehfähigkeit entsteht, wenn ein Säugling oder Kleinkind Bewegungen oder Gesichter nicht mit den Augen verfolgt, vertraute Personen nicht ansieht, keine gezielten Greifbewegungen macht, merkwürdige Bewegungen der Augen zeigt oder mit Fingern oder Hand in der Augenhöhle bohrt (Freitag, 2005, 332). In Deutschland wird von einer hochgradigen Sehbehinderung gesprochen, wenn eine Sehfähigkeit von 1/20 oder 1/50 der Normalsichtigkeit besteht. Dies bedeutet, dass eine Person etwas in einem Meter erkennen kann, das von normalsichtigen Personen aus einer Entfernung von 20–50 Metern noch zu sehen ist. Blindheit liegt dann vor, wenn die Sehschärfe unter dem Wert von 1/20 liegt oder gar keine Sehfähigkeit verblieben ist (Sarimski, 2005c, 414).

»Eine weiter gehende Untersuchung bei einem auf Kinder spezialisierten Augenarzt muss bei Verdacht auf eine isolierte Störung des Auges oder bei Verdacht auf eine Erkrankung des Gehirns mit Beteiligung der Augen erfolgen. Hier können dann spezielle Untersuchungen zur Differenzierung der Erkrankung vorgenommen werden: eine komplette Untersuchung des Auges mit Hornhaut, Linse, Bindehaut und Netzhaut, die differenzierte Untersuchung des Gesichtsfeldes und der Sehfähigkeit, visuell-evozierte Potentiale, Elektroretinogramm (spezielle Untersuchung der Netzhaut und ggf. die Darstellung des Nervus opticus anhand einer speziellen Ultraschalluntersuchung (Sher, 1999).« (Freitag, 2005, 332)

Sehen ist mehr als nur Sehschärfe und Gesichtsfeld. So kann das Farbsehen, die Dunkeladaptation (d. h. die Anpassung der Augen an eine Veränderung der Beleuchtung), das Sehen bei reduzierter Beleuchtung oder während der Dämmerung und die Kontrastempfindlichkeit bei einigen Erkrankungen der Netzhaut und des Sehnervs wesentlich beeinträchtigt werden. Das Verständnis der Nachricht, die über die Augen an das Gehirn weitergeleitet wird, ist sowohl abhängig von kognitiven Wahrnehmungsfunktionen, wie Erkennung, Wahrnehmung von Bewegungen, Orientierung und das Erkennen des Unterschieds zwischen Bild und Hintergrund, als auch von komplexeren gnostischen Funktionen. Das Sehen erfordert eine sensorische Integration von vielen eingehenden Reizen durch ein dafür bereites Gehirn (Warburg, 2002, 91).

Die WHO teilt die Funktionsbeeinträchtigung des Sehens in fünf Stufen ein. Bei der Definition wird nur die Sehschärfe berücksichtigt, jedoch nicht Gesichtsfelddefekte oder Teilfunktionsstörungen. Die Marke der wesentlichen Sehbehinderung bei 0.3 berücksichtigt geringere Sehminderungen nicht, die bereits die sozialen Kompetenzen einer Person, z. B. bei einer selbständigen Teilnahme am Straßenverkehr, beeinträchtigen (Schulz, 2001, 43). Eine große Anzahl von Augenerkrankungen ist erblich bedingt. Für eine kaum übersehbare Anzahl von Fehlbildungen, Erkrankungen und Dystrophien am Auge sind inzwischen Genloci bekannt oder werden vermutet (ebd., 50).

Die wichtigsten Ursachen für Sehstörungen bei Menschen mit geistiger Behinderung sind vor allem Nichttragen einer geeigneten Brille für Fern- und Nahsicht (Refraktionsanomalien), zerebrale Sehstörungen, Optikusatrophie, Katarakt und Keratokonus (Warburg, 2002, 106). Obwohl die IASSID Arbeitsgruppe (Evenhuis et al., 2000) noch annahm, dass die Prävalenzraten für Katarakt, Alterskurzsichtigkeit, Makuladegeneration, Glaukom und diabetische Retinopathie bei Menschen mit geistiger Behinderung ähnlich sein würden wie die Verteilung in der allgemeinen Bevölkerung, legen neuere Veröffentlichungen nahe, dass dies nicht der Fall ist. Es gibt deutlich höhere Raten für die Total- sowie ursachenspezifischen Prävalenzraten für Sehstörungen bei Menschen mit geistiger Behinderung im Vergleich zu denen der allgemeinen Bevölkerung (Haveman et al., 2010). Sehstörungen wie Fehlsichtigkeit, Schielen, Grauer Star und Keratokonus treten häufiger auf bei Personen mit geistiger Behinderung (Kapell et al., 1998; Carvill, 2001; Warburg, 2001a). Etwa 20–30 % der erwachsenen Personen mit geistiger Behinderung waren mäßig sehbehindert und 1–5 % stark sehbehindert oder blind (Beange et al., 1995; Haire et al., 1991; Janicki & Dalton, 1998; Sacks et al., 1991; Van Schrojenstein Lantman-de Valk et al., 1994; 1997; Warburg, 1994; 2001b; Woodhouse et al., 2000). Bei Menschen mit geistiger Behinderung kommen vor allem mehr Sehprobleme vor bei Personen mit

- Down-Syndrom,
- erblichen Stoffwechselkrankheiten,
- intra-uteriner Beeinträchtigung (z. B. Röteln (Rubella), Toxoplasmose, Alkoholmissbrauch),
- perinataler Asphyxie und Prämaturität bei der Anamnese,

193

- Meningitis, Gehirntrauma oder -tumor,
- selbstverletzendem Verhalten, das auf die Augen gerichtet ist,
- höherem Alter (z. B. tragen ältere Personen mit Down-Syndrom das doppeltes Risiko).

Es gibt mehr als 345 seltene Syndrome, die meisten von ihnen genetischer Art, die mit einer Sehbehinderung einhergehen (Winter & Baraitser, 1998). Bei mehr als 150 Syndromen gehören sowohl der Katarakt als auch die geistige Behinderung zum Erscheinungsbild (ebd.). Grauer Star (Katarakt) kommt in angeborener und erworbener Form vor allem bei Menschen mit Down-Syndrom vor. In einer Übersichtsstudie präsentieren Van Schrojenstein Lantman-de Valk et al. (1996) Forschungsergebnisse für Keratokonus, Katarakt und funktionelle Blindheit. In den drei aufgezeigten Untersuchungen wird das Vorkommen dieser Augenkrankheiten sowohl für Personen mit Down-Syndrom als auch für Personen mit geistiger Behinderung anderer ätiologischer Genese analysiert. Um das relative Risiko in den Studien zu ermitteln, wurden Odds Ratios errechnet, nämlich als Quotient der Krankheitsfälle bei Personen mit Down-Syndrom und der Krankheitsfälle bei anderen Personen mit geistiger Behinderung. Bei einem OR-Wert von $\geq 2{,}0$ geht man im Allgemeinen davon aus, dass ein erhöhtes Risiko in dieser Gruppe besteht. Bei kleinen Stichproben entstehen breite Vertrauensintervalle rundum den gefundenen Wert des Odds Ratios. Die gefundenen OR-Werte für Keratokonus (OR: 3,9–30,8), Katarakt (OR: 2,3–8,0) und zerebrale Blindheit (OR: 1,3–3,7) zeigen, dass für Menschen mit Down-Syndrom ein besonderes Risiko für Sehprobleme besteht. In der Studie von Van Schrojenstein Lantman-de Valk et al. (1994) wurden hohe Prävalenzwerte von schweren Sehproblemen bei älteren Personen (60+) mit Down-Syndrom gefunden, nämlich 85,2 % im Vergleich mit Gleichaltrigen mit einer anderen Ursache der geistigen Behinderung (19,2 %). Bei Menschen mit Down-Syndrom (alle Altersgruppen) kamen Katarakt (14,3 %), ernste refraktäre Fehler (11,7 %), z. B. durch hohe Myopie und Hypermetropie, die nicht durch Brillen zu kompensieren sind, Keratokonus (6,5 %) und Strabismus (3,9 %) am häufigsten vor. Andere Personen mit geistiger Behinderung hatten weitaus weniger Sehprobleme: Katarakt (3,9 %), refraktäre Fehler (2,8 %), zerebrale Blindheit (1,9 %) und Netzhaut-Erkrankungen (1,4 %). Vor allem bei Menschen mit Down-Syndrom ist der Katarakt mit zunehmendem Alter ein Problem. Das Altern hat für Menschen mit geistiger Behinderung die gleichen Folgen im Sehen wie für gleichaltrige Menschen ohne Behinderung. Einige dieser altersbedingten Veränderungen sind:

- Verlust von Sehschärfe, weil die Linse dichter und getrübter wird
- Verlust der Fähigkeit, Gegenstände nahe zu betrachten (Presbyopie), da die Linse zunehmend unbeugsam und fest wird. Menschen werden kurzsichtig und benötigen Bifokalbrillen
- Es wird schwieriger, Blau-, Grün- und Violett-Nuancen zu unterscheiden, weil die Linse gelblicher wird, wodurch die Wahrnehmung der Farbe beeinträchtigt wird
- Verlust des peripheren Sehens, weil sich die Retina (Netzhaut) ändert

- Das Sehen im Dunkeln wird schwieriger, da die Pupille mit zunehmendem Alter kleiner wird
- Geringe Fähigkeit, das Auge an grelles Licht anzupassen
- Krankheiten des Auges (z. B. Katarakt, Keratokonus, Blepharitis, Glaukom, diabetische Retinopathie)

Bei älteren Menschen mit geistiger Behinderung sind Augenprobleme nicht nur frequenter, sie sind vielfach auch schwerer und komplexer durch Augenschäden, die in der frühen Kindheit oder im Jugendalter (Evenhuis et al., 2000; IASSID, 2002) und durch andere Sinnes- oder Körperbehinderungen entstanden sind. Viele ältere Personen mit geistiger Behinderung und lebenslangen Sehproblemen sind während ihres Lebens in Einrichtungen und bei der Familie medizinisch relativ geringfügig und schlecht begleitet und angeleitet worden, adäquat mit Sehproblemen umzugehen (French, 2007). Personen, die im täglichen Kontakt mit Menschen mit geistiger Behinderung stehen, wie Angehörige und Mitarbeiter, waren oft nicht ausreichend sensibel, erfahren und informiert, um signifikante Minderungen des Sehvermögens zu erkennen und effektive Hilfen einzusetzen. So beurteilten Pflegekräfte und Mitarbeiter in einer britischen Studie das Sehvermögen bei 49 % ihrer Klienten als »völlig normal«, während weniger als 1 % nach ophthalmologischer Untersuchung als »normal sehend« eingeschätzt wurden (Kerr et al., 2003).

Refraktionsanomalien

Die häufigsten Ursachen einer verminderten Sehkraft bei Menschen mit und ohne geistige Behinderung sind Refraktionsanomalien, inkl. Hyperopie (Weitsichtigkeit), Myopie (Kurzsichtigkeit) und Astigmatismus. Während nur 4–25 % der US-Bevölkerung Sehprobleme des Typs Refraktionsanomalien hat, wird über 27–52 % der Menschen mit geistiger Behinderung in den USA und Kanada berichtet, dass sie Korrekturen der Refraktionsanomalien benötigen (USDHHS, 2000; Friedman et al., 2002; Congdon et al., 2003; The Eye Diseases, 2004a; USPSTF, 2004b). Van Splunder et al. (2003a) untersuchten eine Stichprobe von 900 Personen mit geistiger Behinderung in niederländischen Wohneinrichtungen und stellten fest, dass 153 der 374 Personen (41 %) ungeeignete Sehhilfen für Refraktionsanomalien und 41 der 221 Personen (19 %) keinerlei Sehhilfen hatten und durch adäquate Interventionen besser sehen konnten.

Der Nutzen einer Brille kann gering sein, wenn sie zu spät verschrieben wird. Es wird empfohlen, Bifokal- oder Gleitsichtgläser zu verwenden, so dass die betroffenen Personen stets die richtige Brille tragen. Die Nutzung von zwei verschiedenen Brillen, eine für Sicht auf Distanz und eine für Nahsicht, kann sowohl für die betreffende Person als auch für die Betreuungsperson verwirrend sein, da Schwierigkeiten bei der Unterscheidung entstehen können (Warburg, 2002, 103). Auch sollte darauf geachtet werden, dass die Brille gut angepasst wird. Kontaktlinsen müssen mit Vorsicht verschrieben werden, da eine ständige Überwachung notwendig ist: Die Linsen müssen immer absolut sauber sein, die Reinigungslösung muss steril sein, und die Linsen müssen perfekt auf die Hornhaut angepasst sein. Kontaktlinsen können sich unter dem Oberlid verschieben, was zu Irritationen am Auge führt. Bei schlechter persönlicher Hygiene besteht die Gefahr der Infizierung der Hornhaut. Eine Begleitperson muss jederzeit zur evtl. Entfernung der Kontaktlinsen verfügbar sein, was zu Überlastung und Überforderung der Betreuer führen kann (ebd.).

Strabismus

Während in der Bevölkerung die Prävalenzrate für Strabismus von 0,3–10 % variiert, wurden für Menschen mit geistiger Behinderung Sätze von 4–45 % gefunden (Buch et al., 2001; van Splunder et al., 2003a; 2003b; 2004; Woodhouse et al., 2003). Bei Menschen mit Down-Syndrom wird über Prävalenzraten von 9–69 % berichtet, was im Vergleich mit den weniger als 1–10 % der Gesamtbevölkerung und 4–45 % für Menschen mit einer anderen Ursache der geistigen Behinderung ein relativ hoher Prozentsatz ist (Woodhouse et al., 2003; van Allen et al., 1999; Buch et al., 2001; Merrick & Koslowe, 2001; Cregg et al., 2003; van Splunder et al., 2003b; 2004; Gormezano & Kaminski, 2005; Murphy et al., 2005).

Katarakt

Die Prävalenz von Katarakt (Trübung der Linse oder des Auges, der Kapsel oder beidem) und Keratokonus (Schwellung oder Beschädigung der Cornea) ist bei Menschen mit geistiger Behinderung im Vergleich zur Gesamtbevölkerung größer (Warburg, 2001b; Friedman et al., 2002; Congdon et al., 2003; Foran et al., 2003; Kerr et al., 2003; Kleinstein et al., 2003; van Splunder et al., 2003b; 2004; The Eye Diseases, 2004b). Daten aus Großbritannien schätzen die Prävalenzrate für Katarakt auf 28 % der Menschen mit geistiger Behinderung (Kerr et al., 2003). In einer niederländischen Studie bei älteren Menschen (60 +) mit geistiger Behinderung hatten sogar 69 % der Bewohner Katarakt (Evenhuis, 1995).

Nicht operierte Katarakte kommen häufig bei älteren Menschen mit geistiger Behinderung vor (Jacobson, 1988; McCulloch et al., 1996). Ihr Sehvermögen wird zunehmend verschwommen; eine Operation mit Entfernung der getrübten Linse und Implantation einer intraokularen Kunststofflinse stellt das Standardverfahren dar, unabhängig ob eine Behinderung vorliegt oder nicht. Bei einigen Personen mit geistiger Behinderung mit einem Katarakt ist es günstig, eine Katarakt-Operation so früh wie möglich durchzuführen, um eine optimale postoperative Rehabilitation zu erreichen. Dabei wird für die ersten 48 Uhr nach der Operation eine ganztägige personelle Zusicht empfohlen, um die Patienten an dem Reiben des operierten Auges zu hindern (Warburg, 2002).

Keratokonus

Die Prävalenzraten für Keratokonus sind bei Menschen mit geistiger Behinderung im Vergleich mit der Bevölkerung höher (1–19 % gegenüber weniger als 1 %), wobei diese Erkrankung am Auge häufiger bei Männern als bei Frauen vorkommt (Warburg, 2001b; van Splunder et al., 2004). Diese hohen Prozentsätze bei Menschen mit geistiger Behinderung werden teilweise durch die Beziehung zwischen Katarakt, Keratokonus und Down-Syndrom verursacht.

Atrophie des Sehnervs

Die Atrophie des Sehnervs wird bei einer Vielzahl von angeborenen und erworbenen zerebralen Erkrankungen beschrieben. Die Atrophie beginnt in der Regel im Erwachsenenalter, und die resultierende Sehbehinderung ist dauerhaft. Hemianopsie (Verlust einer Hälfte des Gesichtsfeldes) kommt häufig vor, und ihre Symptome und Konsequenzen sollten mit dem begleitenden Personal besprochen werden. Die Atrophie des Sehnervs kann leichte Funktionsbeeinträchtigungen zur Folge haben und ist dadurch schwierig festzustellen, z. B. bei Patienten mit spastischer Zerebralparese, die sich verbal nicht äußern können. Die Atrophie des Sehnervs kann ein Zeichen des Fortschreitens einer zerebralen Erkrankung sein, zum Beispiel Hydrozephalus. Menschen mit Optikusatrophie brauchen einen besseren Kontrast zwischen Gegenstand und der Umgebung als andere Menschen, nämlich eine gute Beleuchtung und einen kontrastreichen Rahmen.

Retinitis pigmentosa

Retinitis pigmentosa ist die Sammelbezeichnung für eine Reihe von progressiven retinalen Erkrankungen. Diese führen zu Verlust des peripheren Sehens (die so genannte »Tunnel-Vision«) und zu verringerter oder fehlender Nachsicht. Für den Patienten kann die sich daraus ergebende Sehbehinderung jahrelang akzeptabel bleiben, auch wenn das periphere Sehen sich verschlechtert. Retinitis pigmentosa kommt bei Menschen mit geistiger Behinderung häufiger als in der Allgemeinbevölkerung vor (Haim, 1992). Obwohl es gegenwärtig noch keine medizinische Behandlung für diese Ursache der Sehbehinderung gibt, bedeutet die Diagnose der Retinitis, dass das soziale Umfeld diese Personen besser begleiten können, wenn Betreuer und Mitarbeiter über die besonderen Schwierigkeiten des Sehens dieser Personen informiert sind (Warburg, 2002, 97). Personen mit Retinitis pigmentosa brauchen – ähnlich wie Personen mit Sehnervenatrophie – ein physisches Umfeld mit hohem Kontrast.

Zerebrale Sehstörung

Die Zerebrale Sehstörung ist eine Störung der Sehens, die durch Gehirnverletzungen oder -fehlbildungen verursacht wird. Die retinalen Photorezeptoren, Bipolar- und Ganglienzellen funktionieren wie Relaisstationen für das Sehen, und die Gebiete, die den Sehprozess verarbeiten, sind über den größten Teil der Hirnrinde verteilt. Daher können zerebrale Läsionen zu einer Vielzahl von verschiedenen Sehfehlern führen (Warburg, 2002, 99).

Zerebrale Sehstörungen wurden vor rund 30 Jahren nicht als Ursache für Sehbehinderung betrachtet, während sie heute als die prominenteste Ursache für nicht korrigierte Sehbehinderungen (neben nicht korrigierter Fehlsichtigkeit) für Menschen mit geistiger Behinderung gelten. In der Vergangenheit wurden Personen, bei denen vermutet wurde, dass sie gesunde Augen haben, diese jedoch nicht funktional zum Sehen gebrauchen, nicht regelmäßigen Augenuntersuchungen unterzogen. Sie wurden als Menschen mit schwerer Behinderung angesehen, und nicht als Menschen mit einer Sehbehinderung. Auch dies ist – außerhalb der Psychiatrie – ein Beispiel von »diagnostic overshadowing« und zeigt, dass es schwierig ist, zerebrale Sehstörungen bei Menschen mit geistiger Behinderung zu diagnostizieren. Es besteht die Gefahr, bei den betroffenen Personen mehr kognitive Probleme zu vermuten, als sie wirklich haben (ebd., 100).

Proaktive Diagnostik von Sehstörungen

In ihrer Studie von 76 Personen mit schweren und mehrfachen Behinderungen fanden Van den Broek et al. (2006) einen unerwartet hohen Prozentsatz von 92 % der Personen mit Sehstörungen. Nur bei 30 % war bekannt, dass sie visuelle Probleme hatten. Keiner der untersuchten Personen hatte eine normale Sehschärfe. Der Grad der Sehbehinderung korrelierte hoch mit dem der geistigen Behinderung. Neben der geringen Sehschärfe wurden Beeinträchtigungen im Sichtfeld, eingeschränkte Kontrastsensibilität und beeinträchtigte Funktionsfähigkeit des zweiäugigen Sehens gefunden sowie Beeinträchtigungen der visuellen Aufmerksamkeit, der Fixierung. Bei weiteren 22 % der Personen wurden Refraktionsanomalien gefunden, die mit Brillen korrigiert werden konnten. Als Reaktion auf die hohen Prozentsätze von Augenproblemen, die vor dem Screening nicht bekannt waren, schlagen Van Splunder et al. (2006) vor, alle Personen mit schwerer und schwersten Behinderungen, aber auch ältere Menschen mit Down-Syndrom als sehbehindert zu betrachten, bis das Gegenteil bewiesen ist.

Proaktive regelmäßige Seh- aber auch Hörtests werden vorgeschlagen. »Störungen in diesen Bereichen entstehen oft schleichend und werden von den Betroffenen deshalb kaum oder gar nicht wahrgenommen. Diese Störungen werden in ihren Auswirkungen auch von den Betreuern nicht selten unterschätzt. Sie sind jedoch gut zu behandeln« (Niklas-Faust, 2002, 21). Eine internationale Konsens-Erklärung der IASSID empfiehlt augenärztliche Untersuchungen, wenn Personen mit geistiger Behinderung die Schule verlassen, wenn ein Mensch mit Down-Syndrom 30 Jahre alt ist, für jede Person mit geistiger Behinderung ab einem Alter von 45 Jahren und anschließende Untersuchungen in Fünf-Jahres-Abständen (Evenhuis & Nagtzaam, 1998; IASSID, 2002). Wenn möglich sollte dies durch Ophthalmologen erfolgen, die bereits Erfahrungen mit dem Personenkreis der Menschen mit geistiger Behinderung haben.

11.9.2 Hörstörungen

Für alle menschlichen Entwicklungsbereiche (▶ Kap. 6.3) ist es wichtig, dass das Hörvermögen in allen Altersphasen gut funktioniert. Wenn es ein Hörproblem gibt, sollte dies im frühestmöglichen Stadium diagnostiziert und behandelt werden. Ohne Anregungen durch Laute, Musik und Stimmen sind alle Facetten der Entwicklung verzögert (Marcell, 1995; Yeates, 2000). Wenn z. B. die individuelle Neugier nicht durch interessante Klänge der Umgebung geweckt wird, dann ist es weniger wahrscheinlich, dass die Person versuchen wird, mit diesem Gegenstand (Musikinstrument) oder der Person zu interagieren. Es wird nicht erfahren werden, dass man mit dem Drücken einer Taste, dem Zupfen einer Saite etc. etwas erreichen kann. Auch die Fähigkeit, sich fortzubewegen, wird sich langsamer entwickeln. Vor allem aber ist ein gutes Gehör für das Verstehen von Wörtern und von Sätzen und das Erlernen des Sprechens von wesentlicher Bedeutung (Yeates, 2002, 111).

Orientiert man sich an der Internationalen Klassifikation der Schädigungen, Fähigkeitsstörungen und Beeinträchtigungen (ICIDH), dann kennzeichnet der Begriff »Hörproblem« eine Störung der Funktion des Hörens. Störungen der Schallleitung können durch Traumen einschließlich Fremdkörper, Infektionen, Fehlbildungen und gut- oder bösartige Tumoren entstehen (Ptok, 2001, 63). Die audiometrische Klassifizierung der Hörbehinderung orientiert sich am mittleren Hörverlust des besser hörenden Ohres. Bei einem Hörverlust von 60–80 dB spricht man von hochgradiger Schwerhörigkeit, bei einem Verlust von 80–90 dB von Resthörigkeit, bei einem Hörverlust von mehr als 90 dB von Taubheit (Sarimski, 2005c, 417).

Ein Verdacht auf verminderte Hörfähigkeit besteht, wenn eine Person den Kopf nicht zu einer Lautquelle wendet oder bei lauteren Geräuschen nicht erschrickt. Bei Säuglingen und Kindern mit gravierenden Entwicklungsproblemen fehlen oft das Nachahmen von Geräuschen und die Reaktion auf Ansprache. Weitere Hinweise auf eine eingeschränkte Hörfähigkeit können darin bestehen, dass die Sprachentwicklung nicht einsetzt oder dass Worte sehr verwaschen ausgesprochen werden (Freitag, 2005, 331).

»Zur Überprüfung der Hörfähigkeit im Säuglings- und Kleinkindalter können Screening-Tests beim Kinderarzt erfolgen. Bei weiter bestehendem Verdacht auf eine Hörminderung sollte, wenn möglich, auch eine Audiometrie durchgeführt werden. Hierbei ist allerdings die Kooperation des Kindes notwendig. Weiterführende Tests der zentralen Hörverarbeitung können erst bei älteren Kindern mit Sprachstörungen durchgeführt werden. Diese Tests setzen nämlich ebenfalls die Kooperation der Kinder voraus. Falls eine solche nicht gegeben ist, werden elektrophysiologische Tests zur Überprüfung von Mittelohr-, Innenohr- oder zentraler Schwerhörigkeit durchgeführt (Rapin, 1999). Audiometrie und elektrophysiologische Tests müssen durch speziell dazu ausgebildeten Pädaudiologen durchgeführt werden.« (Freitag, 2005, 332)

Hörstörungen lassen sich in vier Typen einteilen:

1. *Konduktive Schwerhörigkeit*, resultierend aus Abweichungen des Innen- oder Mittelohrs
2. *Sensorisch-neurale Schwerhörigkeit*, resultierend aus einer Dysfunktion der Hörschnecke des Innenohrs oder Gehörnervs
3. *Zentrale Hörstörung*, durch Pathologie der Cochlea-Kerne oder deren kortikale Projektionen
4. *Gemischte Hörschädigung* (eine Kombination aus einer der oben genannten).

Admiraal und Huygen (1999) untersuchten die Ätiologie des Hörverlustes bei Menschen mit geistiger Behinderung in der Bevölkerung. Die Ursache des Hörverlustes war bei 48 % erworben, bei 17 % vererbt, bei 30 % chromosomal bedingt und bei 4 % unbekannt. Die Prävalenz einer Hörbehinderung bei Menschen mit geistiger Behinderung ist wesentlich höher als die der Gesamtbevölkerung (Evenhuis et al., 2001; Beange et al., 2000; Van Schrojenstein Lantman-de Valk et al., 2000). Hörprobleme kommen öfter vor bei Menschen mit

- familiären sensorineuralen Hörstörungen,
- Syndromen mit Deformationen des Schädels und/oder Gesichtes,
- erblichen Stoffwechselkrankheiten,
- intrauterine Infektionen: Rubella (Röteln), Cytomegalie, Toxoplasmose, Lues (Syphilis),
- Icterus Neonatorum in der Anamnese,
- Vor- und Dysmaturitas, perinataler Asphyxie, längerer Aufenthalt im Inkubator,
- ototoxischen Medikamenten,
- Meningitis (Gehirnhautentzündung) in der Anamnese,
- Down-Syndrom,
- geistiger Behinderung im Alter.

Viele Hörstörungen sind verursacht durch chronische Mittelohrentzündungen und Ohrenschmalz, das den Hörgang blockiert; weiterhin gibt es sensoneurale und kombinierte Fälle von Hörverlusten. Taubheit kommt bei Menschen mit geistiger Behinderung dreimal so oft vor wie bei Menschen ohne solche Beeinträchtigungen. Mul et al. (1997) fanden bei 27 % der Menschen mit geistiger Behinderung Ohrenschmalzpropfen als Ursache für schlechtes Hören. Vor allem bei Menschen mit Down-Syndrom kommen sehr viele Hörprobleme vor (Meuwese-Jongejeugd et al., 2006; Shott et al., 2001; Roizen, 1996). Das Risiko von Hörproblemen ist wesentlich höher (OR: 2,2–18,5) im Vergleich mit anderen Ursachen der geistigen Behinderung, aber auch mit der Gesamtbevölkerung.

Probleme der Altersschwerhörigkeit (Presbyakusis) können schon im jungen Erwachsenenalter und mittleren Lebensalter beginnen, kommen aber mehr und in schwereren Formen in der älteren Bevölkerung vor. Von der Altersschwerhörigkeit sind mehr Männer als Frauen betroffen (Yeates, 2002, 126). Mindestens 25 %, und vielleicht mehr als 50 % der Erwachsenen im Alter von 70 Jahren, sind klinisch signifikant von der Schwerhörigkeit betroffen (Willott, 1991). Die meisten Menschen können Töne in hohen Frequenzen nicht, teilweise oder nur verzerrt hören. Weil bei der Altersschwerhörigkeit vor allem die hohen Frequenzen betroffen sind, werden die Konsonanten in der gesprochenen Sprache nicht oder schlecht gehört. Die Konsonanten sind wichtig für die Verständlichkeit der gesprochenen Worte und Sätze, und Probleme in diesem Bereich bedeuten, dass verbale Kommunikation schwierig wird.

Viele Erwachsene mit Down-Syndrom sind neben dem Hörverlust – verursacht durch Mittelohrentzündungen in der Kindheit – ebenfalls relativ häufig von Altersschwerhörigkeit betroffen, teilweise bereits ab dem 20. Lebensjahr. Beide

Faktoren führen dazu, dass die Prävalenzraten der Schwerhörigkeit im Alter für Menschen mit Down-Syndrom im Vergleich zu jüngeren Personen mit Down-Syndrom und zu Gleichaltrigen mit einer anderen Diagnose der geistigen Behinderung statistisch signifikant höher sind. In der niederländischen Kohortenstudie über Konsequenzen des Alterns zeigte sich, dass die Schwerhörigkeit bei Personen mit Down-Syndrom in 36 % durch Infektionen und in 37 % durch Altersschwerhörigkeit (Presbyakusis) erklärt werden konnte (Van Schrojenstein Lantman-de Valk et al., 1994).

Der altersbedingte Hörverlust bei Menschen mit Down-Syndrom übertrifft wesentlich den altersbedingten Hörverlust bei Menschen mit anderen Ursachen der geistigen Behinderung und erreicht nach dem 60. Lebensjahr beinahe 100 % dieser Personengruppe (Meuwese-Jongejeugd et al., 2006). Aus dem vorhergehenden kann geschlossen werden, dass die Aussage von Van Splunder et al. (2006), dass »alle Personen mit schwerer und tiefer geistiger Behinderung und alle älteren Erwachsenen (40+) mit Down-Syndrom als wahrnehmungsbeeinträchtigt betrachtet werden sollten, bis das Gegenteil bewiesen ist«, nicht nur für Sehstörungen, sondern auch für Hörstörungen gilt.

Wie groß die Dunkelziffern der Hörbehinderung sind, wurde 1997 durch Mul et al. in einer niederländischen Studie aufgezeigt. Sie berichteten, dass 83 der 206 untersuchten Personen mit geistiger Behinderung ernste Hörprobleme hatten (49 %). In 80 % der Fälle war diese Diagnose den Hausärzten, der Familie und den Mitarbeitern im Wohnbereich nicht bekannt. Auch durch Betreuer werden Hörbehinderungen oft nicht erkannt oder vernachlässigt. In einer Studie in Großbritannien berichteten Betreuer für 74 % ihrer Klienten, dass diese sehr gut hören können. Bei einer Untersuchung des Hörvermögens stellte sich jedoch heraus, dass nur 11 % dieser Personen gut hörten, 61 % hatten einen geringen, 15 % einen mäßigen bis schweren und 13 % einen sehr schweren Hörverlust (Kerr et al., 2003). In der Studie von Aerts-Neggers et al. (2003) wurden 185 Klienten von drei niederländischen Werkstätten für Menschen mit geistiger Behinderung auf ihr Hörvermögen überprüft. Mehr als die Hälfte dieser Arbeitnehmer hatte Hörprobleme. Risikogruppen für Hörprobleme waren Menschen mit Down-Syndrom und Menschen, die älter als 60 Jahre waren. Viele dieser Probleme waren den Mitarbeitern und der Familie nicht bekannt. Auch Evenhuis et al. (2001) fanden mit 21 % eine hohe Prävalenzrate von Hörschädigungen bei einer Stichprobe von 672 Personen mit geistiger Behinderung in Wohneinrichtungen. Die Autoren verweisen auf die Wichtigkeit, die physische und soziale Umgebung an Wahrnehmungsdefizite der Klienten anzupassen und Mitarbeiter im Umgang mit dieser Klientel adäquat auszubilden.

Der Anteil der unerkannten Hörschädigung ist hoch, auch bei Menschen mit leichter bis mittelschwerer geistiger Behinderung. Auch sportlich orientierte und motivierte Personen, wie Teilnehmer bei den Special Olympics, hatten hohe Prävalenzraten von unentdeckten Hörschäden. Bei den deutschen Special Olympics Sommerspielen in 2004 wurde ein Gehörscreening bei 755 Athleten mit geistiger Behinderung durchgeführt (Neumann et al., 2006). 38 % der Athleten waren in der einen oder anderen Form schwerhörig, 53 % benötigten die Entfernung von Ohrenschmalz. 56 % der schwerhörigen Personen hatten einen sensorineuralen Hörverlust, 13,6 % einen kombinierten Hörverlust, 12,5 % nicht entfernbares Ohrenschmalz, 1,4 % Verengungen des Gehörgangs und 16,4 % Mittelohrprobleme. Die Autoren sind der Meinung, dass durch die hohe Anzahl von Personen mit Hörschäden, wovon ein großer Teil nicht bekannt war, und die Notwendigkeit des Entfernens von Ohrenschmalz fast die Hälfte der Menschen mit geistiger Behinderung regelmäßig eine otologische oder audiologische Konsultation benötigen. Zwei Jahre später fand wiederum ein Gehörscreening bei den Teilnehmern der deutschen Special Olympics Sommerspiele 2006 statt. 552 Athleten mit geistiger Behinderung wurden anhand des internationalen Protokolls des Healthy Hearing Special Olympics auf ihre Hörfähigkeiten überprüft (Hild et al., 2008): 76 % hatten keine oder geringe Hörprobleme, 24 % hatten mehr oder weniger ernste Probleme beim Hören. Von den Personen mit Hörproblemen wurden bei 48 % Ohrenschmalz entfernt, und 42 % wurden zu weiteren Untersuchungen überwiesen, bei denen bei drei Viertel tatsächlich wesentliche Hörprobleme festgestellt wurden.

Einer der markantesten Aspekte bei Störungen der Sinneswahrnehmung bei Menschen mit geistiger Behinderung ist die nicht veränderte Selbstwahrnehmung. Sogar schwere Formen von Seh- und Hörstörungen werden durch Betroffene nicht als Veränderung wahrgenommen, sondern akzeptiert und Betreuern und Familienangehörigen nicht mitgeteilt, auch wenn verbale Kommunikation möglich ist. Vielfach wird der Verlust von Möglichkeiten der Sinneswahrnehmung auch nicht von Betreuern und Familienangehörigen erkannt und interpretiert. Inaktivität, Abnahme des Sprechens, Irritation, Inflexibilität, autistisches Verhalten, Verweigerung des Laufens oder selbstverletzendes Verhalten können Handlungsinterpretationen sein, die das wesentliche Phänomen, nämlich Probleme der Sinneswahrnehmung, verhüllen. Die Folge ist, dass die Seh- und Hörprobleme nicht oder zu spät durch den Arzt diagnostiziert werden und durch inadäquate Behandlung einen chronischen Verlauf nehmen.

11.10 Krebs

Eine Folge der steigenden Lebenserwartung von Menschen mit geistiger Behinderung ist, dass mit dem Alter der Menschen auch die Krebserkrankung immer häufiger auftritt (Hogg & Tuffrey-Wijne, 2008; Hollins et al., 1998; Janicki et al., 1999; 2002a; Maaskant et al., 2002; Patja et al., 2000; Strauss et al., 1998; Sullivan et al., 2004; Yang et al., 2002). Etwa einer von zehn Menschen mit geistiger Behinderung stirbt an Krebs (Cooke, 1997; Hollins et al., 1998), was ungefähr vergleichbar ist mit der allgemeinen Bevölkerung (Patja et al., 2001). Die Verteilung der Krebsarten ist im Vergleich jedoch unterschiedlich. So ist der Anteil von Krebserkrankungen, die den Magen-Darm-Trakt treffen, hoch, aber es gibt relativ wenige Krebserkrankungen im Bereich der Lunge, Brust und Prostata (Cooke, 1997; Jancar, 1990). Jancar wies schon 1990 darauf hin, dass 13 % der Todesfälle über einen Zeitraum von zehn Jahren durch Brustkrebs verursacht wurden, während es keine Todesfälle aufgrund von Krebs des Gebärmutterhalses gab. Dies könnte sich aber in der Zwischenzeit geändert haben und darf nicht dazu führen, dass bei Frauen die Priorität auf Brustkrebs-Screening gelegt wird, während das Screening zur Früherkennung von Gebärmutterhalskrebs vernachlässigt wird (Davies & Duff, 2001). Krebs der männlichen Fortpflanzungsorgane kommt relativ häufig vor, insbesondere bei Männern mit Down-Syndrom (Braun et al., 1985; Dexeus et al., 1988). Das Risiko auf Leukämie bei Menschen mit Down-Syndrom ist ebenfalls erhöht (Scholl et al., 1982).

Krebs ist im Vergleich mit der Gesamtbevölkerung bei älteren Menschen mit geistiger Behinderung nicht überrepräsentiert, was teilweise durch einen gesünderen Lebensstil in früheren Jahren (z. B. hoher Anteil von Nichtrauchern, weniger Alkoholkonsum, geringere Exposition an karzinogene Stoffe in der Arbeits- und Wohnumgebung) erklärt werden kann. Die mit der Veralterung einhergehenden höheren Raten von Krebs implizieren aber, dass eine zunehmende Anzahl von Menschen mit geistiger Behinderung am Ende ihres Lebens eine spezielle Schmerz- und Symptomkontrolle der Palliativmedizin benötigen.

12 Syndromspezifische Risiken und Erkrankungen

*»Ich habe zu viele Therapeuten gesehen, die sich einen Sportwagen kauften, und
zu viele Patienten, die ihren Kleinwagen verkauften.«* (Ulrich Erckenbrecht, *1947,
deutscher Schriftsteller (Pseudonym: Hans Ritz); Quelle: »Maximen und Moritzimen«,
Bemerkungen über dies und jenes, Muriverlag)

Eine Syndrom-Diagnose ist nur sinnvoll, wenn diese wichtige Hinweise auf Ursachen und Prognose gibt, mehr Sensibilität für und frühzeitige Identifizierung von assoziierten körperlichen und psychischen Problemen/Erkrankungen zur Folge und effektive Behandlungsimplikationen hat. Dies gilt auch für die Unterscheidung von Verhaltensphänotypen der jeweiligen Syndrome. Es sollte konsequent und im Einzelfall überprüft werden, ob der Begriff des Syndroms unnötig oder eher für die betreffende Person und ihre/seine Familie sein kann. Sarimski (2007) begründet das besondere Interesse in Verhaltensphänotypen wie folgt:

*»Das Wissen um charakteristische Entwicklungs- und Verhaltensmerkmale von Kindern
mit genetischen Syndromen ist in mehrfacher Hinsicht für die Praxis nützlich. Es erleichtert es, im Rahmen der Diagnosemitteilung und Erstberatung die Eltern in der Entwicklung positiver Erwartungen an ihr Kind und realitätsgerechter Zukunftsperspektiven
zu unterstützen. Zweitens kann es sie von Schuldgefühlen entlasten, indem sie verstehen, dass bestimmte Verhaltensweisen Kindern mit einem genetischen Syndrom (z. B.
dem Fragilen-X-Syndrom) gemeinsam sind, d.h. eine biologische Disposition vorliegt
und sie nicht auf elterliches Versagen oder erzieherisches Unvermögen zurückzuführen
sind. Drittens sensibilisiert es sie für die spezifischen Bedürfnisse des Kindes, kann ihnen helfen, die kindlichen Fähigkeiten wahrzunehmen und seine Schwierigkeiten in der
Bewältigung bestimmter Umwelt- und Lernanforderungen besser zu verstehen. Auf dieser Grundlage wird es ihnen dann eher gelingen, die Anforderungen an die individuellen
Bedürfnisse ihres Kindes anzupassen und in Zusammenarbeit mit Pädagogen und Therapeuten kompensatorische Strategien einzuüben, die dem Kind die soziale Integration
erleichtern.« (Sarimski, 2007, 371)*

Nach der Diagnose sind Eltern durch Fachberatung, intensiven Gebrauch der Medien, Kommunikation mit Elternorganisationen in der Regel gut informiert über die charakteristischen Entwicklungs- und Verhaltensmerkmale ihres Kindes mit einer bestimmten ätiologischen Diagnose. Das Fachwissen über bestimmte Syndrome ist bei Betreuern, (Sonder-)Pädagogen und Ärzten oftmals nur rudimentär oder fragmentarisch vorhanden, was in Anbetracht der wachsenden Heterogenität der Syndrome und der verbesserten Forschung verständlich erscheint. Leider gibt es auch viele Mythen, Vorurteile und prototypische Vorstellungen. So werden den Menschen mit bestimmten Syndromen oft pauschale Merkmale und Eigenschaften zugeschrieben. Es sollte verdeutlicht werden, dass es in Wirklichkeit um Wahrscheinlichkeitsverteilungen auf Gruppenniveau geht. Verteilungen von Charakteristiken auf kollektiver Ebene determinieren die Auftretenswahrscheinlichkeit, jedoch nicht den einzelnen und konkreten Fall. Auch wenn ein bestimmtes Verhalten bei einem Syndrom die Regel ist (z. B. die Esssucht bei Menschen mit Prader-Willi-Syndrom), gibt es immer wieder auch Ausnahmen.

Das Konzept der Verhaltensphänotypen als Kombination von Entwicklungs- und Verhaltensmerkmalen, die bei einem bestimmten Syndrom wahrscheinlicher sind als bei anderen Syndromen, beschreibt einerseits das Typische eines Syndroms, lässt aber gleichzeitig die Möglichkeit individueller Abweichungen von diesen Typisierungen offen (Flint & Yule, 1994; Sarimski, 1997). Das Konzept des Verhaltensphänotyps meint Entwicklungs- und Verhaltensmerkmale, die bei Kindern, Jugendlichen und Erwachsenen mit einem bestimmten genetischen Syndrom häufiger auftreten als bei Altersgenossen mit anderen Formen der geistigen Behinderung (Dykens, 1995). Die Quantität des Auftretens sollte durch epidemiologische Studien belegt werden. Bei vielen sehr selten vorkommenden genetischen Syndromen sind die Ergebnisse über häufig auftretende Verhaltensmerkmale bislang fragmentarisch und wenig robust. Zahlreiche Forschungsergebnisse liegen jedoch z. B. beim Fragilen-X-, Williams-Beuren-, Prader-Willi-, Smith-Magenis-, Cri-du-chat-, Cornelia-de Lange-, Angelman- und Rett-Syndrom vor (Sarimski, 2003).

Eine genetische Untersuchung sollte bei allen Kindern mit einer ungeklärten globalen Entwicklungsverzögerung oder einer geistigen Behinderung erfolgen (Freitag, 2005), da eine Klärung der Ursachen mehr Information über möglich parallel verlaufende Erkrankungen und Schäden oder über Risiken in der Zukunft geben kann. Des Weiteren können Eltern Informationen über die Auftretenshäufigkeit bei Folgegeburten erfahren. Wenn bereits bestimmte genetisch bedingte Erkrankungen in der Familie bekannt sind, sollten zunächst diese gezielt untersucht werden. »Falls diese Untersuchungen keinen Hinweis auf die mögliche Ätiologie ergeben, kann bei Personen mit mittelgradiger bis schwerer geistiger Behinderung auch ein allgemeines genetisches Screening, z. B. die so genannte Fluoreszenz-in-situ-Hybridisierung (FISH) durchgeführt werden« (Freitag, 2005, 334).

Innerhalb der benannten Syndrome gibt es eine große Variabilität. Es sollte darauf geachtet werden, dass sowohl die sichtbaren als auch die nicht sichtbaren Phänomene bei jedem Menschen, auch wenn sie mit einem bestimmten Syndrom in Zusammenhang gebracht werden, in sehr unterschiedlicher Anzahl, Ausprägung und Wirkung vorhanden sind. In jedem Fall steht der Mensch in seiner Einzigartigkeit und nicht das Syndrom im Vordergrund. Wir sind uns der Gefahr bewusst, dass durch die folgende Übersicht, analog zur entsprechenden Fachliteratur, fälschlicherweise ein anderes Bild, nämlich das einer homogenen Personengruppe von Merkmalsträgern entstehen könnte.

Dieses Kapitel gibt detaillierte und spezifische phänotypische Informationen über einige ausgewählte Syndrome, die mit geistiger Behinderung einhergehen. Eine ausführlichere Darstellung der genetischen Syndrome und Erkrankungen liefert Neuhäuser (2003). Da es schätzungsweise mehrere Tausende verschiedener Syndrome gibt, wird diese Übersicht auf Syndrome beschränkt, die öfter als bei 1 : 100 000 Lebendgeburten auftreten. Syndrome, die eher zu den Randgebieten der geistigen Behinderung zählen, werden nicht berücksichtigt. Für jedes der besprochenen Syndrome wird

- die Häufigkeit pro Lebendgeburten,
- die genetische Übertragung,
- die Streubreite der geistigen Behinderung (leicht: IQ 69–50; mäßig: IQ 49–35; schwer: IQ 34–20; sehr schwer: IQ weniger als 20) und
- die phänotypische Information über körperliche Erkrankungen und psychische Probleme, die in der Fachliteratur dokumentiert ist,

aufgelistet. Die Übersicht ist alphabetisch nach dem Namen des Syndroms geordnet und basiert u. a. auf Informationen aus O'Brien et al. (2002, 42–56) und Neuhäuser (2003). Neuere und spezifischere Erkenntnisse wurden ergänzt, wenn diese für die Förderung und Behandlung relevant sind. Informationen zu dem Down-Syndrom und dem fetalen Alkohol-Syndrom sind hinzugefügt, da diese in der Auflistung von O'Brien et al. (2002) fehlen. Die Fachliteratur zu z. B. dem Down-Syndrom, Fragilen-X-Syndrom und dem fetalen Alkohol-Syndrom ist sehr ausführlich. Da dies gleichzeitig Ursachen der geistigen Behinderung sind mit relativ hohen Inzidenzraten bei der Geburt, spiegelt sich dies auch in dem Umfang der betreffenden Kapitel wieder.

Eine Erkrankung gilt als »selten«, wenn weniger als 5 von 10 000 Menschen betroffen sind (Schultz & Schreyögg, 2012). Dieses Kriterium bedeutet, dass die meisten Syndrome, die skizziert werden, selten vorkommen. Für einige Syndrome gibt es spezifische Richtlinien für die Gesundheitsbegleitung und -versorgung, nämlich für Personen mit Down-Syndrom (z. B. Cohen, 1999; Leshin, 2005), Fragiles-X-Syndrom (Committee on Genetics, American Academy on Pediatrics, 1996; Hagerman, 1999), Prader-Willi-Syndrom (Hanchett & Greenswag, 2005) und Williams-Syndrom (Committee on Genetics, American Academy on Pediatrics, 2001).

12.1 Angelman-Syndrom

Inzidenz	Ätiologie	Geistige Behinderung
1 : 20 000–30 000	in der Regel Deletion des mütterlichen 15q11-13	schwer bis sehr schwer

Phänotyp

> »Ursache des Syndroms ist eine Deletion bei 15q11-12, wie bei Prader-Willi-Syndrom. Genetische Prägung spielt eine Rolle. Beim Angelman-Syndrom ist das mütterliche, beim Prader-Willi-Syndrom das väterliche Chromosom betroffen; durch uniparentale Disomie fehlen die von der Mutter vererbten Gene, was einer Deletion entspricht.« (Neuhäuser, 2007, 191)

Das Angelman-Syndrom wird durch charakteristische Gesichtszüge (runder Schädel mit vermindertem Umfang und abgeflachtem Hinterhaupt, eingefallenes Mittelgesicht, tief liegende Augen, relativ breiter Mund mit oft vorgestreckter Zunge, auseinanderstehende Zähne, kräftiger Unterkiefer mit spitzem Kinn), Krampfanfälle, Ataxie, Hypopigmentierung, schwere geistige Behinderung, fehlende Sprache, unpassendes Gelächter, Mikrozephalie und ein abnormes EEG beschrieben. Infektionen der Atemwege, Mittelohrentzündung und Übergewicht sind häufige Komplikationen im Erwachsenenalter, mit zunehmendem Alter nehmen die Krampanfälle ab.

Entwicklung: Im Säuglingsalter fällt eine verzögerte statomotorische Entwicklung auf. Andere Symptome werden langsam ersichtlich und führen zwischen dem zweiten und vierten Lebensjahr zur Diagnose. Zunehmend deutlich wird eine geistige Behinderung, und die Entwicklung expressiver sprachlicher Fähigkeiten bleibt zurück. Laufen gelingt mit zwei bis drei Jahren, oft erst später. Die ungelenken Bewegungen wirken »marionettenhaft« (Neuhäuser, 2007, 191). Die Lebenserwartung ist – soweit bekannt – normal (SSBP, 2000).

12.2 Cornelia-de-Lange-Syndrom

Inzidenz	Ätiologie	Geistige Behinderung
1:40 000–100 000	unklare Ursache, die meisten Fälle sind sporadisch	mäßig bis schwer

Phänotyp

Das Cornelia-de-Lange-Syndrom wird unterschieden in einen klassischen und einen milden Phänotyp. Beide Phänotypen gehen von denselben typischen Gesichtszügen aus, aber die mildere Form geht mit weniger schwerer geistigen Behinderung und Missbildungen des Herzens und der Extremitäten einher. Der klassische Phänotyp ist durch eine kleine Statur, Missbildungen der Extremitäten, häufige Infektionen der Atemwege, typische Fazies, Selbstverletzungen, autistisch-ähnliche Verhaltensweisen und Fehlbildungen der Augen gekennzeichnet. Schulz (2001) nennt folgende Augen-Symptome, die häufiger als bei nichtbehinderten Menschen (alterskorrigiert) vorkommen: Mikrophthalmus, Mikrokornea und Refraktionsanomalien (insbesondere Myopie). Es wird vermutet, dass mit Abnahme des Geburtsgewichts die Ausprägungen des Phänotyps schwerer und Infektionsgefahren größer sind (O'Brien & Yule, 1995; Salmon, 1978). Die frühere Sterblichkeit kann auf Wachstumsstörungen, Aspirationspneumonie und Probleme der Sondenernährung zurückgeführt werden. Immer mehr Kinder mit Cornelia-de-Lange-Syndrom erreichen das Jugend- und Erwachsenenalter als Folge der besseren medizinischen Begleitung und Behandlung (O'Brien & Yule, 1995).

12.3 Cri-du-chat-Syndrom (Katzenschrei-Syndrom)

Inzidenz	Ätiologie	Geistige Behinderung
1:50000	partielle Deletion von 5p15.2	leicht bis schwer

Phänotyp

Zu den klinischen Merkmalen des Cri-du-chat-Syndroms zählen ein niedriges Geburtsgewicht, typische Gesichtszüge, Mikrozephalie, ein seltsames schrilles Schreien während der Kindheitsphase, vorzeitiges Ergrauen der Haare und Magen-, Darm-, Herz- und Atemprobleme/-infektionen. Das Cri-du-chat-Syndrom tritt überwiegend bei Frauen auf. Der Verlauf von der Kindheit bis zum Erwachsenenalter ist durch Wachstumsstörungen und eine verminderte muskuläre Entwicklung gekennzeichnet. Diese Probleme führten vor einigen Jahrzehnten zu einer vorzeitigen Sterblichkeit in den ersten Lebensjahren. Aufgrund des medizinischen Fortschritts geschieht dies jedoch immer seltener. Es gibt neuere Hinweise für einen milderen Phänotyp des Cri-du-chat-Syndroms, in dem die Deletion des Chromosoms 5 nicht in den kritischen Bereich fällt, wodurch eine bessere Prognose besteht.

12.4 Down-Syndrom (Trisomie 21)

Inzidenz	Ätiologie	Geistige Behinderung
1:850–1000 (abnehmend durch pränatales Screening)	Trisomie 21	leicht bis schwer

Phänotyp

Menschen mit Down-Syndrom (DS) sind relativ klein (Canning & Pueschel, 1995): Die Größe eines erwachsenen Mannes liegt zwischen 147 und 162 cm, die einer Frau zwischen 135 bis 155 cm. Personen mit DS weisen häufig eine zusätzliche Falte am inneren Augenwinkel (Epikanthus) und schräg nach oben geneigte Lidspalten auf. Mund und Kiefer sind recht klein, der Gaumen schmal. Beine und Arme sind im Verhältnis zum Rumpf kürzer, wodurch z. B. Schwierigkeiten beim selbständigen Anziehen und Zubinden der Schuhe entstehen können (Bruni, 2001, 29). Sie haben kleinere Hände und kürzere Finger, wodurch Probleme beim Halten oder Fangen größerer Gegenstände bestehen können. Bei einigen Kindern mit Down-Syndrom haben sich die sieben Knochen im Handgelenk bei der Geburt noch nicht vollständig entwickelt, was zu Konsequenzen für Feinmotorik und zum Stabilisieren der Hand führt. Die Füße wirken gedrungen, häufig existiert ein vergrößerter Abstand zwischen der ersten und zweiten Zehe. Generalisierte *Muskelhypotonie* (erniedrigter Muskeltonus ▸ Kap. 12.4.4) und *Überdehnbarkeit der Gelenke* (▸ Kap. 12.4.5) sind ab der Geburt vorhanden, dabei ist die gesamte Muskulatur in sehr unterschiedlicher Ausprägung betroffen. Das Gewicht ist bei der Geburt meist leicht unter dem Durchschnitt. Im weiteren Verlauf können Übergewicht und Adipositas entstehen. Oftmals vorkommende Gesundheitsprobleme sind: *angeborene Herzfehler* (▸ Kap. 12.4.6) und *Magen-Darm-Obstruktionen* (▸ Kap. 12.4.7), *Sehstörungen* (▸ Kap. 12.4.8), *Infektionskrankheiten* (▸ Kap. 12.4.9), *Hypothyreose* (▸ Kap. 12.4.10), *Leukämie* (▸ Kap. 12.4.11), *Atlanto-axiale Instabilität* (▸ Kap. 12.4.12), *Schlafapnoe* (▸ Kap. 12.4.13) und *Demenz vom Alzheimer-Typ* (▸ Kap. 9.9.2). Eine umfangreiche, tabellarische Übersicht über häufig vorkommende medizinische Komplikationen bei Menschen mit Down-Syndrom ist bei Storm (2009, 174) zu finden. Durch eine bessere Gesundheitsversorgung ist die mittlere Lebenserwartung für Menschen mit Down-Syndrom bei Geburt in den letzten sechs Jahrzehnten von neun Jahren bis zu ca. 58 Jahren gestiegen (Haveman & Stöppler, 2010).

12.4.1 Allgemeines

Das Down-Syndrom ist die häufigste Chromosomenabweichung, die zu einer geistigen Behinderung führt. Der Engländer John Langdon-Down beschrieb 1866 zum ersten Mal die klassischen Merkmale des Down-Syndroms. 1909 fand Shuttleworth heraus, dass häufiger ältere Mütter Kinder mit Down-Syndrom bekamen. Im Jahre 1959 erbrachten Lejeune, Gautier und Turpin in Paris den Beweis, dass es sich bei dem Down-Syndrom um eine Trisomie des Chromosomen 21 handelt. Polani entdeckte 1960 die Translokationsform und Clarke 1961 die Mosaikform des Down-Syndroms.

12.4.2 Entwicklungen in der Geburteninzidenz

Zwei Faktoren sind bislang bekannt, die die Wahrscheinlichkeit einer Geburt eines Kindes mit Down-Syndrom erhöhen: das Alter der Mutter und die vorangegangene Geburt eines Kindes mit Down-Syndrom. Bei einer 30-jährigen Frau liegt die statistische Wahrscheinlichkeit bei etwa 0,1 %, im Alter von 35 Jahren bei etwa 0,3 % und mit 40 Jahren bei etwa 0,9 % (Bundeszentrale für gesundheitliche Aufklärung, 2011). Das Risiko einer Wiederholung liegt bei etwa 1 % und damit deutlich höher als das generelle Risiko der Geburt eines Kindes mit Down-Syndrom (Sperling, 2007, 33).

Die Entwicklung der Geburtsprävalenz von Kindern mit Down-Syndrom ist in den westlichen Ländern durch zwei wesentliche, aber im Effekt gegenläufige Tendenzen beeinflusst worden (De Graaf et al., 2011; Olsen et al., 2003): Das mütterliche Alter bei der Geburt hat zugenommen (Beets, 1999; De Graaf et al., 2010), und beim Screening während der Schwangerschaft wurden präzisere Technologien eingeführt und angewandt, wodurch es auch bei jüngeren

Frauen zu mehr Schwangerschaftsabbrüchen kam. Morris & Alberman (2009) folgten der Entwicklung von lebend geborenen Kindern mit Down-Syndrom in England und Wales für den Zeitraum 1989–2008 und schätzen, dass bei nicht durchgeführten entsprechenden Screening-Verfahren die Inzidenzrate von 14 pro 10 000 auf rund 20 pro 10 000 Lebendgeburten gestiegen sein würde. Die tatsächliche Geburteninzidenz fiel jedoch von 10,8 auf 10,5 pro 10 000 Lebendgeburten. Auch Untersuchungen in Slowenien (Tul et al., 2007), Australien (Collins et al., 2008) und in den meisten Regionen von EUROCAT (Dolk et al., 2005; Eurocat Northern Netherlands, 2009) weisen darauf hin, dass das steigende Alter der Mutter und der verstärkte Einsatz des pränatalen Screenings seit den 1990er Jahren zu einer leicht sinkenden Inzidenzrate von lebendgeborenen Kindern mit Down-Syndrom geführt hat.

12.4.3 Formen des Down-Syndroms

Ätiologisch gibt es drei verschiedene Formen des Down-Syndroms (Neitzel, 2007; Pueschel, 1995d). 95 % der Menschen mit Down-Syndrom haben die sogenannte Freie Trisomie 21; das heißt, dass das überzählige Chromosom Nr. 21 frei im Karyogramm sichtbar ist. Dies ist die nichterbliche Form der Trisomie 21, welche mit 47,XY+21 (Männer) und 47,XX+21 (Frauen) bezeichnet wird. Freie Trisomie entsteht, wenn sich in der Meiose bei einem Elternteil ein Chromosomenpaar nicht voneinander trennt, so dass sich 24 anstatt 23 Chromosomen in der Keimzelle befinden. In 90–95 % der Fälle ist die Eizelle der Frau betroffen, in 5 % die Samenzelle des Mannes. In der befruchteten Eizelle liegen dann 47 (23 + 24) Chromosomen vor, das Chromosom 21 ist dreimal vorhanden.

Bei der sog. Translokations-Trisomie 21 (ca. 3–4 %) liegt das zusätzliche Genmaterial nicht in Form eines freien Chromosoms 21 vor, sondern das überzählige Chromosom transloziert sich an ein anderes Chromosom, am häufigsten an Nr. 13, 14, 15 oder 22. In diesem Fall befinden sich also in jeder Zelle 46 Chromosomen. Auch die Mosaik-Trisomie (ca. 1–2 %) entsteht durch einen Zellteilungsfehler, allerdings in der Mitose (Neuhäuser & Steinhausen, 2003, 183), wodurch Zellen mit 45, 46 und 47 Chromosomen vorliegen. Die Zelle mit 45 Chromosomen stirbt allerdings ab, da sie lebensunfähig ist. Bei Menschen mit der Mosaik-Trisomie kommen also Zellen mit 46 und 47 Chromosomen gemeinsam vor.

12.4.4 Muskelhypotonie

Weit verbreitet bei Menschen mit Down-Syndrom sind Abweichungen des Stütz- und Bewegungsapparates. Hypotonie und Hyperextension finden sich bei fast jedem Kind mit Down-Syndrom und können sämtliche Bereiche des Körpers betreffen (Haveman, 2007c, 70). Hypotonie (niedriger Muskeltonus) ist eine verminderte Spannung der Muskulatur. Die Muskeln bei Kindern mit Down-Syndrom fühlen sich lockerer und schlaffer an als bei nichtbehinderten Kindern. Wie stark diese Schwäche ausgeprägt ist, variiert bei den einzelnen Kindern. Die Hypotonie ist nicht direkt gesundheitsschädlich, beeinflusst aber die allgemeine, insbesondere die motorische Entwicklung ganz erheblich (▶ Kap. 6.3.1). Außerdem begünstigt sie die Hyperextension und die Verletzung der Gelenke.

Bei einem neugeborenen Kind mit Down-Syndrom bewirkt die Hypotonie, dass sich das Baby weniger bewegt und eine ungewöhnliche Haltung einnehmen kann. Das auf dem Rücken liegende Baby spreizt die Beine weit auseinander, und die Füße sind nach außen gedreht. Aber nicht nur die Haltung und die Bewegung im Allgemeinen werden durch die Hypotonie beeinflusst, sondern auch die motorische Entwicklung. Insbesondere das Kopfanheben, das Sitzen und auch des Stehen beherrschen nichtbehinderte Kinder wesentlich früher (Stray-Gundersen, 2000, 164). Die gesamte Muskulatur wird durch die Hypotonie beeinflusst, was den grobmotorischen und den feinmotorischen Bereich beeinträchtigt. Kinder mit einem niedrigen Muskeltonus können nur schlecht nach Spielzeug greifen, denn der niedrige Tonus der Schulter- und oberen Rückenmuskulatur verhindert das Ausstrecken des Armes und das Ergreifen eines Gegenstandes (Burni, 2001, 28). Später haben Kinder mit Down-Syndrom Probleme, einen Stift zu halten oder mit den Fingern einen Gegenstand zu schieben, da sie einen niedrigen Unterarm- und Handmuskulaturtonus haben und die Muskeln der Finger die Gelenke nicht stabilisieren können (ebd., 28).

Eine wichtige erste longitudinale Studie wurde in diesem Kontext durch Cowie (1970) durchgeführt. In dieser Studie wurden 97 Kinder mit Down-Syndrom viermal während der ersten zehn Lebensmonate untersucht. Diese zehn Monate wurden in vier Altersabschnitten unterteilt: (1) 13 Tage und jünger, (2) 2 bis 16 Wochen, (3) 16 bis 33 Wochen und (4) 33–46 Wochen. In dieser Studie wurde vor allem niedrigere Muskelspannung näher untersucht. Die Autorin hat zu diesem Zweck eine einfache ordinale Skala von 1 bis 4 entworfen, nämlich (1) normaler Tonus, (2) mäßig hypoton, (3) stark hypoton und (4) extrem hypoton. Die Bewertung basierte auf vier Aspekten der körperlichen Untersuchung, nämlich Widerstand gegen passives Bewegen der Glieder, Flexibilität der Gelenke, Palpation und der Observation von drei Haltungen des Kindes (Bauchlage, Rückenlage und gestütztes Sitzen). Die Ergebnisse zur Muskelspannung der Kinder waren überraschend konsistent. Bei keinem einzigen Kind mit Down-Syndrom konnte eine normale Muskelspannung festgestellt werden. Was die Entwicklung der Muskelspannung betrifft, zeigten die Ergebnisse einen deutlichen Trend: In den Perioden 1 und 2 war die Muskelspannung stark oder extrem hypoton, während in den Perioden 3 und 4 die meisten Kinder mäßig hypoton waren.

Die Hypotonie verbessert sich mit dem Alter. Trotzdem haben die Kinder bei vielen grob- und feinmotorischen Bewegungen Probleme. So können z.B. viele von ihnen nicht krabbeln, da es für sie einfacher ist, sich auf dem Rücken oder dem Po vorwärts zu bewegen. Dies hat zur Folge, dass die Armmuskulatur nicht genügend gekräftigt wird. was sich im weiteren Leben negativ auswirken kann (Burni, 2001, 28). Auch bei erwachsenen Menschen mit Down-Syndrom wird vielfach noch eine mäßige bis leichte Form der Hypotonie festgestellt (Morris et al., 1982; Smith, 1988).

12.4.5 Überflexibilität der Gelenke bzw. Sehnen

Überflexibilität der Gelenke und Hände bzw. Sehnen, auch Hyperextension genannt, tritt verstärkt im Kleinkindalter auf. Diese Beweglichkeit kann schon von Geburt an beobachtet werden, denn Säuglinge mit Down-Syndrom können zum Beispiel den Kopf auf die Schulter legen, und auch Beine und Hüften sind extrem dehnbar. Diese Überflexibilität steht im engen Zusammenhang mit der Hypotonie (Stray-Gundersen, 2000, 165).

Die beiden Bereiche Grob- und Feinmotorik werden durch die Überdehnbarkeit gleichermaßen beeinträchtigt. Wegen der starken Dehnbarkeit der Gliedmaßen, vor allem des Daumens, ist ein Kind mit Down-Syndrom kaum in der Lage, kleine Gegenstände zu halten oder zu bewegen (Burni, 2001, 28). In der Grobmotorik äußert sich die Überflexibilität im Bereich der Stabilität der Glieder. Diese Instabilität führt dazu, dass es Kindern mit Down-Syndrom schwerer fällt, Krabbeln, Sitzen und Stehen zu lernen (Stray-Gundersen, 2000, 165).

12.4.6 Angeborene Herzfehler

Kinder mit Down-Syndrom haben ein wesentlich höheres Risiko auf einen angeborenen Herzfehler. Mehr als 40–50 % sind davon betroffen im Vergleich zu etwa 3 % der allgemeinen Bevölkerung (Pueschel, 1995c; Lovering & Percy, 2007). Verbesserungen bei der Behandlung von angeborenem Herzfehler hatten einen großen Einfluss auf die Verbesserung der Lebenserwartung von Kindern mit Down-Syndrom. Bei einem Säugling mit Down-Syndrom wird standardisiert eine Herz-Kreislauf-Untersuchung wegen des hohen Risikos von angeborenen Herzfehlern durchgeführt. Die Untersuchung umfasst in der Regel Elektrokardiogramm, Röntgenbild und Echokardiographie. Eine frühe Diagnose und Operation, wenn notwendig, sind wichtig für die Prävention von Komplikationen. Angeborene Herzerkrankungen bei Menschen mit Down-Syndrom können mit begrenztem Komplikationsrisiko chirurgisch und mit signifikanter Verbesserung der Lebenserwartung und Lebensqualität korrigiert werden (Stos et al., 2004; Lovering & Percy, 2007).

Wenn ernste angeborene Herzfehler nicht behoben werden, kann sich das später als Eisenmenger-Syndrom manifestieren, was im Grunde das Endstadium eines kongenitalen Herzfehlers bedeutet. Viele Jugendliche und Erwachsene mit Down-Syndrom, deren angeborene Herzerkrankungen im Kindesalter nicht behandelt wurden, erleiden diesen Zustand (Wallace & Dalton, 2005). Das Eisenmenger-Syndrom entsteht am häufigsten durch einen Ventrikelseptumdefekt. Der abnorme Blutstrom des Ventrikelseptumdefekts verursacht erhöhten Druck in den Arterien der Lunge (pulmonale Hypertonie). Die pulmonale Hypertonie drängt letztendlich Blut mit niedrigem Sauerstoffgehalt von der rechten Seite der Zirkulation in die linksseitige Zirkulation mit hohem Sauerstoff, unter Umgehung der Lunge, was oft zu einer Zyanose führt. Wenn dieses Syndrom sich einmal manifestiert hat, ist eine chirurgische Korrektur nicht mehr möglich, und der Zustand muss medikamentös behandelt werden (Wallace & Dalton, 2005;

Lovering & Percy, 2007). Bei Erwachsenen mit Down-Syndrom gibt es hohe Prävalenz von Aorteninsuffizienz und Mitralklappenprolaps, vermutlich verursacht durch Bindegewebsanomalien.

12.4.7 Magen-Darm-Obstruktionen

Magen-Darm-Obstruktionen beeinträchtigen viele Menschen mit Down-Syndrom, einschließlich ca. 10 % der Kinder (Pueschel, 1995c). Ca. 70 % der Kinder mit Magen-Darm-Defekten haben auch eine Form der angeborenen Herzkrankheiten. Magen-Darm-Obstruktionen werden nur noch von angeborenen Herzfehlern als Ursachen der Säuglingssterblichkeit übertroffen (Lovering & Percy, 2007).

Die *Duodenalatresie* ist eine völlige Blockade des Duodenallumens, während mit *Duodenalstenose* eine teilweise vorhandene Blockade bezeichnet wird. Diese Darmverschlüsse verursachen Symptome wie Erbrechen und, je nach dem Grad der Blockade, ein aufgeblähtes Abdomen und galliges Erbrechen. Röntgenaufnahmen sind bei der Diagnose dieser Erkrankung oft hilfreich, die Behandlung erfolgt chirurgisch. Schwierigkeiten bei der Nahrungsaufnahme bestehen häufig nach der Operation, lassen aber allmählich nach.

Die *Pylorusstenose (Zwölffingerdarmverschluss)* ist eine Verengung im Bereich des Magenausganges (Pylorus). Diese kann angeboren oder erworben sein. Sie führt zu einer gestörten Fortleitung des Mageninhalts in den Zwölffingerdarm und somit zu unstillbarem Erbrechen. Die Behandlung besteht in der Regel in einer operativen Korrektur der Engstelle. Beim Magenpförtnerkrampf (engl.: Pylorospasm) öffnet sich der Muskel, der den Magen zum Zwölffingerdarm abschließt (Pylorus) dauerhaft nicht und lässt den Mageninhalt nicht mehr passieren. Die andauernde Verkrampfung bewirkt über die Zeit eine Verdickung des Muskels.

12.4.8 Sehstörungen

Schulz (2001) nennt folgende Augen-Symptome, die bei Menschen mit Down-Syndrom mehr als bei nichtbehinderten Menschen (alterskorrigiert) vorkommen:

- *Brushfield-Flecken der Iris*: Brushfield-Flecken sind weiße bis hellgelbe Knötchen oder Flecken an der Peripherie der Iris. Sie treten bei den meisten Personen mit Down-Syndrom auf (Warburg, 2002, 101). Bushfield-Flecken sind gutartig und erfordern keine Behandlung.
- *Katarakt (Grauer Star)*: Grauer Star ist eine Trübung der Linse des Auges. Bei Menschen mit Down-Syndrom kann Grauer Star in der Form von grauen flockigen Trübungen in der Nähe der Oberfläche der Linse auftreten. Kinder mit Down-Syndrom können Katarakte haben, die bei Menschen mit Down-Syndrom mit zunehmendem Alter häufig vorkommen. Einige Wissenschaftler sind der Meinung, dass bei fast allen älteren Erwachsenen mit Down-Syndrom sich Katarakte bilden. Wenn die Sehschärfe deutlich abnimmt, werden Katarakte operativ entfernt.

- *Chronische Konjunktivitis bzw. Keratitis* (z. B. bei Lidschlussdefekten)
- *Keratokonus*: Eine kegelförmige Hornhaut kann bei 5–8 % der Personen mit Down-Syndrom sehr plötzlich entstehen. Keratokonus ist eine häufige Ursache für Erblindung bei Down-Syndrom, steht an zweiter Stelle nach Komplikationen im Zusammenhang mit Katarakt-Chirurgie.
- *Nystagmus*: Beim Nystagmus bewegt sich das Auge unfreiwillig hin und her, in der Regel in horizontaler Richtung in einer schnellen Art und Weise. Diese oszillierenden Bewegungen treten oft zuerst im ersten Lebensjahr auf, die Symptome können sich im Laufe der Zeit verbessern. Es steht bis jetzt keine definitive Behandlung zur Verfügung.
- *Refraktionsanomalien (Ametropie)*: Refraktäre Fehler kommen häufig vor und betreffen mehr als die Hälfte der Menschen mit Down-Syndrom. Myopie oder Kurzsichtigkeit ist die häufigste Ursache für schwerere Formen der Fehlsichtigkeit. Myopie tritt auf, wenn der Abstand zwischen der Vorder- und der Rückseite des Augapfels vergrößert ist. Dadurch liegt das fokussierte Bild direkt vor der Retina. Eine Person mit Myopie ist in der Lage, im Nahbereich gut zu sehen, aber muss Korrekturlinsen nutzen, um klar Objekte in der Ferne zu sehen. Die Linsen haben eine konkave Form. Manchmal weigern sich Menschen mit geistiger Behinderung, eine Brille zu tragen, vielleicht, weil sie sich ohne Brille in ihrer »nahen« Welt gut orientieren können und ihre Sicht zum Laufen ausreicht. Kurzsichtigkeit kann operativ/mit Laser mit guten funktionellen Ergebnissen behandelt werden. Dies sollte jedoch nur mit Einwilligung der Person nach Aufklärung durchgeführt werden (Warburg, 2002, 103). Bei Hyperopie oder Weitsichtigkeit ist eine konvexe Linse erforderlich, um Gegenstände in der Nähe zu sehen. Astigmatismus ist eine weitere Ursache von Fehlsichtigkeit. Bei Astigmatismus ist die Hornhaut verformt oder ungleich. Korrektive Linsen können Astigmatismus kompensieren.
- *Strabismus (Schielen)*: Schielen ist eine unwillkürliche Abweichung (Kreuzung nach innen) eines der beiden Augen. Schielen kommt bei Menschen mit Down-Syndrom häufig vor. Ein chirurgischer Eingriff kann notwendig werden, wenn Interventionen wie das Abkleben des Auges oder das Tragen einer Brille erfolglos sind. Die Behandlung ist wichtig, insbesondere in Fällen, wenn nur ein Auge betroffen ist. Die Sehschärfe kann im normalen Auge reduziert sein, wenn die Sehmöglichkeiten unfreiwillig unterdrückt werden, um Doppelbilder zu vermeiden.
- *Grauer Star*: Bei Erwachsenen mit Down-Syndrom tritt altersbedingt Grauer Star zu einem früheren Zeitpunkt auf als in der Allgemeinbevölkerung. Altersbedingter Katarakt kann ab dem vierten Jahrzehnt die Sicht beeinträchtigen. Deshalb ist es ratsam, Menschen mit Down-Syndrom systematisch ab dem Alter von 30 Jahren opthalmologisch untersuchen zu lassen, so dass ein Katarakt entfernt wird, bevor die Sicht ernsthaft beeinträchtigt ist und bevor Personen mit Down-Syndrom eine Demenz vom Alzheimer-Typ entwickeln (▶Kap. 9.9.2). Die Sicht ist in der Regel nach der Operation gut, aber in einigen Fällen ist eine Brille notwendig (Warburg, 2002, 103). Augenlinsentrübungen wie der Graue Star (Katarakt) können bei Menschen mit Down-Syndrom aufgrund zusätzlicher schädigender Reaktionen von freien Radikalen auftreten (Ellis, 2002; Cengiz, Seven & Suyugul, 2003).

12.4.9 Infektionskrankheiten

Bei Menschen mit Down-Syndrom kommen Infektionen häufig vor; diese Infektionen betreffen sowohl die Atemwege in Hals und Brust wie Ohr, Nase und Auge. Die Anfälligkeit kann mit der Schwäche des Immunsystems zusammenhängen, aber auch mit Besonderheiten im Hör- und Atmungssystem. Oft ist der äußere Gehörgang schmal und kann leicht mit Cerumen (Ohrenschmalz) verstopft sein. Hörverluste kommen durch solche Verklebungen, aber auch durch Mittelohrentzündung häufig vor (Shott, Joseph & Heithaus, 2001). Schallleitungsschwerhörigkeit tritt bei 60–90 % der Personen mit Down-Syndrom auf. Bei einer Schallleitungsschwerhörigkeit ist die Übertragung von Schall durch den Gehörgang zu den winzigen Knochen im Mittelohr und zu den Nervenverbindungen des Innenohrs behindert. Weniger häufig ist die Nervenbahn betroffen, was als sensorineuraler Hörverlust bezeichnet wird. Einige Personen haben eine Kombination beider Arten von Hörproblemen.

Blepharitis ist eine Entzündung des Augenlids und kommt ohne präventive Maßnahmen bei beinahe allen Personen mit Down-Syndrom vor. Die Entzündung äußert sich durch einen klebrigen Ausfluss, Rötung und eine Schwellung der Augenlider und der Bindehaut (die Schleimhaut über dem Augapfel). Die Augenlider können morgens zusammengeklebt sein, und Tränen laufen über die Wangen. Die Patienten haben meistens schon mehrere Serien von Antibiotika-Medikamenten vorgeschrieben bekommen, aber ohne bleibenden Erfolg. Die Ursache der Entzündung ist eine Schicht trockener Haut- und Schleimhaut-Zellen rund um die Wimpern; chronische Ulcerationen sind oft unter dieser Schicht vorhanden. Die Wimpern werden nach vielen Wiederholungen der Entzündung dünn und unregelmäßig; einige von ihnen brechen, während andere in Richtung des Augapfels an die Hornhaut kratzen. Die meisten der Wimpern fallen aus, und die Augenlider verlieren einen Teil ihrer schützenden Eigenschaft. Solche Augenlider ohne Wimpern sind bei älteren Menschen mit Down-Syndrom recht häufig zu beobachten (Warburg, 2002, 101).

12.4.10 Hypothyreose (Schilddrüsenunterfunktion)

Einige Kinder werden mit Schilddrüsenunterfunktion geboren (*angeborene Hypothyreose*), wobei es sich um einen erblichen oder vorübergehenden Zustand handeln kann. Screening-Tests von Neugeborenen zeigen, dass angeborene Hypothyreose etwa 28-mal häufiger bei Kindern mit Down-Syndrom vorkommt als in der Allgemeinbevölkerung (Lovering & Percy, 2007). Nach dem Neugeborenen-Stadium kommt es bei 85 % der Kinder mit Down-Syndrom vor dem ersten Lebensjahr zu erhöhten Werten des Schilddrüsen-stimulierenden Hormons (TSH), nach diesem Alter sinkt die Prävalenz des erhöhten TSH. Die Niveaus von Trijodthyronin (T3) und Thyroxin (T4) neigen dazu, mit zunehmendem Alter abzunehmen. *Hypothyreose Autoimmun-Thyreoiditis* tritt bei 13–63 % der Erwachsenen mit Down-Syndrom auf; Hyperthyreose ist bei Menschen mit Down-Syndrom aufgetreten, aber diese Störung ist eher selten.

Hypothyreose (Unterfunktion bis Funktionsausfall der Schilddrüse) tritt bei 20–30 % der Personen mit Down-Syndrom auf (Baxter et al., 1975). Die häufigste Form der Hypothyreose bei Menschen mit Down-Syndrom ist, wie in der allgemeinen Bevölkerung, die *Hypothyreose Autoimmun-Thyreoiditis* (auch *lymphozytäre Thyreoiditis* oder *Hashimoto-Thyreoiditis* genannt). Bei dieser Störung verursacht Autoimmunität, dass der Körper versagt, sein eigenes Gewebe zu erkennen, worauf er eine Autoimmunreaktion startet, welche die Zellen in der Schilddrüse zerstört. In einigen Fällen können zirkulierende Autoantikörper zur Schilddrüse gefunden werden, um diese Diagnose zu unterstützen. *Kompensierende Hypothyreose* ist ein Zustand, der mit normalen oder nur wenig verringerten Niveaus von T3 und/oder T4 und erhöhten TSH einhergeht. Ein Individuum mit kompensierter Hypothyreose ist in der Regel asymptomatisch.

Wesentliche Symptome der Hypothyreose sind Lethargie, Verminderung der körperlichen Gesundheit, Verwirrtheit, Verstopfung, trockene Haut und Depression. Bei Nichtbehandlung kann es zu Halluzinationen und zu einem Koma kommen. Die Diagnose »Hypothyreose« kann anhand einer Blutuntersuchung eindeutig gestellt werden. In einigen Fällen kann eine Hypothyreose sich zusätzlich zu einer Autoimmunthyreose entwickeln (Rainville & Sadeghi-Nejad, 1999). Personen mit Down-Syndrom sollten deshalb jährlich auf Schilddrüsenerkrankungen getestet werden, da sie im Erwachsenenalter einem erhöhten Risiko ausgesetzt sind (Hughes et al., 1982; Kinnell et al., 1987; Percy et al., 1990; Van Schrojenstein Lantman-de Valk et al., 1996) und weil die Krankheit gut therapierbar ist. Durch die Gabe von Schilddrüsenhormonen (Thyroxin) können die Symptome leicht behoben werden. McElduff ist der Auffassung:

> *Wenn keine Herzerkrankung vorliegt, kann eine Hypothyreose mit einer Anfangsdosis von 1,5 ug/kg/Tag Thyroxin behandelt werden. Schilddrüsen-Funktionstests sollten nicht vor mindestens acht Wochen wiederholt werden. Diese Therapie zielt darauf ab, um einen normalen TSH zu erreichen. Wenn aber eine Herzerkrankung vermutet wird oder möglich ist, sollte die Thyroxin-Therapie langsam angegangen werden. Eine mögliche Vorgehensweise ist mit 25 Mikrogramm Thyroxin pro Tag anzufangen und diese mit 25 Mikrogramm pro Tag in 6–12 wöchentlichen Abständen zu erhöhen, aber nur, wenn der Patient keine Symptome einer Herzerkrankung zeigt.* (McElduff, 2002, 165–166)

12.4.11 Leukämie

Leukämie ist eine Krebsart, bei der weiße Blutkörperchen normales Blut verdrängen. Dies führt zu Infektionen, Mangel an roten Blutkörperchen (Anämie), Blutungen und anderen Störungen. Der Zustand ist häufig tödlich. Kinder mit Down-Syndrom haben eine höhere Wahrscheinlichkeit, an Leukämie zu erkranken, als Kinder ohne Down-Syndrom. Besonders häufig tritt die Myeloische Leukämie bei Kindern mit Down-Syndrom auf. Studien legen nahe, dass das Risiko mit 10–30 % erhöht ist (Webb, 2005). Säuglinge und Kleinkinder mit Down-Syndrom weisen auch eine höhere Wahrscheinlichkeit der akuten nichtlymphatischen Leukämie (AML) auf, insbesondere auf akute Megakaryoblastenleukämie (AMKL), die Vorläuferzellen der Thrombozyten beeinflussen. In der Tat kommt AMKL mehrere hundert Mal häufiger vor bei Kindern mit Down-Syndrom als in der Allgemeinbevölkerung (Zipursky, 1996). Der Grund dafür ist unklar, vermutlich besteht ein Zusammenhang zwischen dem Anstieg der Gendosis mit dem extrachromosomalen Material.

12.4.12 Atlanto-axiale Instabilität

Studien belegen, dass bei Menschen mit Down-Syndrom eine vermehrte Beweglichkeit der Gelenkverbindungen des ersten und zweiten Halswirbels vorkommen. Eine erste Beschreibung Atlanto-axialer Instabilität bei Menschen mit Down-Syndrom erfolgte in der medizinischen Literatur 1961 (Roche, Seward & Sunderland, 1961). Die Prävalenz variiert, aber man geht von ca. 15 % aus (Lovering & Percy, 2007). Bei ca. 1 % der Betroffenen können Schmerzen im Nackenbereich, Inkontinenz und schlechtere Laufmuster auftreten. Sollten Nervenfasern im Rückenmark im Bereich der Halswirbelsäule betroffen sein, können akute Beschwerden durch Nerven- und Rückenmarksschäden auftreten (Pueschel, 1995c, 71).

12.4.13 Schlafstörungen

Der Schlaf wird als normales, wesentliches Verhalten angesehen. Schlafstörungen werden daher als Verhalten aufgefasst, das nicht der Norm entspricht. Schlafstörungen umfassen *Schlafapnoe* (Unterbrechung oder Aussetzen der Atmung während des Schlafs), *Schlaflosigkeit* (Insomnie), *Narkolepsie* (Anfälle von Schläfrigkeit und Benommenheit) und *Restless Leg Syndrom* (unwiderstehlicher Drang, die Beine besonders im Liegen zu bewegen). Diese Störungen können in der Häufigkeit des Auftretens und der Intensität beträchtlich variieren. Sie beeinträchtigen meistens zu einem gewissen Grad das tägliche Funktionieren und die Freude am Leben. Forschungsstudien über Schlafstörungen weisen immer wieder auf einen variablen negativen Einfluss auf Stimmung, kognitive Leistung, Lernen, Verhalten und Motorik hin (Durmer & Dinges, 2005).

Menschen mit Down-Syndrom sind besonders empfänglich für bestimmte Schlafstörungen (Erler & Paditz, 2004). Der Begriff »Schlafapnoe« bezieht sich auf Störungen der Atmung, die den normalen Schlaf stören. Es gibt zwei Haupttypen von Schlafapnoe. Die *obstruktive Schlafapnoe (OSA)* wird gekennzeichnet durch Atemstillstand durch mechanische Blockaden der Atemwege. Eine obstruktive Schlafapnoe kann aufgrund der besonderen physiologischen und anatomischen Gegebenheiten bei Erwachsenen mit Down-Syndrom auftreten (LeFaivre et al., 1997). Die »zentrale Schlafapnoe« scheint in einem Zusammenhang mit einer Fehlfunktion des Gehirns zu stehen, die normalen Signale, um zu atmen, fallen zeitweise aus. Die Symptome der Schlafapnoe sind: unruhiger Schlaf; lautes, schweres Schnarchen (oft durch Pausen und Schnappen nach Luft unterbrochen); Einschlafen während des Tages (z.B. im Auto, am Arbeitsplatz oder beim Fernsehen); morgendliche Kopfschmerzen; Energielosigkeit; Konzentrationsprobleme und Stimmungs- oder Verhaltensänderungen.

Menschen mit Down-Syndrom haben ein erhöhtes Risiko für obstruktive Schlafapnoe aufgrund einiger anatomischer Anomalien. So sind oft die oberen Atemwege anatomisch durch Mittelgesicht- und Unterkiefer-Hypoplasie (Erweiterung von Gewebestrukturen) verengt. Darüber hinaus kommen Glossoptose (abnorme untere oder Rückplatzierung der Zunge) und adenoidale und Tonsillen-Hypertrophie (Vergröberung der Tonsillen) häufig vor. Ein weiterer Risikofaktor für obstruktive Schlafapnoe ist die generalisierte Hypotonie mit Funktionsstörungen der Muskulatur der oberen Atemwege. Auch Adipositas kann zu Atemschwierigkeiten und unterbrochenem Schlaf bei Menschen mit Down-Syndrom führen (Ng & Chan, 2004). Die Entfernung der Gaumenmandeln oder – falls nötig – Gewichtsabnahme können die Atmungsqualität in einigen Fällen für Menschen mit Down-Syndrom verbessern (Lovering & Percy, 2007).

12.5 Muskeldystrophie Typ Duchenne

Inzidenz	Ätiologie	Geistige Behinderung
1 : 3500 der männlichen Geburten (abnehmend durch genetische Beratung)	Mutation des kurzen Arms des X-Chromosomens (rezessiv vererbte Krankheit oder spontane Mutationen)	leicht (in 2–30 % der Fälle)

Phänotyp

Muskeldystrophie Typ Duchenne ist eine schwere degenerative Erkrankung, die nur Männer betrifft. Sie wird durch einen zunehmenden Schwund der Muskeln gekennzeichnet, die schließlich zu respiratorischer Muskelschwäche und zunehmender Ateminsuffizienz führt. Die Betroffenen haben Schwierigkeiten, vor dem dritten Lebensjahr und – in den meisten Fällen – nach dem 11. Lebensjahr zu laufen. Eine progressive Verschlechterung der kognitiven Fähigkeiten tritt nicht auf, unabhängig davon, ob die Personen keine oder eine geistige Behinderung haben. Letztendlich führen Erkrankungen der Atemwege oder Herzinsuffizienz zum Tod (meistens zwischen dem 15. und 25. Lebensjahr). Nur wenige Personen erreichen das 30. Lebensjahr.

12.6 Fetales Alkohol-Syndrom (Alkoholembryopathie)

Inzidenz	Ätiologie	Geistige Behinderung
1 : 300–1000	Alkohol schadet den zellulären Prozessen während der Gehirnentwicklung durch Proliferation (Vermehrung und Interferenz mit Wachstumsfaktoren), Migration (Einfluss auf Stützzellen,	leicht bis schwer

Inzidenz	Ätiologie	Geistige Behinderung
	wodurch Nervenzellen anormale Orte erreichen), Zelladhäsion, d.h. Zellen verbinden sich nicht gut miteinander; Folgen: geistige Behinderung, Fehlen oder Fehlstrukturen des Corpus Callosum (Balken), anormale Entwicklung des Kleinhirns und Apoptose (übermäßiges Absterben der Zellen in bestimmten Bereichen des Gehirns, insbesondere des präfrontalen Cortex).	

Phänotyp

Alkohol ist ein teratogener Stoff, der Auswirkungen auf mehrere Körpersysteme und -organe, z. B. Wachstum, Gesicht, Gehirn, Herz, Nieren, Hände, haben kann. Für die Diagnoseerstellung ist das Vorhandensein von spezifischen Merkmalen des Wachstums, des Gesichts und des Gehirns notwendig. Die Exposition gegenüber Alkohol ist auch Teil der diagnostischen Kriterien, so werden die Mütter systematisch nach ihrem Alkoholkonsum befragt. In Abhängigkeit von der Menge des Alkohols, der während der Schwangerschaft getrunken wurde, ist das sich entwickelnde Kind leicht oder schwer geschädigt. Auch kleine Mengen an Alkohol können sich toxisch auf die Gehirnentwicklung auswirken. Der Alkohol verbreitet sich im ganzen Körper: Der Fötus hat dadurch einen ebenso hohen Alkoholanteil (Promille) wie die Mutter. Der Alkohol bleibt lange im Fötus, da die Leberfunktion im Fötus noch sehr gering ist; der Fötus scheidet den Alkohol im Fruchtwasser zwar aus, nimmt ihn aber auch wieder auf. Alkohol verbreitet sich im ganzen Körper der Mutter und erreicht auch den Embryo. Die Diagnose FAS wird gestellt bei Kindern mit folgenden Symptomen:

- Wachstumsmangel (Größe und Gewicht unter dem 10. Perzentile)
- ZNS-Schaden (Nachweis von strukturellen, neurologischen oder Funktionsbeeinträchtigungen)
- Einzigartiges Cluster von kleineren typischen Gesichtsmerkmalen (kleine Lidspalten, kurze Stupsnase, dünne Oberlippe mit einem dünnen roten Rand, ein mangelhaft ausgebildetes und abgeflachtes Philtrum (vertikale Rinne von der Nase bis zur Mitte der Oberlippe), reduzierte Größe des Kopfes (Mikrozephalie))
- Pränatale Exposition des Embryos an Alkohol

Daneben bestehen angeborene Herzfehler und Gelenkfehlbildungen. Schulz (2001) nennt folgende Augen-Symptome, die häufiger als normal (alterskorrigiert) bei Menschen mit Fetalem Alkoholsyndrom vorkommen: Optikusatrophie/-hypoplasie, Ptosis, Refraktionsanomalien (besonders Myopie) und Strabismus. Bei weniger ausgeprägten Symptomen spricht man von einem fetalen Alkoholeffekt. Obwohl variabel, komplex und individuell unterschiedlich, können bei Fetalem Alkoholsyndrom und fetalem Alkoholeffekt folgende Fähigkeiten beeinträchtigt sein: Aufmerksamkeit (Hyperaktivität, Ablenkbarkeit, Aufmerksamkeitsstörungen), Lernen und Gedächtnis, Sprache (expressive/rezeptive, soziale Kommunikation), motorische Fähigkeiten (fein/grob, visuell-motorische Koordination), sensorische Integration und sensorisch-motorische Verarbeitung, exekutive Funktionen (Planung/Organisation, Impulsivität), soziale Fähigkeiten und adaptives Verhalten. Das Fetale Alkoholsyndrom ist eine sehr häufige Ursache geistiger Behinderung, es gibt Schätzungen von 10–15 % unter allen Fällen einer geistigen Behinderung (Neuhäuser, 2003). Es ist auch durchaus eine unauffällige Intelligenzentwicklung möglich, allerdings treten bei betroffenen Kindern später vermehrt Verhaltensauffälligkeiten wie Hyperaktivität, Distanzlosigkeit und leichte Beeinflussbarkeit auf (Freitag, 2005).

12.7 Fragiles-X-Syndrom

Inzidenz	Ätiologie	Geistige Behinderung
1:2000–9000	distaler Arm Xq27.3; relativ große Verlängerung (»völlige Mutation«) von einer Reihe von Trinucleotiden in dem FMRI-1-Gen auf dem X- Chromosomen	leicht bis mäßig

Phänotyp

Die molekulargenetische Untersuchung auf Fragiles-X-Syndrom (FMR1-Gen) sollte bei Kindern mit einer ungeklärten globalen Entwicklungsverzögerung oder einer geistigen Behinderung, aber vor allem auch dann erfolgen, wenn eine familiäre Häufung von kognitiver Beeinträchtigung vorliegt (Freitag, 2005, 334). Das Fragile-X-Syndrom ist die zweithäufigste Ursache der geistigen Behinderung nach dem Down-Syndrom (Crawford et al., 2001; Freitag, 2005). Die Diagnose wird anhand einer DNA-Untersuchung gestellt. Personen mit dem Fragilen-X-Syndrom (Männer und Frauen) haben eine relativ große Verlängerung (»völlige Mutation«) von einer Reihe von Trinucleotiden in dem FMRI-1-Gen auf dem X-Chromosom. Männer mit einer völligen Mutation haben in der Regel eine geistige Behinderung. Jedoch nur die Hälfte der Frauen mit einer völligen Mutation haben Lernprobleme oder eine leichte bis mäßige geistige Behinderung. Bei ihnen werden die Probleme oft kompensiert durch das zweite, gesunde X-Chromosom.

Die erbliche Veranlagung für dieses Syndrom wird als Prämutation von Generation auf Generation übertragen. Eine derartige Prämutation hat keine klinischen Konsequenzen, aber ist instabil in den Folgen: Frauen mit einer Prämutation haben bei der Geburt ein erhöhtes Risiko auf ein Kind mit einer völligen Mutation. Eine frühzeitige Diagnose ist wichtig: für die Person selbst und für die genetische Beratung der Familie.

Die für Männer typischen Merkmale werden oft erst in den Kinder- und Jugendjahren deutlich: langes, schmales Gesicht mit ausstehenden Ohren, die

Hoden sind stark vergrößert (Macroorchidie). Die Gelenke sind überstreckbar, oft haben die Kinder Plattfüße, muskuläre Hypotonie, weiche Haut, hohen Gaumen, Makrozephalie, leiden an Kurzsichtigkeit und neigen zu Mittelohrentzündungen. Manche Kinder haben auch kardiale Probleme (Freitag, 2005, 346). Neben der geistigen Behinderung gibt es oft Probleme mit der Koordination der Grob- und Feinmotorik, Sprachstörungen vor allem mit Perseverationen und Echolalie, autistische Kontakt- und Aufmerksamkeitsstörungen (attention deficit disorder) mit und ohne Hyperaktivität (ADHD). Epileptische Anfälle kommen bei ca. 20 % der Betroffenen vor. Typische Verhaltensauffälligkeiten sind Hyperaktivität, oppositionelles Verhalten, Wutanfälle, autistische Verhaltensweisen wie Blickvermeidung, Handflattern und soziale Ängstlichkeit (Hagerman & Hagerman, 2002; Backes et al., 2000). Frauen mit dem Fragilen-X-Syndrom sind nicht nur weniger kognitiv beeinträchtigt, sondern haben auch weniger deutlich ausgeprägte Gesichtszüge und Verhaltensprobleme.

12.8 Hurler-Syndrom (MPS IH)

Inzidenz	Ätiologie	Geistige Behinderung
1 : 100 000	autosomal rezessive Stoffwechselstörung; 4p16.3	mäßig bis schwer

Phänotyp

Das Hurler-Syndrom ist eine progressive Erkrankung, welche durch zunehmende medizinische Komplikationen, einschließlich Herz-, Leber- und Milz-Anomalien, obstruktiven Hydrozephalus, schwere Skelettdeformitäten, Infektionen der Atemwege, steife Gelenke, Abnahme von kognitiven Fähigkeiten, Karpaltunnelsyndrom, Gewichtsverlust und Muskelschwund, gekennzeichnet ist (O'Brien & Yule, 1995). Der Tod tritt meistens innerhalb des ersten Lebensjahrzehnts ein und ist häufig auf kardiorespiratorische und neurologische Komplikationen zurückzuführen. Knochenmarktransplantationen verbessern die Prognose durch Verlangsamung des Fortschreitens der Erkrankung. Durch Transplantationen kann die Lebenserwartung in den meisten Fällen für viele Jahrzehnte verlängert werden.

12.9 Hurler-Scheie-Syndrom (MPS IH/S)

Inzidenz	Ätiologie	Geistige Behinderung
weniger als 1 : 100 000	autosomal rezessives Chromosom 4	leicht

Phänotyp

Das Hurler-Scheie-Syndrom ist eine Zwischenstufe des Phänotyps des Hurler- und Scheie-Syndroms. Es manifestiert sich typischerweise zwischen dem 3. und 8. Jahr, und die Lebenserwartung ist in der Regel normal. Progressive Sehbehinderungen können im Alter von 30–40 Jahren die Sicht stark beeinträchtigen (Keith et al., 1990).

12.10 Myotonische Dystrophie (kongenital)

Inzidenz	Ätiologie	Geistige Behinderung
1 : 18 000–43 000	nichtkodierende Region des Chromosoms 19. Autosomal dominant, fast immer maternale Übertragung	leicht bis mäßig in 75 % der Fälle

Phänotyp

Angeborene myotone Dystrophie ist gekennzeichnet durch Muskelschwäche, Schwierigkeiten bei der Aufnahme von Nahrung, Fehlbildungen des Skeletts, Hypotonie, Erkrankungen der Atemwege und Gesichtsdiplegie (Tanabe & Nonaka, 1987). Myotonie entsteht im Alter von ungefähr zehn Jahren (Thornton, 1999). Die Patienten, die bis in das Erwachsenenalter überleben, haben die gleichen Symptome wie Patienten mit einem späten Beginn der myotonen Dystrophie (Tanabe & Nonaka, 1987). Die Mortalität wird oft den Problemen der Nahrungsaufnahme und den Atembeschwerden zugeschrieben, die durch den Muskelschwund entstehen. Die neonatale Mortalität ist beträchtlich. Bei den Babys, die überleben, ist eine Verbesserung der Muskelspannung zu sehen.

12.11 Noonan-Syndrom

Inzidenz	Ätiologie	Geistige Behinderung
1 : 2000–2500	autosomal dominant oder sporadisch	leicht

Phänotyp

Noonan-Syndrom ist eine multiple genetische Erkrankung, bestehend aus charakteristischen Gesichtszügen, Minderwuchs, verzögerter Pubertät, Hodenhochstand bei Männern und angeborene Anomalien des Skeletts, Herzens und der Atemwege (Bader-Meunier et al., 1997; Noonan, 1999). Darüber hinaus gibt es häufig Anomalien im Lymph-, Seh- und Hörsystem (Bader-Meunier et al., 1997). Frühe Probleme bei der Nahrungsaufnahme können die Körperentwicklung beeinträchtigen (Shah et al., 1999), und die Muskelhypotonie, die im Laufe der Zeit geringer wird, kann zu einer leichten Verzögerung der Entwicklung der Motorik führen (Noonan, 1994). Die charakteristischen Gesichtszüge nehmen mit zunehmendem Alter ab. Die Lebenserwartung ist normal, wenn es keine schwerwiegenden kardialen Komplikationen gibt (O'Brien & Yule, 1995).

12.12 Phenylketonurie (PKU)

Inzidenz	Ätiologie	Geistige Behinderung
1:5000–14000	autosomal rezessiv	mäßig bis schwer (wenn unbehandelt)

Phänotyp

Personen mit Phenylketonurie (PKU) können die Aminosäure Phenylalanin durch das Fehlen des Enzyms Phenylalanin Hydroxylase nicht metabolisieren. Typische Symptome der Erkrankung fehlen bei Säuglingen häufig noch, allerdings sind sie auffallend schläfrig und trinken zu wenig. Schon im ersten Lebensjahr entwickelt sich eine geistige Behinderung, die kontinuierlich fortschreitet, wenn keine PKU-Diät gegeben wird. Zu den späteren psychischen Auffälligkeiten gehören aggressives, zerstörendes Verhalten, Hyperaktivität und andere psychiatrische Krankheitsbilder. Körperlich treten häufiger Übelkeit und Erbrechen, Krampfanfälle und ekzematöse Hauterscheinungen auf. Wird die Diät inkonsequent durchgeführt, entstehen Lernstörungen, Verhaltensauffälligkeiten, extreme Hyperaktivität und Krampfanfälle bei fortschreitender geistiger Behinderung.

Stoffwechselstörung: Eiweißbausteine (Aminosäuren) erfüllen eine Vielzahl unterschiedlicher Aufgaben und wichtige Funktionen des Stoffwechsels. Angeborene Störungen des Aminosäure-Stoffwechsels behindern bei Phenylketonurie den Abbau der Eiweißstoffe und den Transport in die Zellen. Eine der bekanntesten Stoffwechselstörungen der Aminosäuren ist die Phenylketonurie (PKU), bei der die Aminosäure Phenylalanin unvollständig abgebaut wird und nicht in die Zellen transportiert werden kann, so dass die Phenylalaninkonzentration angereichert wird. Üblicherweise wird ein Überschuss an Phenylalanin zu Tyrosin, einem anderen Eiweißstoff, verstoffwechselt, der dann ausgeschieden werden kann. Wird dieser Abbauschritt wegen eines Enzymmangels nicht vollzogen, reichert sich Phenylalanin im Gehirn an und führt dort zu neurologischer Schädigung und geistiger Behinderung. Aus diesem Grund ist es für das zukünftige Leben eines Neugeborenen sehr wichtig, dass diese Enzymstörung unmittelbar nach der Geburt entdeckt wird. Schon bei der ersten Untersuchung eines Säuglings wird routinemäßig nach der PKU gefahndet.

Behandlung: Die Behandlung des PKU besteht aus einer Phenylalanin-armen Diät. Der Beginn, die Qualität und Dauer der Phenylalaninblutspiegel-Kontrolle sind die wichtigsten drei Parameter für die PKU-Behandlung. Das Absetzen oder Nichtanfangen dieser Ernährung vor dem Alter von zehn Jahren verursacht eine geistige Behinderung. Es ist wichtig, dass die Ernährung in den ersten Wochen des Lebens angefangen wird. Wenn die Diät früh im Leben startet und sorgfältig fortgesetzt wird, kann von einer normalen Lebenserwartung ausgegangen werden. Phenylalanin-arme Ernährung muss bei PKU lebenslang eingehalten werden, weil sich selbst bei Erwachsenen noch Intelligenzdefizite, neurologische und psychiatrische Krankheitsbilder ausbilden können.

12.13 Prader-Willi-Syndrom (PWS)

Inzidenz	Ätiologie	Geistige Behinderung
1 : 10 000–25 000; Männer sind häufiger betroffen als Frauen	Deletion oder Translokation auf dem langen Arm des Chromosoms 15; nachweisbare Anomalität der väterlichen 15q11–13-Chromosomen wurde in 60–70 % der Fälle beobachtet; die meisten der übrigen Fälle haben eine mütterliche, einelterliche Dysomie; fehlende Freisetzung des Gonadotropin-Releasing-Hormons (Gn-RH) im Hypothalamus	leicht bis mäßig

Phänotyp

Das Prader-Willi-Syndrom entsteht durch eine Abweichung des väterlichen Chromosoms 15 (bei derselben Abweichung des mütterlichen Chromosoms 15 entsteht das Angelman-Syndrom). Das Prader-Willi-Syndrom ist in den USA als H3O-Syndrom bekannt: Hypomentia, Hypotonie, Hypogonadismus und Adipositas. Säuglinge mit Prader-Willi-Syndrom sind auffallend hypoton, zeigen Störungen der Atem- und Temperaturregulation, und Probleme beim Stillen (Schluck- und Trinkschwierigkeiten). Die motorische und Sprachentwicklung ist verzögert. Etwa bis zum zweiten Lebensjahr besteht eine ausgeprägte Muskelschlaffheit (Hypotonie) mit überstreckbaren Gelenken und schwachen Muskeleigenreflexen (Neuhäuser, 2007, 191). Weitere Charakteristika sind: Wachstumsstörungen, verspätete sexuelle Entwicklung, Skoliose, Akromikrie, kleine Statur, typische Fazies und anhaltendes Hautpflücken und -kratzen (Clarke et al., 1995; Holland, 1998). Häufig treten ophthalmologische Probleme wie Strabismus und sekundäre diabetische Symptome auf. Schlafstörungen in der Form von übermäßiger Schläfrigkeit tagsüber werden mehr als üblich dokumentiert.

Bei vielen Kindern und Jugendlichen findet eine mangelhafte Entwicklung und Ausbildung der Geschlechtsorgane statt, bei Jungen in der Form von Kryptorchismus. Bei beiden Geschlechtern kommt oft Unfruchtbarkeit vor. Die Pubertät tritt vielfach verzögert ein. Während der Adoleszenz und dem Erwachsenenalter können psychotische Störungen entstehen.

Zwischen einem und sechs Jahren entwickelt sich die Hyperphagie (eine ungewöhnlich gesteigerte Nahrungsaufnahme; »Fresssucht«) als Folge von Anomalien des Hypothalamus. Hyperphagie und Adipositas können schon im Kleinkindalter anfangen. Die Betroffenen haben einen fast unersättlichen Appetit, ein reduziertes und verzögertes Sättigungsgefühl, einen reduzierten Kalorienbedarf und sind unfähig, sich zu erbrechen (O'Brien et al., 2002, 36). Das daraus resultierende Übergewicht ist potentiell lebensbedrohlich. Gefährlich wird manchmal auch die Einnahme von unessbaren Gegenständen (Pica). Die Lebenserwartung bei Prader-Willi-Syndrom ist abhängig vom Gelingen der Gewichtskontrolle.

Behandlung und Begleitung: Strikte Verhaltens- und diätetische Kontrollen sind notwendig, da die resultierende Fettleibigkeit und ihre Komplikationen (Bluthochdruck, Herz-Kreislauf-Beschwerden, Atemnot und Diabetes) tödlich sein können. Anfangs sind die Personen stark insulinempfindlich, später kann sich eine Insulinresistenz entwickeln (Stahnke 2001, 5). Wachstumshormon-Behandlung erhöht das Wachstum und verringert die Fettbildung. Interventionsmaßnahmen, wie Kontrolle der Nahrungsquellen (z. B. Verschließen des Kühlschranks) und Beschränkung der Kalorienaufnahme, sind beim Gelingen wirksame Maßnahmen. Strategien der Verhaltensmodifikation mit Schwerpunkten auf Eigenüberwachung und Verstärkung können, in Kombination mit Fitnessprogrammen, für die Aufrechterhaltung eines gesunden Körpergewichts effektiv sein.

12.14 Rett-Syndrom

Inzidenz	Ätiologie	Geistige Behinderung
1 : 10 000–15 000	X-chromosomal-dominant (Xq28-Chromosomen)	sehr schwer

Phänotyp

Das Rett-Syndrom ist eine tiefgreifende Entwicklungsstörung aufgrund verschiedener Genmutationen und äußert sich in schwersten Formen einer geistigen Behinderung (Ellaway & Christodoulou, 2001). Eine Rolle bei der Entstehung spielt das MeCP2-Gen, das bei Xq28 lokalisiert und für die neurale Proteinsynthese wichtig ist (Neuhäuser, 2007, 188). Wenn bei Mädchen mit mittelgradiger bis schwerer geistiger Behinderung die Ursache der Regression in den Entwicklungsbereichen noch nicht bekannt ist, sollte auf Anraten einiger Autoren eine Untersuchung auf Rett-Syndrom (MECP2-Gen) durchgeführt werden, da dieses Syndrom auch bei Abwesenheit charakteristischer Verhaltensweisen, wie Waschbewegungen der Hände, vorkommen kann (Ellaway & Christodoulou, 2001; Freitag, 2005).

Rett-Syndrom betrifft meist Frauen und nur in Ausnahmefällen Männer. Säuglinge mit dieser neuro-degenerativen Erkrankung entwickeln sich bis zum 18. Monat normal, danach kommt es zu Regressionen der physischen, sozialen, sprachlichen und adaptiven Bereiche. Bereits erreichte Bewegungsfähigkeiten gehen verloren, Sprachverständnis, emotionaler Kontakt und verbale Äußerungen lassen nach (Neuhäuser, 2007, 188). Es treten Störungen in Sensorik und Integration von Wahrnehmungsreizen auf. Die Kommunikation verläuft unter wesentlich erschwerten Bedingungen; man kann nahezu alle Kinder mit Rett-Syndrom als nichtsprechende Personen bezeichnen. Auch auf die Emotionalität hat das Syndrom Auswirkungen, was u. a. zu einem Verhalten führt, das von starken Schwankungen gekennzeichnet ist (Lindberg, 1994, 19).

Die betroffenen Kinder entwickeln motorische Stereotypien; die Fähigkeiten der expressiven und rezeptiven Kommunikation gehen zurück, und die Handgeschicklichkeit nimmt ab. Im fortgeschrittenen Stadium werden die Hände nicht mehr zum Greifen und Spielen benutzt. Rett-Syndrom geht vor allem einher mit Anomalien der Atmung, speziell Hyperventilation und das Anhalten des Atmens, und stereotypen Handbewegungen (Händewaschen, Klatschen, Kneten). Personen mit Rett-Syndrom entwickeln in 80 % der Fälle eine Epilepsie. Das Kopfwachstum nimmt ab, so dass im Verlauf der Entwicklung eine sekundäre Mikrozephalie entsteht. Oft entstehen stereotype Bewegungen, eine Spastik und eine Ataxie, die so stark zunehmen kann, dass die Betroffenen einen Rollstuhl benötigen und vollständig pflegebedürftig werden. Zwei Drittel der Patienten überleben die ersten zwei Jahrzehnte (Ellaway & Christodoulou, 1999). Diejenigen, die nicht überleben, sind in der Regel schlecht ernährt und haben Thoraxdeformitäten; diese Patienten sterben oft während des Schlafes (O'Brien & Yule, 1995). Die Mortalität bei älteren Patienten ist häufig auf Infektionen der Atemwege oder auf Unfälle zurückzuführen (Ellaway & Christodoulou, 1999). Frühe Sterblichkeit findet vor allem bei schweren geistigen Behinderungen statt (ebd.).

Entwicklungsverlauf: Das Rett-Syndrom verläuft in vier Stadien:

- Das *erste Stadium* ist geprägt von einer regelgerechten Entwicklung bis zum Alter von 6 bis 18 Monaten. Darauf folgt eine Phase der Entwicklungsverlangsamung bis zum Entwicklungsstillstand.
- Im *zweiten Stadium* des Rett-Syndroms verläuft die Entwicklung der Mädchen rückwärtig. Es beginnt zwischen dem ersten und dritten Lebensjahr und dauert einige Wochen bis Monate an. Das auffälligste Symptom ist das Einsetzen einer charakteristischen Handstereotypie. Die Kinder entwickeln autistische Züge.
- Im *dritten Stadium* des typischen Verlaufs des Rett-Syndroms stabilisiert sich die Entwicklung der Mädchen und setzt sich in sehr kleinen Schritten fort.
- Das *vierte Stadium* ist gekennzeichnet durch eine weitere Verbesserung des emotionalen Kontaktes.

Das Rett-Syndrom führt in seinem Verlauf zu ganz bestimmten Symptomen und Behinderungen, die aber aufgrund vieler Variationen hinsichtlich des Zeitpunkts des Einsetzens der ersten Symptome, des Tempos der Rückschritte und des Ausmaßes der Behinderungen eine individuelle Prägung haben. So können zwei gleichaltrige Mädchen mit Rett-Syndrom sehr unterschiedliche Krankheitsbilder aufweisen (Lindberg, 1994, 17 f.), die zu individuellen Förderbedarfen führen.

Förderbedarf: Der individuelle Förderbedarf eines Kindes mit Rett-Syndrom muss im Einzelfall untersucht und diagnostiziert werden. Allgemein kann gesagt werden, dass alle Kinder in allen Lebensbereichen (d. h. Wahrnehmung, Motorik, Kognition, Kommunikation, Interaktion, emotionale und soziale Entwicklung) eine Förderung benötigen. Insbesondere den Bereichen Interaktion und Kommunikation kommt eine große Bedeutung zu, da die Erlebnis- und Ausdrucksmöglichkeiten von Kindern mit Rett-Syndrom oft komplex beeinträchtigt sind. Die Kinder brauchen einen Kommunikations- und Interaktionspartner, der über konkrete Handlungs- und Sinnzusammenhänge mit ihnen in Kontakt tritt. Für die Bezugsperson bedeutet das, Verhaltensweisen ihrer Kinder aufzugreifen und zu spiegeln sowie kleinste Signale wahrzunehmen und zu beantworten.

Auch die Wahrnehmung spielt eine große Rolle im Förderbedarf betroffener Kinder, da diese oft stark eingeschränkt ist und dazu führt, dass sich der Kontakt zur Umwelt verringert. Die Flut an Wahrnehmungsreizen überfordert die Kinder. Die Umwelt erscheint sehr komplex, so dass der eigene Platz darin nicht sicher erfahren werden kann. Die Wahrnehmung ist auf den eigenen Körper und den unmittelbar erfahrbaren Umgang mit Menschen und Dingen bezogen. Die Aufnahmefähigkeit für Sinnesreize wird immer starken Schwankungen unterliegen; sie hängt stark von den inneren und äußeren Umweltbedingungen ab. Da Kinder mit Rett-Syndrom aufgrund des gestörten Handlungsvermögens (Apraxie) Schwierigkeiten haben, bewusst zu handeln und das Ausführen von Handlungen kognitiv zu steuern, ist es wichtig, für sie sinnvolle subjektive Bedeutungen zu schaffen und einen Sinnzusammenhang herzustellen. Das Verhalten unterliegt generell starken Schwankungen und ist abhängig von der jeweiligen emotionalen Situation, in der sich das Kind befindet. Gerade in dem schwierigen zweiten Stadium des Rett-Syndroms erleben die Mädchen die eigenen Rückschritte mit und reagieren mit Verzweiflung und Unverständnis auf die plötzlich radikal veränderten Lebensbedingungen.

12.15 Sanfilippo-Syndrom (MPS III)

Inzidenz	Ätiologie	Geistige Behinderung
1 : 60 000–70 000	autosomal rezessiv für die Chromosomen 7, 12 und 14	leicht bis schwer

Phänotyp

Das Sanfilippo-Syndrom ist eine angeborene, erblich bedingte Stoffwechsel-erkrankung, die sich progressiv auf verschiedene Systeme des Körpers, aber in erster Linie auf das zentrale Nervensystem und das Skelett auswirkt. Die Mukopolysaccharidose Typ III (Sanfilippo, MPS III) gehört zu den Störungen im Stoffwechsel der Glykosaminoglykane, ein wichtiger Bestandteil des Bindegewebes. Beim Sanfillippo-Syndrom (Mukopolysaccharidose) werden sogenannte Mukopolysaccharide im Körper gespeichert. Infolge eines autosomal rezessiv vererbten Enzymdefekts (Sulfamatsulfatase bei Typ A) kommt es zu vermehrter Ausscheidung von Heparansulfat und Speicherung in den Lysosomen, was Zellfunktionen im Skelett und Bindegewebe, aber auch in Leber, Milz und Nervensystem beeinträchtigt (Neuhäuser, 2007, 189). Die verbrauchten Mukopolysaccharide lagern sich immer mehr in den Körperzellen ab und werden gespeichert. Die Arbeit der Zellen wird dadurch beeinträchtigt. Mit zunehmender Überladung vor allem von Nervenzellen werden diese in ihrer Funktionsfähigkeit immer mehr gestört. In den Knochen und anderen Organen ist die Speicherung von Heparansulfat nicht so ausgeprägt, so dass diese Organe im Gegensatz zu anderen Mukopolysaccharidosen nicht so stark betroffen sind. So erklärt sich auch, dass Babys und kleine Kinder nur wenig Zeichen der Erkrankung zeigen. Mit der Zeit allerdings nimmt das Speichermaterial immer mehr zu, und es kommt zu immer mehr Symptomen der Krankheit. Es gibt vier verschiedene Enzymmängel, die den Abbau von Heparansulfat hemmen und somit die Sanfililippo-Krankheit verursachen. Je nachdem, welches Enzym fehlt, nennt man die Krankheit Sanfilippo A, B, C oder D. Die häufigste Form ist Typ A. Am seltensten tritt Typ D auf. Insgesamt sind sich alle vier Formen in ihrem Krankheitsverlauf sehr ähnlich. Körperbau und Gesicht zeigen relativ wenig spezifische Merkmale. Die Körperlänge erreicht fast normale Ausmaße, die Gesichtszüge werden erst mit ausgeprägtem Abbau der Gehirnfunktion etwas vergröbert. Lediglich das Haar ist auffallend dick und spröde. Auch die Augenbrauen sind so buschig, dass sie manchmal in der Mitte zusammenwachsen.

Entwicklungsverlauf: Betroffene Kinder sind bei Geburt noch unauffällig. Der Entwicklungsverlauf der Erkrankung ist bei jedem Kind anders, sogar bei Geschwistern mit dieser Krankheit. Der Verlust der geistigen Fähigkeiten steht ganz im Vordergrund der Symptomatik. Unabhängig vom Enzymdefekt können die ersten Symptome früher oder später in der Entwicklung beginnen. Manche Kinder lernen nur langsam laufen und sprechen, andere wieder lernen es fast gar nicht. Wieder andere Kinder bleiben bis ins frühe Schulalter hinein völlig unauffällig. Frühe Anzeichen können häufige Durchfälle, Ohrentzündungen oder Schwerhörigkeit sein. Allgemein verläuft die Krankheit in drei Phasen.

Phase 1 beginnt schleichend in der ersten Hälfte des ersten Lebensjahrzehnts (im Alter von ca. ein bis vier Jahren). Die Kinder verlieren erlernte Fähigkeiten langsam wieder. Sie nässen plötzlich wieder ein, können leichte Gleichgewichtsstörungen zeigen und stürzen häufiger als zuvor. Auch die Sprache entwickelt sich nur langsam oder verschlechtert sich. Einige Kinder beginnen zu stottern, sprechen nicht mehr in ganzen Sätzen und/oder benennen Gegenstände und Farben falsch. Ihr Verhalten ist, neben den gesundheitlichen Anfälligkeiten, die größte Problematik. Sie wirken oft ungehorsam.

Phase 2 kann im Alter von drei bis vier Jahren beginnen. Es kommt nun zu einer Verstärkung des umtriebigen Verhaltens. Die Kinder werden als hyperaktiv bezeichnet. Die Kinder zerren an allem, was in ihrer Reichweite ist. Sie stecken alles in den Mund und kauen darauf. Manchmal zeigen sie aggressives, zerstörerisches Verhalten. Es kann in fremder Umgebung schnell zu Panikattacken kommen. Zusätzlich kann der Entwicklungsrückstand weiter zunehmen. Die sprachliche Kommunikationsfähigkeit verringert sich und geht nach und nach verloren. Ein weiteres Kennzeichen dieser Phase ist der Beginn von schweren Schlafstörungen. Die Kinder schlafen spät ein und wachen nachts häufig auf. Manchmal finden sie wochenlang keinen richtigen Schlaf oder kehren den Tag-Nacht-Rhythmus um. Als Zeichen schwerer Gehirnveränderungen kann es zu epileptischen Krampfanfällen kommen.

Phase 3 beginnt am Anfang des zweiten Lebensjahrzehnts, wenn die Kinder wieder ruhiger und friedlicher werden. Bis zum Alter von zehn Jahren hat die neurologische Degeneration schwerwiegende Folgen für die erworbenen Fähigkeiten (O'Brien & Yule, 1995). In dieser Phase steht aber der Verlust der körperlichen Fähigkeiten im Vordergrund. Es kommen zunehmende Lähmungserscheinungen hinzu. Die Kinder laufen immer unsicherer und verlieren die Gehfähigkeit schließlich aufgrund einer spastischen Lähmung ganz. Dazu treten Schluckstörungen, die zunehmend zu Schwierigkeiten bei der Ernährung führen. Sie verschlucken sich immer häufiger beim Essen und verlernen zu kauen, auch husten sie Schleim nur noch sehr schlecht ab. Die Schwierigkeiten beim Schlucken erfordern in der Regel Sondenernährung, und die Beschädigung des Bindegewebes und die Gelenksteifheit erfordern meistens die Verwendung von Rollstühlen vor dem Alter von 20 Jahren. Im Verlauf der Erkrankung kann es zu Gelenkkontrakturen (Versteifung der Gelenke, so dass Finger, Arme und Beine nicht mehr voll ausgestreckt werden können) kommen. Gerade in Phase 3, wenn die Kinder im Rollstuhl sitzen und sich wenig bewegen, sind Krankengymnastik und Bewegungsübungen sehr wichtig, um die Versteifungen der Gelenke hinauszuzögern. Ein weiteres Problem hauptsächlich in dieser Phase sind häufige Erkältungskrankheiten. Die Kinder können den Schleim in den Bronchien immer schlechter aushusten, was die Vermehrung der Keime fördert und zu vermehrten Lungenentzündungen führen kann. Auch kann Schallleitungsschwerhörigkeit durch häufige Mittelohrentzündungen entstehen. Ein typisches Phänomen bei Personen mit dem Sanfilippo-Syndrom sind die kalten Hände und Füße. Es fehlt ihnen die Fähigkeit, ihre Körpertemperatur zu regeln. Die Ursache ist eine zentralnervöse Regulationsstörung. So kann bei vielen Kindern beobachtet werden, dass die Hände und Füße abwechselnd eiskalt oder auch heiß und schweißig werden (Miebach & Wildi, 2009, 1–20).

Die Kontaktaufnahme zur Umwelt nimmt immer mehr ab, was das Erlernen einer wortlosen Kommunikation notwendig macht. Diese Phase kann unterschiedlich lang andauern. Die Symptome sind progredient resultierend in Demenz und schwerer Körperbehinderung. Die Mortalität tritt in der Regel zwischen dem zweiten oder dritten Lebensjahrzehnt ein, aufgrund von Infektionen der Atemwege. Erwachsene mit milderen Ausprägungen dieses Syndroms haben eine längere Lebenserwartung und überleben in der Regel das vierte Lebensjahrzehnt.

12.16 Smith-Lemli-Opitz-Syndrom

Inzidenz	Ätiologie	Geistige Behinderung
1:20000–40000	autosomal rezessiv (11q12–q13)	leicht bis sehr schwer

Phänotyp

Das Smith-Lemli-Opitz-Syndrom ist eine Stoffwechselstörung, bei der ein anormaler Metabolismus von Cholesterin aufgrund eines niedrigeren Niveaus von 7-Dehydrocholesterol Reduktase (7DHC; Cholesterin-Vorstufe) stattfindet. Folglich werden das Wachstum und die Entwicklung beeinträchtigt. Es scheint, als ob dieses Syndrom dreimal häufiger bei Männern vorkommt. Dies kann jedoch die Tatsache widerspiegeln, dass das Syndrom bei Männern leichter nachweisbar ist. Die Merkmale dieses Syndroms umfassen: typische Fazies, Hypertonie (obwohl zunächst Hypotonie), Wachstumsstörung, psychomotorische Retardierung, wiederkehrende Infektionen, Mikrozephalie und angeborene Anomalien der meisten großen Organe, einschließlich der rektalen und Harn-Wege und der äußeren Genitalien (de Die-Smulders & Frijns, 1992). Die Lebenserwartung hängt von dem Schweregrad der Fehlbildungen und der Behandlung ab. Einige Personen mit dem Smith-Lemli-Opitz-Syndrom sterben in der Kindheit, aber die milderen Ausdrucksformen des Phänotyps haben eine fast normale Lebenserwartung.

12.17 Smith-Magenis-Syndrom

Inzidenz	Ätiologie	Geistige Behinderung
1:25000–50000	partielle/vollständige Löschung Band 17p11.2	leicht bis schwer

Phänotyp

Die typische Darstellung von Smith-Magenis-Syndrom umfasst Kleinwuchs und Mikrozephalie; charakteristische Gesichtszüge mit prominenter Stirn, schrägen

Lidachsen, weitem Augenabstand, große Ohrmuscheln, vorspringendem Kinn; weitere Körpermerkmale sind plumpe Hände, Klinodaktylie, Vierfingerfurche und Syndaktylie. Probleme durch Lippen-Kiefer-Gaumenspalte, Herzfehler und Anomalien der Nieren kommen vor. Epileptische Anfälle sind nicht selten (Neuhäuser, 2007, 191). Probleme beim Hören (als Folge häufiger Infektionen) und Sehen werden vermehrt beobachtet, wie auch das Auftreten einer Skoliose. Über das vermehrte Auftreten der folgenden Verhaltensauffälligkeiten wird berichtet: hyperaktives, impulsives und selbstverletzendes Verhalten (Allanson et al., 1999; Neuhäuser, 2007). Nach Neuhäuser (2007, 192) tritt eine eigenartige stereotype Verhaltensweise vor allem bei Erregung auf: Die Hände werden aneinander, die Arme an den Körper gepresst, als wollte man sich selbst umarmen. Schwere Schlafstörungen kommen häufig vor. Es wird berichtet, dass das Melatonin wirksam bei der Behandlung von Schlafstörungen ist. Medizinische Komplikationen bestehen bei einem Viertel dieser Patienten, darunter vor allem Hypothyriodie, Immunglobulin-Mangel und angeborene Herzfehler (Allanson et al., 1999). Die Lebenserwartung ist normal (O'Brien & Yule, 1995).

12.18 Tuberöse Sklerose

Inzidenz	Ätiologie	Geistige Behinderung
1:10 000–1:30 000	Autosomal dominant entweder beim Chromosomen 9q34.3 (TSC1) oder 16p13.3 (TSC 2)	Bei 50 % geistige Behinderung, in der Regel schwer bis sehr schwer

Phänotyp

Für die europäische Allgemeinbevölkerung wird eine Prävalenz von 8,8/100 000 angenommen. Tuberöse Sklerose oder das Bourneville-Pringle-Syndrom ist eine nichtdegenerative Multisystemerkrankung und in 50–60 % der Fälle durch eine spontane Neumutation bedingt. Das autosomal dominant vererbte neurokutane Syndrom (Bourneville-Pringle, Epiloia) führt zu Differenzierungsstörung vor allem in Geweben ektodermaler Herkunft. Bei bildgebender Diagnostik (CT, MRT) werden fast immer verkalkende Gliaknötchen an den Ventrikelwänden nachgewiesen (Neuhäuser, 2007, 189). Die körperlichen Symptome umfassen weiße, depigmentierte blatt- oder lanzettförmige Flecken (white spots), Tumore im Zentralnervensystem mit Verkalkungen, Hautveränderungen und Tumore an Finger- und Fußnägeln sowie an Niere, Herz und Lunge (Freitag, 2005, 345–346). Etwa 95 % der erwachsenen Patienten mit Tuberöser Sklerose haben diese sehr charakteristischen Anomalien (Faziale Angiofibrome, Koenen-Tumoren (sub- und periunguale Fibrome), fibröse Plaques auf Stirn und Kopfhaut, in der Niere Angiomyolipome, subependymale Knötchen oder multiple kortikale Knollen und

Hamartome der Netzhaut). Schulz (2001) nennt folgende Augen-Symptome, die bei Menschen mit Tuberöser Sklerose mehr als normal (alterskorrigiert) vorkommen: kongenitale Tumore der Retina, depigmentierte Aderhautherde, Optikusatrophie und Stauungspapille. Häufig (60 %) besteht eine Epilepsie. Sie ist meist generalisiert und schwer zu kontrollieren.

Bei Kindern können die genannten Symptome sehr diskret sein. Erst durch die genaue Diagnose wird es möglich, die pathologischen Veränderungen (neurologische, renale, kardiale und manchmal pulmonale), die auch die hauptsächlichen Todesursachen sind, zu finden und zu behandeln. Forschungsergebnisse lassen vermuten, dass pulmonale Lymphangioleiomyomatose bei Frauen mit Tuberöser Sklerose üblich ist (Costello et al., 2000). Typische Verhaltensstörungen bei den Betroffenen sind tiefgreifende Entwicklungsstörungen wie der frühkindliche Autismus, expressive Sprachstörung, Schlafstörungen, Wutausbrüche, aggressives, hyperaktives und oppositionelles Verhalten, Trennungsangst und Ausscheidungsstörungen (Backes et al., 2000; Berg, 1999). Die Therapie ist überwiegend symptomatisch (Antiepileptika, Verhaltenstherapie, Frühförderung). Die Lebenserwartung ist abhängig von der Schwere und Lage der zerebralen und peripheren Läsionen. Bei schwerer Mehrfachbehinderung muss mit Progredienz gerechnet werden, wegen des Tumorrisikos sind regelmäßig Kontrollen nötig (Neuhäuser, 2007, 189). Erkrankungen der Nieren und Hirnläsionen sind die häufigsten Todesursachen.

12.19 Williams-Beuren-Syndrom

Inzidenz	Ätiologie	Geistige Behinderung
1 : 10 000–50 000	tritt meist sporadisch auf; Mikrodeletion auf Chromosomen 7q11.23	leicht bis schwer

Phänotyp

Ursache des Williams-Beuren-Syndrom (WBS) ist eine Deletion bei 7q11.23 und betrifft ein für die Bildung von Bindegewebe wichtiges Elastin-Gen. WBS ist eine neurologische Entwicklungsstörung, die bei Säuglingen durch schwere Probleme bei der Nahrungsaufnahme mit Erbrechen und Nierenfunktionsstörungen, Gedeihstörungen und typische Fazies auffällt. Kennzeichnende Symptome sind Kleinwuchs, Mikrozephalie und »Elfengesicht«: längliche Kopfform, kurze Lidspalten, sternförmiges Irismuster, Schielen, flache und schmale Nasenwurzel, Stupsnase, Pausbacken im Kindesalter, großer Mund mit vollen Lippen, meist offener Mund, Zahnanomalien (Milchzähne sind in der Regel auffallend klein), kleines Kinn und prominente Ohrläppchen. Die Stimme ist tief und rauh. Bei blauen Augen sind oft weißliche, radspeicherartige Einschlüsse in der Iris sichtbar.

In ihrem Sozialverhalten sind Menschen mit Williams-Beuren-Syndrom besonders sensibel, freundlich und offen gegenüber fremden Personen. In einigen Situationen kann dies als Distanzlosigkeit erfahren werden, bietet aber auch Gefahren des sozialen und sexuellen Missbrauchs. Zu den Verhaltensauffälligkeiten gehören Überaktivität, Aufmerksamkeitsprobleme, Ängstlichkeit und Geräuschempfindlichkeit.

Das Herz-Kreislauf-System ist mit Herzfehler und vor allem Verengung großer Arterien oft stark betroffen. Häufig wird die Diagnose einer typischen Verengung der Hauptschlagader in unmittelbarer Nähe des Herzens (supravalvuläre Aortenstenose) gestellt, die isoliert oder in Kombination mit Gefäßverengungen in den Lungenarterien (peripheren Pulmonalstenosen) oder einem Loch in der Herzscheidewand (Ventrikelseptumdefekt) auftreten kann. Auch wenn in jüngeren Jahren die Untersuchung einen eher geringen Befund ergab, kann der Zustand der Herzgefäße sich mit der Zeit verändern. Veränderungen der Gefäße können auch in anderen Organen (Nieren, Blase, Magen, Darm) oder im Bindegewebe- und Skelettsystem auftreten. Vor allem die Herz-Kreislauf-Probleme können zu einem vorzeitigen Tod führen. Die Nierenfunktion nimmt altersbedingt ab, die Magen-Darm-Komplikationen verbessern sich jedoch mit zunehmendem Alter (Howlin et al., 1998). Jugendliche entwickeln häufig eine seitliche Verbiegung der Wirbelsäule (Skoliose). Ein artieller Bluthochdruck ist bei Kindern mit Williams-Beuren-Syndrom häufig anzutreffen. Hyperkalzämie kommt viel vor und kann schon in den ersten Lebensjahren auftreten. Diese Phase kann mit Erbrechen und/oder Verstopfung einhergehen. Hier ist in Einzelfällen eine kalziumarme Diät angezeigt. Hypotonie und eine Beeinträchtigung des Hörvermögens durch mehrfach auftretende Mittelohrentzündungen (Otitis media) sind beeinträchtigende Faktoren für die Motorik und Wahrnehmung, und Menstruationsbeschwerden kommen häufig vor. Schulz (2001) nennt folgende Augen-Symptome, die mehr als normal (alterskorrigiert) vorkommen: Iris estellatas, Strabismus convergens und Tortuositas vasuorum am Fundus. Aber auch Weitsichtigkeit (Hyperopie) wird relativ häufig in Verbindung mit Williams-Beuren-Syndrom festgestellt.

Entwicklungsverläufe: Kinder mit Williams-Beuren-Syndrom haben eine allgemeine Entwicklungsverzögerung, wobei neben den kognitiven Funktionen auch fast alle anderen Entwicklungsbereiche (z. B. Motorik und Sprache) betroffen sind. Einige Studien zur geistigen Entwicklung dieser Kinder zeigen ein Leistungsprofil mit individuellen Leistungsschwächen (z. B. Rechnen, Zeichnen, räumliche Wahrnehmung), aber durchaus auch von Leistungsstärken (z. B. Sprache, Musikalität; Romm & Sarimski, 2008). Sie verfügen in vielen Fällen über ein differenziertes Vokabular und grammatische Fähigkeiten und gestalten Erzählungen oft durch lautmalerische Äußerungen und Betonungen so aus, dass sie sehr sprachgewandt wirken. Ihre Redewendungen und Äußerungen täuschen jedoch nicht über ihr wahres Verständnis hinweg. Mit einfachen visuell-räumlichen Wahrnehmungsaufgaben sind sie schnell überfordert. Der Erwerb abstrakter Konzepte, mathematischer Fähigkeiten und das Schreiben fällt ihnen schwer.

Das Wachstum der Kinder verläuft häufig entlang der 3. Perzentile. Wenn sie ausgewachsen sind, wird die Endgröße etwa um 10 cm unterschritten. Bei Mädchen mit Williams-Beuren-Syndrom werden in der Phase der Pubertät zwei Gruppen beobachtet. Eine mit zeitgerechter Pubertätsentwicklung und eine mit sehr früher oder sogar vorgezogener (vor dem 8. Lebensjahr) Pubertät, welche eventuell mittels Hormontherapie begleitet werden kann.

12.20 Wolf-Hirschhorn-Syndrom

Inzidenz	Ätiologie	Geistige Behinderung
1:50 000	partielle Deletion 4p16.3	schwer bis sehr schwer

Phänotyp

Das Wolf-Hirschhorn-Syndrom wird durch eine Reihe von angeborenen körperlichen und neuromuskulären Störungen wie Mängel der Nierenfunktion, Herzfehler, Hypotonie und häufige Probleme der Atemwege gekennzeichnet. Weitere Merkmale sind Mikrozephalie, charakteristische Gesichtszüge, Krampfanfälle und Wachstumsretardierung (Battaglia et al., 1999). Viele der genannten Probleme erhöhen die Anfälligkeit für Infektionen der Atemwege. Die Lebenserwartung ist abhängig von der Anzahl und Schwere der Fehlbildungen. Es besteht eine hohe Prävalenz von Aspirationspneumonie, die oft kontinuierliche Antibiotika-Therapie erfordert. Etwa ein Drittel der Kinder stirbt vor dem zweiten Lebensjahr (SSBP, 2000) als Folge einer Herzinsuffizienz oder Bronchopneumonie. Allerdings gibt es auch Erwachsene, die 30 Jahre oder älter werden. Das Wolf-Hirschhorn-Syndrom kommt doppelt so häufig bei Frauen als bei Männern vor.

12.21 X-chromosomaler Hydrozephalus

Inzidenz	Ätiologie	Geistige Behinderung
1:30 000	Mutationen im Gen Xq28 mit Codierung für L1 (ein neurales Zelladhäsionsmolekül)	schwer

Phänotyp

X-chromosomaler Hydrozephalus ist die häufigste Form des Hydrozephalus mit einem Anteil von 2–15 % der geborenen Jungen (Kenwrick et al., 1996). Der Verlauf des Syndroms ist abhängig von den medizinischen Komplikationen (Schrander-Stumpel & Fryns, 1998). Typische Merkmale dieses Syndroms sind adduzierte Daumen, typische Fazies, Skoliose, Krampfanfälle, angeborene Ataxie, Hydrozephalus, Missbildungen des Nervensystems, Querschnittslähmung und geistige Behinderung. Kinder, bei denen Hydrozephalus pränatal diagnostiziert wurde, haben potentiell eine schlechtere Prognose (ebd.). Bei Personen mit X-chromosomalem Hydrozephalus kommt es zu einer Anhäufung von Cerebrospinalflüssigkeit, welche den intrakraniellen Druck erhöht, was zu früher Sterblichkeit führen kann (Kenwrick et al., 1996). Der intrakranielle Druck kann durch das Einführen von chirurgischen Shunts reduziert werden, wodurch die Lebenserwartung steigt (ebd.).

13 Ungleichheit in der medizinischen Versorgung

»Diagnose ist die ärztliche Vermutung darüber, was den Krankheitszustand mit dem
geringsten Schaden für den Patienten am besten verlängert.«
(Ambrose Gwinnett Bierce, 1842–1914, US-amerikanischer Journalist und Satiriker)

13.1 Determinanten für Gesundheitsunterschiede

In einem wegweisenden Diskussionsdokument analysierte Whitehead (1990) in
Großbritannien die Bedeutung von Gesundheitsunterschieden und -ungleichhei-
ten in der Gesellschaft. Sie konnte aufzeigen, dass Nachteile der Gesundheit eng
mit schlechten Ergebnissen auf einer Reihe von Gesundheitsindikatoren zusammenhingen, und identifizierte sieben wichtige Determinanten für Gesundheitsunterschiede:

1. natürliche biologische Variation,
2. frei gewähltes gesundheitsschädigendes Verhalten (z.B. Teilnahme an bestimmten Sportarten und aktives Rauchen),
3. vorübergehender Vorteil für eine Gruppe, wenn sie als Erste gesundheitsför-
   derndes Verhalten annimmt,
4. gesundheitsschädliches Verhalten, wobei die Wahl von Lebensstilen stark eingeschränkt ist,
5. Kontakt mit ungesunden, stressigen Lebens- und Arbeitsbedingungen,
6. unzureichender Zugang zu grundlegenden Gesundheitsdiensten und anderen
   öffentlichen Diensten und
7. Selektion und gesundheitsbezogene soziale Mobilität mit der Tendenz für körperlich schwache Menschen, durch lang anhaltende Krankheit oder Behinderung die soziale Leiter nicht zu besteigen oder von ihr herunterzufallen.

Whiteheads Liste verdeutlicht die Komplexität und wechselseitige Abhängigkeit
von gesundheitsrelevanten Faktoren, die sowohl Konzepte der gesundheitlichen
Ungleichheit wie auch der Gesundheitsunterschiede umfassen. Eine große Anzahl
von Studien bestätigt markante Unterschiede in der Gesundheit zwischen Menschen mit geistiger Behinderung und der allgemeinen Bevölkerung (Horwitz et
al., 2000; US Public Health Service, 2001; Fisher & Kettl, 2005; Ouellette-Kuntz,
2005; Krahn et al., 2006). Der schlechtere Gesundheitszustand von Menschen

mit geistiger Behinderung wird einer Kombination von Faktoren zugeschrieben, nämlich:

- der genetischen Veranlagung für bestimmte Erkrankungen,
- weniger günstige soziale Verhältnisse,
- Probleme bei der Kommunikation (schriftlich und mündlich),
- Zögern oder Unfähigkeit, allgemeine und spezielle gesundheitliche Vorsorge und Versorgung zu nutzen,
- Ausschluss aus öffentlichen Gesundheitsaufklärungskampagnen und
- Wohnverhältnisse, die Inaktivität und einen ungesunden Lebensstil fördern.

Die Diskriminierung in deutlicher oder versteckter Form von Menschen mit Behinderungen durch Verstrecker von Gesundheitsleistungen ist nicht auszuschließen. Nach dem Erkenntnisstand von Einstellungsforschern unterscheiden sich Angehörige von Gesundheitsberufen kaum in ihrer Haltung gegenüber Menschen mit Behinderung von der übrigen Bevölkerung (Gembris-Nübel, 2004). Die Einstellungen von Professionellen können manchmal sogar negativer sein (Rothe & Süß, 2003). Auf Menschen mit geistiger Behinderung reagierten Pflegende in einem Allgemeinkrankenhaus sehr viel ablehnender als auf körperbehinderte oder alte Menschen. Sie fühlten sich nicht in der Lage, mit ihnen zu kommunizieren (Fitzsimmons & Barr, 1997).

In diesem Buch haben wir an verschiedenen Stellen feststellen müssen, dass für viele der genannten Erkrankungen (psychisch-neurologische und physische) es große Unterschiede im Gesundheitszustand zwischen Menschen mit geistiger Behinderung im Vergleich zur allgemeinen Bevölkerung gibt. Diese Unterschiede sind schon oft bei der Geburt vorhanden (▶ Kap. 12) oder entwickeln sich im Kindes- und Jugendalter (▶ Kap. 6). Wie bei den neurologischen Problemen (Epilepsie, Demenz) festgestellt werden kann, aber auch für Seh- und Hörprobleme gilt, ist es nicht nur eine Lebensphase, in der die Unterschiede auftauchen, sondern können in der Altersphase neue Probleme auf den früheren aufgepfropft werden. Die Unterschiede hinsichtlich der Seh- und Hörstörungen mit der allgemeinen Bevölkerung sind systematisch und signifikant, was die Gesamt-, alterskorrigierten und ursachenspezifischen Prävalenzraten betrifft. Diese Raten sind viel höher und steigen mit zunehmendem Alter, und die Personen, die mit ihnen im täglichen Kontakt stehen (Familienmitglieder und Personal), sind vielfach ungenügend sensibel und informiert und zu unerfahren, um einem Rückgang im Funktionieren festzustellen und effektiv einzugreifen. Besonders betroffen durch hohe Krankheitsraten, Multimorbidität und Polypharmazieraten wie durch Nachlässigkeit bei der Begleitung sind ältere Erwachsene und Personen mit schweren und mehrfachen Behinderungen.

In der Fachliteratur wird viel auf Systemfehler, fehlende Finanzierung und Probleme in Erfahrung und Ausbildung von Ärzten mit der Zielgruppe hingewiesen, viel weniger aber auf wesentliche Unterschiede zwischen dieser Klientengruppe und Ärzten im Wissen der humanen Biologie und den kommunikativen Kompetenzen. Erst im Gespräch mit dem Arzt wird oft der kulturelle und soziale Abstand (cultural lag) mit diesen Personen deutlich und fühlbar. Obwohl die Gesprächspartner in der Arztpraxis größtenteils gemeinsame Ziele haben, gibt es oft keine gemeinsame

Kommunikation, es treffen Sprachäußerungen aus zwei Subkulturen aufeinander, nämlich die Sprache, Werte und Vorstellungen von Menschen mit geistiger Behinderung und die der Ärzte. So können Personen mit geistiger Behinderung ihre Gesundheit, ihre Probleme damit und die Konsequenzen für den Alltag auf einer anderen Ebene erleben und ausdrücken als Ärzte und andere Gesundheitsanbieter.

Dieses Gesundheits-Differential zwischen behinderten Menschen und Professionellen im Gesundheitswesen kann auf zwei Weisen betrachtet werden, nämlich einerseits als soziale Ungleichheit im Gesundheitsbereich (health inequality) und andererseits als Unterschiede im Gesundheitsstatus (health disparities). In Kapitel 9 wurden in dieser Hinsicht einige Unterschiede im Gesundheitsstatus für psychische Probleme, in Kapitel 10 Unterschiede in Risikofaktoren für physische Erkrankungen und in Kapitel 11 Unterschiede in Gesundheitsstatus hinsichtlich einiger körperlicher Krankheiten im Vergleich mit der Gesamtbevölkerung besprochen.

Beide Themen, Unterschiede in Gesundheitsstatus und soziale Ungleichheit im Gesundheitsbereich, werden immer wichtiger in der Gesundheitspolitik (Graham, 2002). So versucht man zunehmend, Indikatoren zu formulieren, die sowohl relevante Gesundheitsunterschiede als auch Zugangsbarrieren valide und reliabel empirisch erfassen können, um regionale, ethnische und behinderungsspezifische Unterschiede innerhalb von und zwischen Ländern zu erkunden. Sie können auch als Indikatoren und Effektparameter von gesundheitspolitischen Maßnahmen dienen, um die Wirksamkeit für Subgruppen der Bevölkerung zu untersuchen.

13.2 Das europäische POMONA-Projekt

Gesundheitsindikatoren bieten somit wertvolle Informationen zu Gesundheit und Gesundheitsrisiken einer Bevölkerung bzw. einer Teilgruppe der Bevölkerung, wie z. B. über Prävalenzraten von Herz- oder Krebserkrankungen und Risikofaktoren in der Form von Prozentsätzen von Jugendlichen, die regelmäßig rauchen, Alkohol gebrauchen oder adipös sind. Beim Vergleich solcher Prävalenz- oder Inzidenzdaten mit landesweiten oder europäischen Richt- und Planungswerten können eventuelle Ungleichheiten für Subgruppen der Bevölkerung oder zwischen Ländern erfasst und Planungsziele evaluiert werden. Gesundheitsindikatoren können sich auch auf Strukturen des Gesundheitssystems oder den Gebrauch von Gesundheitseinrichtungen durch bestimmte Bevölkerungsgruppen beziehen. Im Allgemeinen zielen Gesundheitsindikatoren auf europäischer Ebene darauf ab, die Gesundheitssituation, die Strukturen des Gesundheitssystems sowie den Zugang zu Gesundheitseinrichtungen zwischen den einzelnen Mitgliedsländern vergleichbar zu machen. Keine der durch die Europäische Kommission finanzierten Untersuchungen zu Gesundheitsindikatoren bezog sich ganz oder teilweise auf Menschen mit geistiger Behinderung. Auch das großangelegte Projekt ECHI (European Community Health Indicators 1998–2004) richtete sich auf die Durchschnittsbevölkerung und nur auf einige Personengruppen mit körperlichen chronischen Erkrankungen, wie. z.B. Menschen mit Parkinsonkrankheit (Kramers et al., 2003).

Das Konsortium für das europäische POMONA-Projekt bestand aus Organisationen aus 14 Ländern, darunter die Fakultät Rehabilitationswissenschaften der TU Dortmund für Deutschland und die Fakultät für Psychologie der Universität Wien für Österreich. Projektziel war die Formulierung, Entwicklung und Testung von Gesundheitsindikatoren für Menschen mit geistiger Behinderung. Sowohl POMONA I (2002–2005) als auch POMONA II (2005–2008) wurden als Entwicklungsprojekt durch die Europäische Kommission finanziert. In POMONA I wurde eine Reihe von Gesundheitsindikatoren (▶ **Tab. 2**) formuliert, die als spezifisch für Menschen mit geistiger Behinderung angesehen werden.

Tab. 2: Gesundheitsindikatoren für Menschen mit geistiger Behinderung (POMONA, 2013)

Demographie	Gesundheitsstatus
• Prävalenz • Wohnverhältnisse • Tagesbeschäftigung • Einkommen/sozioökonomischer Status • Lebenserwartung	• Epilepsie • Orale Gesundheit • Body Mass Index • Mentale Gesundheit • Wahrnehmung • Mobilität
Gesundheitsdeterminanten	**Gesundheitssystem**
• Physische Aktivität • Herausforderndes Verhalten • Medikation	• Hospitalisierung • Gesundheitschecks • Gesundheitsförderung • Training von Menschen in Gesundheitsberufen

In POMONA II wurden die erstellten Gesundheitsindikatoren operationalisiert durch einen Fragebogen mit psychometrisch bewährten Variablen für die verschiedenen Gesundheitsindikatoren (Walsh et al., 2008; Walsh, 2005). Das Instrument für das Messen der Gesundheitsindikatoren (P15) ist auf der Website des POMONA-Projektes (POMONA, 2013) zu finden. Auch sind dort als Endbericht die Total-Resultate für die teilnehmenden EU-Länder präsentiert. Mehr spezifische Ergebnisse zu Ungleichheiten in der medizinischen Versorgung/Begleitung wurden in Artikelform publiziert (Perry et al., 2010; Veenstra et al., 2010; Haveman et al., 2011; Martinez-Leal et al., 2011).

13.3 Soziale Ungleichheit von behinderten Menschen im Gesundheitsbereich

Es gibt immer noch deutliche Hinweise auf das Bestehen von Unterschieden im Gesundheitsstatus im Nachteil für Menschen mit geistiger Behinderung. Einige davon sind unvermeidlich und oft schon ab der Geburt vorhanden. Eine Anzahl von solchen syndromspezifischen Risiken und Erkrankungen wurde in Kapitel 12 beschrieben. In einer Gesellschaft, die sich solidär erklärt und aufstellt für diese Menschen und ihnen durch das Grundgesetz und die UN-Konvention die gleichen Rechte einräumt im Zugang zum Gesundheitswesen, dürften Unterschiede im Gesundheitsstatus nicht in sozialer Ungleichheit im Gesundheitsbereich resultieren. Dies gilt u. a. für eine Reihe von vermeidbaren gesundheitlichen Bedingungen, die in der Regel unbehandelt bleiben bei Menschen mit geistiger Behinderung.

Viele der gesundheitlichen Probleme bei Menschen mit geistiger Behinderung werden nicht erkannt, zu spät diagnostiziert oder unzureichend begleitet (Webb et al., 1999; Baxter et al., 2006). So führten Webb und seine Kollegen in Neuseeland ein Gesundheit-Screening bei 1311 Menschen mit geistiger Behinderung durch und stellten fest, dass 73 % dieser Menschen gesundheitsrelevante Maßnahmen benötigten, variierend von der Überprüfung langjähriger Medikation bis zur Chirurgie von bisher unerkannten Krebsfällen. Baxter und seine Kollegen aus Großbritannien (2006) führten umfassende Gesundheits-Checks für 190 Erwachsene mit geistiger Behinderung durch und fanden bei 51 % bisher unbekannte medizinische Probleme, die behandelt werden mussten. Erkenntnisse wie diese bestätigen die Auffassung von Betreuern/Eltern wie auch von Menschen mit geistiger Behinderung, dass das bestehende Gesundheitssystem, wobei das Prinzip gilt, dass der Patient selbst den Kontakt zum Arzt initiiert, nicht wirkt. Es führt für Menschen mit geistiger Behinderung zu einem erhöhten Risiko für Erkrankungen, die unentdeckt und unerkannt bleiben. Auch die vier deutschen Bundesverbände für Behindertenhilfe formulierten in 2001 ihre Sorgen über verschiedene Qualitätsstandards für die medizinische Begleitung von Menschen mit Behinderungen. Die vier Fachverbände sind vereint in der Sorge um

»die Unzulänglichkeit des gegenwärtigen Niveaus gesundheitlicher Versorgung der Zielgruppe im medizinischen Regelversorgungssystem und die Unzulänglichkeit gesundheitsbezogener Leistungen und die mangelhafte Verankerung derselben in den Handlungskonzepten und Qualitätsstandards der Dienste und Einrichtungen der Behindertenhilfe infolge des Fehlens handlungsleitender umfassender Konzepte von Gesundheit und gesundheitsbezogenen Leistungen und infolge unzulänglicher Rahmenbedingungen der Finanzierung. Mit Sorge nehmen die vier Fachverbände wahr, dass z. B.

- bei Menschen mit geistiger und mehrfacher Behinderung oft Symptome von Krankheiten und Behinderungen noch nicht angemessen verstanden und eingeordnet werden und dadurch angemessene therapeutische und pädagogische Maßnahmen unterbleiben,
- für Menschen mit geistiger Behinderung oft nicht das Mögliche und Erforderliche getan wird, um die Folgen von Behinderung im Bereich von Mobilität, Kommunikation und Alltagsaktivitäten mit grundsätzlich verfügbaren Methoden und Mitteln zu vermindern,
- bei Menschen mit Lern- oder geistiger Behinderung zu wenig für die Minderung von Kommunikationsstörungen und Verhaltensauffälligkeiten getan wird, um ihre faktischen Integrationshemmnisse zu überwinden,
- bei Menschen mit geistiger und mehrfacher Behinderung oft Prävention und rechtzeitige Behandlung vermeidbarer gesundheitlichen Störungen (z. B. Hauterkrankungen, Dekubitus, Bettlägerigkeit) unterbleiben,

- *bei Menschen mit schwererer geistiger und mehrfacher Behinderung häufig das aktivierende Potential von Pflege mit dem Ziel von individueller Förderung nicht genug ausgeschöpft wird,*
- *Menschen mit geistiger und mehrfacher Behinderung oft erst verspätet oder qualitativ unzureichend mit Heil- und Hilfsmitteln (Arzneimittel, Krankengymnastik, Brillen, Hörgeräte usw.) versorgt werden,*
- *für Menschen mit geistiger und mehrfacher Behinderung noch keine hinreichenden Konzepte zum aktiven Umgang mit altersbedingten körperlichen und psychischen Störungen bestehen, um Pflegeabhängigkeit möglichst lange hinauszuzö-gern,*
- *Menschen mit geistiger und mehrfacher Behinderung von sozialer und beruflicher Rehabilitation ausgeschlossen sind, wenn ihre körperlichen Beeinträchtigungen und Verhaltensauffälligkeiten nicht angemessen rehabilitationsmedizinisch oder*
- *rehabilitationspsychologisch behandelt werden,*
- *Menschen mit geistiger und mehrfacher Behinderung notwendige Krankenhausbehandlungen vorenthalten oder unverantwortlich abgekürzt werden,*
- *Menschen mit geistiger und mehrfacher Behinderung Benachteiligungen im ambulanten Gesundheitswesen hinnehmen müssen.« (Bundesverbände für Behindertenhilfe, 2001, 7–8)*

Es scheint, dass in der Dekade danach viele Probleme noch immer bestehen. Nach zehn Jahren werden einige zentrale Forderungen durch die Fachverbände noch einmal wiederholt:

»In der Analyse der Gesundheitsversorgung für erwachsene Menschen mit Behinderungen in Deutschland zeigen sich insbesondere folgende Probleme:

- *Mangelnde Kenntnisse der Krankheitsbilder, -verläufe und -symptome, die sich bei Menschen mit geistigen oder mehrfachen Behinderungen finden, sowie ihrer Behandlungsmöglichkeiten, und zwar bei Ärztinnen und Ärzten und sonstigen Angehörigen der Gesundheitsberufe*
- *Das Fehlen spezialisierter Gesundheitsdienste für spezifische und komplexe Bedarfslagen (vergleichbar mit seltenen Erkrankungen)*
- *Ambulante und stationäre Einrichtungen des Gesundheitswesens sind auf die besonderen Bedarfe nicht ausreichend vorbereitet und eingerichtet (Erhöhter Zeitbedarf, persönliche Assistenzen, verständnisvoller Umgang etc.)*
- *Unzureichende Verfügbarkeit, Erreichbarkeit und Zugänglichkeit von Gesundheitsleistungen*
- *Unzureichende Versorgung mit Hilfs-, Heil- und Arzneimitteln*
- *Unzureichende und unabgestimmte Beratung sowie mangelnde Berücksichtigung medizinischer Möglichkeiten zur Förderung der Teilhabe*
- *Schwierigkeiten in der Kommunikation mit dem Menschen mit geistiger Behinderung und seinen Begleitpersonen.*

Dies führt insgesamt zu einer unzureichenden Versorgung von erwachsenen Menschen mit geistiger und mehrfacher Behinderung. Im Gegensatz dazu ist die Versorgung im Kindes- und Jugendalter über Kinderärztinnen und -ärzte, Frühförderstellen und sozialpädiatrische Zentren sowie durch besondere Regeln zur Verordnung und Finanzierung von Gesundheitsleistungen besser gewährleistet.« (Fachverbände für Menschen mit Behinderungen, 2011, 2)

Die UN-Behindertenrechtskonvention ist ein wichtiges gesetzliches Dokument, in dem die Rechte auf medizinische Begleitung und Versorgung formuliert sind und das eingesetzt werden kann, um Ungleichheiten entgegenzuwirken. So werden in der Behindertenrechtskonvention in Art. 25 Standards für die gesundheitliche Versorgung formuliert, wobei die Vertragsstaaten das Recht von Menschen mit Behinderungen das erreichbare Höchstmaß an Gesundheit ohne Diskriminierung aufgrund von Behinderung anerkennen. Zusätzlich fordert Art. 26 gesundheitsbezogene Maßnahmen, die behinderte Menschen in die Lage versetzen, ein Höchstmaß an Unabhängigkeit sowie die volle Teilhabe und Teilnahme an allen Aspekten des Lebens zu erreichen und zu bewahren. Um dieses Ziel zu erreichen, sollen umfassende Habilitations- und Rehabilitationsdienste und -programme, insbesondere auf dem Gebiet der Gesundheit, im frühestmöglichen Stadium beginnen, auf einer multidisziplinären Bewertung der individuellen Bedürfnisse und Stärken beruhen und behinderten Menschen so gemeindenah wie möglich zur Verfügung stehen.

Die Umsetzung in bestehendes, geltendes Recht ist nicht lückenlos, wie eine Reaktion der Fachverbände für Menschen mit Behinderung (2001) zeigt: Während das SGB IX die Rehabilitation und Teilhabe behinderter Menschen umfassend zum Thema macht, werden im SGB V die besonderen Bedarfe behinderter Menschen nur allgemein in § 2a SGB V (Leistungen an behinderten und chronisch kranken Menschen) angesprochen: »Den besonderen Belangen behinderter und chronisch kranker Menschen ist Rechnung zu tragen.« So befürchten die Fachverbände,

> »dass unter dem Druck von Kostendämpfungsbemühungen im Gesundheit- und Sozialbereich die dringend notwendigen Entwicklungen zur Überwindung der vorstehend benannten Defizite ausbleiben und möglicherweise darüber hinaus sogar weitere Verschlechterungen zu befürchten sind. Die Fachverbände nehmen wahr, dass unter dem Vorrang der auf Leistungsabgrenzung fokussierten sozialrechtlichen Diskussion die Weiterentwicklung bedarfsgerechter Hilfeformen unterbleibt.« (ebd., 8)

Einige dieser Forderungen der Fachverbände für Menschen mit Behinderungen versucht der Gesetzgeber in dem Kostenstrukturgesetz zu realisieren. Am 1. Januar 2012 ist das Gesetz zur Verbesserung der Versorgungsstrukturen in der gesetzlichen Krankenversicherung (GKV – VStG) in Kraft getreten. Das Gesetz soll vor allem die Versorgungsqualität der Patientinnen und Patienten verbessern. Es sollen Barrieren in der medizinischen Versorgungskette zwischen den verschiedenen Leistungserbringern abgebaut werden. Neben Änderungen der Versorgungsstruktur hat der Gesetzgeber einige Neuregelungen auf den Weg gebracht, die insbesondere für schwerstkranke Verbesserungen bringen sollen. Für Menschen mit geistiger oder mehrfacher Behinderung und ihre Familien können der Bundesvereinigung Lebenshilfe (2012) nach vor allem folgende neue Regelungen wichtig sein:

Heilmittel: langfristige Genehmigung wieder möglich

Versicherte mit langfristigem bzw. dauerhaftem Behandlungsbedarf können sich auf Antrag die erforderlichen Heilmittel von der Krankenkasse für einen längeren Zeitraum genehmigen lassen. Welche Erkrankungen darunter fallen, muss der Gemeinsame Bundesausschuss noch entscheiden. Die Behandlungen müssen weiterhin vertragsärztlich verordnet werden, sie unterliegen nach ihrer Genehmigung durch die Krankenkasse jedoch nicht mehr der von vielen Ärzten gefürchteten Wirtschaftlichkeitsprüfung. Paragraf 84 Absatz 8 im Sozialgesetzbuch (SGB) V schreibt vor, bis zum 30. September 2012 bundeseinheitlich Praxisbesonderheiten für die Verordnung von Heilmitteln festzulegen, die bei den Wirtschaftlichkeitsprüfungen anzuerkennen sind.

Mehr Leistungen bei lebensbedrohlicher Erkrankung

Leistungsrechtlich wurde klargestellt, dass Versicherte mit einer lebensbedrohlichen Erkrankung, für die eine allgemein anerkannte, dem medizinischen Standard entsprechende Behandlungsmethode nicht zur Verfügung steht, eine (noch) nicht als Kassenleistung zugelassene Therapie beanspruchen können, wenn Aussicht auf Heilung oder spürbare positive Einwirkung auf den Krankheitsverlauf besteht (sogenannter off-label-use). Diese Ausnahmeregelung ist eine Umsetzung eines Beschlusses des Bundesverfassungsgerichts vom Dezember 2005. Das höchste deutsche Gericht hatte der Verfassungsbeschwerde eines Schwerstkranken gegen die Verweigerung einer Leistung der gesetzlichen Krankenversicherung stattgegeben.

Kürzere Wartezeiten auf Termin beim Facharzt

Des Weiteren sind Fachärzte künftig verpflichtet, gesetzlich Versicherten angemessen und zeitnah Behandlungstermine anzubieten. Welche Zeiten angemessen sind, muss in Verträgen gesondert geregelt werden.

Bessere zahnärztliche Versorgung von Pflegebedürftigen oder Menschen mit Behinderungen

Pflegebedürftige und behinderte Menschen sind teilweise nicht in der Lage, eine Zahnarztpraxis aufzusuchen, oder sie müssen mit erheblichem Aufwand dort hingebracht werden. Durch die Einführung einer zusätzlichen Vergütung für die erforderliche aufsuchende Betreuung durch den Zahnarzt soll insbesondere eine regelmäßige zahnärztliche Prophylaxe ermöglicht werden. Zahnärzte können zusätzlich zum Wegegeld eine gesonderte Gebührenposition abrechnen, die dem erhöhten personellen und zeitlichen Aufwand für das Aufsuchen angemessen Rechnung trägt. Anspruchsberechtigt können Versicherte sein, die einer Pflegestufe zugeordnet sind oder Leistungen der Eingliederungshilfe nach den §§ 53 und 54 SGB XII erhalten, wenn sie selbst keine Zahnarztpraxis aufsuchen können. Eine weitere Konkretisierung der Hausbesuchstätigkeit von (Zahn-)Ärzten in stationären Pflegeeinrichtungen ist im Entwurf des Pflege-Neuausrichtungsgesetzes geplant.

Neue spezialfachärztliche Versorgung

Menschen, die an seltenen Erkrankungen leiden oder an Krankheiten mit besonderen Krankheitsverläufen, sind auf eine besonders qualifizierte medizinische Versorgung angewiesen. Die qualitativ hochwertige Diagnostik und Behandlung komplexer und schwer therapierbarer Krankheitsbilder erfordern spezielles medizinisches Wissen sowie interdisziplinäre Kooperationen. Zudem kann es medizinisch sinnvoll sein, nach Entlassung aus dem Krankenhaus eine dort begonnene komplexe Behandlung ambulant weiterzuführen. Das GKV-VStG sieht daher vor, dass ein sektorenverbindender Versorgungsbereich entsteht, in dem Vertragsärzte und Krankenhäuser miteinander im Wettbewerb stehen.

Begrenzung auf komplexe, schwer therapierbare Erkrankungen

Bis die neue Versorgungsschiene greift, die kleiner ausfallen wird als zunächst geplant, wird es einige Zeit dauern. Es wird stufenweise eine ambulante spezialfachärztliche Versorgung (§ 116b SGB V) geschaffen, die Konkretisierung erfolgt durch den Gemeinsamen Bundesausschuss durch Richtlinien. Künftig muss folglich bei bestimmten Erkrankungen geprüft werden, ob eine Diagnose oder Therapie im Einzelfall ambulant, stationär oder im Rahmen der ambulanten spezialfachärztlichen Versorgung zu erbringen ist. Anspruch auf ambulante spezialfachärztliche Versorgung können nur Versicherte mit komplexen, schwer therapierbaren Krankheiten und schweren Verlaufsformen sowie seltenen Erkrankungen und Erkrankungszuständen mit entsprechend geringen Fallzahlen haben.

Entlassungsmanagement nach Krankenhausaufenthalt

Bestandteil einer stationären Versorgung im Krankenhaus ist nunmehr ein Entlassungsmanagement zur Lösung von Problemen beim Übergang in die Versorgung nach der Krankenhausbehandlung. Diese in § 39 SGB V aufgenommene Ergänzung ist zu begrüßen. Sie kann zur Lösung von Schnittstellenproblemen beitragen, die gesundheitliche Versorgung der Versicherten optimieren, und sie hilft zugleich, Kosten zu sparen. Gemäß § 112 Absatz 2 SGB V ist das Nähere über Voraussetzungen, Art und Umfang des Entlassungsmanagements in den Verträgen mit den Krankenhäusern auf der Landesebene zu regeln. Für alle Krankenhauspatienten wünschenswert wäre eine möglichst vollständige Auflistung sämtlicher Leistungen, die im Rahmen eines Entlassungsmanagements zu berücksichtigen und zu regeln sind (zum Beispiel häusliche Krankenpflege, Haushaltshilfe, Versorgung mit Heil- und Hilfsmitteln).

Die meisten Menschen, die ein Krankenhaus verlassen, sind nicht pflegebedürftig im Sinne des SGB XI. Eine nicht unerhebliche Zahl hat aber unmittelbar nach dem Krankenhausaufenthalt zeitlich befristet einen vergleichbaren Pflegebedarf. Für diese Personen könnte das Angebot einer stationären Kurzzeitpflege geeignet sein. Die bislang strikte Trennung von Gesundheit- und Pflegeleistungen erfordert hier allerdings besondere Lösungskonzepte.

Aufnahmecheck genauso wichtig

Nicht überzeugend ist überdies im Hinblick auf eine bessere Verzahnung der Sektoren (ambulant – stationär) die Begrenzung auf ein Entlassungsmanagement.

Für zahlreiche Personen kann es gleichermaßen sinnvoll sein, ein Aufnahmemanagement durchzuführen. Dies gilt in besonderem Maße für Patientinnen und Patienten, die nicht in das »Standardschema« eines Krankenhauspatienten passen, beispielsweise blinde oder gehörlose Menschen sowie Menschen mit einer geistigen Behinderung, die sich nicht oder nur unzureichend artikulieren können oder Menschen mit besonderen Verhaltensauffälligkeiten (Schumacher, 2012). Mehr zu dem neuen Gesetz ist im Internet unter www.bundesgesundheitsministerium.¬ de (Stichwort »GKV-Versorgungsstrukturgesetz«) zu finden.

14 Bedeutung und Möglichkeiten einer frühen Diagnostik für die Prophylaxe

» Es ist doch sonderbar, dass wir so viele Mittel kennen, eine Krankheit zu befördern,
und so wenige, sie zu heilen.«
(Georg Christoph Lichtenberg, Aphorismen, 147)

Nicht die Geburt des Kindes und die Periode der Unsicherheit danach ist das Schlimmste für die Eltern, weit eingreifender ist die gestellte Diagnose einer geistigen Behinderung. Bei aller Unsicherheit blieb ihnen immer noch die Hoffnung auf eventuell andere Ursachen für die Entwicklungsverzögerung. Alle Zukunftsträume, die man hatte für das Kind und für die Familie, zerfallen, andere Vorstellungen und Pläne müssen neu verfasst werden. Alle Personen, die in der Frühdiagnostik bei dieser Familie involviert sind (Ärzte, Psychologen und Pädagogen) sollten in engstem Kontakt mit der Familie stehen, wenn die Diagnose bekannt wird, um auf eventuelle Beratungswüsche der Eltern eingehen zu können. Die Frühdiagnostik ist essentieller Teil der Frühförderung. Nach einer Definition der Bundesvereinigung Lebenshilfe (1997, 9) hat Frühförderung »immer zum Ziel, im Zusammenwirken mit den Eltern und Fachleuten die Entwicklung behinderter und entwicklungsverzögerter Kinder sowie die Entfaltung ihrer Persönlichkeit anzuregen, zu unterstützen, ihre Erziehung und soziale Entwicklung zu fördern und zu helfen sie sicherzustellen«. Dieses breit formulierte Ziel der Frühförderung kann jedoch nur erreicht werden, wenn Auffälligkeiten, Beeinträchtigungen oder Entwicklungsverzögerungen möglichst früh erkannt werden.

Das Erkennen eines Entwicklungsrückstandes bei sehr jungen Kindern kann schwierig sein. Entwicklungen können sehr unregelmäßig verlaufen, mit langen Ruhepausen und einer großen Variationsbreite zwischen »normal« und »abweichend«. Eltern mit entwicklungsverzögerten Kindern fühlen sich oft unverstanden in ihren Sorgen um das Kind und haben manchmal das Gefühl, durch den Arzt nicht ernst genommen zu werden. Für Ärzte ist es manchmal schwierig im Kontakt mit den Eltern, rechtzeitig die notwendige Information zu geben. Sie verkehren in einem Dilemma: Man möchte einerseits den Eltern nicht unnötig Sorgen bereiten durch eine frühe, aber falsche Diagnose, aber andererseits auch nicht eine richtige, aber viel zu späte Diagnose geben. Für die Eltern, aber auch für den Arzt ist es nicht leicht, mit den Unsicherheiten einer Frühdiagnostik umzugehen.

Wenn es nicht bestimmte äußerliche Merkmale gibt, wie z.B. bei Kindern mit Down-, Williams- oder Prader-Willi-Syndrom, ist es relativ schwierig, eine geistige Behinderung von anderen permanenten Entwicklungsstörungen zu unterscheiden. Die Entwicklung der Sprache und der kognitiven Fähigkeiten ist eines der wichtigsten Kriterien für die Feststellung einer geistigen Behinderung. Aber Abweichungen, Verzögerungen oder Retardierungen in diesen Bereichen können auch durch andere Probleme entstehen, wie z. B. Autismus, Störungen der Sinneswahrnehmung und Hospitalismus.

In der kinderärztlichen Praxis ist man nach den Richtlinien der American Association of Pediatricians (AAP) bestrebt, die geistige Behinderung vor dem zweiten Lebensjahr festzustellen (AAP Committee on Children with Disabilities, 2001). Dies würde eine frühe und mehr spezifisch orientierte Frühförderung von diesen Kindern ermöglichen.

Die Verschiebung zu einem früheren Zeitpunkt der Identifikation einer Entwicklungsverzögerung und einer Behinderung ist durch Fortschritte in verschiedenen Gebieten möglich geworden. Wichtige Faktoren sind die Verbesserung von Screening-Tests (First & Palgrey, 1994; Frankenberg et al., 1992; Glascoe, 2002) und die technischen Innovationen der Laboratoriumsmethoden (Leonard & Dizeteux, 2002) gewesen; wodurch mehr Kinder vor dem zweiten Lebensjahr mit Frühförderung anfangen konnten.

Natürlich gibt es schon länger als drei Jahrzehnte Instrumente für die pädiatrische Praxis, mit deren Hilfe die Entwicklung des Kindes gemessen werden konnte (Meisels, 1989). Einige dieser Instrumente, wie z. B. der Denver Developmental Screening Test (DDST), der wegen seiner Kürze und Einfachheit in der Anwendung und Interpretation viel gebraucht wurde, stellten sich jedoch als wenig geeignet heraus, da sie unbefriedigende psychometrische Qualitäten besaßen. Auch war die Sensitivität der Instrumente gering (nur wenige Kinder mit Behinderungen wurden durch die Instrumente identifiziert), wodurch Kinder spät oder gar nicht zur Frühförderung überwiesen wurden (Sciarillo et al., 1986; Glascoe, 1993). Auch handelt es sich nicht um differenzierte Testverfahren (Neuhäuser, 2001, 303). In dieser Hinsicht hat sich in den letzten zehn Jahren vieles zum Positiven geändert. So wurden viele psychometrisch gültige Screening-Methoden für die frühe menschliche Entwicklung entworfen und erprobt (Aylward, 1997; Glascoe, 1993; 2002; Minkovitz et al., 1998). Auch andere Faktoren haben zu einer schnelleren Früherkennung von entwicklungsverzögerten Kindern beigetragen. Zu nennen sind in diesem Zusammenhang: das Monitoring der frühkindlichen Entwicklung durch die kommunalen Gesundheitsämter, die wachsenden Angebote der Frühförderung durch Frühförderstellen und Sozialpädiatrische Zentren, Informationen über permanente und tiefgreifende Entwicklungsstörungen in den Medien (vor allem im Internet) und ein wachsendes Interesse von Eltern für Ursachen der Behinderung sowie für Entwicklungs- und Erziehungsfragen.

Die aktuelle Forschung zu diesem Thema der Früherkennung und Frühdiagnostik lässt sich am besten am Beispiel des Fragilen-X-Syndroms aufzeigen. Das Fragile-X-Syndrom ist die häufigste erbliche Ursache einer geistigen Behinderung (Warren & Ashley, 1995). Eine frühzeitige Identifikation dieses Syndroms kann positiv zu der Frühförderung des Kindes und den Hilfen für die Familie bei der Bewältigung beitragen. Eine frühe Diagnose bietet den Eltern zudem die Möglichkeit, sich der genetischen Risiken bewusst zu werden und die Information bei der weiteren Familienplanung zu berücksichtigen. Neben der diagnostischen Funktion sind Sozialpädiatrische Zentren (SPZ) »Einrichtungen zur ambulanten Behandlung, Förderung und Rehabilitation behinderter und von Behinderung bedrohter Kinder und Jugendlicher von Geburt bis zum 18. Lebensjahr, in denen neben der medizinischen und therapeutischen Beurteilung auch eine psychosoziale Betreuung stattfinden soll« (Peterander, 2007, 320). Die über 100 SPZ betreuen vorrangig Kinder, die wegen Art, Schwere oder Dauer ihrer Erkrankung von niedergelassenen Ärzten oder interdisziplinären Frühförderstellen nicht behandelt werden können. Die Aufgaben der SPZ umfassen Krankheitsfrüherkennung, Frühdiagnostik und -behandlung sowie Rehabilitation und soziale Integration (ebd.).

Früher haben Eltern oft sehr lange warten müssen, bevor eine Entwicklungsverzögerung durch Ärzte bestätigt und als Fragiles-X-Syndrom diagnostiziert wurde. In den letzten Jahren gab es immer noch Diskrepanzen zwischen den Feststellungen der Eltern einer ernsten Entwicklungsverzögerung und der Diagnose der Kinderärzte – die Diagnose wird aber viel früher gestellt (Carmichael et al., 1999; Bailey et al., 2000; 2003).

Bailey et al. (2000) untersuchten das Phänomen der verzögerten Diagnose bei 41 Müttern von Jungen mit Fragilem-X-Syndrom. Obwohl Eltern im Durchschnitt bei ungefähr neun Monaten beunruhigt waren über die Entwicklung ihres Kindes, fand die professionelle Bestätigung der Entwicklungsverzögerung in einem Alter von 24 Monaten statt, und die Diagnose des Fragilen-X-Syndroms wurde im Durchschnitt im Alter von 35 Monaten gestellt. Ungefähr gleiche Befunde erzielte Bailey in einer späteren Studie bei einer größeren Stichprobe (N = 279) von Familien mit Kindern mit Fragilem-X-Syndrom (Bailey et al., 2003). Obwohl die Eltern durchschnittlich bei einem Alter von 12–13 Monaten beunruhigt waren über die Entwicklung, wurde die Entwicklungsverzögerung durch Kinderärzte bei ungefähr 21 Monaten festgestellt. Die Diagnose des Fragilen-X-Syndroms war im Durchschnitt im 32. Monat bekannt.

Aus einer Untersuchung von Mirrett et al. (2004) wird deutlich, dass Eltern oft unnötig lang auf die professionelle Feststellung der Entwicklungsverzögerung warten müssen. Durch eine systematische Anwendung von geeigneten standardisierten Entwicklungstests konnten Mirrett und seine Mitarbeiter parallel zu den Eltern oder sogar schon früher eine Entwicklungsverzögerung feststellen. So wurden durch den Denver-II-Test zehn von elf Jungen mit einer vollen Mutation des Fragilen-X-Gens richtig identifiziert.

Bei einer Frühdiagnose, z. B. der Zerebralparese, ist es wichtig, bei Jugendlichen und Erwachsenen die ätiologische Diagnose zu ermitteln. Ein diagnostisches Problem, das bei Jugendlichen und Erwachsenen häufig vorkommt, ist, dass die Zerebralparese richtig diagnostiziert wurde, die Ätiologie jedoch nicht bekannt ist. Wenn zum Beispiel nach Prüfung der kindlichen Entwicklung und der medizinischen Vorgeschichte (Anamnese), deutlich wird, dass die Meilensteine der Entwicklung rechtzeitig und irgendwann zwischen dem 6. und 18. Monat erreicht wurden, und dass das Kind zwischen einem und drei Jahren anfing, Regressionen der kindlichen Entwicklung und »Hände-waschende« Bewegungen zu zeigen mit Entwicklungen der Spastik im Jugendalter, ist die wahrscheinlichste Diagnose Rett-Syndrom (Moeschler et al., 1988; Rapp & Torres, 2002). Mit der Bestimmung der richtigen Ätiologie der Zerebralparese (in diesem Fall Rett-Syndrom) kann nicht nur der Person selbst besser geholfen werden, da man mehr weiß über den wahrscheinlichen Verlauf und die Komplikationen, sondern auch den Familienmitgliedern bei ihrer Unsicherheit der Familienplanung, da ein pränataler Test möglich ist (Amir et al., 1999).

Ein noch größeres Problem besteht, wenn bei einem Patienten eine Diagnose gestellt wird, z. B. Zerebralparese, wobei die Diagnose jedoch falsch ist und der Patient an einer fortschreitenden neurologischen Erkrankung leidet. Rapp & Torres (2002, 82–83) berichten über einen Fall in ihrer Praxis. Eine 40-jährige Person mit »retardierter spastischer Tetraplegie«, die als Kind mit einer Zerebralparese diagnostiziert und von zu Hause langfristig in eine Pflegeeinrichtung verlegt wurde, wurde in dieser Einrichtung durch einen der Autoren evaluiert. Bei der Person wurde ein Ausschlag auf dem Gesicht festgestellt, das typisch ist für Adenoma sebaceum. Eine Biopsie gab eine histologische Bestätigung dieser Diagnose. Es wurde bei diesem Patienten ein MRT gemacht, wobei sog. Knollen und ein großes Gliom gesehen wurden, und ein Computer-Tomographie-Scan (CTS) der Niere ergab ein Angiomyolipom. Alle diese Befunde sind Symptome der Tuberösen Sklerose (▶ Kap. 12.18) und haben therapeutische Implikationen sowie Konsequenzen für medizinische Überwachung und Therapie. In diesem Fall, konnte erst sehr spät eine korrekte Diagnose gestellt werden (Tuberöse Sklerose anstatt Zerebralparese), wobei andere Merkmale gefunden wurden, die Teil eines genetischen Syndroms sind und die andere Maßnahmen erfordern (Rapp & Torres, 2002).

14.1 Pränataldiagnostik

Aus medizinischer Sicht stehen schwangeren Frauen und Familien verschiedene Untersuchungen zur Vorsorge und zur Wahrung der Gesundheit eines Kindes zur Verfügung. Die Pränataldiagnostik erfüllt in diesem Zusammenhang eine besondere Rolle, da sie nicht den Schutz und die optimale Begleitung des behinderten Kindes zum Ziel hat, sondern die selbstbestimmte Entscheidung der Eltern in einer wichtigen Phase der Schwangerschaft. Das Ziel der pränatalen Diagnostik ist es, mögliche gesundheitliche Beeinträchtigungen der Mutter oder des Kindes frühzeitig zu erkennen und Risiken zu vermeiden oder zu vermindern.

Dazu wurden »Richtlinien zur Mutterschaft« durch den Bundesausschuss der Ärzte und Krankenkassen (2011) formuliert, die für behandelnde Ärztinnen und Ärzte einen Katalog ärztlicher Untersuchungs- und Beratungsschwerpunkte enthalten und z. B. die Überwachung von Risikoschwangerschaften sowie die Untersuchung auf Infektionskrankheiten (Röteln, Hepatitis B, evtl. HIV etc.) vor und nach der Geburt oder Fehlgeburt umfassen. Das Schwangerschaftskonfliktgesetz (SchKG) regelt z. B. vor dem Hintergrund der Diagnose Trisomie 21 eine umfassende Beratung und Aufklärung der werdenden Eltern. Schwerpunkte der Beratung stellen Informationen u. a. auch zum Leben von Kindern und erwachsenen Menschen mit geistiger und/oder körperlicher Behinderung dar. Im Folgenden werden die zentralen Methoden der Pränatalen Diagnostik skizziert (Bundesarbeitsgemeinschaft der freien Wohlfahrtpflege e. V., 2008; Bundeszentrale für gesundheitliche Aufklärung, 2011a; 2011b; 2011c).

Ultraschalluntersuchung

9.–32. Schwangerschaftswoche: Über einen Schallkopf werden Wellen ausgesendet, wobei Ultraschallverfahren über die Bauchdecke (ab 20. Schwangerschaftswoche) und vaginale Ultraschallverfahren unterschieden werden. Durch Ultraschalluntersuchungen kann erfolgen: Feststellung der Schwangerschaftswoche, Erkennen von Mehrlingen, Kontrolle der Herztätigkeit des Kindes, Feststellung von Fehlbildungen. Im Zeitraum zwischen der 9. und 32. Woche sind in drei Intervallen drei Ultraschalluntersuchungen vorgesehen.

Ersttrimester-Test (12.–14. Schwangerschaftswoche): Bei dem Test werden u. a. während eines Ultraschalls die Nackentransparenz sowie das Nasenbein gemessen. Durch das Alter der werdenden Mutter sowie der genauen Schwangerschaftsdauer können durch statistische Werte Risiken (beispielsweise für eine Trisomie 21 oder Herzfehler) ermittelt werden.

Bluttest (11.–14. Schwangerschaftswoche): Bei dem Bluttest werden im Blut der Frau Werte von zwei Eiweißstoffen gemessen. Auch hier wird durch Hinzunahme der Ergebnisse des Ultraschalls ein Risikowert anhand von Statistiken errechnet.

Zweittrimester-Bluttest (15.–18. Schwangerschaftswoche): Dieser Test kann als Ergänzung zum Ersttrimester-Bluttest durchgeführt werden (Messung von Alphaproteinen) oder eigenständig zur Bestimmung von Hormon- und weiterer Eiweiß-Werte. Mit Hilfe der drei genannten Tests können auf der Grundlage statistischer Werte und dem Alter der Mutter sowie der Schwangerschaftsdauer Aussagen über den möglichen Schwangerschaftsverlauf bzw. die Entwicklung des ungeborenen Kindes getroffen werden.

Chorionzottenbiopsie (11.–14. Schwangerschaftswoche): Durch einen Einstich in die Bauchdecke wird Chorionzottengewebe der werdenden Mutter entnommen. Anhand dieser Biopsie ist durch die gezielte DNA-Analyse die Feststellung von chromosomalen Aberrationen, metabolischen Aberrationen und genetischen Erkrankungen möglich. Bei diesem Eingriff liegt das Risiko einer Fehlgeburt zwischen 0,5–2 %.

Fruchtwasseruntersuchung (14.–20. Schwangerschaftswoche): Durch einen Einstich in die Fruchtblase werden Fruchtwasser sowie Zellen des ungeborenen Kindes entnommen. Die Untersuchung kann bspw. nach auffälligen Beobachtungen der Ultraschalluntersuchung oder zur Suche nach Erbkrankheiten sowie chromosomalen Aberrationen durchgeführt werden, da der Chromosomensatz des ungeborenen Kindes bestimmt werden kann. Das Risiko auf eine Fehlgeburt nach der Untersuchung beträgt 0,5–1 %.

Nabelschnurpunktion (ab 18. Schwangerschaftswoche): Diese kann beispielsweise durchgeführt werden, wenn ein Infektionsverdacht beim Kind vorliegt oder Fruchtwasseruntersuchungen unklare Werte ergeben haben. Durch eine Ultraschallkontrolle wird mit dem Einstich durch die Bauchdecke der werdenden Mutter Blut des Kindes aus der Nabelschnur entnommen und untersucht. Durch die Blutuntersuchung kann der Chromosomensatz sowie eine Infektion oder eventuelle Blutarmut des Kindes festgestellt werden. Das Risiko auf eine Fehlgeburt beträgt 1–3 %.

Bluttest: Eine Innovation stellt ein Bluttest dar, der mit einer hohen Wahrscheinlichkeit bestimmen kann, ob bei einem Kind eine Trisomie 21 vorliegt, indem lediglich eine einfache Blutprobe von der Mutter entnommen wird (Bißwanger-Heim, 2012, 168). Aufgrund des Risikos einer Fehlgeburt werden die verschiedenen Untersuchungen der pränatalen Diagnostik stark kritisiert und stehen durch ihren möglichen selektierenden Charakter häufig im Fokus der medizinisch-ethischen Diskussion:

> »Während sich bei der bisher üblichen vorgeburtlichen Diagnostik auch Befunde mit therapeutischen Konsequenzen ergeben können, erfolgt das Frühscreening ausschließlich mit der Begründung, Ungeborene mit Chromosomenabweichungen herauszufiltern, damit Frauen sich gegeben falls für einen Abbruch entscheiden können. Das Angebot des Frühscreenings bestärkt Menschen in der Überzeugung, dass die Geburt eines behinderten Kindes vermeidbar ist und vermieden werden sollte und stellt damit eine kulturelle Abwertung aller Menschen dar, die von Geburt an oder später mit einer Behinderung leben müssen.« (Wegener, 2007, 45)

Nach Angaben der Gesundheitsberichterstattung des Bundes (2007) wurden 115 000 Abbrüche (98,1 %) nach der »Beratungsregel« ohne Angabe von Gründen bis zur 12. Schwangerschaftswoche vorgenommen. Etwa 2000 (1,7 %) fanden in der Zeit zwischen der 13. und 23. Woche statt, während jährlich etwa 220 (0,2 %) Schwangerschaften nach der 23. Woche aufgrund von »medizinischen Indikationen« vorgenommen werden. Auch wenn sich komplizierte Eingriffe, die mögliche Folgen und Risiken nach sich ziehen, durch einen solchen Test unterbinden lassen, bleibt die bereits angesprochene Kritik durch Wegener die gleiche. Der Bundes-Behindertenbeauftragte Hüppe reagiert mit ähnlichen Argumenten auf den Bluttest. Eine »Rasterfahndung« nach Menschen mit Trisomie 21 würde erzeugt, da keine therapeutischen Zwecke verfolgt werden. Durch die unkomplizierte und risikolose Blutentnahme sinke zudem die Hemmschwelle, an einer solchen Untersuchung teilzunehmen (Richter-Kuhlmann, 2012, 1).

14.2 Neugeborenen-Screening

Ziel des Neugeborenen-Screenings ist, bestimmte Erkrankungen, die sich mit hoher Sicherheit diagnostizieren und therapieren lassen, frühzeitig zu erkennen und zu behandeln. Das Neugeborenen-Screening wird bundesweit durchgeführt, von der gesetzlichen Krankenversicherung finanziert und ist eine Reihenuntersuchung von Neugeborenen, um angeborene Stoffwechselerkrankungen und Endokrinopathien frühzeitig zu erkennen.

Durch die Abnahme von Blut des Neugeborenen (ca. 3. Lebenstag) und einer Tandemmassenspektrometrie können folgende angeborene Stoffwechselerkrankungen und Endokrinopathien erfasst werden: Adrenogenitales Syndrom, Ahornsirupkrankheit, Biotinidasemangel, Carnitinstoffwechseldefekte, Galaktosämie, Glutaratazidurie Typ I, Hypothyreose, Isovalerianazidämie, LACHAD-Man-

251

gel (Long-Chain-Hydroxy-Acyl-CoA-Dehydrogenase-Mangel), VLCAD-Mangel (Very-Long-Chain-Acyl-CoA-Dehydrogenase-Mangel), MCAD-Mangel (Medium-Chain-Acyl-CoA-Dehydrogenase-Mangel), Phenylketonurie. Weitere Reihenuntersuchungen für Neugeborene stellen das Screening auf angeborene Hörstörungen, Ultraschall-Untersuchung zum Ausschluss einer Hüftgelenksdysplasie und die »U«-Untersuchungen dar.

14.3 Vorsorgeuntersuchungen für Kinder

Zur Behandlung von Neugeborenen und Kindern wurden durch den Bundesausschuss der Ärzte und Krankenkassen (2011) die »Kinder-Richtlinien« formuliert. In diesen sind sämtliche Untersuchungen für Kinder bis zur Vollendung des 6. Lebensjahres als beitragsfreie kassenärztliche Leistung zusammengefasst und gliedern sich in die Untersuchung U1 bis U9. Laut dem Berufsverband der Kinder und Jugendärzte sind die Untersuchungen U7a, U10 und U11 (▶ Tab. 3) zusätzliche Untersuchungen und bis auf die U7a, die 2008 als kostenfrei festgesetzt wurde, beitragspflichtig. Dabei schließen vor allem U10 und U11 die Lücke zur medizinisch empfohlenen Untersuchung im Jugendalter, der J1 (www.kinder¬aerzte-im-netz.de).

Tab. 3: Vorsorgeuntersuchungen für Kinder

	Alter	Inhalte der Untersuchung
U1	nach der Entbindung	Bestimmung des Gewichts und der Größe, Überprüfung der lebenswichtigen Funktionen wie Atmung, Herz-Kreislauf-System, Bestellung von möglichen Fehlbildungen, Verabreichung von Vitamin-K-Tropfen zur Prävention innerer Blutungen, Blutentnahme (bis zum 3. Tag nach der Geburt) zur Feststellung von Stoffwechselerkrankungen
U2	3.–10. Lebenstag	Erste gründliche Untersuchung; umfasst Untersuchung aller Körperregionen, der (Sinnes-)Organe, des Skeletts sowie der Mundhöhle, nochmaliges Wiegen und Messen sowie Verabreichungen von Vitamin-K-Tropfen, Verabreichung von Vitamin D zur Rachitis-Vorbeugung
U3	4.–6. Lebenswoche	Körperliche Untersuchung, Überprüfung des Hörvermögens, der Augenreaktion, der Haut (Gelbfärbung), Ultraschall des Hüftgelenks zur Erkennung einer Hüftgelenksdysplasie, sowie letztmalige Verabreichung von Vitamin-K-Tropfen
U4	3.–4. Lebensmonat	Kontrolle des Hör- und Sehvermögens, Untersuchung der körperlich-motorischen Entwicklung sowie Beweglichkeit und Reaktion (bspw. aktiver Hand-Hand- bzw. Hand-Mund-Kontakt), erste Impfungen

Tab. 3: Vorsorgeuntersuchungen für Kinder – Fortsetzung

	Alter	Inhalte der Untersuchung
U5	6.–7. Lebensmonat	Untersuchungen der Beweglichkeit, Körperbeherrschung, Geschicklichkeit, erneute Kontrolle des Hör- und Sehvermögens, Feststellung von Schielen, Folgeimpfungen
U6	10.–12. Lebensmonat	Fokus auf motorischer Entwicklung (bspw. krabbeln, robben, mit gestreckten Beinen und geradem Rücken sitzen oder sogar stehen), Impfungen (Masern, Mumps, Röteln, Windpocken, Meningokokken), Beratung zur sprachlichen und sozial-emotionalen Entwicklung des Kindes
U7	21.–24. Lebensmonat	Überprüfung der motorischen, sprachlichen und geistigen Entwicklung des Kindes (bspw. selbständiges Gehen, Seh- und Hörfähigkeit, Bildung von Zwei-Wort-Sätzen), Nachholung von Impfungen
U7a	34.–36. Lebensmonat	Psychosoziale Entwicklung des Kindes (bspw. Schlafstörungen), Überprüfung der motorischen, visuellen, auditiven, sprachlichen und geistigen Entwicklung des Kindes (bspw. Benennung von Körperteilen, Bildung von 3–5-Wort-Sätzen), Überprüfung des Impfstatus
U8	43.–48. Lebensmonat	Funktionstüchtigkeit der Organe, Überprüfung der motorischen, geistigen, audio-visuellen Entwicklung, Messung des Blutdrucks, Untersuchung des Urins, Untersuchung der Zähne und des Kiefers
U9	60.–64. Lebensmonat	Untersuchung der Organe sowie der Körperhaltung und des Urins, Feststellung möglicher Sprachentwicklungsstörungen sowie sozial-emotionaler (bspw. Entwicklungsauffälligkeiten, Inkontinenz, Kontaktanbahnung zu anderen Kindern, Konzentrationsfähigkeit)
U10	8.–9. Lebensjahr	Feststellung und Therapieeinleitung von Entwicklungsstörungen (bspw. LRS, Dyskalkulie etc.) sowie Entwicklungsstörungen in der Motorik und im Verhalten (bspw. ADS/ADHS etc.)
U11	10.–11. Lebensjahr	Feststellung von Schul- und Teilleistungs- sowie Sozialisations- und Verhaltensstörungen, Untersuchung auf mögliche Störungen des Mund- und Zahnraumes sowie auf Kieferanomalien

(Quellen: BZgA (2008a; b); Robert Koch-Institut & BZgA (2008); www.kinderaerzte-im-¬ netz.de)

Die U1- bis U9-Untersuchungen, die den Eltern ab der Geburt bis zum 5. Lebensjahr angeboten werden, sind für ein effektives Screening auf Entwicklungsstörungen wenig wirksam. Auf einige bedeutsame Entwicklungsstörungen wird erst nach 3½ Jahren geachtet. Peterander beanstandet bei diesen Untersuchungen die erforderlichen Standards nach pädagogischer und entwicklungspsychologischer Frühdiagnostik (Peterander, 2003; 2007). »Als Defizit dieser Form der Früherkennung gilt, dass die Untersuchungs- und Beurteilungskriterien aufgrund unzureichender Standardisierung vorrangig von der individuellen Kompetenz der KinderärztInnen abhängen und insbesondere die U8 und U9 Untersuchungen zu selten von Eltern in Anspruch genommen werden« (Peterander, 2007, 128–129).

14.4 Vorsorgeuntersuchungen für Jugendliche

Mit dem Beschluss über die Richtlinien zur Gesundheitsuntersuchung für Jugendliche des Bundesausschusses für Ärzte und Krankenkassen (2008) ist auch dies eine kassenärztlich kostenfreie Leistung. Die J2 hingegen ist jedoch beitragspflichtig. Durch diese Untersuchung soll ein Bewusstsein für gesundheitliche Vorsorge bei den bald jungen Erwachsenen geschaffen werden (▶ Tab. 4; www.kin¬ deraerzte-im-netz.de).

Tab. 4: Vorsorgeuntersuchungen für Jugendliche

	Alter	Inhalte der Untersuchung
J1	13.–15. Lebensjahr	Feststellung der körperlichen und seelischen Gesundheit des/r Jugendlichen, Überprüfung des Impfstatus, Feststellung von Körpergröße und -gewicht, Erkennung und Behandlung von möglichen Fehlstellungen aufgrund von Wachstumsschüben, Überprüfungen der Entwicklung der Organe, des Skeletts sowie der Sinnesfunktionen, Beratung zu Hautproblemen sowie gesunder Ernährung bzw. Behandlung möglicher Essstörungen (bspw. Magersucht, Adipositas), weitere mögliche Themen nach Wunsch des/der Jugendlichen (Sexualität, Verhütung, Drogen- sowie Alkoholkonsum etc.)
J2	17.–18. Lebensjahr	Erkennung und Behandlung von Pubertäts-, Sexualitäts- sowie Haltungsstörungen, Kropfbildung, Diabetes-Vorsorge, weiterhin werden Fragen nach Wunsch des/der Jugendlichen geklärt (bspw. Sexualität, Sozialisation etc.), auch gesundheitliche Fragen im Hinblick auf die Berufswahl (bspw. welcher Beruf aufgrund möglicher Allergien ungeeignet ist)

(Quellen: BZgA (2008a; b); Robert Koch-Institut & BZgA (2008); www.kinderaerzte-im-¬ netz.de)

14.5 Zahnmedizinische Untersuchung und Prophylaxe

Laut Malmström, Santos-Teachout und Ren (2002) ist das Ausmaß des Kariesbefalls und der Bildung von Löchern in den Zähnen eine Funktion der folgenden Faktoren:

1. Die Häufigkeit des Verzehrs von Zucker oder Snacks mit vielen Kohlenhydraten zwischen den Mahlzeiten und die daraus resultierende Senkung des pH-Wertes.
2. Die Verfügbarkeit von Fluorid-Ionen, um diesem Prozess durch Remineralisierung entgegenzuwirken.
3. Die Qualität und die Häufigkeit der Mundhygiene der Person, vor allem in Bezug auf die Verwendung von Fluorid-Zahnpasta und Mundspülungen.
4. Der Fluss und die Qualität des Speichels, um die Säuren zu entfernen und zu neutralisieren (ebd., 185).

In der Bundesrepublik Deutschland ist die zahnmedizinische Gruppenprophylaxe gesetzlich geregelt. Im Jahre 1989 ist der § 21 im SGB V in Kraft getreten. Dieses Gesetz verpflichtet die Länder, die Krankenkassen und die Zahnärzte, »Maßnahmen zur Erkennung und Verhütung von Zahnerkrankungen für Kinder und Jugendliche durchzuführen« (Grahlen, 2006, 31). Seit 2000 gilt in den Schulen und Behinderteneinrichtungen, in denen das Kariesrisiko überdurchschnittlich hoch ist, eine besondere Aufmerksamkeit. Hier werden die Maßnahmen bis zum 16. Lebensjahr durchgeführt. Die Maßnahmen der Gruppenprophylaxe sollten zwei- bis viermal pro Jahr in erster Linie in Kindergärten und Schulen durchgeführt werden (deutsche Arbeitsgemeinschaft für Jugendzahnpflege, 2000, 1). Wichtig ist, dass die Gruppenprophylaxe nicht eindimensional verstanden wird. »Dies gilt für Kinder und Jugendliche mit Behinderungen in besonderem Maße. Alter, Bildungsgrad sowie Art und Grad der Behinderung spielen bei der Gestaltung unserer Prophylaxeimpulse eine entscheidende Rolle« (Grahlen, 2006, 31).

Die Maßnahmen der Gruppenprophylaxe werden von Zahnärzten und Gruppenprophylaxehelfern des öffentlichen Gesundheitsdienstes durchgeführt. Die Maßnahmen erstrecken sich insbesondere auf:

- »*Inspektion der Mundhöhle mit Erhebung des Zahnstatus zur Kariesrisikozuordnung nach einheitlichen Standards*
- *Verweisung in zahnärztliche Behandlung zur Beseitigung vorhandener Zahnschäden und Fissurenversiegelung bei gegebener Indikation*
- *Verbesserung des Mundhygiene-Verhaltens*
- *Verbesserung der Zahnschmelzqualität durch Fluoride*
- *Ernährungsberatung*
- *Motivation zur regelmäßigen zahnärztlichen Untersuchung*
- *Durchführung spezifischer Altersgerechter Programme zur kollektiven und individuellen Betreuung von Kindern mit besonders hohem Kariesrisiko*
- *Erkennung und Aufklärung zur Vermeidung von (früh-)kindlichen fehlentwicklungen im Zahn-, Mund- und Kieferbereich.*« *(Deutsche Arbeitsgemeinschaft für Jugendzahnpflege e. V., 2000, 1)*

Durch primäre Präventionsmaßnahmen, wie Mundhygiene, die Beschränkung von zuckerhaltigen Lebensmitteln und die Fluoridierung, werden Plaquebildung und damit die Entstehung von Karies verhindert (Brödder, 2000). Der wichtigste Bestandteil der Mundhygiene ist das regelmäßige (mindestens zweimal tägliche) *Zähneputzen*. Wichtig ist auch, dass die Nahrung vitamin- und mineralstoffhaltig ist. Für die Knochen- und Zahnbildung sind Mineralstoffe wie Calcium, Phosphor, Fluorid und Eisen von großer Bedeutung sowie Vitamine und Spurenelemente. Fluoride sind Salze der Fluorwasserstoffsäure, sie härten und stärken den Zahnschmelz und machen die Zähne widerstandsfähiger gegen die Säure. Sie sind in unterschiedlichen Mengen in Lebensmitteln wie Trinkwasser, Speisesalz und Milch enthalten. Die Fluoridmenge in diesen Produkten ist aber in der Regel zu gering, um einen ausreichenden Schutz vor Karies zu gewährleisten. Daher gibt es Produkte wie fluoridhaltige Zahncreme und konzentriertes Fluoridgelee. Außerdem sollten *kauaktive Nahrungsmittel* bevorzugt werden, da sie den Speichelfluss anregen und die Selbstreinigung der Zähne fördern. Der Verzehr von *zuckerhaltigen Nahrungsmitteln* sollte klein gehalten werden, wobei für die Zähne nicht die Menge, sondern eher die Häufigkeit des Konsums problematisch ist (Pittelkow-Abele, 2006, 12).

Die Zähne sollten ebenfalls mindestens zweimal täglich geputzt werden. Hilfreich ist es, den behandelnden Zahnarzt um Hilfe zu bitten, um ein individuelles, wirksames und realisierbares Zahnpflegekonzept zu erarbeiten (Elsäßer, 2010, 19). Damit die Mundhygiene effektiv durchgeführt werden kann, ist es wichtig, eine passende Zahnbürste zu benutzen. Viele Menschen mit geistiger Behinderung haben motorische und koordinatorische Probleme. Es gibt diverse Modelle von Zahnbürsten, die sich besonders gut für die Zahnpflege bei Menschen mit geistiger Behinderung eignen. Beispiele sind die dreiköpfige Handzahnbürste für die Zahnpflege unter Mithilfe oder Zahnbürsten mit verdicktem Griff und elektrische Zahnbürsten für Menschen, die eine Störung der Feinmotorik haben (Kaschke et al., 2004, 18). Die elektrische Zahnbürste kann für Kinder motivierend sein (Bartsch et al., 2000), kann sich jedoch durch einen vorschnellen Einsatz auch negativ auswirken, da die Handmotorik und -koordination nicht erlernt und geübt wird (Wetzel, 1999). Die Zusammenarbeit mit den Eltern oder den Betreuern ist ein wichtiger Teil der Prophylaxe, dazu gehören Ernährungsberatung, Fluoridprophylaxe und das Erlernen einer adäquaten Mundhygiene für die Personen, die nicht in der Lage sind, diese selber durchzuführen (Körperich & Maiwald, 2008, 179).

Bei Menschen mit schweren und mehrfachen Behinderungen sind die Zähne durch die offene Mundhaltung und die eingeschränkte Mundmotorik vielfach mit zähem Speichel überzogen, unter dem sich Zahnerkrankungen entwickeln können (Pittelkow-Abele, 2006, 13). »Häufiges Spülen mit einer physiologischen Kochsalzlösung von 0,9 % (= 9 g Kochsalz aufgelöst in 1 Liter Wasser) hilft, den zähen Speichel zu verflüssigen und den Mund frisch zu machen« (ebd., 13). Die Mundhygiene ist nicht nur nötig, um Zahn- und Zahnfleischerkrankungen zu vermeiden, durch Stimulation und leichter Massage des Mundinnenraums kann auch die Nahrungsaufnahme erleichtert werden (Gentz, 1999, 87).

Fluoridprophylaxe ist bei Menschen mit geistiger Behinderung wichtig, sollte aber den Schwierigkeiten dieser Personengruppe angepasst sein. »Während sich die Verwendung von fluoridiertem Speisesalz zum Kochen in den Privathaushalten durchgesetzt hat, ist die Verwendung von fluoridiertem Speisesalz in Großküchen nicht erlaubt« (Elsäßer, 2010, 19). Die Bewohner von Wohngruppen oder Heimen, die von Großküchen mit Essen versorgt werden, nehmen daher weniger Fluoride über Nahrung auf. Deshalb sollte bei der Zahnpflege speziell darauf geachtet werden, dass eine fluoridierte Zahnpasta benutzt wird (ebd.). Auf Mundspülungen sollte hingegen bei Personengruppen, die keine oder nur eine unsichere Kontrolle über ihren Schluckreflex haben, verzichtet werden, da die Lösung über eine gewisse Zeit im Mund verweilen soll und sie nicht geschluckt werden darf (Einwag, 1999, 48). Ratsamer ist, nach individueller Absprache mit dem behandelnden Zahnarzt Fluoridgelee zu verwenden, da das an den Zähnen haften bleibt und man sich nicht so schnell daran verschlucken kann (Elsäßer, 2010, 20).

Auch die *Fissurenversiegelung* gehört zu den Maßnahmen der primären Prävention. Um der Entstehung von Karies vorzubeugen, können die Furchen und Grübchen der Kaufläche der Backenzähne (die kariesanfälliger sind) versiegelt werden mit einem dünnflüssigen Kunststoff. In der Regel wird eine Fissurenversiegelung gemacht, wenn die bleibenden Zähne durchbrochen und die Zahnkronen vollständig zu sehen sind (Brödder, 2000, 231). Die Fissurenversiegelung bei Menschen mit geistiger Behinderung ist nicht unumstritten. »Die Fissurenversiegelung ist besonders bei eingeschränkten Diagnostikmöglichkeiten der Fissurenkaries eine Methode mit hohem individuellen Risiko« (Cichon & Grimm, 1999a, 104). Nach der Fissurenversiegelung ist es wichtig, dass der Patient mindestens alle drei Monate zur Nachuntersuchung kommt, da das oben benannte individuelle Risiko einer Karieserkrankung unter der Versiegelung größer ist.

Im Rahmen der Sekundärprävention sollten auftretende Krankheiten und Schäden möglichst früh diagnostiziert und bereits bestehende Schäden verbessert oder geheilt werden. Zu diesen Maßnahmen gehört die halbjährliche Routine-Kontrolle in einer Zahnarztpraxis. Der Zahnarztbesuch ist für Menschen mit geistiger Behinderung oft erschwert; z. B. aus mangelnder Einsicht in die Notwendigkeit zahnmedizinischer Kontrollen oder Eingriffe. Besuche beim Zahnarzt sind häufig mit Ängsten verbunden, die unter Umständen nicht kommuniziert werden können. Die Kooperation, gerade bei invasiven Eingriffen, wird häufig verweigert, die Compliance bei Diagnostik und Therapie ist oft gering ausgeprägt. Durch einen *regelmäßigen Besuch beim Zahnarzt* kann neben den üblichen Untersuchungen und Zahnreinigungen die Zahnhygiene kontrolliert und gezeigt werden, wo und wie die Zähne noch besser gepflegt werden können.

In der Fachliteratur gibt es viele Tipps, wie man den Besuch beim Zahnarzt so gestalten kann, dass Ängste abgebaut werden und Folgebesuche ohne Probleme stattfinden. Viele Erwachsene mit geistiger Behinderung erfahren – noch mehr als andere Menschen – die Zahnarztpraxis als eine bedrohliche Umwelt (mit Nadeln und schmerzhafter Behandlung) und reagieren zunächst mit Angst, Ärger und Unruhe. Diese Patienten können auch negative, schmerzhafte Erfahrungen gemacht haben, woran sie sich noch deutlich erinnern. Das Ausweichen von angstauslösenden Situationen ist eine natürliche Reaktion, wird aber oft gedeutet als Aggression, Rückzugsverhalten und als Verweigerung zur Kooperation. In solchen Fällen kann es hilfreich sein, wenn sie von einem Familienmitglied oder Mitarbeiter begleitet werden. Nicht nur für die Person selbst, sondern auch für den Zahnarzt ist es hilfreich, wenn der Patient durch jemanden begleitet wird, der die Person gut kennt, und eine Liste der aktuellen Medikamente, der früheren zahnärztlichen Unterlagen oder eine schriftliche Zusammenfassung der medizinischen, chirurgischen und pädagogischen Entwicklungsgeschichte mitbringt (Santos-Teachout et al., 2000).

Es ist wichtig, eine freundliche und ruhige Umgebung zu schaffen, um der Person die oft übersteigenden Ängste ein Stück weit zu nehmen. Die einzelnen Behandlungsabläufe sollten der Person so gut es geht verständlich gemacht werden. Um ihnen die Angst vor den Instrumenten zu nehmen, sollte den Kindern ermöglicht werden, die Instrumente selber in die Hand zu nehmen und im Spiel die Rolle des Arztes zu übernehmen. Die erste Sitzung sollte, soweit keine akuten Probleme bestehen, nicht länger als 20 bis 30 Minuten dauern. Die Untersuchung sollte sich auf die Befundserhebung und eine kurze Demonstration der richtigen Mundhygiene beschränken (Cichon & Grimm, 1999a, 120). Wichtig ist, dass während des Besuches die Bezugsperson anwesend ist, denn häufig reagieren Kinder und Jugendliche mit einer geistigen Behinderung sehr negativ auf die Trennung, so dass häufig eine Untersuchung nicht mehr möglich ist (Elsäßer, 2005, 75). Darüber hinaus erleben die Bezugspersonen, »wie mühsam die Behandlung behinderter Patienten ist und wie wichtig deshalb die tägliche Zahnpflege ist« (ebd.). Durch das Aufbauen eines Vertrauensverhältnisses und den regelmäßigen Besuch in der Zahnarztpraxis wird die Person mit der Zahnarztbehandlung vertraut gemacht, dadurch kann bei größeren Eingriffen häufig auf medikamentöse Vorbehandlung zur Beruhigung verzichtet werden (Cichon & Grimm, 1999a, 119–120). »Es sollten Behandlungsmaßnahmen gewählt werden, die möglichst risikofrei einen lang anhaltenden Behandlungserfolg garantieren« (Körperich & Maiwald, 2008, 180).

Die *Tertiärprävention* soll Folgeerscheinungen von Krankheiten bestreiten, den ursprünglichen Gesundheitszustand (Rehabilitation) wiederherstellen und damit ein optimales Funktionieren mit einer hohen Lebensqualität für den Betroffenen erreichen. Die zahnärztliche Behandlung von Menschen mit geistiger Behinderung beinhaltet »die Angstkontrolle, Schmerzausschaltung, räumliche und instrumentelle Ausstattung der Praxen und Kliniken sowie den personellen Aufwand« (Cichon & Grimm, 1999b, 112). Zahnärzte werden in ihrem Studium nur sehr wenig oder gar nicht auf den Umgang und die Behandlung von Menschen mit einer Behinderung vorbereitet, und viele Zahnarztpraxen sind auf die besonderen Bedürfnisse von Patienten mit einer Behinderung nicht eingerichtet. Wenn es nicht möglich ist, Ängste vor dem Zahnarzt und den Instrumenten abzubauen, führt eine mangelnde Kooperation zu einem erheblichen personellen, instrumentellen und zeitlichen Aufwand. In vielen Fällen muss die Zahnbehandlung bei Menschen mit geistiger Behinderung unter Vollnarkose geschehen. Mit dem Einsatz von Narkose ist es möglich, die notwendigen präventiven, restaurativen und chirurgischen Interventionen an einem Termin durchzuführen (Malmstrom, Santos-Teachout & Ren, 2002, 181). Eine Behandlung unter Narkose wird durchgeführt, wenn

»*schwere Verhaltensstörungen und mangelnde Kooperation des Patienten aufgrund schwerer zerebraler Behinderung vorliegen oder eine Behandlung wegen eines starken Zerstörungsgrades des Gebisses bei vorliegender körperlichen oder geistigen Behinderung im Wachzustand für den Patienten und den Behandler nicht zumutbar ist.*« *(Cichon & Grimm, 1999a, 128)*

Vor der Behandlung muss eine ärztliche Untersuchung durch den Anästhesisten durchgeführt werden. dabei werden der Elektrolythaushalt, das Blutbild und die Leber- und Nierenfunktion untersucht. Außerdem sind anamnestische Angaben des behandelnden Hausarztes wichtig für die Narkosebehandlung (Staehle & Koch, 1999, 311–312). Mindestens acht Stunden vor der Behandlung sollte der Patient keine Nahrung mehr zu sich nehmen (Kaschke, 2006b, 18). Nach der Behandlung wird der Patient weiterhin überwacht. Der Anästhesist sollte jederzeit erreichbar bleiben, um bei Komplikationen sofortige Maßnahmen durchführen zu können (Staehle & Koch, 1999, 311–312). Zusätzlich muss die Versorgung nach der Narkose für den Patienten und den Betreuer zu Hause gegeben sein (Kaschke, 2006b, 18). Eine Behandlung unter Narkose sollte genau abgewägt werden, da sie für den Körper und die Psyche sehr belastend sein kann (Staehle & Koch, 1999, 311–312). Vollnarkosebehandlungen sind nur in einer Zahnarztpraxis möglich, wenn das entsprechende Personal und die Einrichtung zum Beispiel durch die Zusammenarbeit mit einem Krankenhaus gegeben sind (Körperich & Maiwald, 2008, 180).

Implantatversorgungen sind für die Patienten meistens nicht finanzierbar, und herausnehmbare Zahnprothesen werden häufig nicht getragen. Viele Zahnärzte und ihre Mitarbeiter fühlen sich dadurch bei dem Umgang und der Versorgung oft überfordert. Durch die aktuellen Bedingungen des GKV-Systems muss der Zahnarzt wegen dem höheren personellen, instrumentellen und zeitlichen Aufwand auch mit höheren Kosten rechnen, die nicht von den gesetzlichen Krankenkassen getragen werden. Einige Zahnärzte verzichten daher bei Patienten mit einer geistigen Behinderung auf hochwertige, präventive Maßnahmen (KZBV & BZÄK, 2010, 11). In einer Untersuchung in NRW wurde bei 116 Kindern und Jugendlichen mit geistiger Behinderung in 16 Wohngruppen der Stand der Zahnvorsorge erhoben (Vedder, 2010). Einige Ergebnisse aus dieser Untersuchung:

Bei 14 der 16 befragten Wohngruppen gab es mehrere Zahnärzte für die Bewohner. Dies bietet für die Bewohner den Vorteil, sich den Zahnarzt oder die Zahnärztin des Vertrauens mit Unterstützung des Betreuers aussuchen zu können. Viele Bewohner (77 %) gehen jedes halbe Jahr zur Vorsorgeuntersuchung (ebd., 51). Fast ein Drittel (30 %) der Kinder und Jugendlichen ist auf eine behindertengerechte Zahnarztpraxis angewiesen, von den erfassten Zahnarztpraxen waren 46 % auch tatsächlich behindertengerecht eingerichtet. Dieser letzte Prozentsatz ist erstaunlich, da man annehmen könnte, dass Arztpraxen in der Regel barrierefrei sind. 79 % der Kinder und Jugendlichen hatten ein persönliches Verhältnis zu ihrem Zahnarzt, und die meisten Zahnärzte (73 %) versuchen ihren Patienten die Behandlungsabläufe verständlich zu machen. Die meisten Kontrolluntersuchungen (82 %) werden ohne medikamentöse Behandlung durchgeführt. Zwei Drittel (66 %) der erfassten Zahnärzte informieren sich vor Behandlungsbeginn über die Behinderung ihrer Patienten.

Auf die Frage »Nimmt sich der Zahnarzt Zeit für die Behandlung?« antworteten 47 % der Befragten, dass der Zahnarzt sich nicht immer genügend Zeit nimmt. Bei den Ergebnissen zu der Frage »Wie wird das Kind/der Jugendliche für einen größeren Eingriff (z. B. Kariesbehandlung) betäubt?« wird deutlich, dass es in den meisten Fällen den Zahnärzten nicht möglich ist, mehr Zeit für die

Behandlung einzuplanen. Bei 64 % der Patienten finden größere Eingriffe unter Vollnarkose statt (Vedder, 2010). Eine Kariesbehandlung bei einer Person mit geistiger Behinderung unter Vollnarkose dauert in der Regel 15 Minuten, im Wachzustand bei vielen Patienten jedoch eine Stunde mit vielen Unterbrechungen (Franke, 2006b, 14). Da bleibt dem Zahnarzt wenig Zeit für die Prophylaxe.

Nur sehr wenige der befragten Mitarbeiter (25 %) haben etwas über die Mundhygiene bei Menschen mit geistiger Behinderung in ihrer Ausbildung gelernt. Keiner der Befragten hat jemals eine Fortbildung zu dem Thema gemacht. In allen durch die Untersuchung erfassten Wohngruppen werden zweimal täglich die Zähne geputzt. Viele Kinder und Jugendliche (53 %) übernehmen die tägliche Zahnpflege selbst, werden aber meistens dabei begleitet. Die anderen Kinder und Jugendlichen (47 %) waren für die Zahnpflege abhängig von ihren Betreuern, die für ungefähr die Hälfte dieser Personen eine individuelle Zahnpflegeeinweisung durchführten. Elsäßer meint hierzu: »In der Regel sind Angehörige und betreuendes Personal in der zahnmedizinischen Prophylaxe nicht geschult. Sie übertragen ihre eigenen Zahnpflegegewohnheiten auf die Betreuenden« (2005, 75).

15 Gesundheitsförderung und Prävention

> *»Eine Idee ist das, was noch nicht genügt.«*
> (Manfred Hinrich, *1926, Dr. phil., deutscher Philosoph, Philologe, Lehrer,
> Journalist, Kinderliederautor, Aphoristiker und Schriftsteller)

15.1 Gesundheitsförderung (health promotion)

Ausgehend von den Krankheitsepidemien in den Industriestädten im 19. Jahrhundert gilt als erster Meilenstein der Gesundheitsförderung die Sozialhygiene, wozu u. a. die von Medizinalbeamten zum Schutz vor übertragbaren Krankheiten täglich verbreiteten Gesundheitsratschläge, Enthaltsamkeitsbewegung und Gesundheitsaufklärung mit dem Ziel des Schutzes vor Geschlechtskrankheiten zählte. Die zweite Phase stellt das sogenannte Risikofaktorenmodell zur Verhütung der sogenannten Zivilisationskrankheiten und chronischen Krankheiten dar, in dem der Mensch durch entsprechendes Verhalten für oder gegen ein Risiko aufgefordert wurde.

Der Begriff der Gesundheitserziehung entstand in den 1950er und 1960er Jahren mit dem Ziel, Informationen über Gesundheit zu vermitteln. Aufgrund der Kritik an diesem Begriff, insbesondere dem Fehlen von Einsicht und Verständnis des Individuums, erfolgte die Etablierung des Konzeptes der Gesundheitskompetenz (health literacy). Fokus dieses Konzeptes liegt darin, dass neben dem Gesundheitswissen das Verständnis der Einflussfaktoren auf die Gesundheit sowie das Wissen zur Veränderung notwendig sind. Kickbusch (2006) formuliert fünf Bereiche der Gesundheitskompetenz (persönliche Gesundheit, Systemorientierung, Konsumverhalten, Gesundheitspolitik, Arbeitswelt).

1967 und 1968 erfolgte die Gründung der Bundeszentrale für gesundheitliche Aufklärung in Deutschland und das »Health Education Council« (HEC) in England, gegründet mit dem obersten Ziel der Gesundheitsaufklärung. In den 1970er Jahren werden neben den individuellen verhaltensbedingten Determinanten wirtschaftliche und soziale Rahmenbedingungen als Einflussgrößen der Gesundheit in den Blickpunkt gerückt. Diese Aspekte schlagen sich ebenfalls in den Public-Health-Wissenschaften in England und den Kernaussagen der WHO (1984) nieder. Diese stellen heraus, dass Gesundheitsförderung alltägliche Lebenszusammenhänge umfasst, Ursachen und Rahmenbedingungen berücksichtigt, unterschiedliche Methoden verbindet, auf aktive Mitwirkung der Menschen abzielt und eine für alle gesellschaftlichen Bereiche relevante Aufgabe darstellt (WHO, 1984). Die 1986 in der Ottawa-Charta formulierten Grundsätze der Gesundheitsförderung sind auch heute noch aktuell; sie legt mit einem gemeinsamen Ethos die neue Ausrichtung fest:

>*[D]as Ethos ist getragen von einer Befähigung zur Gesundheit (Kompetenzentwicklung), zur Partizipation und zum Empowerment und dem Abbau gesundheitlicher Chancenungleichheiten; die Sichtweise bzw. der Blick ist salutogenetisch, geprägt vom Fokus auf Gesundheit und Wohlbefinden und dem Beitrag zur Lebensqualität. Er orientiert sich an den Gesundheitspotenzialen, der Gesundheit als Ressource und den sozialen und wirtschaftlichen Determinanten der Gesundheit; der Wissensfundus ist interdisziplinär, mit einem Schwerunkt auf den Ergebnissen der sozialwissenschaftlichen und sozialepidemiologischen Forschung; die Vorgehensweise ist geprägt von einem systemischen und interaktiven Handlungsansatz, vorrangig im sozialen Feld [...], aber auch in Bezug auf politische Prioritäten [...]. Daraus ergeben sich neue Interventionsformen und neue Formen der Evaluierung gesundheitsfördernder Maßnahmen sowie der Nachweise für deren Evidenz bzw. Wirksamkeit.< (Kickbusch, 2003)*

Der Begriff der Gesundheitsförderung ist in erster Linie durch die WHO-Charta von 1986 definiert: »Gesundheitsförderung zielt auf einen Prozess, allen Menschen ein höheres Maß an Selbstbestimmung über ihre Gesundheit zu ermöglichen und sie damit zur Stärkung ihrer Gesundheit zu befähigen.« Weiter werden in der Ottawa-Charta drei Handlungsstrategien genannt (Wulfhorst, 2002).

>*Die erste Handlungsstrategie ist die Interessenvertretung oder auch Anwaltschaft für Gesundheit, wobei gesundheitsförderliches Handeln darauf abziele, durch aktives, anwaltschaftliches Eintreten die gesundheitsschädlichen und -zuträglichen Faktoren (politische, ökonomische, soziale, kulturelle, biologische sowie Umwelt- und Verhaltensfaktoren) positiv zu beeinflussen und der Gesundheit zuträglich zu machen. In der zweiten Handlungsstrategie geht es um das Befähigen und Ermöglichen. Dabei bemühe sich gesundheitsförderndes Handeln darum, soziale Unterschiede des Gesundheitszustandes zu verringern sowie Möglichkeiten und Voraussetzungen zu schaffen, damit alle Menschen befähigt würden, ihr größtmögliches Gesundheitspotential zu verwirklichen. Die dritte Handlungsstrategie betrifft das Vermitteln und Vernetzen im Sinne eines koordinierten Zusammenwirkens unter Beteiligung aller Verantwortlichen in Regierungen, im Gesundheits-, Sozial- und Wirtschaftssektor, in nichtstaatlichen und selbstorganisierten Verbänden und Initiativen sowie in lokalen Institutionen, in der Industrie und in den Medien. Weiterhin seien Menschen aus allen Lebensbereichen als einzelne, Familien und Gemeinschaften einzubeziehen.< (ebd., 28–29)*

Der Begriff Gesundheitsförderung löste in den 1980er Jahren den Begriff der Gesundheitserziehung bzw. Gesundheitsaufklärung ab. Er wurde erstmals in den 1970er Jahren vom Lalonde-Bericht (1974) und der Alma-Ata-Konferenz (1978) eingeführt. Nach Hurrelmann und Laaser (2006, 753) gilt heute folgende Definition:

>*Gesundheitsförderung bezeichnet Interventionshandlungen, die gesundheitsrelevante Lebensbedingungen und Lebensweisen aller Bevölkerungsgruppen zu beeinflussen suchen. Ziel ist die Stärkung von persönlicher und sozialer Gesundheitskompetenz, verbunden mit einer systematischen Politik, die auf die Verbesserung der Gesundheitsdeterminanten ausgerichtet ist. [...] Deshalb berücksichtigt Gesundheitsförderung sowohl medizinische als auch hygienische, psychische, psychiatrische, kulturelle, familiale, soziale, rechtliche, edukative, ökonomische, architektonische und ökologische Aspekte. Ziel ist die Bewahrung und Stabilisierung von Gesundheit und die Verbesserung und Steigerung von Gesundheitspotenzialen bei möglichst vielen Menschen.<*

Vom Begriff der Gesundheitsförderung abzugrenzen ist der Begriff der *Prävention*, der darauf abzielt, »durch gezielte Interventionsmaßnahmen das Auftreten von

Krankheiten oder unerwünschten physischen oder psychischen Zuständen weniger wahrscheinlich zu machen bzw. zu verhindern oder zumindest zu verzögern« (Leppin, 2007, 31). Der Begriff der Prävention wird im folgenden Kapitel näher erläutert.

15.2 Prävention

Die Ottawa-Charta erlaubt es, die Gesundheitsförderung als Oberbegriff für allgemeine Maßnahmen zur Gesundheitsförderung zu sehen und Prävention für spezifische Maßnahmen (Wulfhorst, 2002, 31).

> *»Prävention (Krankheitsverhütung) sucht [...] eine gesundheitliche Schädigung durch gezielte Aktivitäten zu verhindern, weniger wahrscheinlich zu machen oder zu verzögern [...]. Die Vermeidung exogener Schädigungen (Exposition) oder die Verhinderung oder Verringerung eines personengebundenen Risikos (Disposition, Risikofaktoren) heißt Primärprävention. Sekundärprävention versucht das Fortschreiten eines Krankheitsfrühstadiums durch Früherkennung und -behandlung zu verhindern. Die Tertiärprävention möchte Folgeschäden (Defekte, Behinderungen) einer eingetretenen Erkrankung vermeiden oder abmildern.« (Schwartz, Walter et al. 1998, 151, zit. n. Wulfhorst, 2002, 31–32)*

Präventive Gesundheitsmaßnahmen für Menschen mit geistiger Behinderung haben in den letzten zehn Jahren eine erhöhte Aufmerksamkeit erhalten, wie verschiedene internationale Publikationen belegen – z. B. Healthy People 2010 (US Department of Health and Human Services, 2000); Closing the Gap (US Department of Health and Human Services, 2002); Summative Report on Healthy Ageing for Adults with Intellectual Disability (WHO, 2000) und die Europäischen POMONA-Projekte I und II (Walsh et al., 2003). Laut Frey, Tempel & Stanish (2006) liegen dem neuen Schwerpunkt auf vorbeugenden Gesundheitsschutz zwei Paradigmenwechsel zugrunde:

1. *»von einem medizinischen Modell, dass Behinderung als eine biologische Anomalie betrachtet, die Behandlung erfordert, zu einem Konzept der psychischen, sozialen und ökologischen Zwängen, die das Funktionieren beeinträchtigen können (Bickenbach et al., 1999), und*
2. *von der Vorstellung, dass Gesundheit als Abwesenheit von Krankheit oder Behinderung betrachtet wird, zur Definition von Gesundheit als einen globalen Zustand des sozialen, emotionalen und mentalen Wohlbefindens.« (Frey et al., 2006, 1)*

Eine präventive Sichtweise auf Gesundheitsziele ist hilfreich, um einen systematischen Ansatz für die Beantwortung der wichtigsten Fragen zu entwickeln und zu gewährleisten. Die akzeptierten Definitionen von primärer, sekundärer und tertiärer Prävention sind ein hilfreiches Konzept, da durch diese die Dimension der Beobachtung/Erklärung durch die betreffende Person, dem Personal und dem Arzt, mit der Dimension der Intervention verbunden werden können.

Aus dem Blickwinkel der Prävention und Intervention bei Krankheit ist es hilfreich, einen multiaxialen Ansatz mit zwei Dimensionen, nämlich körperliche und geistige Gesundheit, zu unterscheiden. Weiter sollte ein Gesundheitsmodell sechs Arten von Variablen umfassen, die die gesundheitlichen Folgen beeinflussen. Es geht dabei um (1) prädisponierende Faktoren, (2) direkte Ursachen, (3) pathogenetische Prozesse, verursacht durch einen oder mehrere Erreger, (4) Manifestationen von Krankheit, (5) Behandlung und (6) Faktoren, die die Prognose beeinflussen (Haveman et al., 2010).

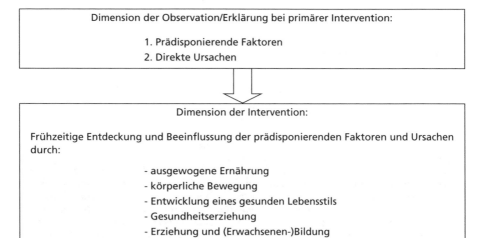

Abb. 3: Ansatz zur Primärprävention

Die primäre Prävention hat als Ziel, die Inzidenz neuer Fälle von definierten gesundheitlichen Störungen zu verringern durch die Veränderung von Risikofaktoren, und umfasst Strategien wie gute Ernährung, Bewegungsprogramme, Förderung gesunder Lebensführung, Gesundheitsförderung und -erziehung.

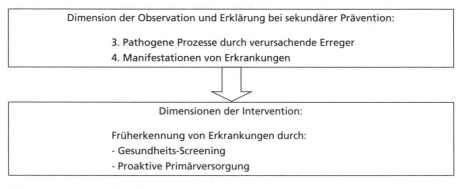

Abb. 4: Ansatz zur sekundären Prävention

Sekundäre Prävention umfasst Maßnahmen, um die Prävalenz einer definierten gesundheitlichen Störung zu reduzieren durch Früherkennung, durch die sofortige Behandlung, und die Verringerung der Dauer der Erkrankung. Gesundheits-Screening und proaktive Primärversorgung sind angemessene Maßnahmen in dieser Hinsicht, sind jedoch oft noch immer mit einem passiven und uninformierten Rollenverständnis der Ärzte über Menschen mit geistiger Behinderung behaftet.

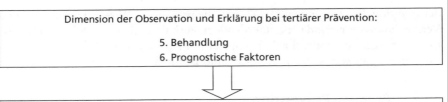

Dimension der Observation und Erklärung bei tertiärer Prävention:

5. Behandlung
6. Prognostische Faktoren

Dimension der Intervention:

Minimierung der Auswirkungen körperlicher Erkrankungen und Behinderungen durch u. a.:
- Audiologie und visuelle Dienstleistungen
- Fußpflege
- Rheumatologie
- Physiotherapie und
- andere Disziplinen, die auf die Verbesserung der körperlichen Gesundheit ausgerichtet sind und den Bedürfnissen von Menschen mit geistiger Behinderung gerecht werden.

Abb. 5: Ansatz zur tertiären Prävention

Tertiäre Prävention soll den Schweregrad und die eventuellen Behinderungen, die mit einer bestimmten Erkrankung einhergehen, reduzieren. Die Zugänglichkeit für Gesundheitsdienstleistungen für Menschen mit geistiger Behinderung, eine angemessene Ausbildung von Gesundheitsfachkräften im weiten Sinne, ihre Einstellungen zu dieser Zielgruppe und die Qualität und Effektivität der spezialisierten Dienstleistungen sind wichtig für das Erreichen eines optimalen Gesundheitszustandes. In den Präventionsmodellen (▶ Abb. 3–5) bilden die Faktoren der sozialen Dimension der ICF die unabhängigen Variablen zur Bestimmung des Gesundheitszustandes, während Gesundheit und die graduelle Manifestation von Krankheit oder Behinderung in der klinischen Dimension definiert werden. Angesichts der umfangreichen Dokumentation der erheblichen gesundheitlichen Unterschiede und Ungleichheiten in der Betreuung zwischen Menschen mit geistiger Behinderung und der allgemeinen Bevölkerung ist die gezielte Prävention von Gesundheitsproblemen zentrale Aufgabe der Gesundheitspolitik eines Landes.

Neben diesem triadischen Präventionsmodell in primär, sekundär und tertiär kann zwischen Verhaltens- und Verhältnisprävention unterschieden werden: *Verhaltensmaßnahmen* zielen darauf ab, Menschen durch Gesundheitsförderung für Risikofaktoren zu sensibilisieren und dadurch Einstellungen sowie Verhalten zu verändern. Dagegen verfolgen *Verhältnismaßnahmen* die Zielsetzung, strukturelle soziale, ökologische, ökonomische und kulturelle Lebens- und Umweltbedingen des Menschen zu verändern, um so Einfluss auf Entstehung und Entwicklung von Krankheiten zu nehmen. In der Gesundheitspolitik werden beide Arten von Maßnahmen eingesetzt, um für gleiche Qualität und Angebote für Gesundheit zu sorgen. In der Gesundheitserziehung werden dabei »in einer nach inhaltlichen und didaktischen Prinzipien präzise formulierten Form Gesundheitsinformationen zur Verfügung gestellt [...] und der Ausbau von gesundheitlichem Grundwissen und gesundheitlichen Einstellungen und Verhaltensmustern angestrebt« (Hurrelmann, 2006, 200). Im Gegensatz zu autoritativen Konzepten der traditionellen Gesundheitserziehung, die primär auf Wissensvermittlung und Vermeidung von gesundheitsgefährdendem Verhalten abzielen, fokussieren partizipative Konzepte individuelle Kompetenzen zur gesundheitlichen Selbststeuerung und orientieren sich an Interessen und Bedürfnissen des Individuums.

15.2.1 Primäre Prävention

Primäre Prävention kann als gezielte Reduktion des Vorkommens eines spezifizierbaren Gesundheitsproblems bzw. als gezielte Stärkung der körperlichen und geistigen Gesundheit breiter Bevölkerungskreise gesehen werden. Primärprävention richtet sich also an jene Teile der Bevölkerung, die das Problem, dessen Auftreten verhütet werden soll, noch nicht manifestiert haben (Goetze, 2001, 86).

Gesundheitsberatung

»Gerade Menschen mit geistiger Behinderung sind häufig übergewichtig. Es ist daher wichtig, sie bezüglich gesunder Ernährung und ausreichender Bewegung zu beraten. Auch über die Gefahren des Rauchens sollte aufgeklärt werden« (Niklas-Faust, 2002, 21). Dies ist nur ein Aspekt. Das Verständnis um den Unterschied zwischen körperlicher Aktivität und Fitness bildet einen weiteren Schritt bei der Entwicklung eines Programms zur Gesundheitsförderung für Menschen mit geistiger Behinderung. Körperliche Aktivität wird in der Regel als jede Form von Übung oder Bewegung gesehen. Fitness wird dagegen definiert als geplante Übungen mit Standard-Richtlinien mit dem Ziel, das Funktionieren, das Gewicht oder den Umfang des Körpers in gezielten Bereichen zu verbessern durch Flexibilität, aerobe Ausdauer (Herz-Kreislauf-Ausdauer), Balance und Muskelkraft (Marks, Sisirak & Heller, 2010, 16).

Zahlreiche aussagekräftige Studien haben eine geringe körperliche Aktivität und weite Verbreitung von Adipositas bei Menschen mit geistiger Behinderung dokumentiert. Es besteht dann auch ein erheblicher Bedarf an gemeindenahen Interventionen, die diesen Zustand verbessern und zu besseren gesundheitlichen Ergebnissen führen. Dies gilt für junge aber auch für ältere Menschen mit geistiger Behinderung. Erst vor kurzem hat man begonnen, Modelle zu entwickeln, um Gesundheitsförderung auch für ältere Menschen mit einer geistigen Behinderung anzubieten (Lunsky et al., 2003; Marshall et al., 2003; Rimmer et al., 2004).

Podgorski et al. (2004) berichten von einer Interventionsstudie, um körperliche Aktivitäten von älteren Erwachsenen mit geistiger Behinderung zu fördern. Die Ergebnisse zeigen, dass 92 % der Teilnehmer Verbesserungen erfahren in mindestens einem Bereich des körperlichen Funktionierens. Die Teilnahme an den Angeboten im Fitnessraum für körperliche Aktivitäten war eine beliebte Wahl während des Tages, und viele Teilnehmer zeigten nachhaltige funktionelle Fortschritte für einen Zeitraum von einem Jahr. Andere vielversprechende Programme entwickelten und evaluierten Gesundheits-Unterrichtsmaterialien und -übungen speziell für Erwachsene mit geistiger Behinderung (Heller et al., 2001; Mann, Zhou, McDermott & Poston, 2006). Eines dieser Programme wurde in einer randomisierten Studie getestet (29 Frauen, 24 Männer, Durchschnittsalter = 39,7 Jahre) und bestand aus einem dreimonatigen Programm in dem Rehabilitation and Research Training Center (RRTC) der Universität von Illinois in Chicago. Während dieser Zeit wurden Erwachsene mit geistiger Behinderung über Lehrpläne der Erwachsenenbildung über Gesundheitsverhalten unterrichtet, und durch Intervention in Körperbewegung (Fitness) und Ernährung motiviert, angeleitet und begleitet. Dieses Projekt zeigte signifikante Fortschritte bezüglich Gesundheitswissen, körperliche Fitness, Bewältigungsstrategien, gesunde Verhaltensweisen und psychosoziales Wohlbefinden (Heller et al., 2004; Rimmer, Heller et al., 2004). Ein anderes Programm, »Health Matters«, verwendete ein Train-the-Trainer-Modell und meldete Vorteile und Fortschritte sowohl für Personen mit Behinderungen als auch für das direkte Betreuungspersonal (Marks, Heller, Rimmer & Sisirak, 2007).

15.2.2 Sekundäre Prävention und Screening

Sekundäre Prävention bezeichnet »services to a select group of the population who have the highest likelihood of experiencing the target outcome (of a high-risk group) to keep problems from becoming debilitating and to diminish the effects of early identified dysfunction« (Pianta, 1990, zit. n. Goetze, 2001, 87). Es handelt sich dabei sowohl um Personen, die erste Risikosignale gezeigt haben, als auch um Personen, die einer Hoch-Risikogruppe angehören, wobei sichtbare Symptome noch nicht aufgetreten sein müssen (ebd.).

Es gibt heute nur wenige Programme und Aktivitäten zur Gesundheitsförderung, die gezielt daran arbeiten, die Inklusion von Menschen mit geistiger Behinderung zu erreichen und bestehende Ungleichheiten bei der Vorsorge zu verringern. Systematische und regelmäßige Gesundheitsuntersuchungen sind sehr zu empfehlen, um Risikofaktoren und Erkrankungen bei Menschen mit geistiger Behinderung in einem sehr frühen Stadium zu entdecken und zu behandeln. Mehrere Faktoren sind jetzt bekannt, die zu gesundheitlichen Ungleichheiten von Menschen mit geistiger Behinderung beitragen. Dazu gehören das Fehlen von Kommunikation und fehlende Unterstützung, Fehlernährung, Medikamenteneinnahme und Mangel an körperlicher Aktivität und Bewegung. Es gibt auch einige Faktoren, die mit dem Gesundheitssystem in Beziehung stehen.

»Die üblichen Vorsorge- und Krebsvorsorgemaßnahmen sind wie bei allen Menschen durchzuführen. Zusätzlich ist es sinnvoll, bestimmte Untersuchungen entsprechend einer besonderen Disposition häufiger durchzuführen. So neigen Menschen mit Down-Syndrom zur Schilddrüsenunterfunktion. Deshalb sollte die entsprechende Untersuchung, ein einfacher Bluttest, regelmäßig erfolgen.« (Niklas-Faust, 2002, 21)

Ein Beispiel ist die Erfassung, Behandlung und Verweisung von Seh- und Hörproblemen, die bei Menschen mit geistiger Behinderung sehr viel vorkommen. Viele dieser Probleme sind den Patienten, Familienangehörigen, den Betreuern und den Ärzten unbekannt, können aber relativ gut behandelt werden und tragen wesentlich zur Lebensqualität des Betroffenen bei. Eine systematische, proaktive und umfassende Untersuchung solcher Probleme durch Fach- und Hausärzte oder speziell ausgebildete Krankenschwestern oder Gesundheitsteams wäre dabei wichtig (Hahn & Aronow, 2005; Lennox et al., 2007; Ruddick & Oliver, 2005). So wird für Erwachsene mit geistiger Behinderung eine regelmäßige Untersuchung für altersbedingte Seh- oder Hörverluste bei 45 Jahren angesetzt und danach alle fünf Jahre (Evenhuis & Nagtzaam, 1998). Wenn möglich, sollte dies durch einen erfahrenen Augen- oder Ohrenarzt erfolgen. Ein extra Sehcheck für Erwachsene mit Down-Syndrom wird im Alter von 30 Jahren empfohlen und eine Gehöruntersuchung alle drei Jahre während des gesamten Lebens (IASSID, 2002).

Information und Motivation ist wesentlich. Wenn Frauen mit geistiger Behinderung sehen und hören, dass und warum ihre Betreuerin an Vorsorgeuntersuchungen zu Brust- oder Gebärmutterhalskrebs teilnimmt, wenn diese vielleicht sogar beide daran teilnehmen, bietet dies ganz andere Voraussetzungen als eine Einladung oder implizite Anordnung des Arztes. Eine schlechte informative und motivationelle Vorbereitung der Menschen mit geistiger Behinderung auf solche Vorsorgeuntersuchungen führt zur Ablehnung und Nichtteilnahme. Die kritischen Kommentare aus der Klientenperspektive zu diesem Punkt sind nicht gering:

> »Wer weiß welche Ängste in den Menschen entstehen, wenn sie einfach zu ›Untersuchungen‹ abkommandiert werden ohne vorher darüber mit den ›Befehlgebern‹ gesprochen zu haben. Es ist auch eine Unart, sich über den Kopf des Betroffenen hinweg mit Begleitpersonen über den Menschen zu unterhalten.« (David, 2002, 37)

Generelle Screening-Programme

Systematische Reihenuntersuchungen werden in der Bevölkerung für die Früherkennung und Behandlung von häufigen gesundheitlichen Problemen durchgeführt. Menschen mit geistiger Behinderung haben dabei einen schlechteren Zugang zu präventiven Gesundheitsleistungen wie Pap-Abstrich oder Brustkrebs-Screening-Programmen im Vergleich zur allgemeinen Bevölkerung. Studien, die die Teilnahme und die Annahme der Gesundheitsförderung und Prävention für Erwachsene mit geistiger Behinderung mit der allgemeinen Bevölkerung vergleichen (z. B. Strauss et al., 1999; Stein & Allen, 1999; Lennox et al., 2001; Iacono & Sutherland, 2006), haben gezeigt, dass Menschen mit geistiger Behinderung weniger diagnostische Maßnahmen der Gesundheitsvorsorge erhalten.

In vielen Ländern sind Mammographie- und Gebärmutterhalskrebs-Screening-Programme eingerichtet, um die Sterblichkeit aufgrund von diesen Krebsarten zu senken. Untersuchungen zeigen jedoch, dass Frauen mit geistiger Behinderung zu den am wenigsten häufigen Nutzern dieser Programme gehören (Sullivan et al., 2003; Davies & Duff, 2001; Cowie & Fletcher, 1998; Piachaud & Rohde, 1998; Van Schrojenstein Lantman-de Valk, 2002). Stein und Allen (1999) berichten, dass nur 13 % der anspruchsberechtigten Frauen mit geistiger Behinderung in Großbritannien eine Aktenaufzeichnung der Abstrich-Tests in den vorangegangenen fünf Jahren hatte, im Vergleich zu 88 % der anspruchsberechtigten Frauen ohne geistige Behinderung. Die geringe Teilnahme an Gebärmutterhalskrebs-Screening-Programmen durch Frauen mit geistiger Behinderung wurde durch andere Studien in Großbritannien (Broughton & Thompson, 2000) und in den USA (Lewis et al., 2002) bestätigt. Sullivan et al. (2003) stellten fest, dass von 380 australischen Frauen mit geistiger Behinderung 34,7 % an Mammographie-Screening-Programmen teilgenommen hatten, im Vergleich zu 54,6 % für die allgemeine Bevölkerung. Es wurden nur wenige Studien durchgeführt, um die Faktoren zu explorieren, warum die Teilnahme an den Screening-Programmen, wie z. B. Brustkrebs-Screening, so relativ gering ist. Iacono & Sutherland (2006) gingen der Frage nach, wie Faktoren als Wohnsituation, Art und Schwere der Behinderung und Alter die Teilnahmequoten beeinflussen. Die Teilnahme an dem Screening variierte von 3–58 % und war geringer im Vergleich mit der Gesamtbevölkerung. Die Teilnahmequoten variierten je nach Lebenssituation, Art der Behinderung und Alter, nicht aber nach dem Schweregrad der Behinderung. Darüber hinaus konnte die relativ geringe Teilnahme dadurch erklärt werden, dass der Aufruf und die Ermutigung für die Brust-Schirm-Untersuchung in Australien per Post erfolgte, wobei die Adressen der Frauen aus dem Wählerverzeichnis selektiert wurden. Viele Adressen der Frauen mit geistiger Behinderung kamen jedoch in diesem Wählerverzeichnis nicht vor.

Proaktive Begleitung durch Ärzte

Einige Ärzte und andere Anbieter haben oft wenig Erfahrung und Ausbildung im Umgang mit und in der Behandlung von Menschen mit geistiger Behinderung und zögern, klinische Verantwortung für sie zu übernehmen. Die Konsequenz ist, dass abwartend und reaktiv Begleitung geboten wird, anstatt dass proaktiv im Vorfeld eventuelle Probleme sondiert werden. Es sind inzwischen mehrere Ansätze und Methoden entwickelt worden, sogenannte Vorsorge-Protokolle oder Gesundheitschecks, die auf die gesundheitlichen Bedürfnisse von Erwachsenen mit geistiger Behinderung eingehen und Ärzte in der Vorsorge unterstützen. Ein Beispiel für einen Gesundheits-Check speziell für Erwachsene mit geistiger Behinderung ist die Cardiff-Checkliste (Baxter et al., 2006).

Ein historischer Vorläufer war das CGA-System. In der allgemeinen Bevölkerung wurde für alte Menschen in den USA das System des Comprehensive Gerontologische Assessment (CGA) entwickelt und erwies sich als wirksam in Wohnungen und Seniorenheimen durch regelmäßige ärztliche Hausbesuche nach einem bestimmten diagnostischen Protokoll (Stuck et al., 1993). CGA wurde durch multidisziplinäre Teams im ambulanten Bereich durchgeführt, und bei der umfassenden Einschätzung wurden viele neue Risikofaktoren und Erkrankungen erfasst und konnten angemessen behandelt werden. Multidimensionale Einschätzungen mit Nachsorgeuntersuchungen reduzierten Pflegeheimaufnahmen und verbesserten die Überlebensrate. Ab 1994 wurden die Protokolle und Checklisten des Comprehensive Gerontological Assessment (CGA) für ältere Menschen mit geistiger Behinderung angepasst (Henderson & Davidson, 2000; Lennox et al., 2001; Acquilano, 2002; Carlsen et al., 1994).

Lennox et al. (2004) haben eine Abwandlung eines Gesundheitschecks entwickelt, das sogenannte Comprehensive Health Assessment Program (CHAP), das die Vorteile einer umfassenden Einschätzung kombiniert mit einer benutzergehaltenen Gesundheitsakte. Im Wesentlichen sind dies eine benutzergehaltene Datei mit persönlichen Gesundheitsinformationen sowie eine Checkliste für den Hausarzt und zusätzliche Informationen, die den Hausarzt auf spezifische Themen und Zusammenhänge aufmerksam machen, wie z.B. der Zusammenhang zwischen Alzheimer-Erkrankung und Altern mit Down-Syndrom. Der CHAP wurde auf Akzeptanz und Wirksamkeit in einer randomisierten kontrollierten Studie bei Erwachsenen mit geistiger Behinderung getestet und zeigte eine deutliche Zunahme des Gesundheitsverhaltens, der Krankheitsprävention und Identifikation bis dahin noch nicht bekannter Erkrankungen (Lennox et al., 2007).

Es gab weitere Initiativen der proaktiven Begleitung, bei denen Methoden zur gesundheitlichen Einschätzung entwickelt wurden, die benutzergeführt sind und Selbstberichte des Klienten fördern. Ruddick & Oliver (2005) beschreiben die Entwicklung eines Instruments für die Einschätzung des Selbst-Berichteten-Gesundheitszustandes (Self-Report Health Status Measure, SRHSM) für den Einsatz bei Menschen mit geistiger Behinderung, die in gemeindenahen Wohnungen leben. Das Einschätzungsinstrument (SRHSM) besteht aus sechs Subskalen: allgemeiner Gesundheitszustand, physisches Funktionieren, körperliche Schmerzen, Vitalität, psychische Gesundheit und sensorisches Funktionieren. Dieses Instrument wurde bei 21 Erwachsenen mit geistiger Behinderung und einem mittleren Alter von 46,7 Jahren getestet und hatte akzeptable Werte für Zuverlässigkeit (Reliabilität) und interne Konsistenz.

Ein sehr interessantes proaktives Protokoll und Instrument wurde durch Starr und seine Kollegen in Schottland anhand des CHAP entwickelt. Nach einer Literaturübersicht und Arbeit mit Fokusgruppen mit Menschen mit geistiger Behinderung entwickelten Fender, Marsden & Starr (2007a) ein Instrument zur gesundheitlichen Einschätzung, das bei 57 Erwachsenen mit geistiger Behinderung in gemeindenahen Wohnungen und einem Alter von 40 bis 79 Jahren getestet wurde. Die Items beruhen auf dem CHAP (Lennox et al., 2004), aber enthalten weitere Aspekte des funktionalen Alterns und selbst definierter Gesundheit (Fender, Marsden & Starr, 2007a; b; Starr & Marsden, 2008). Im Hinblick auf körperliche Aktivität wird regelmäßige körperliche Bewegung und körperliche Fitness (Atemwege, Griffstärke, Sit-Stände, und timed-up-and-go) gemessen, auch werden die Füße und Schuhe kontrolliert. Wenn die Teilnehmer nicht in der Lage sind, selbst Informationen zu geben, werden Familienmitglieder oder Betreuer anstatt ihrer gebeten, die Informationen zu liefern. Die Einschätzung dauert 10 bis 50 Minuten (Fender, Marsden & Starr, 2007b; Starr & Marsden, 2008).

15.2.3 Tertiäre Prävention

Tertiäre Prävention wird von Pianta definiert als »intervention after a negative outcome [... which] seeks to reduce the residual effects or adverse consequences of a disorder or failed outcome« (Pianta, 1990, zit. n. Goetze, 2001, 87). Es geht also um reaktive Eingriffe in einem kontinuierlich fortschreitenden pathologischen Prozess, die eine Verschlimmerung der Krankheit und dessen Folgen verhüten sollen. In diesem Sinne ist tertiäre Prävention an sich kaum von Behandlung zu unterscheiden, da auch diese auf eine Verkürzung der Dauer und der Folgen einer Krankheit abzielt. Als letzte Stufe in einem umfassenden Interventionsbegriff für die Reduktion (der Prävalenz) von Krankheiten ist es jedoch eine notwendige Erweiterung.

Dies ist gut am *Beispiel der Ernährungshilfe* bei Menschen mit geistiger Behinderung zu dokumentieren. Die Ernährungshilfe passt sich den spezifischen Bedürfnissen des Patienten nach Nahrung während der Behandlung an und hat in diesem Sinne tertiär präventiven Charakter. So ist ein häufig vorkommendes Problem bei Menschen mit geistiger Behinderung das Vorhandensein eines gestörten Sättigungsempfindens und ein damit verbundenes Über- bzw. Untergewicht. Ein verringerter Appetit durch Medikamenteneinnahme, z. B. Antiepileptika, kann dafür ein Grund sein; auch kann sich der Nährstoffbedarf durch exogene Faktoren wie eine chronische Medikamenteneinnahme steigern. Die Energiezufuhr muss also je nach Situation und Person angepasst werden, wobei auf eine vollwertige, ausgewogene Ernährung geachtet wird und in einigen Fällen Hilfen erforderlich sind. Manchmal sind auch Nahrungsergänzungsmittel notwendig (▶ **Kap. 10.3**).

Tertiäre Prävention besteht vor allem aus der Unterstützung bei und Behandlung von Begleiterkrankungen. Viele Menschen mit geistiger Behinderung sind von lang andauernden oder permanenten Beeinträchtigungen der Gesundheit betroffen, wie zum Beispiel Lähmungen, epileptischen Anfällen oder Seh- und Hörstörungen. Diese Begleiterkrankungen müssen versorgt und behandelt werden, um eine Verschlimmerung zu verhüten. »Bei den mit Brille oder Hörgerät versorgten Menschen fällt auf, dass sie meist nicht regelmäßig zur Kontrolle gehen. Bei ihnen wird erwartet, dass sie dies selbst in die Hand nehmen; damit sind sie jedoch häufig überfordert« (Niklas-Faust, 2002, 22).

15.3 Gesundheitsförderung in Settings

Gesundheitsförderung in Settings zielt darauf ab, die Lebensbereiche eines Menschen zu verändern bzw. zu gesundheitsfördernden Settings zu machen. Ziel der Gesundheitsförderung ist es, Lebenswelten wie Schule, KiTa, Stadtteil, Wohnviertel, Betriebe etc. ihren Potentialen auf personaler, organisatorischer und finanzieller Ebene zu nutzen. Der Setting-Ansatz geht davon aus, dass Lebenswelten einen zentralen Einfluss auf die Chance, ein gesundes Leben zu führen, haben; Interventionen setzen nicht nur beim Individuum, sondern auch auf beeinflussende Faktoren an.

Der Setting-Ansatz, in der Ottawa-Charta der WHO unter der zweiten Handlungsebene »Gesundheitsfördernde Lebenswelten schaffen« verankert, stellt eine der wichtigsten Umsetzungsstrategien der Gesundheitsförderung dar (Altgelt & Kolip, 2007) und basiert auf der Erkenntnis, dass Gesundheit im Kontext der jeweiligen Lebens- und Alltagsbedingungen ermöglicht wird. Als Setting wird ein Sozialzusammenhang bezeichnet, der durch eine formale Organisation, regionale

Situation, gleiche Lebenslage, gemeinsame Werte oder durch eine Kombination davon charakterisiert ist.

15.3.1 Schulische Gesundheitsförderung

Die Institution Schule stellt ein zentrales Setting für Gesundheitsförderung dar, da alle Kinder und Jugendliche über einen längeren Zeitraum konstant erreicht werden können. Viele der Schüler haben ernste und multiple Gesundheitsprobleme, auch bietet die Schule eine ideale Infrastruktur, die für die Ausbildung von gesundheitsfördernden Kompetenzen genutzt werden könnte.

Ein geeigneter Interventionsrahmen für schulische Hilfen bietet das ICF (WHO, 2005), wie beschrieben in Kapitel 2.3. Ausgehend von diesem Konzept lassen sich Aussagen machen über die Merkmale im Bereich der Körperfunktionen und -strukturen, Merkmale im Bereich des Bedarfs an Assistenz und Hilfe und Merkmale im Bereich der sozialen Teilhabe. Wird von schweren und mehrfachen Behinderungen gesprochen, liegen Beeinträchtigungen in mindestens zwei Bereichen der Körperfunktionen und -strukturen vor (▶ Tab. 5).

Tab. 5: Schwere und mehrfache Behinderung auf der Ebene der Körperfunktionen und -strukturen (ISB, 2010, 34 f.)

Klassifikation der Körperfunktionen und -strukturen (Kapitel nach ICF)	Beeinträchtigung bei schwerer und mehrfacher Behinderung
1. Mentale Funktionen	• geistige Behinderung • Auffälligkeiten in der emotionalen Verarbeitung und im Sozialverhalten • Psychische Auffälligkeiten und Störungen
2. Sinnesfunktionen und Schmerz	• Beeinträchtigung der Sinne, Sensorik • Einschränkung der Wahrnehmungsverarbeitung
3. Stimm- und Sprechfunktionen	• fehlende oder stark eingeschränkte Lautsprache
4. Funktionen des kardiovaskulären, hämatologischen Immun- und Atmungssystems	• notwendige medizinische Überwachung • notwendige medizinische Behandlung in der Schule • Beeinträchtigung der inneren Funktionen • Bedarf an Beatmungsunterstützungen
5. Funktionen des Verdauungs-, des Stoffwechsel- und des endokrinen Systems	• notwendige medizinische Überwachung • Ernährungsprobleme • Bedarf an Sondenernährung
6. Funktionen des Urogenital- und reproduktiven Systems	• notwendige medizinische Überwachung
7. Neuromuskuloskeletale und bewegungsbezogene Funktionen	• (schwere) Körperbehinderung • Bewegungseinschränkungen • Beeinträchtigung der Gliedmaßen
8. Funktionen der Haut und der Hautanhangsgebilde	• Beeinträchtigung der Haut

Anhand der Domänen der Aktivität und Partizipation wird beschrieben, in welchen Bereichen des Lebens von Menschen mit Behinderungen oftmals Anregung und Unterstützung notwendig sind, damit Teilhabe verwirklicht werden kann (▶ Tab. 6).

Tab. 6: Schwere und mehrfache Behinderung auf den Ebenen der Aktivität und Teilhabe (ISB, 2010, 36 f.)

Domänen der Aktivität und Partizipation (Kapitel nach ICF)	Unterstützungsbedarf Bedarf der Begleitung in Bezug auf:
1. Lernen und Wissensanwendung	• Gezielte Wahrnehmung und Richtung der Aufmerksamkeit • Vorbereitung einer auf individuelle Bedürfnisse ausgerichteten Umgebung, die Lernerfahrungen ermöglicht • Anwendung von Wissen • Lösung von Aufgaben • Gelegenheit, Entscheidungen zu treffen
2. Allgemeine Aufgaben und Anforderungen	• Durchführung von Handlungsschritten • Durchführung von Routinen • Umgang mit Stress
3. Kommunikation	• Ermöglichung von Kommunikation als Empfänger • Ermöglichung von Kommunikation als Sender • Anwendung von Kommunikationsunterstützung
4. Mobilität	• Haltung und Veränderung der Körperlage • Erreichen von Dingen und Personen • Erleben von Freude an Bewegung • Veränderung der Umwelt: Gegenstände bewegen, tragen, handhaben
5. Selbstversorgung	• Wohlbefinden und Befriedigung körperlicher Bedürfnisse bei der Hygiene, beim An- und Auskleiden, bei der Nahrungsaufnahme, beim Erhalt der Gesundheit • Bewältigung besonderer Belastungen
6. Häusliches Leben	• Beschaffung von Lebensnotwendigkeiten • Übernahme von Haushaltsaufgaben • Spiel und Beschäftigung: Beschäftigung mit interessanten Dingen, Vermeidung von Langeweile
7. Interpersonelle Interaktionen und Beziehungen	• Aufnahme und Pflege von Beziehungen • Einhaltung sozialer Regeln • Hilfestellung bei besonderen Verhaltensweisen: Angriffe auf andere, Selbstverletzungen • Autistische Verhaltensweisen
8. Bedeutende Lebensbereiche	• Teilnahme an Bildungsmaßnahmen • Teilhabe am Arbeitsleben

Tab. 6: Schwere und mehrfache Behinderung auf den Ebenen der Aktivität und Teilhabe (ISB, 2010, 36 f.) – Fortsetzung

Domänen der Aktivität und Partizipation (Kapitel nach ICF)	Unterstützungsbedarf Bedarf der Begleitung in Bezug auf:
9. Gemeinschafts-, soziales und staatsbürgerliches Leben	• Ermöglichung sozialer Teilhabe, um mit anderen zu kommunizieren • Erleben von Gemeinschaft • Teilhabe am Gemeinwesen: öffentliche Feiern, Ereignisse • Erfahren von Freizeit • Erleben von Spiritualität

In der Gesundheitserziehung ist in den letzten Jahrzehnten eine Abkehr von ausschließlich individuumsorientierten Ansätzen zu konstatieren. Das Individuum wird im persönlichen Lebenskontext betrachtet. Mittelpunkt der erzieherischen Bemühungen ist das handlungsorientierte und erlebnisbezogene Erlernen gesundheitsfördernder Verhaltensweisen und nicht mehr die Warnung vor möglichen Risikofaktoren. Seit den 90er Jahren des vorigen Jahrhunderts wird zunehmend von einer schulischen Gesundheitsförderung gesprochen, die die Gesundheitserziehung durch den Einbezug schulischer Kontextfaktoren erweitert. Bei der Orientierung am Modell der Salutogenese wird die psychosoziale Stärkung des Schülers im Gesamtsystem Schule fokussiert; stets steht die Entwicklung einer Persönlichkeits-, Sach- und Sozialkompetenz im Mittelpunkt, wobei die jeweilige Lebenswelt und die gesellschaftlichen Entwicklungsprozesse mit berücksichtigt werden müssen.

Methodisch erfolgte eine Akzentverschiebung weg von der sogenannten »Pädagogik des erhobenen Zeigefingers« (Schneider, 1993, 40) hin zur Fokussierung der individuellen Ressourcen und Lebensverhältnisse. Das Konzept der Lebensweisen (Lebensstilkonzept) löste somit das »Aufklärungs- bzw. Risikofaktorenkonzept« ab (KMK, 1992, 7). Durch den verstärkten Einsatz des handlungs- und erlebnisorientierten Unterrichts – anknüpfend an den Erfahrungen der Schülerinnen und Schüler – findet methodisch ein Umdenken statt. Zunehmend wird auf Selbstverantwortung für und Selbstbestimmung über die eigene Gesundheit abgezielt, und zwar im Kontext der Forderungen der Ottawa-Charta der WHO von 1986: »Gesundheitsförderung zielt auf einen Prozess, allen Menschen ein höheres Maß an Selbstbestimmung über ihre Gesundheit zu ermöglichen und sie damit zur Stärkung ihrer Gesundheit zu befähigen« (Franke & Möller, 1993, 9).

Die inhaltlichen Schwerpunkte der schulischen Gesundheitsförderung sind in den Richtlinien und Lehrplänen der Länder verankert und umfassen folgende Themenbereiche: Hygiene/Zahngesundheitserziehung, Ernährungserziehung, Sexualerziehung/AIDS-Prävention, Suchtprävention, Erste Hilfe, Sport und Bewegungserziehung (BZgA, 2002, 92). Aufgrund der zu berücksichtigenden gesellschaftlichen Entwicklungen und der aktuellen Lebenssituation der Schülerinnen und Schüler gewinnen Themen wie Stressvermeidung und -bewältigung, Konflikterkennung und -bewältigung, Prävention von umweltbedingten Erkrankungen (z. B. Allergien, Lärmschäden, Krebs) und von Infektionserkrankungen (z. B.

Hepatitis B), Förderung eines gesunden Ernährungsverhaltens, Vermeidung von Unfällen, Umgang mit chronisch Kranken, Förderung des Nichtrauchens und Prävention des Arzneimittelgebrauchs/des Dopings an Bedeutung.

Die von der WHO initiierte Konzeption der Gesundheitsfördernden Schule stellt einen Schulentwicklungsansatz dar, der auf Veränderung des Settings Schule als Lebens-, Lern- und Arbeitsraum abzielt. In den letzten zwei Jahrzehnten haben sich auf nationaler und internationaler Ebene Schulnetzwerke gebildet, die ihre Erfahrungen im Netzwerk »Schools for Healths in Europe« austauschen und weiterentwickeln. Förderschulen für geistige Entwicklung sollten diesem Netzwerk beitreten, haben dies nach unserem Wissensstand noch nicht getan. In Bezug auf das Konzept der »Gesundheitsfördernden Schule« kann u. a. auf folgende Aspekte hingewiesen werden (BZgA, 2002, 19): Entspannungs-, Konzentrations- und Bewegungsübungen zur Stressbewältigung, Klassenraumgestaltung, Herstellung von gesunden Pausensnacks, »aktive Pause« mit der Gestaltung von Außengelände und Pausenräumen, Umgestaltung des Schulhofs, Rückenschule und Suchtprävention.

Ziele der schulischen Gesundheitsförderung

»Schulische Gesundheitserziehung will

- *Schülerinnen und Schüler befähigen, gesundheitsförderliche Entscheidungen zu treffen und so Verantwortung für sich und ihre Umwelt mit zu übernehmen,*
- *dazu beitragen, dass sich Schülerinnen und Schüler eigener Verhaltensweisen und Werte sowie der Verhaltensweisen und Werte anderer bewusst werden,*
- *Schülerinnen und Schülern Kenntnisse und Fähigkeiten vermitteln, die die Entwicklung einer gesundheitsfördernden Lebensweise unterstützen,*
- *das Selbstwertgefühl von Schülerinnen und Schülern entwickeln helfen und fördern.«*
  (KMK, 1992, 8)

15.3.2 Gesundheitsförderung im Förderschwerpunkt »Geistige Entwicklung«

Menschen mit geistiger Behinderung haben aufgrund eines erhöhten Gesundheitsrisikos und der besonderen Anforderungen an die gesundheitliche Versorgung einen höheren Bedarf an Gesundheitsförderung. Angesichts der hohen Relevanz der Thematik ist erstaunlich, dass es zu Gesundheitserziehung von Schülerinnen und Schülern mit geistiger Behinderung kaum Veröffentlichungen gibt. Trotz der aufgezeigten Bedeutung erfolgt keine explizite Verankerung der Gesundheitsförderung in den einzelnen Richtlinien für die Förderschule Geistige Entwicklung. In den folgenden Seiten werden die entsprechenden Lerninhalte der einzelnen Lehrpläne dargestellt.

Richtlinien – Gesundheitserziehung in den Lehrplänen

Gesundheitserziehung als ein zentrales Thema im Unterricht im Förderschwerpunkt Geistige Entwicklung muss eine Verankerung in Lehr- und Unterrichtsplänen zugrunde liegen. Die individuelle Benennung ist jedoch unterschiedlich; auch der Umfang, der dem Komplex zugestanden wird, variiert. Während in *Berlin* und *Brandenburg* die Inhalte in den Leitthemen verankert sind, »Der Mensch und die Gesundheit« (Senatsverwaltung für Bildung, Wissenschaft und Forschung Berlin und Ministerium für Bildung, Jugend und Sport des Landes Brandenburg (Hrsg.), 2011, 3), wird es in *Niedersachsen* als »interdisziplinäre Aufgabe der Lehrkräfte« (Niedersächsisches Kultusministerium, 2007, 8) verstanden, »lebenspraktische Aspekte im Kerncurriculum« (ebd.) wie »Vitale Funktionen des Lebens aufrecht erhalten« (ebd.) zu fördern. In *Thüringen* und *Schleswig-Holstein* wird Gesundheitserziehung als Leitthema begriffen; Thüringen fasst den Komplex unter »Die eigene Person« und »Selbstversorgung« (Thüringer Kultusministerium, 1998, 3), Schleswig-Holstein unter »Gesund leben – sich wohlfühlen« (Ministerium für Bildung, Wissenschaft, Forschung und Kultur des Landes Schleswig-Holstein, 2002, 16). Im *Saarland* und in *Rheinland-Pfalz* werden im Aktivitätsbereich Ästhetik unter »Die eigene Person annehmen und ästhetisch gestalten« (Ministerium für Bildung, Wissenschaft und Kultur Saarland (Hrsg.), 2004, 89; Ministerium für Bildung, Frauen und Jugend (Hrsg.), 2001, 89) Wissen und Kompetenzen zur Gesundheitserziehung vermittelt. Als Lern-/Bildungsbereich unter dem Stichwort »Selbstversorgung« bieten die Lehrpläne von *Sachsen*, *Baden-Württemberg* und *Bayern* (*Sachsen-Anhalt* bezieht sich ebenfalls auf den bayerischen Lehrplan) Inhalte zur Gesundheitserziehung an (Sächsisches Staatsministerium für Kultus (Hrsg.), 1998, 3; Ministerium für Kultus, Jugend und Sport Baden-Württemberg (Hrsg.), 2009, 5; Bayerisches Staatsministerium für Unterricht und Kultus (Hrsg.), 2003, 105). In *Hessen* wird das Thema gleich in zwei Kompetenzbereichen aufgegriffen, »Selbstversorgung« und »Gesundheitsvorsorge« (Hessisches Kultusministerium (Hrsg.), 2013, 2). *Mecklenburg-Vorpommern* benennt im Sachunterricht mit dem Titel »Unser Körper – unsere Gesundheit« Gesundheitserziehung (Ministerium für Bildung, Wissenschaft und Kultur des Landes Mecklenburg-Vorpommern (Hrsg.), 1998, Band II, 2).

Didaktisch-methodische Strukturierung der Gesundheitsförderung

Im Kontext der folgenden Ausführungen meint Strukturierung die Einordnung der Gesundheitsförderung unter bestimmten Leitgedanken, die zentral für Menschen mit geistiger Behinderung sind. Aufgrund der Übersichtlichkeit werden einzelne didaktisch/methodische Bereiche, die zum Teil Überschneidungen aufweisen, getrennt beschrieben. Ein Grundprinzip aller pädagogischen Maßnahmen stellt dem Lernverhalten von Menschen mit geistiger Behinderung entsprechend das *handlungsorientierte Lernen* dar. Aktuelle Unterrichtskonzepte wie Formen des offenen Unterrichts, z.B. Freiarbeit, Wochenplan, Stationenlernen, Werkstattunterricht sowie kooperative Lernformen und Adaptiver Unterricht (Stöppler, 2005), bieten sich als didaktische Organisationsformen an.

Eine höhere Effektivität der Gesundheitsförderung ist zu erwarten, wenn eine Abstimmung mit den *Eltern* erfolgt (Rothenfluh, 1989, 18). Zu bedenken ist, dass bei den Eltern möglicherweise ein Informationsbedarf und -wunsch besteht, aber auch umgekehrt Eltern den Lehrern viele Tipps über Inhalte, Materialien und Adressen geben können. Der sozial-ökologischen Vernetzung entsprechend ist die aktive Einbeziehung der Eltern und anderer Bezugspersonen der Menschen mit geistiger Behinderung für alle Beteiligten vorteilhaft. Durch den Einbezug des Familienumfeldes ist Gesundheitsförderung nicht nur auf den schulischen oder außerschulischen Bereich begrenzt, sondern wird in der familiären Umgebung mit gleichen Inhalten und Zielen vernetzt. Um Kontinuität und größtmögliche Effizienz zu erreichen, sind Eltern als Primärerzieher als positives Modell und als Multiplikatoren einzubeziehen.

Gesundheitsförderung sollte möglichst *früh beginnen*; zentrales Ziel ist eine möglichst dauerhafte Verhaltensänderung und der Aufbau von Ressourcen, die der physischen, psychischen und sozialen Gesundheit des Einzelnen förderlich sind, durch die Vermittlung von dem jeweiligen Lebenskontext entsprechenden Handlungskompetenzen. Alle gesundheitsfördernden Maßnahmen sollten *fächerübergreifend* bzw. *interdisziplinär* erfolgen und in die Fächer Sport, Haushaltslehre, Sozialkunde, Chemie, Physik, Technik/Arbeitslehre und Religion/Ethik eingebettet werden (BZgA, 2002, 9). Impliziert werden sollten präventive, kurative und rehabilitative Aspekte, um einen Beitrag zur Verbesserung der Lebensqualität und zur Förderung der Partizipationschancen bei Menschen mit geistiger Behinderung zu leisten.

16 Inhalte und Bausteine der Gesundheitsförderung in schulischen und außerschulischen Settings

»Gesundheit ist durch Verstand übertragbar.«
(Manfred Heinrich, *1926, Dr. phil., deutscher Philosoph, Lehrer, Journalist, Kinderlieder-Autor, Aphoristiker und Schriftsteller)

16.1 Ernährungserziehung

Im Rahmen der Gesundheitsförderung sollte das Bewusstsein von Menschen mit geistiger Behinderung für gesunde Ernährung gestärkt werden. Ziel stellt u. a. die Übernahme der Eigenverantwortung für die Nahrungsaufnahme sowie der Erwerb von Kompetenzen für einen selbstbestimmten Umgang mit Nahrung dar (▶Kap. 10.3). Es bietet sich an, gesunde Ernährung zusätzlich im Alltag zu erleben (Hartmann, 2007, 24), insbesondere vor dem Hintergrund, dass Menschen mit geistiger Behinderung oftmals institutionalisiert leben und Schülerinnen und Schüler im Förderschwerpunkt Geistige Entwicklung überwiegend in Ganztagsschulen unterrichtet werden. So können Frühstück, Mittags- und Abendmahlzeit thematisiert sowie bei der Auswahl auf eine gesunde und vollwertige Ernährung geachtet werden (Stratmann, 2009, 9). Ein besonderes Thema der Gesundheitsförderung stellen stetig zunehmende Zivilisationskrankheiten, wie Übergewicht und Adipositas, dar (▶Kap. 10.4). Bei Menschen mit geistiger Behinderung ist, gegenüber Nichtbehinderten, eine erhöhte Prävalenz von Übergewicht und Adipositas nachweisbar (▶Kap. 9.4 u. 12.13).

Prävention von Adipositas ist ein wichtiges Ziel für Menschen mit geistiger Behinderung im Allgemeinen, aber besonders für Kinder und Erwachsene mit Down-Syndrom (Roizen & Patterson, 2003). Kleinkinder mit Down-Syndrom neigen dazu, eine geringe Körpergröße zu haben, aber sind oft übergewichtig im Alter von drei bis vier Jahren. Die Bemühungen, um eine solche Gewichtszunahme zu verhindern, sollten schon beim Alter von zwei Jahren beginnen (Lovering & Percy, 2007) und folgende Aspekte beinhalten:

- eine tägliche Einnahme von Kalorien, die geringer ist als die empfohlene Tagesdosis,
- eine Auswahl von Lebensmitteln mit vielen Nähr- und Ballaststoffen und wenig Kalorien und Fett,
- zusätzliche Vitamine und Mineralien, besonders Kalzium und Vitamin D,
- sowie die Teilnahme an körperlichen und sozialen Aktivitäten (ebd., 162).

Praxisvorschläge/Lern- und Bildungsangebote/Praktische Anregungen

Wir erforschen unseren Körper

Inhalte/Ziele

- Vermittlung von Grundkenntnissen über die Körperfunktionen
- Förderung eines positiven Körpergefühls

Praxisvorschläge: Körperumrisse der Schüler werden auf Tapetenrollen aufgezeichnet, ausgemalt und den Körperteilen zugeordnet. Im Anschluss werden alle Körperbilder verglichen. Spiele mit dem Schwerpunkt »Körper«, wie z. B. MIX-MAX von Ravensburger oder ein Körperteile-Memory, bieten sich an, um den menschlichen Körper und seine unterschiedlichen Körperbereiche bewusst zu machen. Durch ein Körperlied, wie beispielsweise das Spiellied »Was ich alles kann!« (Krenzer & Haas), können einzelne Körperteile wiederholt werden und so das Körperbewusstsein gestärkt werden. Durch mögliche Bewegungen können zudem die Funktionen auch motorisch unterstützt deutlich werden.

Wir untersuchen das Verdauungssystem

Inhalte/Ziele

- Die Abläufe im Körper bei der Nahrungsaufnahme sollen verdeutlicht werden
- Die Funktionen des Verdauungssystems sollen aufgezeigt werden
- Erarbeitung der Ernährungsregel »Gut gekaut ist halb verdaut«

Praxisvorschläge: Mit Hilfe des Films »Ess- und Trinkgeschichten mit der Maus«, welcher von der Bundeszentrale für gesundheitliche Aufklärung herausgegeben wird, soll der 7. Teil, »Gut gekaut ist halb verdaut«, gezeigt werden. Hier sind leicht verständliche Informationen über den Nahrungsweg und die Bedeutung der einzelnen Organe aufgezeigt. Mit Hilfe einer Abbildung des menschlichen Körpers und den Verdauungsorganen sowie der Überlegung, was mit einem Stück Apfel, den die Teilnehmerinnen und Teilnehmer essen, geschieht, sollen ihre Ideen ermittelt werden. Mit Hilfe des Spruchs »Gut gekaut ist halb verdaut« und einer bildlichen Darstellung eines kauenden Gesichts soll die Ernährungsregel aufgestellt werden, dass das Essen gut zerkaut werden muss.

Wir erforschen und testen Lebensmittel

Inhalte/Ziele

- Schärfung der Sinneswahrnehmung in Bezug auf eine gesunde Ernährung

---

279

Praxisvorschläge: Zur Sinnesschulung werden vier Stationen eingerichtet. Die erste besteht aus einer Tastkiste mit verschiedenen Lebensmitteln, die zweite legt den Schwerpunkt auf den Geruchssinn, bei der die Teilnehmerinnen und Teilnehmer Lebensmittel mit verbundenen Augen »erriechen« sollen. An der dritten Station wird der Geschmackssinn angesprochen, in dem Nahrungsmittel mit verbundenen Augen nur an ihrem Geschmack erkannt werden sollen. Und an der letzten Station werden alle Lebensmittel visuell vermittelt. Das Ernährungsverständnis soll mit Hilfe von Ausgestaltungsbildern gestärkt werden. Die Farben einzelner Obstsorten sollen gefunden werden. Bei Unsicherheiten der Farbwahl können Reklamezeitschriften als Hilfe dienen.

Wir erstellen eine Ernährungspyramide

Inhalte/Ziele

- Vermittlung eines Überblicks zu ernährungsphysiologisch gesunden Nahrungsmitteln
- Lernen, dass Nahrungsmittel in Lebensmittelgruppen eingeteilt werden können und von diesen Bereichen unterschiedliche Mengen verzehrt werden sollten
- Erkennen, dass die Ampelfarben der Ernährungspyramide für die Verzehrmenge stehen

---

Praxisvorschläge: Um ein Begriffsverständnis für die verschiedenen Lebensmittelgruppen zu vermitteln, erhalten die Teilnehmerinnen und Teilnehmer unterschiedliche Lebensmittel. Sie sollen sie auf Ähnlichkeiten untersuchen und in Gruppen einteilen. Diesen werden dann die Oberbegriffe zugeordnet.

Zum Einstieg in das Thema »Ernährungspyramide« kann eine Geschichte zu diesem Thema vorgelesen werden. Im Anschluss werden verschieden bildlich dargestellte Lebensmittel, welche auch in der Geschichte vorkommen, präsentiert, und die Teilnehmerinnen und Teilnehmer sollen jeweils ein Nahrungsmittel an die entsprechende Stelle der vorher farblich unterteilten Lebensmittelpyramide heften. Um den Bezug zu den farblichen Kennzeichnungen der Pyramide zu erhalten, wird neben diese eine Ampel befestigt. Die Anleiterin/ der Anleiter nennt Lebensmittel, und die Gruppe soll mit Hilfe von drei Farbkarten (rot, gelb, grün) aufzeigen, welchen Bereich sich dieses zuordnen lässt. Mit Hilfe des Bewegungsspiels »Grün, gelb oder rot?« (in Anlehnung an »1, 2 oder 3?«) kann neben der Bewegungsförderung die Lebensmittelzuordnung in der Pyramide trainiert werden. Drei Decken in den entsprechenden Farben werden auf dem Boden ausgelegt und per Bildkarte verschiedene Lebensmittel gezeigt und benannt. Abhängig von der farblichen Zuordnung stellen sich die Teilnehmerinnen und Teilnehmer entsprechend auf der Unterlage auf. Das Ernährungsregelplakat kann im Anschluss an den Baustein um die Regeln »Iss möglichst viel Obst und Gemüse!« und »Trinke ausreichend Wasser!« erweitert werden.

Wo verstecken sich Fett und Zucker?

Inhalte/Ziele

* Vermittlung eines Überblicks über den Gehalt von Fett und Zucker in Nahrungsmitteln
* Die Schülerinnen und Schüler lernen die Auswirkungen von Fett und Zucker auf den Organismus kennen

---

Praxisvorschläge: Die Anleiterin/der Anleiter stellt anhand einer Abbildung Herrn Fett vor und erklärt zugleich die spezifischen Eigenschaften dieser Person. Daran schließt sich das Experiment »Wo steckt das Fett?« an. Dazu werden im Fettlabor verschiedene Lebensmittel auf ein großes Löschpapier gelegt. Der entstehende Abdruck kann dabei Hinweis auf den Fettanteil der jeweiligen Lebensmittel geben. Dann sollen die Teilnehmerinnen und Teilnehmer Herrn Zucker kennenlernen. Es werden Informationen über den Nahrungsbestandteil Zucker und dessen Auswirkungen auf den Körper (Zähne und Gewicht) gegeben. Im Zuckerlabor sind auf Arbeitstischen Arbeitsblätter mit verschiedenen Lebensmitteln und kleinen zuckerwürfelgroßen Kästchen platziert. Dabei sind jeweils so viele Kästchen abgedruckt, wie sich Zuckerwürfel in dem Lebensmittel befinden (dabei ist auf das Zahlenverständnis der Kinder zu achten). Wenn die Anzahl feststeht, wird diese »abgehüpft«, um die Menge zu verdeutlichen und zudem die Bewegungskomponente zu integrieren.

Ratespiel: Auf einem Tisch stehen eine Flasche Cola und eine Flasche Cola Light, dazwischen ist eine Schale platziert. Kinder sollen raten, wieviel Zucker in der Flasche Cola ist, indem sie entsprechend viele Stücke Würfelzucker in die Schale legen. In einem Stuhlkreis werden die Ergebnisse und Erkenntnisse zusammengetragen sowie das Regelplakat um die Regel »Iss Süßes und Fettiges nur in kleinen Mengen!« erweitert.

Was hat unsere Ernährung mit Gesundheit zu tun?

Inhalte/Ziele

* Bewusstwerden des eigenen Ernährungs- und Gesundheitsverhaltens
* Entwicklung eines grundsätzlichen Verständnisses von dem Zusammenhang zwischen Ernährung und Gesundheit
* Unterscheiden können zwischen gesunder und ungesunder Ernährung

---

Praxisvorschläge: Zum Überprüfen des Ernährungsverhaltens der Teilnehmerinnen und Teilnehmer wird das Spiel »Alle Gesundheitsforscherinnen und Gesundheitsforscher« angeregt. Hierzu gibt die Anleiterin/der Anleiter die Anweisung: »Alle Gesundheitsforscherinnen und Gesundheitsforscher, die morgens gerne Kakao zum Frühstück trinken, stellen sich auf ein Bein.«

Zur Verdeutlichung des Unterschieds zwischen gesunder und ungesunder Ernährung wird ein dicker, gelangweilt dreinschauender Junge/Mann auf einer roten Pappe und eine dünne, freudig ausschauende Person auf einer grünen Pappe dargestellt. Nun werden gesunde und ungesunde Mahlzeiten gezeigt, die die Teilnehmerinnen und Teilnehmer den abgebildeten Personen zuordnen sowie ihre Entscheidung begründen sollen. Zum Abschluss wird die Ernährungsregel »Eine gesunde Ernährung hält unseren Körper fit!« für das Regelplakat herausgearbeitet.

Gesundes Frühstück

Inhalte/Ziele

- Gemeinsame Vorbereitung und Erstellung eines gesunden Frühstücks
- Es soll auf ein abwechslungsreiches, gesundes Frühstück geachtet werden
- Entwicklung von Freude an hochwertigen Nahrungsmitteln

Praxisvorschläge: Auf einem Tisch werden Abbildungen von Frühstücksbestandteilen präsentiert (gesund und weniger gesund). Jede Teilnehmerin/jeder Teilnehmer erhält einen Teller und darf sich Lebensmittel auswählen, die zum Frühstück bevorzugt werden. Hilfe kann hierbei die Ernährungspyramide bieten. Die Überprüfung der Frühstückszusammenstellung erfolgt, indem die Teilnehmerinnen und Teilnehmer ihre Lebensmittel vor der Gruppe vorstellen, welche mit roten, gelben und grünen Karten ausgestattet ist, die sie entsprechend zeigen. Im Anschluss daran wird eine Einkaufsliste für ein gesundes Frühstück erstellt. Jeder darf drei Bildkarten aus dem grünen, zwei aus dem gelben und eine aus dem roten in den Einkaufskorb legen. Diese Auswahl wird schließlich zusammen eingekauft. Zur Erstellung des Frühstücksbuffets sind drei Tische aufgestellt, mit einer roten, einer gelben und einer grünen Tischdecke. Entsprechend der Ernährungspyramide soll eine Anordnung der Lebensmittel erfolgen. Jede Person erhält eine rote und zwei gelbe Essenskarten, die am Buffet eingelöst werden können. Im grünen Buffetbereich darf sich frei bedient werden. Zum Abschluss wird gemeinsam überprüft, ob im Rahmen des Frühstücks alle Gesundheitsregeln eingehalten wurden, und es wird die Bewegungsregel durchgeführt, indem Bewegungsspiele aus dem bekannten Repertoire ausgewählt werden (Stratmann, 2009, 10 ff.).

16.2 Bewegungs- und Mobilitätserziehung

Im Vordergrund einer aktuellen Besorgnis um die motorische Leistungsfähigkeit von Kindern und Jugendlichen stehen besonders gesundheitliche Bedenken. So wird mangelnde körperliche Leistungsfähigkeit in Zusammenhang mit Bewegungsmangel und medizinischen Risikofaktoren wie z. B. Fettleibigkeit gesehen. International lauten medizinische Empfehlungen für 6- bis 18-Jährige: täglich mindestens eine Stunde mittlere bis starke körperliche Aktivität in der Freizeit (Walter et al., 2005). Bei Menschen mit geistiger Behinderung können vermehrt gesundheitliche Probleme, wie z. B. Hochblutdruck und Adipositas, u. a. aus mangelnder Bewegung resultieren (▶ Kap. 10.2). Bewegung und Sport können wesentlich zur physischen und psychischen Gesundheit beitragen. Eine umfassende Gesundheitsförderung kann durch sportliche Aktivitäten in Kombination mit Nahrungserziehung stattfinden; einer Steigerung des gesundheitlichen Allgemeinzustandes sowie der Erhöhung von Selbstwertgefühl und Verantwortung für die eigene Gesundheit (Deutscher Behindertensportverband, 2002, 3).

Das Spektrum an Sport- und Bewegungsmöglichkeiten ist für Menschen mit geistiger Behinderung häufig begrenzt. Auch sind dies die Angebote, die im schulischen Kontext bei Knappheit von finanziellen Ressourcen als erstes gekürzt werden. Obwohl sportliche Aktivitäten häufige Freizeitangebote darstellen, beschränken sich diese bei Kindern und Jugendlichen mit geistiger Behinderung oft auf wenige Sportarten, wie z. B. Schwimmen, Kegeln oder Gymnastik. Wünschenswert wäre die Entwicklung eines breiten Angebots im Förderschwerpunkt Geistige Entwicklung, das auch Trendsportarten (z. B. Tennis, Golf, Skifahren) beinhaltet (Sowa, 2000; Stöppler & Wachsmuth, 2010, 120 f.). Das Nintendo Wii und andere virtuelle Bewegungsspiele könnten zur Anleitung und Motivation eingesetzt werden.

Aktuelle Lehrpläne im Förderschwerpunkt Geistige Entwicklung fokussieren vor allem eine psychomotorische und sportorientierte Qualifizierung der Schüler. Der Sportunterricht verfolgt sportspezifische Ziele, wie Verbesserung und Erhalt der physischen Konstitution, der koordinativen Fähigkeiten und der sportspezifischen Fähigkeiten sowie sozialintegrative Ziele, besonders dann, wenn die Teilnahme an Integrationsangeboten möglich ist. Diese können insbesondere durch kooperativen Sportunterricht im Gemeinsamen Unterricht oder durch Kooperationen mit Sportvereinen oder öffentlichen Sportanbietern realisiert werden. Übergreifende Ziele sind die Vermittlung von Freude an der Bewegung und dem Sport sowie Grundlagen für ein lebenslanges Sporttreiben. Die Bundesvereinigung Lebenshilfe (1999, 11) formuliert drei Zielbereiche des Sports bei Menschen mit geistiger Behinderung:

1. Sportspezifische Ziele, z. B. Verbesserung und Erhaltung der physischen Konstitution und sportartspezifischer Fähigkeiten und Fertigkeiten
2. Soziale und sozialintegrative Ziele, z. B. aktive Teilnahme an sportlichen Handlungssituationen der Familie und am sportlich geprägten gesellschaftlichen Leben, Partizipation an Freizeit, Schaffung von Integrationssportangeboten
3. Individuelle Ziele, z. B. Wohlbefinden, Spaß haben etc.

Der Behindertensport wurde durch den Deutschen Behindertensportverband (DBS) in den Anfängen der 1950er Jahre gegründet. Die Mitgliederzahl stieg bis 2008 kontinuierlich auf ca. 470 000 Teilnehmer. Der Verein möchte auf der Metaebene eine Bewusstseinsveränderung in der Gesellschaft bewirken und die Integration von Menschen mit Behinderung unterstützen. Gewährleistet wird ein breites Angebotsspektrum, die Angebote – ca. 30 Sportarten – reichen von Badminton bis Volleyball (Stöppler & Wachsmuth, 2010, 120).

Dass sportliches Training die Gesundheit in unterschiedlichen Bereichen verbessern kann, lässt sich durch empirische Ergebnisse belegen. Rimmer et al. (2004) und Tsimaras et al. (2003) fanden deutliche Verbesserungen der Herz-Kreislauf-Funktion nach einer 12-wöchigen Periode anhaltender Übung. Sowohl Rimmer als auch Tsimaras verwendeten Belastungsübungen wie Joggen, Walken und andere schrittmotorische Übungen. Wang (2003) konnte aufzeigen, dass wiederholte Springübungen die bimotorischen Fähigkeiten bei sowohl Menschen mit Down-Syndrom als auch bei Menschen mit anderen Ursachen der geistigen Behinderung verbesserten, wenn diese Übungen über einen Zeitraum von sechs Wochen durchgeführt wurden. Die Ergebnisse zeigten eine verbesserte Fähigkeit in spezifischen Bewegungen wie das Laufen auf dem Balken und Abrollen des Fußes von der Ferse bis zum Zeh (▶ Kap. 16.2).

Wir bewegen uns fit!

Inhalte/Ziele

- Die Bedeutung von körperlicher Aktivität soll verdeutlicht werden
- Die Teilnehmerinnen und Teilnehmer sollen Freude und Interesse an spielerischer und musisch unterstützter Bewegung entwickeln
- Der Zusammenhang zwischen Ernährung, Bewegung und Gewicht soll erkannt werden

---

Praxisvorschläge: Zum Einstieg wird eine Geschichte zum Thema Bewegung vorgelesen, um die Bedeutung der Bewegung und der körperlichen Aktivität für den menschlichen Körper bewusst zu machen. Zur körperlichen Aktivität soll das Spiel »Wer sich bewegt, gewinnt!« anregen. Dazu wird die Gruppe in zwei Teams eingeteilt, welche jeweils einen Spielplan erhalten. Nacheinander würfeln die Teilnehmerinnen und Teilnehmer, um entsprechend ihre Spielfigur vorzurücken. Wenn sie auf ein besonders gekennzeichnetes Feld gelangen, müssen sie eine Karte ziehen, auf der symbolhaft eine korrekte Bewegung abgebildet ist, die nachgeahmt werden muss. Gelingt dies, darf man zwei Felder vorrücken. Gemeinsam wird die Ernährungsregel »Bewegung hält uns fit!« erarbeitet.

16.2.1 Diskurs: Institutionelle schulische Bewegungsprojekte

Beispiele für mehr institutionelle Bewegungsprojekte stellen das »Bewegte Lernen« und das »Bewegte Klassenzimmer« dar. Beide Projekte arbeiten mit Zielen,

Inhalten und Methoden, die den didaktisch-methodischen Prinzipien, z. B. handelndes Lernen, entsprechen und somit auf schulische und außerschulische Einrichtungen der Behindertenhilfe übertragen werden könnten – insbesondere vor dem Hintergrund, dass die Gesundheit bei Menschen mit geistiger Behinderung oftmals auch durch Bewegungsmangel beeinträchtigt wird (▶ Kap. 16.2).

Bewegtes Lernen

In der pädagogischen Literatur werden zwei unterschiedliche Ansätze erwähnt: das Lernen *mit* Bewegung und das Lernen *durch* Bewegung (Thiel et al., 2002, 47). Der Ansatz des *Lernens mit Bewegung* löst sich von der traditionellen Vorstellung, dass Lernen nur in starren, ruhigen Körperhaltungen möglich ist. Hier soll sowohl bei Lehrern als auch bei Schülern ein Umdenken dahingehend stattfinden, dass Bewegung in den Unterricht integriert wird. Die traditionellen Formen des Unterrichts werden dabei um Bewegung erweitert, die zur Optimierung der Informationsverarbeitung beiträgt. Dabei sind bereits Bewegungen von geringer Intensität ausreichend (Müller, 1999, 52). Um Lernen mit Bewegung gewährleisten zu können, soll Bewegung als »didaktisch-methodisches Strukturelement in den Unterricht aller Fächer integriert werden« (Bolay & Platz, 2000, 6). Zudem bieten offene Unterrichtsmethoden (Freiarbeit, Wochenpläne, Werkstattunterricht, Stationslauf o. Ä.) wesentlich mehr Bewegungsgelegenheiten als traditioneller Frontalunterricht (Nellessen, 1999, 103). Bolay & Platz nennen folgende Bewegungsanlässe, die Lernen mit Bewegung ermöglichen:

- *»Bewegungen zulassen (z. B. zum Papierkorb, zur Toilette gehen)*
- *Bewegungen bedingen (z. B. Material, Arbeitsblätter, Nachschlagewerke holen lassen)*
- *Lehrertätigkeiten übertragen (z. B. Materialausgabe, Medienbedienung, -transport; Fenster/Vorhänge öffnen und schließen; Tafelanschrieb, Tafelputzen)*
- *bewegte Schülerbeiträge fordern (z. B. Vorlesen im Stehen und Gehen; Gedicht-, Text-, Lied-, Referatsvortag als bewegte Inszenierung; Ergebnissicherung durch Wandzeitung)*
- *mit Bewegung kombinierte Unterrichtsmethoden und Sozialformen anwenden (z. B. Gruppenarbeit; Lern-, Trainings-, Partnerzirkel; Lerngang; Rollenspiel)*
- *verschiedene Sitz- und Arbeitshaltungen zulassen/fordern/bedienen (Sitzvarianten, Arbeitspositionen im Stehen, Knien, Liegen, Gehen; aktiv-dynamisches Sitzen auf Sitzball, Sitzkeil, Stehpult; Lehrerposition im Raum verändern).«* (Bolay & Platz, 2000, 8)

Bei dem Ansatz des *Lernens mit Bewegung* werden über den »Bewegungssinn« Unterrichtsinhalte erschlossen (Müller, 1999, 52). Dies bedeutet, dass der eigentliche Sinn der Bewegung Einsicht in ein Thema bringen sollte, da es sich sonst nur um eine Bewegungsaufgabe handelt. Bewegung sollte daher unter einer bestimmten Fragestellung durchgeführt werden, in deren Rahmen die Schülerinnen und Schüler durch die Selbsterfahrung Schlüsse ziehen können (Klupsch-Sahlmann, 2001, 41 f.; Bolay & Platz, 2000, 9). Bewegung als »allgemeines Lernprinzip rückt die körperlich-sinnliche Aneignung in den Vordergrund einer handlungsorientierten Unterrichtsmethode und macht auch abstrakte Lerninhalte ›begreifbar‹, ›erfahrbar‹ und damit nachvollziehbar« (Zimmer, 1996, 10).

Im traditionellen Unterricht werden Lerninhalte hauptsächlich durch Fernsinne (visuelle und akustische Reize) vermittelt. Durch Bewegung hingegen werden zusätzlich das kinästhetische Wahrnehmungssystem und auch der vestibuläre Sinn angesprochen. Die Informationsaufnahme erfolgt dabei nicht ausschließlich über die Umwelt, sondern auch über den eigenen Körper. Daher spricht Klupsch-Sahlmann über die unabdingbare Notwendigkeit von Bewegung für die Aneignung der Welt (Klupsch-Sahlmann, 1999,13). Auf Grundlage dessen sollten Lehrerinnen und Lehrer schon bei der Unterrichtsplanung berücksichtigen, ob bestimmte Inhalte mit Hilfe eines handelnden Umgangs erschlossen werden können (Klupsch-Sahlmann, 2000, 11). Dabei geht es nicht darum, ausschließlich Unterrichtssituation einzubinden, die ohnehin nicht ohne Bewegung auskommen, wie z.B. Schwungübungen beim Schreiben, sondern auch um die Einbindung in Inhalte, die zunächst »unbeweglich« wirken (Klupsch-Sahlmann, 2000, 9).

Bewegungspausen

Auch beim Konzept der Bewegungspausen soll den Bewegungsbedürfnissen der Kinder entgegengekommen werden. Eine hohe Anforderung stellt das Lernen im »45-Minuten-Takt« dar, von welchem darauf geschlossen wird, »Kinder könnten sich grundsätzlich auch 45 Minuten lang konzentrieren« (Klupsch-Sahlmann, 1999, 15f.). Dabei können nach Klimt jedoch folgende Richtlinien für das konzentrierte Folgen des Unterrichts angenommen werden:

5–7-Jährige	15 Minuten
7–10-Jährige	20 Minuten
10–12-Jährige	25 Minuten
12–16-Jährige	30 Minuten

(Klimt, 1981, 84)

Diese Zeiten stellen jedoch nur Richtwerte dar, die je nach Unterrichtsaktivität und Tagesform variieren können. Dennoch kann daran festgestellt werden, dass eine Notwendigkeit weiterer Pausen im Rahmen der 45-Minuten-Einheiten besteht, da nach einer gewissen Zeit die Aufmerksamkeit rapide sinkt sowie Unruhe und Unlust entstehen (Klupsch-Sahlmann, 1999, 16). Um den Bewegungsbedürfnissen der Kinder spontan begegnen zu können, muss die Lehrkraft in der Lage sein, die Befindlichkeiten der Schülerinnen und Schüler zu deuten, und entsprechend darauf reagieren (Breithecker, 1998, 81). Die Flexibilität der Gestaltung von Pausen geht auf die situativen Bedingungen des kindlichen Bewegungsdrangs ein, wobei die Pausenzeiten je nach Autor zwischen 3 und 15 Minuten liegen (Müller, 1999, 85; Bolay & Platz, 2000, 11). Die inhaltliche Gestaltung der Bewegungspausen reicht von ruhigen Formen wie Fingerspielen bis hin zu bewegungsintensiven Fangspielen (Klupsch-Sahlmann, 1999, 16).

Das Konzept »Bewegtes Klassenzimmer«

Entstehung

Schon Montessori (1934), Pestalozzi (1807) und Petersen (1937) weisen in ihren Konzepten auf die Bedeutsamkeit von Bewegung hin. Gemeinsames Ziel ihrer Arbeiten ist eine ganzheitliche Ausrichtung von Erziehung und der Entwicklung von Geist, Körper und Seele (Medler, Schmaler & Schuster, 1999, 9). Im deutschsprachigen Raum veröffentlichte der Schweizer Urs Illi Mitte der 1980er Jahre sein Konzept, das die gesundheitsgefährdende Belastung des Sitzens fokussiert und verbessern will. Sein Ziel ist eine länderübergreifende Zusammenarbeit zur Umsetzung der Idee einer sogenannten »Bewegten Schule« (Regensburger Projektgruppe, 2000, 19). Dabei rückt das Prinzip der Bewegung als Element der Gesundheitsförderung in den Vordergrund. Bewegung muss nach Illi als aktiv-dynamisches Unterrichtsprinzip eingesetzt und das Lernen zum »bewegten Lernen« mit der Nutzung eines »beweglichen Schulmobiliars« werden (Illi, 1995, 408 f.).

Die Idee einer Strukturveränderung des Systems Schule durch die Nutzung von Bewegung im Schulleben fand schnell Anerkennung (Thiel et al., 2002, 2). In den 1990er Jahren konnte ein besonderer Anstieg der Bemühungen verzeichnet werden. Unter unterschiedlichen Titeln, wie »Bewegungsfreundliche Schule«, »Bewegte Schule«, »Schule als Bewegungsraum« und »Schule in Bewegung«, stieg die Umsetzung in Schulen sowie die Bandbreite an inhaltlichen Ideen bis heute. Zahlreiche Schulen arbeiten an und mit diesen Konzepten (Müller, 2002).

Ziele

Das Hauptziel besteht darin, dass die Schule als Lebens-, Lern- und Erfahrungsort verstanden wird, in dem Schülerinnen und Schüler in ihrem Sein akzeptiert werden und sie sich nach ihren individuellen Voraussetzungen entwickeln können (Hildebrandt-Stramann, 2001, 36). Die Schülerschaft soll durch die Schule dazu befähigt werden, Bewegung als ein sinnvolles Lebensprinzip anzuerkennen, das auch über den Bereich der Schule hinaus Bestand hat. Es soll eine langfristige Bewusstseinsänderung aufgebaut werden, die als Folge eine Verhaltensänderung in Bezug auf die Lebensbereiche Schule, Freizeit und Arbeit hat (Breithecker, 1998, 27). Weitere Ziele sind:

- Kompensation der gesellschaftlichen Mängel an Bewegungsmöglichkeiten
- Förderung eines kindgerechten, ganzheitlichen Lernens
- Förderung einer kindgerechten, ganzheitlichen Entwicklung
- Erwerb von Handlungskompetenz
- Präventive Vorbeugung von Haltungsschäden und ähnlichen Beschwerden
- Erziehung zu gesundheitsbewussten Menschen
- Optimierung von Informationsverarbeitungsprozessen
- Erleichterung des Lernens durch weiteren Zugang zum Lernstoff

287

Die Zielsetzung der »Bewegten Schule« ist damit sehr weitreichend und besteht aus der »Befähigung der Kinder zur individuellen Handlungskompetenz, die darauf gerichtet ist, durch Bewegung die Umwelt zu erfahren und zu gestalten« (Müller, 1999, 40).

Aufgabenfelder

Das pädagogische Konzept von Christina Müller unterscheidet drei große Bereiche, die miteinander in Verbindung stehen: »Bewegtes Schulleben«, »Bewegter Unterricht« und »Bewegte Pause«. Diese bauen auf dem Schulsport als Fundament auf und weisen zudem Bezüge zur Freizeit auf (Müller, 1999, 48). Dieser Bezug ist in vielen anderen Konzepten kaum berücksichtigt und dabei weitestgehend auf das Schulleben beschränkt. Aufgrund der hohen Bedeutsamkeit von Bewegung und dem Mangel an Bewegungsmöglichkeiten muss sich Schule auch um die Transfereffekte auf das Freizeitverhalten der Schülerinnen und Schüler bemühen (ebd., 236).

Im Folgenden soll der Schwerpunkt auf dem Konzept »Bewegtes Klassenzimmer« liegen. Dabei werden ausschließlich Elemente beschrieben, die im Klassenraum durchzuführen sind.

Gestaltung des Klassenraums

Um die Möglichkeit eines »Bewegten Klassenzimmers« zu bieten, ist zunächst die Schaffung eines Klassenraumes unabdingbar, welcher Bewegung zulässt. Jedoch sind die räumlichen Bedingungen an Schulen häufig eingeschränkt durch zu kleine Räume, die zudem überfüllt sind mit Tischen, Stühlen, Tafeln, Materialien und Schränken (Schwarz, 2000, 48 f.). Um das Klassenzimmer zu einem Bewegungsraum zu machen, ist neben der äußeren Gestaltung auch die Veränderung der inneren Einstellung vieler Lehrkräfte unerlässlich.

> »Viele Lehrkräfte [...] sehen im Klassenraum den Ort, wo Kinder an ihren Plätzen sitzend das machen, was in der Schule vorrangig wichtig ist: lernen. [...] Die Lehrkräfte verlangen von den Kindern, dass sie an den Tischen festgesetzt, eine aufmerksame Haltung annehmen, um konzentriert mitarbeiten zu können. [...] Doch im Gegensatz zu den Kindern, die sich nicht bewegen dürfen, bewegen sich die Lehrkräfte selbst im Verlauf der Unterrichtsstunden unentwegt.« (Klupsch-Sahlmann, 1999, 14 f.)

Dient das Klassenzimmer ausschließlich als »Lernfabrik«, dann sind die Ziele des »Bewegten Klassenzimmers« verfehlt (Illi, 1995, 409). Daher sollte der Raum zu einem wohnlichen Lebensraum verändert werden, damit sowohl die Bewegung als auch das »geistige, seelische, körperliche und soziale Wohlbefinden« der Schülerinnen und Schüler unterstützt wird (ebd.). Wenn Kindern Bewegungsfreiheit gewährt wird, können sie Kontakte knüpfen, so dass durch die Bewegung auch das Medium der Sozialerfahrung bedient wird. Daher sollten im Klassenraum Plätze geschaffen werden, an denen sich mehrere Schülerinnen und Schüler zusammenfinden können. Mögliche Gestaltungsformen stellen Gruppentische und verschiedene Nischen dar, die dieser Aufgabe gerecht werden. Raumteiler können es ermöglichen, dass Ecken zum Rechnen, Schreiben, Lesen, Spielen, Basteln und Experimentieren gestaltet werden können (Feldhaus & Hildebrandt-Stramann, 2001, 46 f.). Durch Teppichböden, Kissen, Matten, Decken usw. können diese separaten Bereiche ausgestattet und damit zu individuellen Arbeitsplätzen werden, die neben dem Sitzen auch zum Lernen auf dem Boden liegend einladen (Thiel et al., 2002, 42).

Diese räumlichen Rahmenbedingungen sind an einem offenen Unterrichtsverständnis orientiert (Wallrabenstein, 1991, 60 ff.). Dadurch werden die Voraussetzungen für einen handlungsorientierten und an der Ganzheit des Kindes orientierten Unterricht geschaffen. Die Kinder werden aufgefordert, ihre Materialien selber zu holen und aktiv damit zu arbeiten. Dadurch sind immer wieder Gelegenheiten gegeben, an denen sie ihre Plätze verlassen und damit ihre starre Sitzposition auflösen. Mobiles Sitz- und Tischinventar ist sinnvoll, um Platz für großräumige Bewegungsaktionen zu schaffen. Es bestehen Schulprojekte, in denen bewegliche Sitzelemente die traditionellen Stühle ergänzen bzw. ablösen. Diese bestehen aus Styropor in Form von Quadern und Halbwalzen mit Teppichüberzug, wodurch die aktive Gestaltung und Inszenierung von Unterricht aufgrund ihrer Leichtigkeit und der Formen ermöglicht wird. Dadurch können beispielsweise Gruppentische ohne viel Lärm und Zeitaufwand gebildet werden (Hildebrandt-Stramann, 2001).

Dynamisches Sitzen

Der schulische Unterricht geht davon aus, dass Lernen am besten im Stillsitzen stattfindet (Laging, 2000, 15). Schon mit Eintritt in die Schule müssen Schülerinnen und Schüler stundenlange Sitzbelastungen ertragen, die durch wenig ergonomische Rahmenbedingungen verstärkt werden. Die Kombination aus den Faktoren Sitzen und Aufmerksamkeit gelten für viele Erzieherinnen und Erzieher als untrennbare Einheit. Dabei wird das natürliche Bedürfnis der Kinder nach Bewegung unterdrückt, da diese als Störung betrachtet und Stillsitzen als Zeichen von Konzentration und Aufmerksamkeit beurteilt wird (Breithecker, 1998, 5). Jedoch stellt das Kippeln und Herumrutschen auf dem Stuhl das intrinsische Verlangen nach alternativem Sitzen dar (ebd., 44). Dadurch regulieren Kinder und Jugendliche ihren natürlichen Bewegungsdrang selbst, ohne dies jedoch bewusst wahrzunehmen. Wenn diese Reaktionen nicht als Disziplinlosigkeit, sondern als natürliche Erscheinung auf lange Sitzphasen bewertet werden, ist dies der erste Schritt Richtung »Bewegtes Klassenzimmer« (Müller, 1999, 70).

Ein Risikofaktor des menschlichen Rückens ist das ständige Sitzen. Dabei ist ein Haltungsschaden durch eine Verformung der Wirbelsäule nur eine von zahlreichen Folgen des dauerhaften Sitzens. Das Konzept des dynamischen Sitzens ist um die Entlastung der Wirbelsäule bemüht. Dafür ist die Schaffung eines ergonomischen Arbeitsplatzes zur Schaffung von rückenfreundlichen Verhältnissen erforderlich. Jedoch belegen Studien, dass nur »40 % der Schulkinder auf ihrer Körpergröße entsprechendem Mobiliar sitzen« (Eckerlein, 2000, 111). Daher sind keine ergonomischen, gesundheitsfördernden Rahmenbedingungen gegeben, obwohl die Struktur des Schulmobiliars bereits seit 1980 durch die DIN ISO 5970 geregelt ist. Es ist notwendig, dass Stühle und Tische spezifisch einstellbar sind und zu Sitzvariationen anregen (ebd.). Da in einer Klasse Größenunterschiede von bis zu 40 cm nachzuweisen sind, kann auch kein einheitliches Bild im Klassenzimmer von allen Tischen und Stühlen in gleicher Höhe erwartet werden (Anrich, 2000, 27; Müller, 1999, 76). Das Mobiliar, also sowohl Tische als auch Stühle, da sie als Einheit gelten, sollten in der Höhe verstellbar sein. Bedeutsam ist es, dass eine Haltungskonstante vermieden wird, da die statische Belastung über längeren Zeitraum eine unphysiologische Belastungsform darstellt (Breithecker, 1998, 48). Daher sollten Lehrerinnen und Lehrer den Schülerinnen und Schülern Alternativen vorstellen, die neben dem Sitzen auf dem Stuhl möglich sind, und akzeptieren, wenn diese Entlastungshaltungen einnehmen (Eckerlein, 2000, 109). Alternatives Mobiliar, welches als weitere Sitzmöglichkeiten in der Schule angeboten werden kann, sind der Sitzball, das Sitzkissen, das Stehpult und die Halbwalze.

16.3 Versorgung mit Hilfsmitteln

Die Versorgung mit Hilfsmitteln (Rollstühle, Gehhilfen, Prothesen, Orthesen, Hörgeräte, Brillen, Kommunikationshilfen usw.) wird inhaltlich zu den therapeutischen Leistungen gezählt, obwohl diese Hilfen auch deutlich präventive, aber vor allem rehabilitative Funktionen erfüllen. Dasselbe gilt auch für die Bereitstellung von technischen und anderen Kommunikationshilfen einschließlich des Trainings ihrer alltagsbezogenen Anwendung. Weitere kommunikative Hilfen sind vorrangig Aufgabe der im Alltag begleitenden Personen (Angehörige, Mitarbeiter im Wohnbereich oder im zweiten Lebensraum usw.). Allgemein ist der Einsatz Unterstützter Kommunikation dann indiziert, wenn bei einer Person eine Diskrepanz zwischen ihren Kommunikationsbedürfnissen und den dazu notwendigen Fertigkeiten besteht. Bei einigen Sprachentwicklungsstörungen wie z. B. Aphasie, Apraxie und Dysarthrie sowie Autismus ist belegt worden, dass durch den Einsatz von Unterstützter Kommunikation auch die lautsprachliche Entwicklung gefördert wird (Zangari & Kangas, 1997, 236). Des Weiteren umfasst die Zielgruppe für Unterstützte Kommunikation Personen mit zerebralen Schädigungen, Sinnesbeeinträchtigungen und sprachmotorischen Problemen, seien sie angeboren oder erworben (Biermann, 2000, 803). Kommunikationsmethoden aus der Heilpädagogik, Logopädie und Ergotherapie sollten dabei einbezogen werden. Eine besondere Rolle spielen zunehmend technische Kommunikationshilfen (Sprachcomputer usw.). Der Markt für elektronische Kommunikationshilfen hat sich in den letzten zwei Jahrzehnten rasant entwickelt. Es gibt eine Vielzahl unterschiedlicher Geräte, von einfachen Schaltern bis zu elektronischen Geräte, auf denen Bildsymbole aus z. B. dem Makaton-Vokabular oder dem Touch-and-Talk-Programm geladen werden können, mit natürlicher oder synthetischer Sprachausgabe (Stöppler & Wachsmuth, 2010, 106 f.).

In der ICF werden Hilfsmittel innerhalb der Kontextfaktoren genannt. Die Erstellung einer Konzeption für Hilfsmittel, deren Beschaffung, Gebrauchsschulung und die individuelle Anpassung obliegen den Fachberufen, den sog. Hilfsmittelerbringern. Der Betroffene, Bezugspersonen und gegebenenfalls ein therapeutisches Team sind daran zu beteiligen. Für die individuellen Hilfsmittel ist in der Regel eine ärztliche Verordnung erforderlich. Hilfsmittel aller Art entscheiden wesentlich über den Erfolg aller pädagogischen Förderbemühungen. Sie beeinflussen nicht zuletzt Motivation und Lebensqualität, da sie Menschen mit Behinderungen zu einem Optimum an individueller Selbständigkeit und Unabhängigkeit verhelfen. Die Kompetenzen therapeutischer Professionen sind bei der Hilfeplanung des Einzelfalls einzubeziehen. Darüber hinaus sind sie im sinnvollen Umfang in die Gestaltung der psychosozialen Umwelt (Wohnen, Arbeit, Freizeit usw.) und der unmittelbaren physischen Umwelt (Wohn- und Arbeitsräume) angemessen einzubinden (Bundesverbände für Behindertenhilfe, 2001, 34 f.).

16.4   Suchtprävention

Suchtprävention als primäre Prävention (Verhinderung von Erkrankungen und Erhalt von Gesundheit) wird als multiprofessionelle Aufgabe gesehen, die schon im Kindes- und Jugendalter wahrgenommen werden sollte. Daher sollte es ein vorrangiges Ziel der staatlichen Suchtprävention sein, schon die Familie und Eltern als erste Sozialisationsinstanz zu stärken. Vorbeugung muss darauf zielen, die Selbstachtung und Entscheidungsfähigkeit von Kindern mit einem geringen Selbstwertgefühl gezielt zu fördern.

Das Thema Suchtprävention findet in der Fachliteratur kaum Beachtung; dies verwundert angesichts des verbreiteten Ausmaßes des Suchtmittelkonsums in der Bevölkerung und der Zunahme bei Menschen mit geistiger Behinderung (▶ Kap. 10.1). Menschen mit geistiger Behinderung sind vermehrt von Süchten, wie z. B. Alkoholmissbrauch, Nikotinabhängigkeit und Drogenmissbrauch betroffen. Menschen mit geistiger Behinderung sind prinzipiell genauso gefährdet wie andere, süchtig zu werden. Einige Faktoren, die den Suchtmittelmissbrauch fördern, sind ein höheres Maß an Autonomie und Eigenverantwortung in dezentralen und ambulanten Wohnformen (Beer, 2004), vermehrte soziale Isolation und fehlende Kompetenzen in der Alltags- und Freizeitstrukturierung (Kretschmann-Weelink, 2006).

Bei Menschen mit geistiger Behinderung sind präventive Maßnahmen u. U. besonders relevant, da bei einigen, auf Medikamente angewiesenen Personen, z. B. Epileptikern, bedrohliche Situationen im Zuge von Alkohol- oder Drogenkonsum durch die Veränderung der Wirkung eines Medikaments entstehen können (Reker, 2003, 6). Hieraus ergibt sich die besondere Relevanz einer entsprechenden Aufklärungsarbeit und die Förderung notwendiger Kompetenzen, z. B. vom bewussten Umgang mit alkoholischen Getränken von Schülern, und damit verbunden auch, auf das nachschulische Leben vorzubereiten (Kvas, 2009, 17).

Theunissen stellt fest, dass weder im deutschen noch im angloamerikanischen Sprachraum die gegenwärtigen Hilfesysteme zur Behandlung von Alkoholproblemen bei Menschen mit geistiger Behinderung ausreichend greifen. »Nicht wenige MitarbeiterInnen bzw. TherapeutInnen der allgemeinen Suchtberatungsstellen und Suchtkliniken fühlen sich aufgrund mangelnder Kenntnisse im Umgang mit Menschen, die als geistig behindert gelten, überfordert oder inkompetent« (Theunissen, 2004, 225). Da Alkohol ein gesellschaftlich akzeptiertes Getränk ist, ist die primäre Prävention problematisch, und daher ist eine verbesserte Aufklärung der Bevölkerung auf verschiedenen Ebenen notwendig.

Beer (2004) beschreibt drei Maßnahmen, die Menschen mit geistiger Behinderung helfen sollen, ihren Alltag besser zu bewältigen, und somit auch die Wahrscheinlichkeit verringern, einem Alkoholmissbrauch zu erliegen. Dabei geht es u. a. um das Training sozialer Kompetenzen und um Problemlösetraining. Bei diesem Training werden Handlungsweisen diskutiert, wie angebotene alkoholische Getränke am besten abzulehnen sind. In Rollenspielen werden Situationen nachgestellt, in denen der Betroffene ein alkoholisches Getränk ablehnen muss, um darauf später in der Praxis vorbereitet zu sein. Dabei werden geeignete Antworten und eine angemessene Körpersprache vermittelt, um das angebotene alkoholische Getränk erfolgreich abzulehnen.

Christian & Poling (1997) schlagen vor, Materialien von Selbsthilfegruppen zu nutzen und zu modifizieren. Die Literaturtexte können vergrößert, mündlich und vereinfacht wiedergegeben oder mit Begleitbildern unterstützt werden (ebd., 133). Zusätzlich lässt sich Videobegleitmaterial zu diesen Materialien erstellen. Theunissen (2004) hält ebenfalls ein »peer-counseling« für nützlich. Dabei können Menschen mit einer geistigen Behinderung, die eine erfolgreiche Suchtbehandlung hinter sich oder auch eine Alkoholproblematik aus eigenem Antrieb überwunden haben, von ihren Erlebnissen und Erfahrungen berichten (ebd., 241).

»Umgang mit Alkohol«

Inhalte/Ziele

- Förderung eines verantwortungsvollen und aufgeklärten Umgangs mit Alkohol
- Förderung einer gesunden und vorsorglichen Lebensführung
- Gesundheitliche Grenzen kennen und einhalten

Internetrecherche

Die Lehrperson teilt Fragebögen zum Thema »Alkohol- und Alkoholmissbrauch« aus (z. B.: Woraus wird Alkohol gewonnen? Wie wirkt Alkohol auf den Körper?

Wer sollte keinen Alkohol trinken?). Je zwei Teilnehmer/innen bilden ein Team und erhalten die Aufgabe, im Internet nach Antworten auf die Fragen zu suchen. Im Anschluss werden die möglichen Antworten gemeinsam in der Gruppe besprochen (Bundeszentrale für gesundheitliche Aufklärung, 2004).

Rauschbrille

Die Lehrperson verteilt Rauschbrillen an die Klasse (erhältlich bei der Drogenhilfe Köln). Die Teilnehmer und Teilnehmerinnen führen mit aufgesetzter Rauschbrille folgende Übungen durch: auf der Linie laufen; Gegenstände aufheben (z. B. Bällchen oder 20-Cent-Stück); auf einem Bein stehen; einen Ball mit einer Hand fangen; Nummern in einem Telefonbuch nachschlagen; Bilder von Verkehrsschildern aus unterschiedlicher Distanz erkennen etc. Anschließend diskutieren die Teilnehmer und Teilnehmerinnen über ihre Erfahrungen und die Gefahren des Alkoholkonsums bei der Teilnahme am Straßenverkehr (Kvas, 2009, 18 ff.).

Wie viel Prozent?

Die Teilnehmer und Teilnehmerinnen werden aufgefordert, verschiedene alkoholartige Getränke, die ihnen bekannt sind, zu nennen (z. B. Sekt, Bier, Alkopops). Die genannten Getränke werden auf Zettel geschrieben, die an die Wand gehängt werden. Anschließend wird in einem Gespräch zwischen »harten« und »weichen« Getränken unterschieden. Die beschrifteten Zettel werden dann diesen beiden Kategorien zugeordnet und der Alkoholanteil in den jeweiligen Getränken besprochen (BzgA, 2004).

Was ist Abhängigkeit?

An die Tafel wird der Begriff »Abhängigkeit« geschrieben. Die Teilnehmer und Teilnehmerinnen erhalten Karten, auf die sie alle Wörter schreiben sollen, die sie mit diesem Begriff assoziieren. Im Anschluss werden das Tafelbild und die Aspekte von Abhängigkeit gemeinsam mit den Schülern besprochen (ebd.).

Alkohol in den Medien

Die Teilnehmer und Teilnehmerinnen erhalten den Auftrag, bis zur nächsten Unterrichtsstunde verschiedene Printmedien nach Artikeln zum Thema Alkohol zu durchsuchen und diese mitzubringen. Die gesammelten Artikel werden im Anschluss in Kleingruppen durchgesehen und unter verschiedenen Gesichtspunkten analysiert (z. B.: Wie wird Alkoholkonsum dargestellt? In welchem Zusammenhang wird der Alkohol konsumiert?). Anschließend wird in der Klasse über die Ergebnisse diskutiert (BzgA, 2004).

Party ohne Alkohol?

Die Teilnehmer und Teilnehmerinnen erstellen in Kleingruppen ein Plakat unter dem Motto » Feste feiern auch ohne Alkohol« und befassen sich dabei mit den persönlichen Kriterien für eine tolle Party. Die Plakate eignen sich auch als Anlass für eine anschließende Diskussion über Argumente für oder gegen eine alkoholfreie Party. In diesem Zusammenhang können auch verschiedene Rezepte für alkoholfreie Cocktails besprochen und ausprobiert werden (Amschl & Weilharter, 2008).

16.5 Zahngesundheitsförderung

Menschen mit geistiger Behinderung sind im Vergleich zur Gesamtbevölkerung häufiger von Zahnerkrankungen wie Parodontose, Karies und Zahnverlusten betroffen (▶ Kap. 11.2.1). Man könnte diese Zielgruppe aus zahnmedizinischer Sicht in drei Gruppen einteilen:

1. Menschen mit einer Schwer- und Schwerstmehrfachbehinderung, die nicht in der Lage sind, sich selbst die Zähne zu putzen, und permanent auf Hilfe angewiesen sind
2. Menschen mit geistiger Behinderung, die sich mit Unterstützung die Zähne selber pflegen können
3. Personen, die ihre Zahnpflege selbständig durchführen können (Kaschke et al., 2004, 18)

Ein Präventionsprogramm in Bezug auf Zahnpflege von Menschen mit geistiger Behinderung kann das Risiko von Zahnerkrankungen minimieren (Gattermann, 2009, 5).

Körperliche Behinderungen oder Bewegungseinschränkungen erfordern oft spezielle Lagerungen auf dem Behandlungsstuhl. Nur selten sind Zahnarztpraxen behindertengerecht ausgestattet. Zudem kann der Zutritt zur Praxis aufgrund baulicher Barrieren erschwert sein. Der Zahnarztbesuch von Menschen mit geistiger Behinderung kann zudem einen erhöhten zeitlichen und organisatorischen Aufwand sowohl für den Zahnarzt als auch für Patienten, Eltern oder Betreuer bedeuten (Cichon & Donay, 2004).

»Vorbereitung auf den Zahnarztbesuch«

Inhalte/Ziele

- Evtl. vorhandene Angst vor Räumlichkeiten, Einrichtung und Instrumenten oder vor der Zahnärztin/dem Zahnarzt selbst durch Aufklärung nehmen

- Klären, was allgemein beim Zahnarztbesuch, im Behandlungsraum sowie vor/während/bei der Behandlung geschieht
- Vermitteln, dass regelmäßige zahnmedizinische Vorsorgeuntersuchungen nötig sind, um möglichst früh zu erkennen, ob Schäden vorhanden sind, um diese zeitnah zu behandeln und den Zahn langfristig gesund zu erhalten
- Klären, dass nur die Zahnärztin/der Zahnarzt kleinste Kariesherde an den Zähnen erkennen kann und in diesem Stadium nur minimal behandeln muss

Praxisvorschläge: Offene Fragen in einem Gesprächskreis klären, anhand dieser können Ansatzpunkte für die Vertiefung gefunden werden. Der Zahnarztbesuch kann zunächst theoretisch vorbereitet werden, indem besprochen wird, mit welchen Vorgängen zu rechnen ist. Dies kann immer visuell mit Bildern unterstützt werden. Zur Vertiefung des Gelernten empfiehlt es sich, eine Zahnarztpraxis zu besuchen, um den »Realraum« erkunden zu können und gewisse Instrumente zu betrachten und auszuprobieren. Gewonnene Eindrücke sollten nach dem Besuch reflektiert werden. Zudem bietet es sich an, Bilder dieser Praxis, ausgeschnittene Bilder aus Zeitschriften und Zahnmodelle zu einer Collage zusammenzustellen, damit diese als tägliche Erinnerung für das Zähneputzen dienen.

Zahnaufbau

Inhalte/Ziele

- Kennenlernen des Zahnaufbaus, seine Aufgaben und Funktionen (Nahrung zerkleinern, »Sprechhilfe« usw.)
- Verdeutlichen, dass es »sichtbare« und »unsichtbare« Zahnteile gibt
- Vermitteln, dass ein Zahn unregelmäßige Flächen hat, an denen sich unsichtbare Beläge bilden können

Praxisvorschläge: Mit Hilfe eines plastischen Modells eines Zahns können die Teilnehmerinnen und Teilnehmer den Zahnaufbau kennenlernen, betrachten und befühlen. Im Anschluss daran kann ihnen ein einfaches Modell eines Zahns als Arbeitsblatt zur Verfügung gestellt werden, an dem nochmals deutlich wird, dass ein großer Teil des Zahns durch Zahnfleisch bedeckt ist. Durch Betasten der Zähne können die Teilnehmerinnen und Teilnehmer Besonderheiten der Zähne (unterschiedlich groß, verschiedene Oberflächen und Formen usw.) erfühlen. Durch die Anwendung von Plaquetest-Tabletten können vorhandene Ablagerungen sichtbar gemacht werden.

Putztechnik

> **Inhalte/Ziele**
>
> - Verdeutlichen, dass nur die richtige Putztechnik in Kombination mit regelmäßiger Anwendung (bestenfalls nach jeder Mahlzeit) zum Zahnerhalt führt
> - Erlernen der KAI-Putztechnik (Kauflächen, Außenflächen, Innenflächen)
> - Zahnbürsten müssen regelmäßig ausgewechselt werden

Praxisvorschläge: Die Teilnehmerinnen und Teilnehmer erlernen durch detaillierte Anleitung, welche durch ein »Putz-Poster« visuell unterstützt werden sollte, die KAI-Putztechnik. Motorisch stark eingeschränkte Personen sollten durch verschiedene Hilfsmittel (Umwickeln von Standardzahnbürsten mit Klebebändern oder Aufsetzen von Schaumgummi-Tennisbällen) die Möglichkeit bekommen, so selbständig wie möglich die eigene Zahnpflege durchzuführen. Durch das gemeinsame Zähneputzen nach jeder Mahlzeit in der Gruppe kann eine »zahngesunde« Gewohnheit vermittelt werden. Mit Hilfe eines Arbeitsblatts kann den Teilnehmerinnen und Teilnehmer verdeutlicht werden, wie sich Karies unbehandelt ausbreiten kann.

Die richtige Wahl von Nahrungsmitteln zur Erhaltung der Zahngesundheit

> **Inhalte/Ziele**
>
> - Die Bedeutung von Nahrungsmitteln für Erkrankungen und Gesunderhaltung von Zähnen verdeutlichen
> - Überblick über »gute« und »schlechte« Lebensmittel geben

Praxisvorschläge: Anhand von Würfelstücken lässt sich verdeutlichen, welche Zuckermenge in den Lebensmitteln steckt. Hier können die Teilnehmerinnen und Teilnehmer einbezogen werden, indem sie die Menge abschätzen und Vergleiche zwischen den Nahrungsmitteln vornehmen. So kann eine Differenzierung in »gute« und »schlechte« Lebensmittel erfolgen, und die Ergebnisse können mit Hilfe eines Posters visualisiert werden. Auch säurehaltige Lebensmittel sollten thematisiert und ihr Einfluss auf die Zahngesundheit verdeutlicht werden. Nahrungsmittel, die als Kalziumlieferanten dienen, und die Verwendung von Fluorsalz sollten ebenfalls thematisiert werden. Im Zuge dessen kann einmal wöchentlich ein »zahngesundes« Frühstück durchgeführt werden. Zudem bietet es sich an, ein »Rezeptbuch für gesunde Zähne« zu erstellen, welches auch anderen Gruppen zu Verfügung gestellt werden kann.

Die Elternarbeit

Inhalte/Ziele

- Intention der Einheit verdeutlichen
- Bitte darum, erlernte Maßnahmen zu Hause weiterzuführen und den Menschen mit geistiger Behinderung Hilfestellung (nach KAI-Methode) zu geben
- Informationen zu zahnfreundlichem Ess- und Trinkverhalten geben

---

Praxisvorschläge: Da ein großer Teil der Zahnpflege auch im häuslichen Umfeld geschieht, sollten die Eltern in jedem Fall in das Thema Zahngesundheit eingebunden werden. Im Rahmen eines Elternabends, zu dem auch eine Zahnärztin/ ein Zahnarzt eingeladen wird, soll verdeutlicht werden, wie Eltern unterstützend wirken können. Zudem können sie hier über verschiedene Prophylaxe-Möglichkeiten informiert und ihre Wichtigkeit dargestellt werden. Auch sollte verdeutlicht werden, dass Süßigkeiten weder Trost noch Belohnung darstellen sollen und bei unkooperativem Zahnputzverhalten nicht mit dem Zahnarzt gedroht werden soll, um Ängste zu mindern.

16.6 Prävention von sexuell übertragbaren Krankheiten

Sexuell übertragbare Krankheiten (sexual transmitted diseases – STD) werden durch Erreger verursacht, die bei sexuellen Kontakten übertragen werden zu können (▶ Tab. 7–9).

Menschen mit geistiger Behinderung können von allen sexuell übertragbaren Krankheiten betroffen sein, genaue Zahlen liegen dazu nicht vor, da die Meldung nicht im Zusammenhang mit der Kategorie der Behinderung erfolgt. Sexuell übertragbare Krankheiten sind nicht meldepflichtig, mit Ausnahme der akuten Hepatitis, die namentlich an das zuständige Gesundheitsamt erfolgt. Syphilis und HIV-Infektion werden aus gesundheitspolitischen Gründen ohne Namen an das Robert-Koch-Institut weitergeleitet. Aufgrund mangelnder Sexualaufklärung und fehlender Gesundheitsfürsorge können solche Erkrankungen bei Menschen mit geistiger Behinderung aber erst später entdeckt werden.

AIDS stellt sowohl für nichtbehinderte Menschen als auch für Menschen mit geistiger Behinderung eine Bedrohung dar und erfordert im Sinne der Prävention ein verändertes Sexualverhalten. AIDS (Acquired Immune Deficiency Syndrome oder Erworbener Immundefekt) ist die Folge einer Ansteckung mit HIV (Humanes Immunschwächevirus). Um Ansteckungen zu vermeiden, ist Aufklärung von großer Bedeutung (Schuck & Wilke, 2009). Zur Vermeidung einer Ansteckung gilt für alle sexuell übertragbaren Krankheiten »Safer Sex«, d.h. Verwenden von

Tab. 7: Sexuell übertragbare Krankheiten, Bakterien

Ursache	Diagnose	Symptome (Frau/Mann)	Mögliche Folgeschäden	Vorsorge
Chlamydien				
Chlamydien befallen nur Schleimhäute, so dass für eine Ansteckung der direkte Kontakt von Schleimhäuten oder mit infektiösem Sekret gegeben sein muss.	Durch einen Abstrich aus dem Gebärmuttermund bzw. durch eine Urinuntersuchung kann eine Diagnose gestellt werden. Eine Blutuntersuchung ist nur in speziellen Situationen sinnvoll.	Eine Infektion verläuft meist beschwerdefrei oder mit nur geringen Krankheitszeichen, so dass sie oft nicht bemerkt wirkt, jedoch starke Entzündungen mit schwerwiegenden Folgeschäden hervorrufen kann. Die Entzündungen können sich auch auf die Gelenke niederschlagen. Bei der Frau entsteht meist eine Entzündung des Gebärmutterhalses, teils auch der Harnröhre. Dann kann sich die Entzündung vom Gebärmutterhals aus in die Gebärmutter, die Eileiter und den Bauchraum ausbreiten. Mögliche Symptome können Ausfluss, Brennen beim Wasserlassen, Blutungsstörungen durch Entzündungen der Gebärmutterschleimhaut, Unterbauchschmerzen und Schmerzen beim Geschlechtsverkehr sein. Beim *Mann* ist eine Harnröhreninfektion mit Brennen beim Wasserlassen und milchig-eitriger Sekretion ein Symptom für eine Infektion mit Chlamydien.	Unfruchtbarkeit durch Verkleben oder Vernarben der Eileiter oder Eileiterschwangerschaften sowie Harnröhreninfektionen können die Folge einer Chlamydieninfektion bei der *Frau* sein. Tritt solch eine Infektion in der Schwangerschaft auf, kann sie Fehl- oder Frühgeburten verursachen. Eine Ausbreitung der Infektion beim *Mann* kann zu Nebenhoden- und Prostataentzündungen sowie Harnröhrenverengung führen.	Als Vorsorge sollten sexuell aktive Mädchen und junge Frauen regelmäßige Untersuchungen (Screenings) auf Chlamydien durchführen lassen. Besonders vorsorglich auf Symptome achten sollten junge Frauen und Männer, die einen neuen Partner/eine neue Partnerin haben, und ihre Ärztin/ihren Arzt bewusst auf Chlamydien ansprechen.

Tab. 7: Sexuell übertragbare Krankheiten, Bakterien – Fortsetzung

Ursache	Diagnose	Symptome (Frau/Mann)	Mögliche Folgeschäden	Vorsorge
Gonorrhoe (»Tripper«)				
Gonorrhoe wird durch Bakterien (Gonokokken oder Neisserisa gonorrhoeae) verursacht, welche nur kurz außerhalb menschlicher Schleimhäute überleben können, so dass sie fast ausschließlich über sexuellen Kontakt übertragen werden.	Zur Diagnose ist ein Abstrich am Ort der Infektion (Harnröhre, Muttermund, After oder Rachen) notwendig.	Bei der Hälfte der *Frauen* verläuft die Infektion anfänglich symptomfrei. Bei den anderen 50 Prozent kann Brennen beim Wasserlassen oder grün-gelblicher Ausfluss auf eine Entzündung der Harnröhre oder der Drüsen des Gebärmutterhalses hinweisen. Von dort aus ist es möglich, dass die Erreger in die Bauchhöhle gelangen und dort aufgedehnte Entzündungen und Eitersammlungen erwirken. Solch eine aufsteigende Infektion kann mit hohem Fieber und Unterleibsschmerzen einhergehen. Beim *Mann* treten meist einige Tage nach der Ansteckung Brennen beim Wasserlassen sowie ein eitriger Ausfluss aus der Harnröhre auf. Eine Ausbreitung auf Vorsteherdrüse (Prostata) und Nebenhoden führen zu starken Schmerzen, Fieber und zur Schwellung des Hodensacks.	Bei beiden Geschlechtern kann eine Unfruchtbarkeit Folge einer Infektion sein.	
Syphilis				
Durch winzige Verletzungen kann der Syphilis-Erreger in den Körper gelangen. Beim Geschlechtsverkehr treten solche Verletzungen besonders an den	Da bei der Syphilis vieldeutige Symptome auftreten, sind zur Diagnose ärztliche Erfahrung und spezielle Laboruntersuchungen von Nöten.	Der Verlauf einer Syphilis-Infektion kann in drei Stadien aufgeteilt werden. Nach durchschnittlich drei Wochen nach der Infektion entwickelt sich an der Eintrittsstelle des Erregers ein schmerzfreies Geschwür mit einem harten Rand (Primäreffekt).	Eine Syphilis-Infektion während der Schwangerschaft kann zu Fehl-, Totgeburten oder der Geburt eines schwer geschädigten Kindes führen.	

Tab. 7: Sexuell übertragbare Krankheiten, Bakterien – Fortsetzung

Ursache	Diagnose	Symptome (Frau/Mann)	Mögliche Folgeschäden	Vorsorge
genitalen Häuten und Schleimhäuten auf, können jedoch auch an anderen Stellen (z. B. Lippen) erfolgen. Über den Blutweg breiten sich die Erreger im ganzen Organismus aus. Die Ansteckung kann daher neben sexuellem Kontakt auch über Blut, Blutprodukte oder verunreinigte Spritzen geschehen.		Am häufigsten ist das Auftreten an den äußeren Geschlechtsorganen, im Afterbereich, am Muttermund oder in der Scheide, jedoch auch an den Lippen, der Zunge, im Mund oder an ganz anderer Stelle. In der das Geschwür umgebenen Gegend schwellen die Lymphknoten ohne Schmerzen an. Der Primäreffekt verschwindet auch ohne Behandlung nach drei bis sechs Wochen. Jedoch verbreitet sich der Erreger durch die Lymph- und Blutbahnen über den gesamten Organismus. Im zweiten Stadium, welches ohne ausreichende Behandlung nach acht Wochen bis zwei Jahren auftritt, kann es zu vielfältigen Symptomen wie allgemeine Lymphknoten-Anschwellung, Fieber, Hautausschlägen, Warzen und Haarausfall kommen. Dabei kann es zum wiederholten Auftreten dieser Symptome kommen, welche unbehandelt auch wieder verschwinden, wobei es jedoch nicht zu einer Ausheilung der Syphilis kommt. In dieser Phase ist das Ansteckungsrisiko am höchsten. Unbehandelt kann es nach 15 bis 20 Jahren zum dritten Krankheitsstadium kommen, welches schwere Organschäden, u. a. des Zentralnervensystems, der großen Blutgefäße, Haut, Leber und Knochen, beinhaltet.	Bei der Spätsyphilis ist mit dauerhaften schweren Organschäden zu rechnen, welche auch durch eine Behandlung nicht geheilt, sondern ihr Fortschreiten nur verlangsamt werden kann.	

Tab. 8: Sexuell übertragbare Krankheiten, Viren

Ursache	Diagnose	Symptome (Frau/Mann)	Mögliche Folgeschäden	Vorsorge
Hepatitis B				
Das Hepatitis-B-Virus tritt in allen Körperflüssigkeiten, vor allem in Blut, Samen- und Scheidenflüssigkeit, aber auch im Speichel auf. Durch winzige Haut- oder Schleimhautverletzungen gelangt das Virus über diese Körperflüssigkeiten in den Organismus. Partner/innen von Virusträgern, Menschen mit mehreren Sexualpartner/innen, intravenöse Drogen konsumierende Menschen sowie Personen, die beruflich mit Körperflüssigkeiten in Berührung kommen, sind für eine Ansteckung besonders gefährdet.	Durch eine Blutuntersuchung kann die Diagnose gestellt werden.	Fast die Hälfte der Angesteckten hat keine oder so geringe Beschwerden, so dass die Infektion nicht bemerkt wird. Bei den anderen entwickelt sich etwa vier Wochen bis sechs Monate nach der Ansteckung eine Leberentzündung mit Gelbsucht, Fieber und allgemeinem Krankheitsgefühl.	Es kann sich eine chronische Hepatitis B entwickeln, welche zu einer chronischen Leberentzündung führen kann. Daraus resultieren die Gefahren einer Leberschrumpfung und ein erhöhtes Risiko der Erkrankung an Leberzellkrebs.	Sicheren Schutz vor Hepatitis B bietet eine seit Jahren erprobte und nebenwirkungsarme Impfung.
Hepatitis C				
Die Ansteckung erfolgt meist durch den Kontakt mit virushaltigem Blut, da sich besonders hier der Hepatitis-C-Virus nachweisen lässt. Ein häufiger Ansteckungsweg stellt daher die gemeinsame Nutzung von Spritzutensilien, aber auch unsachge-	Auch hier erfolgt die Diagnose durch eine Blutuntersuchung.	In weniger als zwanzig Prozent der Infektionsfälle treten Symptome auf.	Unbehandelt bleiben die angesteckten Menschen Virusträger und können andere anstecken. Zudem entwickeln sie chronische Leberentzündungen, und es besteht die Gefahr von Leberzirrhose und Leberzellkrebs.	Mit einer Schutzimpfung ist auch in den nächsten Jahren nicht zu rechnen.

301

Tab. 8: Sexuell übertragbare Krankheiten, Viren – Fortsetzung

Ursache	Diagnose	Symptome (Frau/Mann)	Mögliche Folgeschäden	Vorsorge
mäßes Tätowieren dar. Eine Ansteckung auf sexuellem Wege ist möglich, jedoch selten und geschieht durch Sexualpraktiken mit Verletzungsrisiko und Blutkontakt.				
Herpes				
Durch die Herpes-simplex-Viren werden Haut und Schleimhaut sowie das Nervensystem und in seltenen Fällen auch andere Organe befallen.	Aufgrund von typischen Symptomen wird eine Diagnose gestellt, nur selten ist eine spezielle Untersuchung des Bläscheninhaltes oder ein Bluttest notwendig.	Die Symptome, welche nach einigen Tagen auftreten, sind Kribbeln und Jucken der Haut. Schnell bilden sich schmerzhafte Bläschen, welche mit gelblicher Flüssigkeit gefüllt sind. Diese platzen auf und werden zu kleinen Geschwüren. Zudem schwellen die Lymphknoten in der entsprechenden Umgebung an und schmerzen. Die Ersterkrankung geht oft mit Fieber und allgemeinem Krankheitsgefühl einher. Innerhalb von ein bis zwei Wochen verkrusten und heilen die Bläschen von selbst, das Virus zieht sich jedoch in die Knoten der versorgenden Nerven zurück und bleibt dort ein Leben lang.	Eine vollständige Heilung ist nicht möglich.	

Tab. 8: Sexuell übertragbare Krankheiten, Viren – Fortsetzung

Ursache	Diagnose	Symptome (Frau/Mann)	Mögliche Folgeschäden	Vorsorge
		Bei *Frauen* kann der Virus in Zusammenhang mit Stress, Fieber oder anderen Erkrankungen, besonders während der Menstruation, hervorgerufen werden und neue Erkrankungsschübe aktivieren.		
HIV/Aids				
Die Infektion mit dem Humanen Immunschwäche-Virus (HIV) kann eine Aids-Erkrankung zur Folge haben. Dabei werden besonders die Abwehrzellen durch das HI-Virus befallen, so dass eine fortschreitende Schwächung des körpereigenen Immunsystems erfolgt. Besonders in der Samenflüssigkeit, im Blut, in Scheiden- und Wundsekret ist das Virus zu finden, so dass diese Flüssigkeiten die Überträger darstellen, wobei der wichtigste Übertragungsweg der Geschlechtsverkehr darstellt.	Untersuchung der HIV-Antikörper.	Bereits wenige Wochen nach der Ansteckung kann es zu grippeähnlichen Symptomen wie Fieber oder Gliederschmerzen kommen. Der weitere Verlauf ist jedoch sehr individuell. Allgemein gilt jedoch, dass die angesteckte Person über Jahre symptomfrei ist, nach einigen Jahren jedoch unspezifische Symptome wie anhaltende Lymphknotenschwellungen oder starker Nachtschweiß auftreten. Da das Immunsystem zunehmend geschädigt wird, kommt es letztlich zu einer schweren Infektion mit Erregern, welche durch ein gesundes Abwehrsystem hätten aufgehalten werden können.	Es ist keine Heilung möglich. Selten sind Krebserkrankungen oder schwere Erkrankungen des zentralen Nervensystems die Folge.	Es gibt bisher keine Schutzimpfung, welche vor einer HIV-Infektion schützt. Ausschließlich Safer Sex kann eine Ansteckung vermeiden.

Tab. 8: Sexuell übertragbare Krankheiten, Viren – Fortsetzung

Ursache	Diagnose	Symptome (Frau/Mann)	Mögliche Folgeschäden	Vorsorge
HPV-Infektion, Feigwarzen				
Eine Ansteckung mit Human Papiloma Viren (HPV) erfolgt durch Kontakt der Haut und Schleimhäute mit infizierten Hautbereichen der Partnerin/ des Partners.	Es wird ein Abstrich genommen. Ist dieser auffällig, wird eine Gewebeprobe genommen und diese untersucht.	Bei der *Frau* erfolgt eine Infektion am Gebärmutterhals, am äußeren Genital und in der Scheide, beim *Mann* vor allem an der Eichel und der Vorhaut, selten an anderen Stellen. Bei beiden Geschlechtern ist zudem der Befall rund um den After, in der Harnröhre und im Enddarm möglich. Durch eine Infektion kann es zu rötlichen oder fleischfarbenen Hautwucherungen kommen, welche zwar gutartig sind, jedoch erhebliche Ausdehnung und Größe annehmen können. Es kann jedoch auch zu eher unauffälligen rötlichen und weißen Flecken kommen, die oft nur durch spezielle Methoden entdeckt werden.	Länger anhaltende Infektionen können zu Störungen der Zellvermehrung in der Haut und somit zu Gewebsveränderungen (Dysplasien) führen. Hieraus können sich wiederum Krebserkrankungen bilden.	Durch regelmäßige Krebsfrüherkennungsuntersuchungen lassen sich Zellveränderungen, die durch HPV verursacht wurden, frühzeitig erkennen. Diese Vorsorgeuntersuchungen werden von der gesetzlichen Krankenkasse bei Frauen ab dem 20. Lebensjahr übernommen. Zudem ist seit 2006 ein Impfstoff gegen einige HPV-Typen auf dem Markt, welcher für Mädchen zwischen 12 und 17 Jahren empfohlen wird.

Tab. 9: Sexuell übertragbare Krankheiten, andere Erreger (DSTIG, o. J.)

Ursache	Diagnose	Symptome (Frau/Mann)	Mögliche Folgeschäden	Vorsorge
Pilze				
Dass Hefepilze wie der Candida albican bei gesunden Menschen die Bereiche des Darmes und der Scheide besiedeln, ist sehr häufig. Typische Krankheitszeichen werden erst durch eine übermäßige Vermehrung und das Eindringen der Pilze in tiefere Gewebeschichten hervorgerufen.	Die Untersuchung eines Abstriches von der entzündeten Haut dient als Nachweis für eine Pilzinfektion.	Bei der *Frau* macht sich eine genitale Pilzerkrankung bemerkbar, indem Rötungen und Schwellungen der Schamlippen und des Scheideneingangs sowie Juckreiz und heftiges Brennen auftreten. Zudem tritt ein weißlich-bröckliger Ausfluss auf. Die Beschwerden beim *Mann* sind meist wesentlich geringer und beschränken sich auf die Bereiche der Eichel und Vorhaut.		Sogenannte »Impfungen« gegen Scheideninfektionen sind als fragwürdig zu bewerten.
Trichomonaden				
Beim Erreger der genitalen Trichomonadeninfektion handelt es sich um ein einzelliges Lebewesen, welches ausschließlich durch sexuellen Kontakt übertragen wird. Begleitend ist dabei häufig die Scheidenflora gestört.	Trichomonaden können durch einen Scheidenabstrich oder im Urin nachgewiesen werden.	Nach Tagen bis Wochen in Folge der Ansteckung kommt es bei der *Frau* zu einer Scheidenentzündung mit übel riechendem, gelblich-schaumigem Ausfluss, Brennen, Jucken und Schmerzen beim Geschlechtsverkehr, wobei die Beschwerden meist nach einer Zeit nachlassen. Beim Befall der Harnröhre können sowohl Frauen als auch		

Tab. 9: Sexuell übertragbare Krankheiten, andere Erreger (DSTIG, o.J.) – Fortsetzung

Ursache	Diagnose	Symptome (Frau/Mann)	Mögliche Folgeschäden	Vorsorge
		Männer Schmerzen beim Wasserlassen haben und einen häufigen Harndrang verspüren. Jedoch bleibt die Infektion bei *Männern* häufig ohne deutliche Symptome.		
Milben (Krätze)				
Die Ansteckung mit der Krätzmilbe erfolgt durch direkten Hautkontakt, so dass sexuelle Kontakte ein häufiges Ansteckungsrisiko darstellen. Bei der Krätzmilbe handelt es sich um ein winziges Insekt, welches kleine Gänge in die Oberhaut bohrt.	Eine Diagnose wird aufgrund der Symptome und der typischen Hautveränderung gestellt.	Besonders nachts wird durch die Aktivität der Milbe ein starker Juckreiz der Haut ausgelöst. Durch Kratzen kann es zudem zu Hautveränderungen kommen.		
Filzläuse				
Vor allem zwischen den Schamhaaren, in der Achselbehaarung, aber auch in der übrigen Körperbehaarung können Filzläuse oder Schamläuse und ihre Eier (Nissen) gefunden werden. Durch engen Körperkontakt wie auch sexuellen Kontakt ist eine Übertragung möglich.	Bereits mit bloßem Auge lassen sich die Läuse und Nissen erkennen.	Durch die Bisse der Läuse können ein mäßiger Juckreiz und typische blaugraue Flecken der Haut hervorgerufen werden.		

Kondomen bei Vaginal- und Analverkehr. Prävention in der Gesundheitsförderung bezieht sich aus diesem Grunde vor allem auf den richtig angewandten Kondomgebrauch.

Lust und Risiko

Inhalte/Ziele

- Erkennen, dass Sexualität neben angenehmen und schönen Erfahrungen sowie der Möglichkeit, schwanger zu werden, auch Gefahren der Ansteckung mit unterschiedlichen Krankheiten mit sich bringen kann
- Befähigung zum verantwortungsvollen und bewussten Umgang mit Sexualität
- Sowohl positive Aspekte als auch Risiken der Sexualität erarbeiten

Praxisvorschläge: Aspekte »Lust« und »Risiko« mit Hilfe einer Geschichte verdeutlichen und gemeinsam besprechen. Eine visuelle Unterstützung mit Bildkarten ist hier sinnvoll. Zudem kann ein einfacher Aufklärungsfilm mit der entsprechenden Thematik geschaut und besprochen werden.

HIV/AIDS

Inhalte/Ziele

- Erfahren von grundlegenden Informationen über die Krankheit, die Möglichkeiten einer Ansteckung sowie deren Konsequenzen
- Informiert werden, dass nur ein Arzt die Ansteckung diagnostizieren kann und keine Heilmöglichkeiten bestehen
- Vermitteln, dass die Partnerin/der Partner infiziert sein kann, ohne dass äußerlich sichtbare Kennzeichen vorhanden sind
- Erarbeiten, dass eine Infizierung mit dem Virus durch ungeschützten Geschlechtsverkehr erfolgen kann

Praxisvorschläge: Besprechen, dass es sich bei HIV/AIDS um eine Krankheit handelt, die z. B. durch sexuelle Handlungen übertragen werden kann. Die Komplexität der Ausführung sollte hierbei an die Aufnahmebereitschaft der Gruppe angepasst werden. Sinnvoll ist in jedem Fall eine visuelle Unterstützung mit Abbildungen/Bildkarten/Comics etc. Es besteht auch die Möglichkeit eines Spiels, bei dem sich die Teilnehmerinnen und Teilnehmer an den Händen nehmen, eine Kette bilden und somit das Immunsystem symbolisieren. Die Anleiterin/der Anleiter wirft nun einen Schaumstoffball gegen die Kette, so dass dieser abprallt. Eine weitere Person nimmt dann die Rolle eines HIV-Virus ein, trennt die Kette und in Folge dessen kann der Ball durchdringen – Krankheitserreger werden nicht mehr hinreichend aufgehalten. Unter Umständen kann auch ein Film über das menschliche Immunsystem gezeigt werden.

Schutz vor HIV/AIDS

Inhalte/Ziele

- Vermittlung von Maßnahmen zur Verhütung von HIV und anderen sexuell übertragbaren Krankheiten
- Erarbeitung, wo Kondome bezogen werden können, wie diese gelagert werden sollen und besonders, wie eine korrekte Anwendung gelingt

Praxisvorschläge: Besprechen, in welchen Geschäften Kondome gekauft werden können, dies mit Fotos der Geschäfte bzw. Logos visuell unterstützen und die Einkaufsmöglichkeiten besuchen. In diesem Rahmen einen Katalog zusammenstellen, in dem eine Auflistung der Geschäfte vorhanden ist, die den Teilnehmerinnen und Teilnehmern zur Verfügung steht. In spielerischer Form können sie Zuordnungen vornehmen, indem sie benennen, ob in den jeweiligen Geschäften (z.B. Bäcker, Metzger, Drogerie etc.) Kondome zu erhalten sind oder nicht. Das Wissen über eine sachgerechte Lagerung des Kondoms kann in experimenteller Form erarbeitet werden: Was passiert bei Lagerung in praller Sonne/auf der Heizung. Wie viel Druck hält es aus? Was passiert bei einem Loch? Zudem sollen die Schülerinnen und Schüler die korrekte Verwendung zum Beispiel an einem Holzpenis üben.

»Kondomführerschein«

Inhalte/Ziele

- Die Teilnehmerinnen und Teilnehmer lernen den Gebrauch eines Kondoms

Praxisvorschläge: Zwei Teilnehmerinnen und/oder Teilnehmer treten gegeneinander an, sie strecken ihre Hände blind in einen Kasten und müssen dort das Kondom öffnen und über einen Kunstpenis abrollen. Alternativ müssen sie noch Fragen dazu beantworten. Übung könnte je nach Förderbedarf variiert werden (BzgA, 2013).

Verhütung von Schwangerschaft und Krankheiten

Inhalte/Ziele

- Verdeutlichen, wo der Unterschied zwischen der Verhütung einer Schwangerschaft und dem Schutz vor sexuell übertragbaren Krankheiten liegt

- Informieren, dass durch empfängnisverhütende Mittel kein adäquater Schutz vor HIV und sexuell übertragbaren Krankheiten vorhanden ist
- Aufklärung, dass gewisse Verhütungsmittel nur von der Gynäkologin/dem Gynäkologen verschrieben werden können, Kondome jedoch unabhängig davon gekauft werden können
- Die Einsicht soll erlangt werden, dass, um eine verantwortungsvolle Sexualität ausleben zu können, ein angemessener Schutz nötig ist

Praxisvorschläge: Unter Verwendung des Verhütungskoffers von Pro Familia oder anderen Beratungsstellen werden anschaulich Verhütungsmethoden vorgestellt sowie Funktions- und Verwendungsweise besprochen. Zur Festigung sollte eine Zuordnung unterschiedlicher Verhütungsmittel (z. B. mit Hilfe von Bildkarten) erfolgen.

Abschluss der Einheit

Inhalte/Ziele

- Festigung und Wiederholung der erarbeiteten Inhalte

Praxisvorschläge: Mit Hilfe eines Spiels, beispielsweise in Form eines Quiz (1, 2 oder 3), können Inhalte wiederholt werden. Zudem bietet es sich an, dass jede Teilnehmerin/jeder Teilnehmer individuell ihr/sein eigenes Infoheft erstellt, in dem das Wichtigste schriftlich und/oder bildlich festgehalten ist. Diesen Katalog kann jeder persönlich gestalten, mit nach Hause nehmen und so jederzeit darauf zurückgreifen. Zudem kann von den Teilnehmerinnen und Teilnehmern ein Präventionsfilm oder eine Fotostory zum Thema erstellt werden.

16.7 Prävention von sexueller Gewalt

Menschen mit Behinderung erleben in Kindheit, Jugend und/oder im Erwachsenenleben häufiger sexuelle Gewalt als nichtbehinderte Frauen; nach einer Studie der Universität Bielefeld (2011) hat mehr als jede zweite bis dritte Frau (34–56 %) Erfahrungen mit sexueller Gewalt. Menschen mit geistiger Behinderung sind besonders häufig betroffen (Noack & Schmid, 1996). Gründe für den sexuellen Machtmissbrauch können in folgenden begünstigenden Faktoren liegen: geringere Hemmschwelle beim Täter aufgrund der geistigen Behinderung des Opfers; Abhängigkeit und Fremdbestimmung; mangelndes Selbstbewusstsein und negatives Selbstkonzept des Opfers; Distanzlosigkeit des Opfers; körperliche und verbale Wehrlosigkeit des Opfers; mangelnde Glaubwürdigkeit des Opfers und erschwerte Anzeige; eingeschränkte Kommunikationsfähigkeit und Kommunikationsbarrieren des Opfers; fehlendes Wissen über Anwendung sexueller Gewalt; Pflege-Situationen sind leicht auszunutzen; mangelnde Aufklärung und Informationsdefizite erleichtern sexuelle Übergriffe etc. (Schmetz & Stöppler, 2007, 80; Stöppler & Wachsmuth, 2010, 140 f.).

Gesundheitsförderung hat in schulischen und außerschulischen Settings die zentrale Aufgabe der Prävention des sexuellen Missbrauchs. Grundlegend für die Prävention ist eine umfassende Sexualerziehung.

Praxisvorschläge: Prävention sexueller Gewalt.

Inhalte/Ziele

- Stärkung des Selbstwertgefühls
- Förderung der Gefühlswahrnehmung
- Differenzierung zwischen angenehmen und unangenehmen Berührungen
- Wahrnehmung des eigenen Körpers und das Recht, über ihn zu bestimmen
- das Recht, »nein« sagen zu dürfen
- Unterscheiden zwischen angenehmen und unangenehmen Geheimnissen
- Aufzeigen von Möglichkeiten, um Hilfe zu holen (Schmetz & Stöppler, 2010, 70 f.)

16.8 Unfallprävention

Zentrale Voraussetzung für die Bewältigung des Alltags in einer mobilen Gesellschaft und für die gesellschaftliche Integration und Inklusion von Menschen mit geistiger Behinderung stellt Mobilität dar, die eine selbstbestimmte Verknüpfung der Lebensbereiche Wohnen, Freizeit, Bildung und Arbeit ermöglicht. Die selbständige Teilnahme am Straßenverkehr und die Nutzung öffentlicher Verkehrsmittel ist für viele Menschen mit geistiger Behinderung jedoch mit erheblichen Schwierigkeiten und Problemen verbunden, die durch eine nicht behindertengerechte Gestaltung der Verkehrswelt, aber auch durch das Fehlen notwendiger Kompetenzen verursacht werden (Stöppler, 2002; 2004; 2011). Ziel aller verkehrstechnischen und -pädagogischen Maßnahmen ist sichere Mobilität. Die Teilnahme am Straßenverkehr bedingt jedoch auch immer ein Unfallrisiko. Dies gilt für den Individualverkehr ebenso wie für die Nutzung von professionellen Fahrdiensten, die die Mobilität von Menschen mit geistiger Behinderung mitbestimmen.

16.8.1 Sichere Beförderung

Unfallprävention bei Menschen mit geistiger Behinderung bezieht sich deshalb auch auf die Ausrüstung der Fahrdienste, denn bei Verkehrsunfällen sind Fahrgäste, die im Rollstuhl sitzend befördert werden, besonders gefährdet, da sie nicht durch Airbags, moderne Sicherheitsgurte und stabile Sitze beim Aufprall geschützt werden. Für die Beförderung von Menschen mit Behinderung ist die sichere Ausstattung von Fahrzeugen die Norm DIN 75078 (Teil 1 und 2) – Kraftfahrzeuge zur Beförderung von Menschen mit eingeschränkter Mobilität. Diese Norm richtet sich in erster Linie an Fahrzeughersteller und Umrüster. Ein für die Rollstuhlbeförderung geeignetes Rückhaltesystem muss vorhanden sein. Die Rollstuhlsicherung erweist sich in der Praxis häufig als schwierig und nicht ausreichend sicher. Crashtests zeigen, dass herkömmliche Vier-Punkt-Gurtsysteme erhebliche Gefahren bergen, da zwei gefährliche Effekte auftreten können:

- Klappmesser-Effekt: Bei ausschließlicher Verwendung eines Beckengurtes wird beim Frontalaufprall der Oberkörper nach vorne geschleudert, und der Kopf kann auf die Beine oder das nächstliegende Hindernis aufschlagen.
- Submarining-Effekt: Bei Verwendung herkömmlicher Gurtsysteme zusammen mit einem Rollstuhl kann der Fahrgast bei einem Frontalaufp rall aufgrund der ungünstigen Gurtgeometrie unter dem Beckengurt durchtauchen (BGW, 2008).

Das Kraftknoten-Sicherheitssystem, DIN 75078, Teil 2, integriert den Rollstuhl in das Sicherheitssystem. Sowohl Rollstuhl als auch der Fahrgast im Rollstuhl werden mit geeigneten Gurtsystemen zurückgehalten. Die bei einem Unfall auftretenden Kräfte werden durch ein Verstärkungsteil am Rollstuhl, dem Kraftknoten, abgeleitet. Die Vorteile liegen darin, dass die Anschlüsse für den Beckengurt des Fahrgasts ebenfalls mit dem Kraftknoten verbunden sind; der Beckengurt verläuft optimal über dem Beckenknochen. Der im Fahrzeug befindliche Schulterschräggurt wird mit dem am Rollstuhl integrierten Beckengurt kombiniert und bewirkt so einen deutlich höheren Schutz. Rollstühle, die herstellerseitig nicht über diese Kraftknoten verfügen, können mit einem entsprechenden Adaptersystem gleichwertig nachgerüstet werden.

Das Rollstuhlrückhaltesystem besteht aus einem Vier-Punkt-Gurtsystem und Verankerungsmöglichkeiten am Fahrzeugboden. Diese erlauben, die Gurte entsprechend der Rollstuhlbauart und -größe abzuspannen. Fahrzeugseitig ist außerdem ein Schulterschräggurt vorgeschrieben, der – in Kombination mit dem rollstuhlseitig vorhandenen Beckengurt – das Drei-Punkt-Personenrückhaltesystem bildet. Damit ergibt sich eine optimale Gurtgeometrie. Eine Fehlbedienung ist kaum mehr möglich (BGW, 2008, 13).

16.8.2 Prävention von Mobilitätsunfällen

Es liegen relativ wenige Untersuchungen über Unfälle von Menschen mit Behinderung mit Mobilitätshintergrund vor. Eine Studie der BGW (2007) untersucht

4445 Unfälle, die in den BGW-Unfallakten dokumentiert wurden. Der Personenkreis der Menschen mit geistiger Behinderung ist mit ca. 50 % am häufigsten bei mobilitätsbedingten Unfällen beteiligt, gefolgt von der Gruppe der Menschen mit Körperbehinderungen und der Gruppe der Menschen mit psychischen Behinderungen. Die Rolle des Verkehrsteilnehmers mit den häufigsten Unfällen füllt mit fast 36 % der Fußgänger aus. Die Fußgängerunfälle sind überwiegend sogenannte SRS-Unfälle, die aufgrund von Stolpern, Rutschen oder Stürzen geschehen. An zweiter Stelle sind mit 27 % beförderungsbedingte Unfälle zu nennen. Hier liegen die Ursachen vor allem in Stürzen beim Ein- und Aussteigen (46,5 %), Klemmungen und Quetschungen (31,6 %) und mangelnder Sicherung (21 %). 23 % der Unfälle geschehen beim Radfahren. SRS-Unfälle haben häufig (Dis-)Torsionen (48,7 %) mit Verletzungen der unteren Extremitäten zur Folge.

Menschen mit geistiger Behinderung verunfallen signifikant häufig zu Fuß, also als Fußgänger auf der Straße, und aufgrund von SRS-Unfällen; im Beförderungskontext vor allem beim Ein- und Aussteigen. Daraus resultieren im Bereich der Unfallprävention technische Maßnahmen zur Prävention der Hand- und Fußverletzungen durch Ein- und Aussteigen sowie pädagogische Maßnahmen zur Mobilitätsförderung und Prävention von Stolper-, Rutsch- und Sturz-Unfällen, die die Sicherheit beim Zu-Fuß-Gehen fördern und SRS-Unfälle verhindern.

Praxisvorschläge Sturzprävention und Förderung lokomotorischer Kompetenzen (Pierobon & Funk, 2007)

Gruppenübungen

Die Teilnehmer/innen sitzen im Stuhlkreis, so dass sie Blickkontakt zum/zur Gruppenleiter/in und untereinander aufbauen können. Vor jeder/m Teilnehmer/in steht ein leerer Stuhl, die Rückenlehne befindet sich in direkter Reichweite zur ausgestreckten Hand und dient als Haltegriff.

Abwechselndes Heben und Senken der Beine:
Wirkung: Kräftigung der Beinmuskulatur
Übung: Die Teilnehmer/innen sitzen aufrecht auf dem Stuhl, der Rücken ist
         gerade an die Rückenlehne des Stuhls angelehnt. Nun heben die Teil-
         nehmer das linke Bein hoch und lassen es langsam wieder sinken. An-
         schließend führen sie die gleiche Bewegung mit dem rechten Bein aus.
         Der Gruppenleiter gibt den Rhythmus vor. Er spricht laut und deut-
         lich.

Äpfel pflücken:
Wirkung: Training der Ober- und Unterarmmuskulatur und des Schultergür-
         tels
Übung: Die Teilnehmer/innen sitzen aufrecht auf dem Stuhl, der Rücken ist
         gerade an die Rückenlehne des Stuhls angelehnt. Sie bilden eine Faust
         und strecken den linken Arm in die Höhe. Oben wird der Arm gehal-
         ten, die Hand öffnet sich, schließt sich und wird wieder langsam nach

unten gezogen. Anschließend führen sie die gleiche Bewegung mit dem rechten Arm aus. Als Steigerung der Übung werden beide Hände nach oben genommen. Die/der Gruppenleiter/in gibt den Rhythmus vor und spricht laut und deutlich.

Balance bei Seegang:

Wirkung: Training der Balance- und Koordinationsfähigkeit

Übung: Die Teilnehmer stehen im Kreis und halten sich mit beiden Händen an der Rückenlehne des vor ihnen befindlichen Stuhls fest. Hinter ihnen steht der Stuhl, auf den sie sich setzen können.

Übung 1: Aus der Ausgangsposition verlagern die Teilnehmer/innen langsam ihr Gewicht von der linken auf die rechte Seite und zurück, so, als ob sie auf einem Boot bei Seegang das Gleichgewicht halten müssten. Beide Füße bleiben dabei fest auf dem Boden stehen.

Übung 2: Aus der Ausgangsposition bleiben die Teilnehmer/innen mit beiden Beinen fest auf dem Boden stehen und halten sich mit beiden Händen am Stuhl vor ihnen fest. Nun sollen sie vorsichtig die linke Hand vom Stuhl lösen und waagerecht vor sich in der Luft halten. Die Hand wird zurück zum Stuhl geführt, so dass wieder beide Hände auf der Rückenlehne ruhen. Nun wird die gleiche Bewegung mit der rechten Hand ausgeführt. Die/der Gruppenleiter/in gibt den Rhythmus vor. Als Steigerung der Übung wird der freie Stand geübt, indem die Teilnehmer/innen langsam und vorsichtig beide Arme in die Höhe nehmen, diese kurz in der Luft halten und langsam wieder zurück zur Lehne gleiten lassen.

Wichtig: Der Gruppenleiter ermahnt immer wieder dazu, dass die Teilnehmer nur die Bewegungen ausführen sollen, bei denen sie sich sicher fühlen. Besonders beim Heben der Arme im Stand hat der Gruppenleiter die Teilnehmer/innen im Blick und versichert immer wieder, dass sie sich eine Pause nehmen sollen, wenn sie diese benötigen. Der Gruppenleiter lobt gute Leistungen der einzelnen Teilnehmer/innen und spricht diese persönlich mit Namen an. Ebenso ermahnt er einzelne Personen und rät diesen, bei zu großer Anstrengung sich hinzusetzen und einen Moment auszuruhen. Kein Risiko!

Ballett:

Wirkung: Kräftigung der Bein- und Gesäßmuskulatur

Übung: Die Teilnehmer/innen sitzen aufrecht auf dem Stuhl, der Rücken ist gerade an die Rückenlehne des Stuhls angelehnt. Nun strecken sie das linke Bein nach vorn, so dass die Ferse den Boden berührt und die Zehenspitzen nach oben zeigen. Das Bein sollte dabei gerade gestreckt werden. Aus dieser Position heben die Teilnehmer das Bein an und setzen es langsam wieder zurück auf den Boden. Anschließend wird dieselbe Bewegung mit dem rechten Bein ausgeführt. Der Gruppenleiter gibt den Rhythmus vor. Um den Trainingseffekt zu verstärken, können Gewichte am Bein befestigt werden.

313

Gewichte stemmen:

Wirkung: Kräftigung der Ober- und Unterarmmuskulatur und des Schulter-
            gürtels

Übung: Die Teilnehmer/innen sitzen aufrecht auf dem Stuhl, der Rücken
            ist gerade an die Rückenlehne des Stuhls angelehnt. Sie halten in
            jeder Hand eine Hantel. Der ausgeführte Bewegungsablauf ist dem
            des »Äpfel-Pflückens« ähnlich: Die Teilnehmer/innen strecken den
            linken Arm mit der Hantel nach oben und lassen ihn langsam wie-
            der nach unten gleiten. Anschließend wird dieselbe Bewegung mit
            dem rechten Arm ausgeführt. Der Gruppenleiter gibt den Rhyth-
            mus vor und weist die Teilnehmer/innen darauf hin, dass sie auf-
            hören sollen, bevor sie merken, dass sie die Kraft verlässt.

Treppensteigen:

Wirkung: Kräftigung der Bein- und Gesäßmuskulatur und Training der Ba-
            lance- und Koordinationsfähigkeit

Übung: Die Teilnehmer stehen im Kreis und halten sich mit beiden Hän-
            den an der Rückenlehne des vor ihnen befindlichen Stuhls fest.
            Hinter ihnen steht der Stuhl, auf den sie sich setzen können. Aus
            der Ausgangsposition halten sich die Teilnehmer/innen mit bei-
            den Händen an der Rückenlehne vor sich fest und verlagern ihr
            ganzes Gewicht auf das linke Bein. Nun heben sie vorsichtig das
            rechte Bein in die Höhe und lassen es wieder herabsinken. Diese
            Übung wird mehrere Male pro Bein wiederholt, dann wird die-
            selbe Bewegung mit dem anderen Bein ausgeführt. Der Gruppen-
            leiter gibt den Rhythmus vor und ermahnt, dass nur diejenigen
            diese Übung ausführen sollen, die sich sicher dabei fühlen.

Ballwurf:

Wirkung: Training der Balance- und Koordinationsfähigkeit

Übung: Die Teilnehmer/innen sitzen auf ihren Stühlen. Die/der Gruppen-
            leiter/in gibt zwei Schaumstoffbälle in die Gruppe, die sich die
            Teilnehmer/innen gegenseitig zuwerfen sollen, ohne dabei aufzu-
            stehen. Die/der Gruppenleiter/in erklärt, dass sie/er die daneben-
            geworfenen Bälle aufhebt und wieder ins Spiel bringt.

Nebeneffekt: Stärkung der Gemeinschaft innerhalb der Gruppe

Einzelübungen

Hinsetzen und Aufstehen:

Wirkung: Kräftigung der Oberschenkel- und Gesäßmuskulatur

Übung: Vor einem Stuhl stehend, setzen Sie sich langsam hin und stehen
            ebenfalls langsam wieder von der Sitzfläche auf. Beim Hinsetzen
            nicht zurückfallen lassen und zum Aufstehen keinen Schwung ho-
            len! Das Hinsetzen aus dem Stand und das Aufstehen soll jeweils
            vier Sekunden in Anspruch nehmen. Stützen Sie sich bei der Durch

führung der Übung nicht mit den Armen ab. Die Übung sollte fünf-
bis zehnmal durchgeführt werden. Nach entsprechender Trainings-
übung kann die Übung in einem ersten Satz zehnmal durchgeführt
und nach einer zweiminütigen Pause nochmals wiederholt werden.

Tiefe Hocke:
Wirkung: Stärkung der Rumpfstabilität und Kräftigung der Oberschenkel- und
Gesäßmuskulatur
Übung: Ausgangsposition ist der schulterbreite Stand mit leicht nach außen
rotierten Füßen. Gehen Sie langsam in eine möglichst tiefe Hocke und
aus der hockenden Position ohne Schwung wieder in die stehende Position zurück. Die Fersen sollten möglichst während des gesamten Bewe-
gungsablaufs den Boden berühren. Die Auf- und Abwärtsbewegung
sollte jeweils vier Sekunden dauern. Führen Sie maximal zwei Sätze
mit jeweils zehn Wiederholungen durch. Nach einem entsprechenden
Trainingsfortschritt können zusätzlich Gewichte eingesetzt werden.

Wippen in der Hocke:
Wirkung: Förderung des Gleichgewichts und Kräftigung der Oberschenkel-
und Gesäßmuskulatur
Übung: Bitte führen Sie diese Übung nur durch, wenn keine Gelenks- oder
Sehnenerkrankungen vorliegen! Die Ausgangsposition ist die tiefe
Hocke. In hockender Position verweilen und eine wippende Bewe-
gungen ausführen. Die Ferse sollte fest auf dem Boden verweilen.

Treppen steigen:
Wirkung: Kräftigung der Oberschenkel- und Gesäßmuskulatur
Übung: Stellen Sie ein Bein auf ein 30 cm hohes, standfestes Bänkchen. Führen Sie dann in einem zeitlichen Abstand von etwa vier Sekunden
denselben Bewegungsablauf wie beim Treppensteigen durch. Stehen
Sie mit beiden Füßen auf der Bank, setzen Sie das zuerst hochgestellte
Bein langsam wieder nach unten. Diese Übung sollten Sie maximal
zehnmal mit je zwei Sätzen wiederholen. Bei Gleichgewichtsproble-
men können Sie sich an der Wand oder einem Stuhl abstützen.

Wippen:
Wirkung: Zur Kräftigung der Oberschenkel- und Gesäßmuskulatur
Übung: Sie befinden sich in einem aufrechten Stand, die Füße stehen schulter-
breit auseinander in paralleler Fußstellung. Lassen Sie sich locker in
die Knie fallen, und wippen Sie wieder hoch. Die Arme hängen dabei
locker herab.

Trippeln:
Wirkung: Förderung des Gleichgewichts und Kräftigung der Waden- und Ober-
schenkelmuskulatur
Übung: Laufen Sie auf der Stelle, ohne mit den Fersen den Boden zu berühren. Diese Bewegung schnell ausführen mit zwei Doppelschritten pro

Sekunde. Je nach Trainingszustand sollten Sie diese Übung 50–60 Sekunden ausführen und diesen Satz nach einer einminütigen Pause wiederholen.

Beidbeinig hüpfen:
Wirkung: Förderung des Gleichgewichts und Kräftigung der Waden-, Oberschenkel- und Hüftmuskulatur
Übung: Hüpfen Sie aufrecht stehend auf beiden Vorfüßen. Die Fersen dürfen dabei keinen Bodenkontakt haben. Hüpfen Sie zunächst locker zweimal pro Sekunde und täglich insgesamt zehnmal. Je nach Trainingsfortschritt kann die Übung gesteigert werden, indem Sie pro Woche einen Sprung dazu nehmen, bis Sie schließlich 50 Sprünge pro Tag ausführen können.

Hüpfen auf einem Bein:
Wirkung: Förderung des Gleichgewichts und Kräftigung der Waden-, Oberschenkel- und Hüftmuskulatur
Übung: Hüpfen Sie aufrecht stehend auf einem Vorfuß. Die Ferse darf dabei keinen Bodenkontakt aufnehmen. Hüpfen Sie locker circa zweimal pro Sekunde und täglich zunächst zehnmal. Wechseln Sie nach zehn Sprüngen das Bein. Je nach Trainingsfortschritt kann die Übung gesteigert werden, indem Sie pro Woche einen Sprung dazu nehmen, bis Sie schließlich 50 Sprünge pro Tag ausführen können.

Dehnschritt:
Wirkung: Dehnung der Waden- und Hüftmuskulatur
Übung: Gehen Sie in einen Ausfallschritt, das vordere Knie wird gebeugt. Verlagern Sie ihr Gewicht langsam auf das vordere Bein. Verharren Sie acht Sekunden in der Endposition, und gehen sie dann langsam in die Ausgangsposition zurück. Das hintere Bein bleibt in Streckung, die Ferse behält Bodenkontakt. Führen sie die Übung dreimal pro Seite durch.

Rumpfbeugung seitwärts:
Wirkung: Dehnung der Rumpfmuskulatur
Übung: Aufrechte Ausgangsposition mit hüftbreit auseinandergestellten Beinen. Beugen Sie sich langsam über acht Sekunden seitwärts, lassen Sie dabei ihre Hand entlang der Hosennaht nach unten gleiten.

16.9 Erste Hilfe

Im Kontext der Gesundheitsförderung stellt das Thema »Erste Hilfe« ein wichtiges Thema dar. Im Vergleich zur nichtbehinderten Bevölkerung, von der ca. 79 % der Befragten irgendwann in ihrem Leben an einem Erste-Hilfe-Kurs teilgenommen haben (Schäfer & Pohl-Meuthen, 2001), werden zurzeit in der BRD nur vereinzelt Kurse für Menschen mit geistiger Behinderung angeboten. Unfälle geschehen auch in Einrichtungen der Behindertenhilfe und in Schulen, so dass Menschen mit geistiger Behinderung die einzigen und/oder ersten sein können, die Hilfe leisten oder holen müssen.

Praxisvorschläge (Jöst & Wirth, 2009, 21 ff.)

Gefahren erkennen und vermeiden

Inhalte/Ziele (den Schwerpunkt in diesem Baustein bildet die Unfallprävention)

- Gefahrenmomente erkennen
- Gefährliche Situationen richtig einschätzen
- Unfälle und Verletzungen mit Hilfe von richtigem Verhalten vermeiden

---

Praxisvorschläge:

- Verschiedene selbst erlebte Gefahrensituationen besprechen
- Darstellung einer gefährlichen Situation mit Hilfe eines Bildes oder einer Bildergeschichte, anhand derer das richtige Verhalten thematisiert wird
- Gefährliche Situationen im Rahmen eines Rollenspiels vorspielen und das richtige Verhalten besprechen
- Gegenüberstellung und Besprechung von Bildern mit gefährlichem und unfallvermeidendem Verhalten (z. B. auch in Form eines Memorys)
- Das Gelände erkunden und typische Gefahrenquellen finden (z. B. Elektrizität, Gas, Benzin, Feuer)
- Verschiedene Signale für Gefährdungen besprechen (z. B. Kennzeichnung auf Putzmitteln, Hinweise auf Hochspannung, Feuer-, Vergiftungs- und Explosionsgefahr, Rauchverbot)

Baustein Erstmaßnahmen

Inhalte/Ziele (in diesem Baustein liegt der Fokus auf der Betreuung und Zuwendung der/des Verletzten)

- Ansprechen der/des Verunglückten und Vorstellen der eigenen Person
- Verletzungen der/des Verunfallten einschätzen und suchen
- Betreuung und Trost spenden der/des Verletzten
- Mithilfe der Umstehenden erbitten
- Zudecken der/des Betroffenen

317

Praxisvorschläge:

- Das Vorfinden einer verletzten Person nachspielen und das Ansprechen und Trösten derselben einüben (jeder ist einmal Opfer und einmal Helfer)
- Angepasst an die Zielgruppe: das Vorlesen einer Geschichte, in der jemand Trost benötigt, und Besprechung der folgenden Handlungsschritte (Wie kann ich helfen? Wann bin ich getröstet worden? Was hat mir gutgetan?)
- Rollenspiel: eine fremde Person um Hilfe bitten. Schrittweises Üben des Unterlegens einer Rettungsdecke am praktischen Beispiel

Hilferuf absetzen

Inhalte/Ziele

- Unterschiedliche Möglichkeiten kennen, den Rettungsdienst zu alarmieren (z. B. öffentliche Münz- und Kartentelefone, Notrufsäulen, Mobiltelefone, private Hausanschlüsse)
- Auswendiglernen der Notrufnummer für Rettungsdienst
- Korrekte Durchführung eines Notrufs mit Hilfe der 5-W-Fragen

---

Praxisvorschläge:

- Den Umgang mit verschiedenen Telekommunikationsmitteln einüben (z. B. Handy, Münzfernsprecher etc.) sowie Kennen und Wählen der Notrufnummer (Merksatz: »112 – Rettung kommt herbei!«)
- Verschiedene Möglichkeiten besprechen, wie Hilfe geholt oder ein Notruf abgesetzt werden kann. Mit Hilfe einer großen Pappe unterschiedliche Mittel malen oder eine Collage erstellen
- An geeigneten Orten verschiedene Unfallsituationen nachspielen (z. B. Küche oder Sporthalle), an denen mit Hilfe eines Telefons einer Teilnehmerin/ eines Teilnehmers ein Notruf abgesetzt wird. Dabei spielt eine Teilnehmerin/ ein Teilnehmer die Leitstelle, der Rest der Gruppe hat die Aufgabe der Beobachtung. Nach dem Notruf wird besprochen, was gut war und wo noch Verbesserungsbedarf besteht
- Erstellung eines Plakates (z. B. in Form einer Hand) mit den 5-W-Fragen, die zusätzlich visuell mit Piktogrammen verdeutlicht werden. Auch die Notrufnummer sollte auf dem Plakat aufgeführt werden

Insektenstich und Nasenbluten

Inhalte/Ziele

- Situationen erkennen, die zu einem Insektenstich oder Nasenbluten führen können
- Insektenstiche und Nasenbluten versorgen

Praxisvorschläge:

- Situationen besprechen, in welchen Nasenbluten auftreten kann (z. B. durch einen Schlag auf die Nase, auf dem Außengelände/der Schaukel etc.)
- Etwaige Gefahrenquellen durch das Begehen des Geländes einschätzen können, bspw. Bodenbeläge überprüfen, besonders an Gefahrenstellen
- Angepasst an die Zielgruppe: das Vorlesen einer Geschichte, in der jemand Nasenbluten bekommt, und die folgenden Handlungsschritte besprechen
- Die Maßnahmen bei Nasenbluten und bei Insektenstichen praktisch üben. Eine Collage zum Thema »Gefahrenquelle Insektenstiche« erstellen

Knochenbrüche

Inhalte/Ziele

- Knochenverletzungen versorgen
- Verletzungen des Bewegungsapparates versorgen

Praxisvorschläge:

- Das menschliche Skelett besprechen (Was ist ein Knochen? Was ist ein Gelenk? Wie kann ein Knochen brechen? Wer hatte schon mal einen Gipsverband?)
- Angepasst an die Zielgruppe: das Vorlesen einer Geschichte, in der sich jemand verletzt, und weitere Handlungsmöglichkeiten diskutieren
- Maßnahmen sammeln, die bei dem Verdacht auf einen Knochenbruch ergriffen werden müssen. Abbildungen eines ruhiggestellten Knochenbruchs gemeinsam betrachten
- Praktisches Üben, wie ein verletzter Körperteil bis zum Eintreffen des Rettungsdienstes oder der Ärztin/des Arztes ruhiggestellt wird. Besprechen, wie ein gebrochener Körperteil gekühlt werden kann

Schädigungen durch Hitze und Kälte

Inhalte/Ziele

- Situationen oder Bedingungen erkennen, die zu thermischen Schädigungen führen können
- Die Anzeichen für einen Hitzeschlag oder einen Sonnenstich und das Einleiten der notwendigen Maßnahmen kennen
- Anzeichen für eine Unterkühlung und das Einleiten der notwendigen Maßnahmen kennen
- Verbrennungen behandeln

319

Praxisvorschläge:

- Typische Situationen, die zu einer thermischen Schädigung führen können, besprechen
- Wettergemäße Kleidung, richtige Ernährung und Sonnenschutz bei heißem und kaltem Wetter thematisieren
- Situationen nachspielen, bei denen eine Teilnehmerin/ein Teilnehmer zunächst mit Hilfe von Fragen herausfinden muss, was der/dem Betroffenen fehlt
- Merkmale sammeln, die zu den einzelnen Schädigungen gehören (z. B. roter Kopf als Anzeichen für einen Hitzschlag oder Sonnenstich)
- Arbeitsblätter anfertigen, auf denen die gefährlichen Situationen, Symptome und ein Bild der Schädigung visualisiert werden

Wunden versorgen

Inhalte/Ziele (mögliche Entstehungsursachen von Wunden und Verletzungen erkennen)

- Wissen, welche Gefahren Wunden und Verletzungen für die betroffene Person mit sich bringen
- Grundsätze zur Versorgung von Wunden kennen
- Wissen, an welchem Ort sich der Verbandskasten befindet
- Kennen und Anwenden von Verbandsmaterial und verschiedenen Verbandstechniken

---

Praxisvorschläge:

- Die Anleitung zur Wundversorgung sollte von Hilfeorganisationen und ihren anerkannten Erste-Hilfe-Ausbilderinnen und -Ausbildern durchgeführt werden. Bereits vorher können jedoch schon Übungen zur Versorgung von kleinen Wunden mit den Teilnehmerinnen und Teilnehmern durchgeführt werden
- Übungen zum Anlegen des Wundschnellverbands (auch an schwierigen Stellen wie z. B. der Fingerkuppe)
- Eine Bilderabfolge ordnen, auf der das Anlegen eines Wundschnellverbands abgebildet ist
- Einen Unfall nachspielen und die Verletzung mit einem roten Lippenstift markieren, um anschließend die »Wunde« verbinden zu können
- Einrichten eines Erste-Hilfe-Kastens für die Klasse, Wohngruppe, den Arbeitsplatz etc.
- Das Spiel »Ich packe meinen Koffer« abwandeln in »Ich packe meinen Erste-Hilfe-Kasten«, um die einzelnen Materialen und die damit verbundenen Funktionen kennenzulernen sowie langfristig zu behalten

- Verschiedene »Kim-Spiele« mit Materialien aus dem Verbandskasten durchführen

Lebensrettende Sofort-Maßnahmen

Inhalte/Ziele

- Lebensbedrohlichkeit der Bewusstlosigkeit erkennen und den Notruf schnellstmöglich absetzen
- Durchführung der Atemkontrolle
- Lagern der betroffenen Person in der stabilen Seitenlage

Praxisvorschlag: Die Anleitung zu lebensrettenden Sofort-Maßnahmen, d.h. Atemspende, Herz-Lungen-Wiederbelebung, stabile Seitenlage und Schock, sollte von Hilfeorganisationen und ihren anerkannten Erste-Hilfe-Ausbilderinnen und -Ausbildern durchgeführt werden.

17 Aus- und Weiterbildung

17.1 Erwachsenenbildung für Menschen mit geistiger Behinderung

Ausgehend von der Anerkennung der Bildungsfähigkeit und des »Lebenslangen Lernens« und der Lernfähigkeit auch im Erwachsenenalter (z.B. Hammerschmidt, 1996, 351; Höss & Goll, 1987) gehört Erwachsenenbildung zu den zentralen Bildungsangeboten für Menschen mit geistiger Behinderung (Fornefeld, 2000, 117) und umfasst ein differenziertes Bildungsangebot, das von Alltags-, Freizeit- bis hin zu beruflichen Weiterbildungsthemen reicht. Speck (1990) unterscheidet in diesem Kontext zwei unterschiedlich weit gefasste Begriffe: zum einen den relativ engen Begriff, der im Wesentlichen die Fortsetzung der schulischen Bildung beschreibt, zum anderen den weiter gefassten Begriff, der alle Lebensbereiche, wie Arbeit, Freizeit und Wohnen, berücksichtigt (Speck, 1990, 4). Unseren Ausführungen liegt ein Verständnis von Erwachsenenbildung zugrunde, das beide von Speck beschriebenen Begriffe umfasst, da Gesundheitsförderung sowohl ein zentrales Thema der schulischen Bildung darstellt als auch in anderen Lebensbereichen Berücksichtigung finden sollte. Erwachsenenbildung sollte auf der Grundlage des Normalisierungsprinzips nicht in den Wohneinrichtungen stattfinden und von Freizeitaktivitäten unterschieden werden.

Seit Anfang der 1970er Jahre ist der Weg für die Erwachsenenbildung für Menschen mit geistiger Behinderung geöffnet worden; erste Volkshochschulkurse wurden in Hannover, Nürnberg und Frankfurt durchgeführt. 1977 wurde in München das Theodor-Heckel-Bildungswerk für Geistigbehinderte als erste institutionelle Organisation gegründet. Bis heute entstanden zahlreiche zielgruppenbezogene und integrative Angebote an VHS, in Einrichtungen der Behindertenhilfe und Fortbildungsinstituten.

Vier Aspekte werden häufig zur Begründung der Erwachsenenbildung für die Zielgruppe angegeben: Anwendung der Lernfähigkeit, Sicherung und Erweiterung des Gelernten, Übernahme der Erwachsenenrolle und Veränderung der Lebensbedingungen, die von Caroll (1998, 294) um Bedarf an kontinuierlichen Lernhilfen und Bedarf an umfassenden Integrationshilfen ergänzt werden.

Die methodisch-didaktischen Prinzipien der Erwachsenenbildung für Menschen mit geistiger Behinderung unterscheiden sich nicht von der allgemeinen Erwachsenenbildung, es sind Freiwilligkeit, Wahlfreiheit und Mitbestimmung, erwachsenengerechte Lehr- und Lernformen, Teilnehmerorientierung sowie handlungsbezogenes Lernen (z.B. Meyer-Jungclaussen, 1985; Speck, 1999). Gleichwohl sind

Inhalte, Aufgaben und Ziele der allgemeinen Erwachsenenbildung entnommen und werden um spezifische Lebenssituationen und entsprechende Bildungsbedürfnisse erweitert. Das Angebot reicht von sozial-, freizeit- und wohn- bis arbeitsbezogenen Inhalten (ebd.). Inhalte der Erwachsenenbildung für Menschen mit geistiger Behinderung im Bereich Gesundheitsförderung sollten z. B. die beschriebenen Inhalte der Gesundheitsförderung sein: Suchtprävention, Ernährungserziehung, Zahngesundheitspflege, Bewegungsförderung, Unfallprävention, Prävention von sexuell übertragbaren Krankheiten. Ein weiterer wichtiger Baustein der Erwachsenenbildung sollte das Thema »Wahrnehmung von Vorsorgeuntersuchungen« darstellen.

17.2 Aus- und Weiterbildung für pädagogische Mitarbeiter

Noch mehr als früher werden sich die Mitarbeiter, die in der direkten Begleitung von Menschen mit geistiger Behinderung stehen, auf Aufgaben der Gesundheitserhaltung und Krankenbegleitung richten müssen. Der Prozess des Älterwerdens ihrer Klientel wird in der Zukunft Begleiter auch in der Rolle der medizinischen Assistenz fordern. Viele der erwachsenen Bewohner in Wohneinrichtungen sind selbst verantwortlich für ihre persönliche Hygiene, für die Teilnahme an Gesundheitsmaßnahmen und Vorsorgeuntersuchungen und für den Besuch beim Arzt und Zahnarzt. Früher waren es vor allem die Eltern und Geschwister, die viel Unterstützung gaben. Viele der Unterstützungsaufgaben sind bei erwachsenen Menschen mit geistiger Behinderung auf die pädagogischen Mitarbeiter übertragen worden. Es ist Aufgabe der Mitarbeiter, sie bei der Realisation ihrer Gesundheitsziele zu unterstützen. Dies bedeutet nicht, dass man sich als »Assistent« passiv und abwartend aufstellen kann, bis etwas gefragt wird. Bei der unterstützenden Aufgabe wird von der Begleitperson eine proaktive Haltung gefragt. Es ist ihre Aufgabe, dem Klienten zu helfen, den eigenen Körper kennenzulernen, sich dessen bewusst zu werden, wichtige Funktionen des Körpers zu kennen und auf Veränderungen des Körpers zu achten (ohne Überfixierung). Sie sollten auch vor allem bei nichtverbalen Klienten systematische Verhaltensbeobachtung durchführen und daraus ableiten können, inwieweit Verhaltensänderungen Signale sind für körperliche und psychische Probleme oder Erkrankungen. Es ist Aufgabe des pädagogischen Mitarbeiters, bei Gesundheitsaspekten zu informieren, zu beraten und die Gesundheitsbedürfnisse ihrer Klienten zu realisieren. Die Aufgabengebiete sind breit und umfassen Aspekte der primären, sekundären und tertiären Prävention.

Ein wichtiger Aspekt der Prävention betrifft die Nahrungsaufnahme. Für Menschen mit motorischer und geistiger Behinderung ist die Nahrungsaufnahme nicht immer einfach, und viele brauchen personelle Begleitung und Unterstützung. Zahlreiche Reflexe können beeinträchtigt sein, so dass auch z. B. der

Kau-Schluck-Vorgang gestört ist. Durch Übungen ist es manchmal möglich, die Mundmotorik und den Schluckvorgang zu trainieren und zu verbessern. Pflegerische und pädagogische Unterstützung kann hier notwendig sein. Die Art und Weise, wie das Essen angereicht wird, ist entscheidend, um die Nahrungsaufnahme positiv zu beeinflussen. Es gibt hierfür verschiedene Tipps für Hilfestellungen. *Hilfen für eine erleichterte Nahrungsaufnahme* sind:

- für eine angenehme Atmosphäre sorgen
- Vermeidung von lauten Geräuschen
- Vermeidung von zu vielen Gegenständen auf dem Tisch
- mit der Nahrungsaufnahme sollten positive Gefühle verbunden werden – nicht zu bestimmten Handlungen zwingen
- Einsatz von Ess- und Trinkhilfen: griffverstärktes Besteck, Tellerranderhöhung, rutschfeste Unterlage, Schnabelbecher etc.
- viele kleine Mahlzeiten anbieten
- falls sehr langsam gegessen wird, kann ein Wiederaufwärmen der Mahlzeiten sinnvoll sein

Besonderheiten bei Kau- und Schluckstörungen

Bei starken Kau- und Schluckstörungen ist die Aufnahme fester bzw. halbfester Nahrung nicht möglich. Die Lebensmittel müssen kleingeschnitten, geraspelt, zerdrückt oder püriert werden. Je nach Beschwerdebild müssen Flüssigkeiten (Suppen, Getränke) angedickt werden:

- Essen darf nicht zu heiß sein
- Konsistenz der Speisen sollte homogen sein (z. B. kein Joghurt mit Fruchtstücken)
- Rinde vom Brot entfernen
- mehlige, krümelige Speisen meiden
- faserige Obst- und Gemüsesorten meiden (z. B. Ananas, Beeren, Spargel, Sauerkraut, Rotkohl)
- trockenes und zähes Fleisch, Paniertes, Fisch mit Gräten meiden
- eventuell Einsatz von speziellen Dickungsmitteln für dünnflüssige Suppen, Saucen oder Getränke

Die Bundesverbände für Behindertenhilfe stellten in 2001 einige Forderungen an die Aus- und Weiterbildung von Mitarbeitern, die in Gesundheitsberufen Menschen mit geistiger Behinderung begleiten. Für die fachliche Qualifikation aller Gesundheitsberufe für die Belange von Menschen mit geistiger Behinderung sind vielfältige Fort- und Weiterbildungsangebote – von einzelnen Fortbildungsvorträgen über Fortbildungskurse bis hin zu regelrechten Weiterbildungs-Curricula – zu entwickeln. Für den Erwerb praktischer Erfahrungen sind systematische Hospitationsangebote für die verschiedenen Berufsgruppen bei vorhandenen institutionell integrierten Gesundheitsdiensten und im Wohn- und Arbeitsbereich

(z. B. WfbM) behinderter Menschen zu schaffen. Eine wichtige Aufgabe besteht darin, in Kooperation mit dem Klienten und dem Arzt Gesundheitsprobleme zu lösen. Dies ist nicht immer einfach. Es besteht allgemeiner Konsens darüber, dass gute Sicht und Hören eine wichtige Voraussetzung ist für Lebensqualität. Was jedoch, wenn der Klient zufrieden ist mit seiner Situation und keine Brille, chirurgische Katarakt-Korrektur und keinen Gehörapparat haben möchte?

Auch wenn Motivation zu einer aktiven Verbesserung der eigenen Gesundheitssituation beiträgt, ist dies für Begleiter und Klient oft ein langer und mühsamer Weg. Yeates (2002) schildert dies am Beispiel des Gehörapparats.

> »Wenn beabsichtigt wird einen Erwachsenen zu lehren, ein Hörgerät zu nutzen, sollte kleinschrittig und auf die Akzeptanz achtend, vorgegangen werden. Der erste Schritt ist, die Person daran an ein Ohrstück oder -form zu gewöhnen. Zunächst wird dabei ein Wattebausch in den äußeren Gehörgang platziert. Der Wattebausch sollte nicht so klein sein, so dass es hart gegen das Trommelfell geschoben werden kann. Die Person sollte angewiesen werden, die Watte nicht tief in das Ohr zu schieben. Wenn der Wattebausch für einen kurzen Zeitraum akzeptiert wird, kann die Zeit der Gewöhnung verlängert werden. Als nächstes wird eine weiche Form, die dem Apparat ähnelt, in dem Ohr mit dem Hörproblem platziert. Auch dies erst für eine sehr kurze Zeit, wobei die Länge allmählich erhöht wird. Auf die gleiche Weise wird mit dem vorgesehenen Hörgerät vorgegangen, wobei erst noch keine Laute verstärkt werden, bis dass sich die Person an dem Apparat in und an dem Ohr gewöhnt hat.
>
> In diesem Stadium wird die Lautstärke auf ein niedriges Niveau gedreht, anschliessend wird die Lautstärke allmählich auf ein für die Person angenehmes Niveau erhöht. Es kann schwierig sein, ›ein angenehmes Niveau‹ für Menschen mit geistiger Behinderung zu finden. Die Audiologen, sollten generell vorsichtig anfangen, bei der Wahl der maximalen Leistung des Gehörapparates. Wenn der Empfänger durch laute Töne überrascht wird, kann er oder sie beunruhigt und verängstigt reagieren, und sich weigern, eine besser geeignete Lautstufe zu versuchen. Wenn andererseits der Lautpegel zu niedrig ist, könnten Begleitpersonen berichten, dass der Empfänger nicht reagiert und profitiert von der Hörhilfe. Es ist deutlich, dass die Hilfe der Eltern und/oder der begleitenden Mitarbeiter von entscheidender Bedeutung bei der Suche nach der Hörhilfe, die optimal auf den einzelnen Menschen zugeschnitten ist, sind. Es mag deutlich sein, dass jeder Schritt viel Zeit braucht und viel Geduld erfordert.
>
> Wenn einer der Schritte nicht akzeptiert wird, dann sollte der vorherige noch einmal versucht werden. Es dauert geraume Zeit, um die entsprechende Hilfe für die richtige Lautstärke zu finden. Das Pflegepersonal oder die Eltern sollten in Kursen lernen, wie man das Gehörapparat reinigen und anbringen kann. Sie sollten vertraut sein mit der Einstellung der M-, T- und O-Position, der Volumenreglung und dem Auswechseln der Batterien.
>
> Die obigen Ausführungen beziehen sich auf kleine Post-aurale Hörgeräte, die jetzt allgemein in Gebrauch sind. Sie sind klein, sauber und unauffällig. Allerdings können sie leicht verloren gehen, in einem Bus liegengelassen werden oder mit dem Hausmüll weggeworfen werden. In unserer Klinik versuchte einen unserer Erwachsenen das Gehörapparat durch die Toilette zu spülen! Trotz der vielen Vorteile weigern sich manche Menschen, einen Gehörapparat zu tragen. Sie könnten jedoch bereit sein, eine Umwelthilfe zu nutzen. Eine Kommunikationshilfe, die bei kurzen Gesprächen nahe dem Ohr des Betroffenen gehalten wird, kann für kurze Gespräche sein für Menschen mit leichtem oder mittelschweren Gehörverlust nützlich. Der Crystal Fernsehhörgerät sieht sehr ähnlich aus wie ein Walkman und ermöglicht die persönliche Einstellung der TV-Lautstärke. Ein ähnliches, aber mehr dauerhaftes System, ist die Ringverbindung.
>
> Einige Kinos, Kirchen und andere Versammlungsstätten sind mit einem Loop-System ausgestattet, was den Menschen mit und ohne geistige Behinderung ermöglicht, an Tagungen, Filme, etc. in einem größeren Ausmaß teilzunehmen. Vereine zur Unterstüt-

zung von Menschen mit Hörproblemen produzieren oft eine Reihe von Hörgeräten, die im Gespräch, bei gesellschaftlichen Veranstaltungen, und beim Hören des Radios und Fernsehers helfen. Weitere nützliche Artikel sind ein Wecker mit Blinklicht und Tonsignal, oder ein Wecker, dass unter dem Kissen vibriert. Es gibt viele Arten von Telefonverstärkern wie auch Text-Telefone, die von lokalen Telefongesellschaften betrieben werden. Spezielle Türklingeln, Baby-, Auto-und Feuermelder stehen ebenfalls zur Verfügung. Diese speziellen Systeme sind besonders wichtig, wenn die Person mit geistiger Behinderung selbständig wohnt oder in einer familien-ähnlichen Umgebung verbleibt.« (Yeates, 2002, 127–129)

17.3 Aus- und Weiterbildung von Ärzten

»Information über Besonderheiten: Ärzte benötigen mehr Kenntnisse über die Besonderheiten der Betreuung und gesundheitlichen Versorgung von Menschen mit geistiger Behinderung. Ein Praktikum in einer Einrichtung für Menschen mit Behinderung, zum Beispiel als Teil des ohnehin vorgeschriebenen Pflegepraktikums, wäre zu begrüßen.« (Niklas-Faust, 2002, 26)

Die Ausbildungsgänge aller medizinischen Berufe einschließlich der Studierenden der Medizin sind dahingehend zu ergänzen, dass schon während dieser Zeit Kontakte mit behinderten Menschen, z. B. in Form von Praktika, gefördert werden. So kann die bisher weitgehende Vernachlässigung des menschlichen Phänomens der geistigen Behinderung in beruflichen Ausbildungsgängen und Lehrplänen überwunden und gesellschaftliche Integration auch in diesem Bereich unterstützt werden.

»Für die Formulierung von Aus-, Fort- und Weiterbildungsinhalten und für die Durchführung von Fort- und Weiterbildungsmaßnahmen müssen die institutionell integrierten Gesundheitsdienste angesichts ihrer fachlichen Erfahrung besondere Verantwortung übernehmen.« (Bundesverbände der Behindertenhilfe, 2001, 71)

»Eine ausreichende, den heutigen medizinischen Standards entsprechende Versorgung der Patienten mit geistiger Behinderung erfordert neben strukturellen Rahmenbedingungen selbstverständlich auch eine fachliche Qualifizierung. Zurzeit wird diese weder im Medizinstudium noch in der beruflichen Weiterbildung anderer Gesundheitsberufe ausreichend berücksichtigt. Im Medizinstudium findet das Thema geistige Behinderung – wenn überhaupt – nur in den Fächern Psychiatrie und Kinder- und Jugendpsychiatrie seinen Niederschlag. Praktischer Kontakt mit behinderten Patienten findet so gut wie nie statt.« (Janitzek, 2002, 49)

»Eine geregelte Weiterbildung für Fachärzte, z. B. im Sinne einer Zusatzbezeichnung, gibt es in Deutschland nicht. Fortbildungen auf dem Gebiet ›Behindertenmedizin‹ werden zum Teil regional angeboten, erreichen nach unseren Erfahrungen aber in der Regel nur bereits auf diesem Gebiet tätige Ärztinnen und Ärzte. Im Vergleich mit anderen europäischen Ländern hat Deutschland hinsichtlich der Schaffung von Diensten für Patienten mit Behinderung und der Qualifizierung von Ärzten für diese Tätigkeit einen deutlichen Nachholbedarf.
Vor allem in den Niederlanden, wo Normalisierungsbestrebungen für Menschen mit geistiger Behinderung zu Veränderungen in den Betreuungsformen dieses Personenkreises geführt haben, hat man den Bedarf an spezialisierten medizinischen Diensten für Patienten mit Behinderung erkannt und entsprechende Angebote geschaffen. Es gibt

eine Spezialisierung für Ärzte mit einem entsprechenden Curriculum und neuerdings drei Lehrstühle für diese Spezialisierung an der Universität Rotterdam, Universität von Nijmegen und der Universität von Maastricht. Dieser Entwicklung gingen langjährige intensive Bemühungen und Diskussionen von Ärzte- und Behindertenverbänden über den besonderen medizinischen Betreuungsbedarf der Menschen mit geistiger Behinderung voraus.« (ebd., 49–50)

Ein Beispiel aus Deutschland, in dem das Thema »Krankheit und Gesundheit bei Menschen mit geistiger Behinderung« in das Medizinstudium integriert wurde, ist an der Universität Mainz zu finden, wo das Thema Schwerbehinderung im Fach Sozialmedizin angeboten wird. Das Thema Schwerbehinderung wird in zwei der Vorlesungseinheiten behandelt. Dabei werden sowohl grundlegende Kenntnisse zum rechtlichen Verständnis von Behinderung und Schwerbehinderung, zur sozialmedizinischen Begutachtung und zum Verfahren zur Erlangung eines Schwerbehindertenausweises und dessen Nutzen anhand von Fallbeispielen vermittelt. Um den Studenten die praktische Relevanz des Themas für die ärztliche Tätigkeit zu vermitteln, werden Filmaufnahmen von Interviews mit Schwerbehinderten und Lehrfilmszenen zum Umgang mit schwerbehinderten Patienten gezeigt. Im nachfolgenden Semester wird die Erstellung und Interpretation von ärztlichen Befundberichten im Verfahren der Anerkennung einer Schwerbehinderung im teilnahmeverpflichtenden sozialmedizinischen Praktikum in zwei Stunden eingeübt.

Literatur

AAIDD (2012). About us. American Association on Intellectual and Developmental Disabilities. http://www.aamr.org/content_2383-cfm?navID-2.

AAMR (2001). Request for Comments on Proposed New Edition of Mental Retardation: Definition, Classification, and Systems of Support. Ad hoc committee in Terminology and Classification: News and Notes, Sept.–Oct., 9–12.

AAMR-IASSID (1995). Practice Guidelines for the Clinical Assessment and Care Management of Alzheimer and other Dementias among Adults with Mental Retardation. Washington: American Association on Mental Retardation.

AAP Committee on Children with Disabilities (2001). Developmental surveillance and screening of infants and young children. Pediatrics, 108, 192–195.

AIID (Australian Institute for Intellectual Disability, 2006). Presenting the Evidence: Accommodation and Support for People with Disability. Special Issue, Interaction, 19, 3, 4–55.

Abbeduto, L. & Boudreau, D. (2004). Theoretical influences on research on language development and intervention in individuals with mental retardation. Mental Retardation and Developmental Disabilities Research Reviews, 10, 184–192.

Acquilano, J. (2002). A comprehensive geriatric assessment clinic for adults with intellectual disabilities. Paper presented at the 12th International Roundtable on Ageing, Quality of Life, and Intellectual Disabilities. International Association for the Scientific Study of Intellectual Disabilities, Koriyama City, Fukushima, Japan.

Admiraal, R. J. & Huygen, P. L. (1999). Causes of hearing impairment in deaf pupils with a mental handicap. International Journal of Otorhinolarynology, 51, 101–108.

Aerts-Neggers, T. M. A, Schoonbrood-Lenssen, A. M. J. & Maaskant, M. A. (2003). Gehoorverlies bij mensen met een verstandelijke handicap, resultaten van een screeningsonderzoek in drie activiteitencentra. Nederlands Tijdschrift voor de Zorg aan verstandelijk gehandicapten, 29, 4, 238–250.

Aguilar, L., Lisker, R., Hernancez-Peniche, J. & Martinez-Villar, C. (2008). A new syndrome characterized by mental retardation, epilepsy, palpebral conjunctival telangiectasias and IgA deficiency. Clinical Genetics, 13, 2, 154–158.

Ahmed, Z., O'Brien, G. & Betts, T. et al. (1997). Learning disabilities: Moving forward – a focus on epilepsy. Journal of Intellectual disability Research, 41, 355–360.

Aicardi, J. & Bax, M. (1992). Cerebral palsy. In: Aicardi, J. (ed.) Disease s of the nervous system in childhood, London: MacKeith Press, 330–374.

Aichele, V. (2008). Die UN-Behindertenrechtskonvention und ihr Fakulativprotokoll. Ein Beitrag zur Ratifizierungsdebatte. Online im Internet. URL: http://institut-fuer-men¬schenrechte.de/fileadmin/user_upload/Publikationen/Policy_Paper/policy_paper_9_die¬_un_behindertenrechtskonventionen_und_ihr_fakulativprotokoll_pdf [27.09.2011].

Ainsworth, M., Blehar, M., Waters, E. & Wall, S. (1978). Pattern of attachment – A psychological study of the strange situation. Hillsdale, NJ: Lawrence Erlbaum Associates.

Akerström, M. & Sanner, G. (1993). Movement patterns in children with Down's syndrome: a pilot study. Physiotherapy Theory and Practice, 9, 33–41.

Albers, R., Anneken, G., Gossel, E. & Schäfer, U. (1989). Erwachsenenbildung für Menschen, die als geistig behindert gelten. Erfahrungen an der Volkshochschule Oldenburg. In: Geistige Behinderung 28 (2), 1–28.

Allanson, J. E., Greenberg, F. & Smith, A. C. (1999). The face of Smith-Magenis syndrome: a subjective and objective study. Journal of Medical Genetics, 36, 394–397.

Alltöttinger Papier (2002). Struktur der Sozialpäadiatrischen Zentren, Behandlung in Sozialpädiatrischen Zentren. Kinderärztliche Praxis, 71, 589–515.

Als, H., Gilkerson, L., Duffy F. H. et al. (2003). A three-center, randomized, controlled trial of individualized developmental care for very low birth weight preterm infants: medical, neurodevelopmental, parenting, and caregiving effects. Journal of Developmental and Behavioral Pediatrics, 24, 399–408.

Altgeld, T. & Kolip, P. (2007). Konzepte und Strategien der Gesundheitsförderung. In: Hurrelmann, K., Klotz, T. & Haisch, J. (Hrsg.). Lehrbuch Prävention und Gesundheitsförderung. 2. Aufl. Bern: Hans Huber, 41–51.

Alvarez, N. (1998). Barbiturates in the treatment of epilepsy in people with intellectual disability. Journal of Intellectual Disability Research, 43(1), 16–23.

Aman, M. G., Tasse, M. J., Rojahn, J. & Hammer, D. (1996). The Nisonger CBRF: A child behavior rating form for children with developmental disabilities. Research in Developmental Disabilities, 17(1), 41–57.

Amatniek, J. C., Hauser, W. A., delCastillo-Casteneda, C., Jacob, D. M., Marder, K., Bell, K., Albert, M., Brandt, J. & Stern, Y. (2006). Incidence and predictors of seizures in patients with Alzheimer's Disease. Epilepsia, 47, 5, 867–872.

American Heart Association. (2002). Heart Disease and Stroke Statistics: 2003 Update. Dallas, TX: American Heart Association.

Amir, R. E., van den Veyver, I. B., Wan, M., Tran, C. Q., Francke, U. & Zoghbi, H. Y. (1999). Rett syndrome is caused by mutations in X-linked MECP2 encoding methyl-CpG-binding protein 2. Nature Genetics, 23, 185–188.

Amoroso, A., Garzia, P., Vadacca, M., Galluzzo, S., Del Porto, F., Mitterho, A. et al. (2003). The unusual association of three autoimmune diseases in a patient with Noonan Syndrome. Journal of Adolescent Health, 32,1, 94–97.

Amschl, G. & Weilharter, G. (o. J.). Gruppenstundenbausteine zum Thema »Verzicht«. Online im Internet. URL: www.kontaktco.at/aktionverzicht/download/zeitsprünge_¬ gruppenstunden.pdf.

Andreasen, N. C. & Olsen, S. (1982). Negative versus positive schizophrenia: Defintion and validation. Archives of General Psychiatry, 39, 789–794.

Angelopoulou, N., Matziari, C., Tsimaras, V., Sakadamis, A., Souftas, V. & Mandroukas, K. (2000). Bone mineral density and muscle strength in young men with mental retardation (with and without Down syndrome). Calcified Tissue International, 66,3, 176–180.

Anrich, Ch. (2000). Bewegte Schule, bewegtes Lernen. 1. Bewegung bringt Leben in die Schule. Effektives Lernen durch Stressabbau und Bewegung, dynamisches Sitzen, Gymnastik im Klassenzimmer. Leipzig: Klett-Schulbuchverlag.

Anwar, A. J., Walker, J. D. & Frier, B. M. (1998). Type 1 diabetes mellitus and Down's syndrome: Prevalence, management and diabetic complications. Diabetic Medicine, 15, 160–163.

APA (2000). Diagnostic and Statistical Manual of Mental Disorders (4th ed., text rev.). Washington, DC: American Psychiatric Association.

Arbeitsgruppe Deutsche Child Behavior Checklist (1993a). Lehrerfragebogen über das Verhalten von Kindern und Jugendlichen; deutsche Bearbeitung der Teacher's Form der Child Behavior Checklist (TRF). Einführung und Anleitung zur Handauswertung. Bearbeitet von M. Döpfner & P. Melchers. Köln: Arbeitsgruppe Kinder-, Jugend- und Familiendiagnostik (KJFD).

Arbeitsgruppe Deutsche Child Behavior Checklist (1993b). Elternfragebogen über das Verhalten von Kleinkindern (CBCL/2–3). Köln: Arbeitsgruppe Kinder-, Jugend- und Familiendiagnostik (KJFD).

Arbeitsgruppe Deutsche Child Behavior Checklist (1998a). Elternfragebogen über das Verhalten von Kindern und Jugendlichen; deutsche Bearbeitung der Child Behavior Checklist (CBCL/4–18). Einführung und Anleitung zur Handauswertung. 2. Aufl. mit deutschen Normen, bearbeitet von M. Döpfner, J. Plück, S. Bölte, K. Lenz, P. Melchers & K. Heim. Köln: Arbeitsgruppe Kinder-, Jugend- und Familiendiagnostik (KJFD).

Arbeitsgruppe Deutsche Child Behavior Checklist (1998b). Fragebogen für Jugendliche; deutsche Bearbeitung der Youth-Self-Report Form der Child Behavior Checklist (YSR).

Einführung und Anleitung zur Handauswertung. 2. Aufl. mit deutschen Normen, bearbeitet von M. Döpfner, J. Plück, S. Bölte, K. Lenz, P. Melchers & K. Heim. Köln: Arbeitsgruppe Kinder-, Jugend- und Familiendiagnostik (KJFD).

Arbeitsgruppe Deutsche Child Behavior Checklist (1998c). Elternfragebogen über das Verhalten junger Erwachsener YABCL). Köln: Arbeitsgruppe Kinder-, Jugend- und Familiendiagnostik (KJFD).

Arbeitsgruppe Deutsche Child Behavior Checklist (1998d). Fragebogen über junge Erwachsene (YASR). Köln: Arbeitsgruppe Kinder-, Jugend- und Familiendiagnostik (KJFD).

Arbeitsgruppe Deutsche Child Behavior Checklist (2000a). Elternfragebogen für Klein- und Vorschulkinder (CBCL/1½–5). Köln: Arbeitsgruppe Kinder-, Jugend- und Familiendiagnostik (KJFD).

Arbeitsgruppe Deutsche Child Behavior Checklist (2000b). Fragebogen für ErzieherInnen von Klein- und Vorschulkinder (CBCL/1½–5). Köln: Arbeitsgruppe Kinder-, Jugend- und Familiendiagnostik (KJFD).

Arenhövel, M. (1998). Kinder und Jugendliche mit geistiger Behinderung und ihr Umgang mit Sterben, Tod und Trauer – eine empirische Studie. Geistige Behinderung, 37,1, 51–58.

Aronow, H. U. & Hahn, J. E. (2005). Stay Well and Healthy! Pilot study findings from an inhome preventive healthcare programme for persons ageing with intellectual and/or developmental disabilities. Journal of Applied Research in Intellectual Disabilities, 18, 163–173.

Aspray, T., Francis, R. M., Eyler, S. P. & Quilliam, S. J. (1999). Patients with learning disability in the community, British Medical Journal, 318, 476–477.

Astington, J. W. (2000). Wie Kinder das Denken entdecken. München: Reinhardt.

Astor, R. (2001). Detecting pain in people with profound learning disabilities. Nursing Times, 97, 40, 38–39.

Atkinson, D. (1988). Research interviews with people with mental handicaps. Mental handicap Research, 1, 75–90.

Aylward, G. (1997). Conceptual issues in developmental screening and assessment. Jal of Development and Behavior in Pediatrics, 18, 340–349.

Aylward, E. & Burt, D. (2000). Test battery for the diagnosis of dementia in individuals with intellectual disability. Journal of Intellectual Disability Research, 44, 175–180.

Azar, S. & Rohrbeck, C. (1986). Child abuse and unrealistic expectations: Further validation of the parent opinion questionnaire. Journal of Consulting and Clinical Psychology. 54, 857–868.

Bach (Hrsg.) (1979). Handbuch der Sonderpädagogik. Band 5: Pädagogik der Geistigbehinderten. Berlin: Carl Marhold.

Bäcker, A. (2001). Diagnostik spezifischer Anpassungsprobleme bei leichter Intelligenzminderung mit Hilfe der Child Behavior Checklist. Heilpädagogische Forschung, 27(1), 23–35.

Backes, M., Genc, B., Doerfler, W., Schreck, J., Lehmkuhl, G. & Gontard, A. von (2000). Cognitive and behavioral profile of fragile X boys – correlations to molecular data. American Journal of Medical Genetics, 95(2), 150–156.

Badelt, I. (1992). Erwachsenenbildung geistig behinderter Menschen. Geistige Behinderung, 31(3), 4–14.

Bader-Meunier, B., Tchernia, G., Mielot, F., Fontaine, J. L., Thomas, C., Lyonett, S., Lavergne, J. M. & Dommergues, J. P. (1997). Occurence of myeloproliferative disorder in patients with Noonan syndrome. Journal of Pediatrics, 130, 885–889.

Bailey, D., Skinner, D., Hatton, D. & Roberts, J. (2000). Family experiences and factors associated with the diagnosis of fragile X syndrome. Journal for Development and Behavior in Pediatrics, 21, 315–321.

Bailey, D., Skinner, D. & Sparkman, K. (2003). Discovering fragile X syndrome: family experiences and perceptions. Pediatrics, 111, 407–416.

Baker, B. L., Blacher, J., Crnic, K. A. & Edelbrock, C. (2002). Behavior problems and parenting stress in families of three-year-old children with and without developmental delays. American Journal on Mental Retardation, 107(6), 433–444.

331

Bakkaloglu, A., Ozen, S., Besbas, N., Saatci & U. Balci, S. (2008). Down Syndrome associated with systemic lupus erythematosis: a mere coincidence or a significant association? Clinical Genetics, 46,4 322–323.

Balogh, R. S., Ouellette-Kuntz, H. & Hunter, D. J. (2004). Regional variation in dental procedures among people with an intellectual disability, Ontario, 1995–2001. Journal of the Canadian Dentist Association, 70, 681f.

Baltes, P. (1980). Life-span developmental psychology. Annual Review of Psychology, 31, 65–110.

Baltes, P. (1984). Life-span development and behavior. Vol.6. New York: Academic Press.

Baltes, P. & Brim, O. (eds.) (1980). Life-span development and behavior. New York: Academic Press.

Baltes, P. & Baltes, M. (1990). Successful aging: perspectives from the behavioral sciences. Cambridge: University Press.

Barnard, L., Pearson, J., Rippon, L. & O'Brien, G. (2002). Behavioural phenotypes of genetic syndromes: summaries including notes on management and therapy. In: O'Brien G. (eds.). Behavioural Phenotypes in Clinical Practice. London: Mac Keith Press.

Baron-Cohen, S, Leslie, A. & Frith, U. (1985). Does the autistic child have a ›theory of mind‹? Cognition, 21, 37–41.

Baron-Cohen, S., Leslie, A. & Frith, U. (1986). Mechanical, behavioural and intentional understanding of picture stories in autistic children. British Journal of developmental Psychology, 4, 113–125.

Baron-Cohen, S., Allen, J. & Gillberg, C. (1992). Can autism be detected at 18 months? The needle, the haystack, and the CHAT. British Journal of Psychiatry, 161, 839–843.

Baron-Cohen, S. & Bolton, P. (1996). Autism. The facts. New York.

Baron-Cohen, S., Cox, A., Baird, G., Swettenham, J., Drew, A., Nightingale, N., Morgan. K. & Charman, T. (1996). Psychological markers of autism at 18 months of age in a large population. British Journal of Psychiatry, 168, 158–163.

Baron-Cohen,S., Wheelwright, S., Cox,A., Baird, G., Charman, T., Swettenham, J., Drew, A. & Doehring, P. (2000). Early identification of autism by the CHecklist for Autism in Toddlers (CHAT). Journal of the Royal Society of Medicine, 93, 521.

Bartsch, B., Bartsch, N. & Waldschmidt, I. (2000). Zahngesundheit im Kindergarten – Lernangebote. Verein für Zahnhygiene e. V. (eds.), Darmstadt.

Bartsch, N., Pommerenke, A. & Waldschmidt, I. (1998). Zahngesundheitserziehung: Unterrichtswerk für die Grundschule (1.–4. Klasse). Verein für Zahnhygiene e. V. (eds.). Darmstadt.

Battaglia, A., Carey, J. C., Cederholm, P., Viskochil, D. H., Brothman, A. R. & Galasso, C. (1999). Natural history of Wolf-Hirschhorn syndrome: Experience with 15 cases. Pediatrics, 103, 830–836.

Baumgart, E. (1985). Bildungsklub. Erwachsenenbildung für Menschen mit geistiger Behinderung an einer Züricher Modelleinrichtung. Luzern: Verlag der Schweizer Zentralstelle für Heilpädagogik.

Baumgart, E. (1991). Didaktische und methodische Aspekte in der Erwachsenenbildung für Menschen mit geistiger Behinderung. In: Bundesvereinigung Lebenshilfe für Geistig Behinderte e. V. (Hrsg.). Erwachsenenbildung für Menschen mit geistiger Behinderung: Referate und Praxisberichte. Marburg: Bundesvereinigung Lebenshilfe für Geistig Behinderte, Bundeszentrale, 36–58.

Baxter, D, Floor, L., Rosen, M. & Zisfein, L. (1975). A survey of marriages among previously institutionalized retardates. Mental Retardation, 13, 33–37.

Baxter, H. & Kerr, M. (2002). Barriers to health care services and the role of the physician. In: Prasher, V. P. & Janicki, M. P. (eds.). Physical health of adults with intellectual disabilities. Blackwell Publishing, 252–264.

Baxter, H., Lowe, K., Houston, H., Jones, G., Felce, D. & Kerr, M. (2006). Previously unidentified morbidity in patients with intellectual disability. British Journal of General Practitioners, 56, 93–98.

Bayerisches Staatsministerium für Unterricht und Kultus (Hrsg.) (2003). Lehrpläne Förderschwerpunkt Geistige Entwicklung – Grund- und Hauptschulstufe. http://www.isb.bay¬

ern.de/foerderschulen/lehrplan/foerderschulen/lehrplaene-foerderschwerpunkt-geis¬
tige-entwicklung/geistige-entwicklung/872/ [11.07.2013].

Beange, H., McElduff, A. & Baker, W. (1995). Medical disorders of adults with mental retardation: a population study. American Journal on Mental Retardation, 99, 595–604.

Beange, H. (1996). Caring for a vulnerable population. Medical Journal of Australia, 164,
159–160.

Beange, H., Lennox, N., Parmenter, T. (2000). Health targets for people with an intellectual disability. Journal of Intellectual and Developmental Disability, 24,4,
283–297.

Bear, M. F., Connors, B. W. & Paradiso, M. A. (2001). Neuroscience: Exploring the brain
(2nd edition). Philadelphia: Lippincott Williams & Wilkin.

Beauftragte der Bundesregierung für die Belange behinderter Menschen (2009). alle inklusive! Die UN-Konvention und ihre Handlungsaufträge. Online im Internet. URL: http://¬
www.behindertenbeauftragter.de/SharedDocs/Publikationen/DE/Broschuere_Hand¬
lungsempfehlungen.pdf?__blob=publicationFile [28.09.2011].

Beck, I. (2005a). Diagnostik und individueller Hilfebedarf. In: Stahl, B. & Irblich, D. (eds.).
Diagnostik bei Menschen mit geistiger Behinderung. ein interdisziplinäres Handbuch.
Göttingen: Hogrefe, 388–398.

Beck, I. (2005b). Evaluation des Lebensumfeldes. In: Stahl, B. & Irblich, D. (eds.). Diagnostik bei Menschen mit geistiger Behinderung. ein interdisziplinäres Handbuch. Göttingen: Hogrefe, 439–454.

Bee, H. & Boyd, D. (2004). The developing child. Boston: Pearson.

Beer, O. (2004). Suchtmittelgebrauch bei Menschen mit geistiger Behinderung. In: Geistige
Behinderung 3(04), 255–269.

Beers, M. H. & Berkow, R. (eds.) (2005). The Merck Manual of Diagnosis and Therapy
(17th ed.). Http://www.merck.com/mrkshared/mmanual/home.jsp.

Beets, G. C. N. (1999). Education and age at first birth. Demos. Bulletin on population
and society. (Bulletin of the Netherlands Interdisciplinary Demographic Institute.) 15,
5–8.

Begemann, E. (2002). Theoretische und institutionelle Behinderungen der Integration und
der »Inclusion«. In: Eberwein, H. & Knauer, S. (Hrsg.). Integrationspädagogik. Kinder
mit und ohne Beeinträchtigung lernen gemeinsam. Ein Handbuch. 6. Aufl.. Weinheim/
Basel: Beltz Verlag.

Behinderung und Erziehungszusammenarbeit e. V. (2009). Entwicklung ist für alle da.
Menschenrechte für Menschen mit Behinderung umsetzen – Inklusive Entwicklung gestalten. Online im Internet: URL: http://www.bezev.de/aktionen-kampagnen/wander¬
ausstellung-entwicklung-ist-fuer-alle-da.html [27.09.2009].

Belsky, J., Garduque, L. & Hrincir, E. (1984). Assessing performance, competence and exe-
cutive capacity in infant play: Relations to home environment and security of attachment. Developmental Psychology, 20, 406–417.

Bengel, J. (2002). Salutogenese. In: Schwarzer, R., Jerusalem, M. & Weber, H. (Hrsg.). Gesundheitspsychologie von A–Z. Göttingen: Hogrefe.

Berg, G. O. (1999). Neurocutaneous Syndroms: Phakomatoses and allied conditions. In:
Swaiman, K. F. & Ashwal. S. (eds.). Pediatric Neurology. Principles and Practice, 3rd
edition, St. Louis: Mosby, 530–549.

Bernard-Opitz, V. (2005). Kinder mit Autismus-Spektrum-Störung (ASS). Stuttgart: Kohlhammer.

Bertoli, S. et al. (2006). Nutritional status and dietary patterns in disabled people. Nutr Me-
tab Cardiovasc Dis, 16, 100–112.

Berufsgenossenschaft für Gesundheitsdienst und Wohlfahrtspflege – BGW (2007). Wenn
Mobilität zur Gefahr wird. Bericht zum Unfallgeschehen von Menschen mit Behinderungen. Online im Internet. URL: http://www.bgw-online.de/internet/generator/Inhalt/On¬
lineInhalt/Medientypen/bgw_20forschung/SP-Mobi16-Wenn-Mobilitaet-zur-Gefahr-¬
wird,property=pdfDownload.pdf.

Berufsgenossenschaft für Gesundheitsdienst und Wohlfahrtspflege – BGW (2008). Sichere
Beförderung von Menschen mit Behinderungen. Hamburg: BGW.

Bhaumik, S., Watson, J., Thorp, C., Tyrer, F. & McGrother, C. (2008). Body mass index in adults with intellectual disability: distribution, associations and service implications: a population-based prevalence study. Journal of Intellectual Disability Research, 52,4, 287–298.

Bialer, M., Johannessen, S. I., Kupferberg, H. J. et al. (2002). Progress report on new antiepileptic drugs: a summary of the Sixth Eilat Conference (EILAT VI). Epilepsy Research, 51, 31–71.

Bickenbach, J., Chatterji, S., Badley, M. et al. (1999). Models of disablement, universalism and the international classification of impairments, disabilities and handicaps. Social Science and Medicine, 48, 1173–1187.

Bicanski-Schilgen, G. (2002). Anforderungen und Erwartungen an die medizinische Begleitung aus Sicht der Angehörigen. In: Bundesvereinigung Lebenshilfe (ed.). Eine behinderte Medizin?! Zur medizinischen Versorgung von Menschen mit geistiger Behinderung.Marburg: Lebenshilfe-Verlag, 19–28.

Bielefeldt, H. (2008). Zum Innovationspotential der UN-Behindertenrechtskonvention. Online im Internet. URL: http://www.institut-fuer-menschenrechte.de/uploads/tx_commerce/essay_no_5_zum_innovationspotential_der_un_behindertenrechtskonvention_aufl3.pdf [24.09.2011].

Biermann, A. (2000). Unterstützte Kommunikation. In: Borchert, J. (ed.). Handbuch der sonderpädagogischen Psychologie, Hogrefe, 801–814.

Biermann, A (2003). Sprache und Kommunikation bei geistig behinderten Menschen. In: Irblich, D. & Stahl, B. (eds.). Menschen mit geistiger Behinderung. Psychologische Grundlagen, Konzepte und Tätigkeitsfelder. Göttingen, Bern, Toronto, Seattle: Hogrefe-Verlag, 205–229.

Bigby, C. & Haveman, M. J. (2010). Aging and its consequences. Editorial on the Special Issue on Aging and Intellectuals Disabilities. Journal of Policy and Practice in Intellectual Disabilities, 7, 4–5.

Bihm, E. & Eliot, L. (1982). Conceptions of death in mentally retarded persons. The Journal of Psychology, Texas Tech. U., 111,2, 205–210.

Binet, A. (1927). Die neuen Gedanken über das Schulkind. Autorisierte deutsche Bearbeitung besorgt durch Prof. Dr. Georg Anschütz und Prof. W. J. Ruttmann (2., durchg. und erg. Aufl.). Leipzig: Wunderlich.

Bißwanger-Heim, T. (2012). Pränataltest zur Erkennung von Trisomie 21. Warnung vor Automatismus. In: Deutsches Ärzteblatt PP (4), 168–169. URL: http://www.aerzteblatt.de/pdf.asp?id=124795 [14.08.2012].

Bittles, A. H., Petterson, B. A., Sullivan, S. G., Hussain, R., Glasson, E. J. & Montgomery, P. D. (2002). The influence of intellectual disability on life expectancy. J Gerontol A Biol Sci Med Sci, 57, M470–M472.

Björkman, M. (2002). Medizinische Begleitung der Menschen mit geistiger Behinderung nach Auflösung der Großeinrichtungen. In: Bundesvereinigung Lebenshilfe (ed.). Eine behinderte Medizin?! Zur medizinischen Versorgung von Menschen mit geistiger Behinderung. Marburg: Lebenshilfe-Verlag, 55–63.

Blankenburg, W. (1989). Der Krankheitsbegriff in der Psychiatrie. In: Kisker, K. P., Lauter, H., Meyer, J.-E., Müller, C. & Strömgren, E. (Hrsg.). Psychiatrie der Gegenwart. Band 9. Brennpunkte der Psychiatrie. Berlin, 119–145.

Bleidick, U. (2001). Behinderung, 59–60. In: Antor, G. & Bleidick, U. (Hrsg.). Handlexikon der Behindertenpädagogik. Kohlhammer.

Blyth, F., Rochat, S., Cumming, R. et al. (2008). Pain, frailty and comorbidity in older men: The CHAMP Study. Pain, 140, 224–230.

Bocconi, l., Nava, S., Fogliani, R. & Nicolini, U. (1997). Trisomi 21 is associated with hypercholrsterolemia during intruterine life. American Journal of Obstetrics and Genecology, 176, 540–543.

Bodfish, J., Crawford, T., Powell, S., Parker, D., Golden, R. & Lewis, M. (1995). Compulsions in adults with mental retardation: Prevalence, phenomenology, and comorbidity with stereotypy and self-injury. American Journal on Mental Retardation, 100, 183–192.

Boenisch, J. (2004). Erstellung und Aufbau von Kommunikationstafeln – in Frühförderung, Schule, Werkstatt, Wohnheim und Familie. Unterstützte Kommunikation, 2, 5–11.

Boenisch, J. (2007). Unterstützte Kommunikation. In: Theunissen, G., Kulig, W. & Schirbert, K. (eds.). Handlexikon Geistige Behinderung. Schlüsselbegriffe aus der Heil- und Sonderpädagogik, Sozialen Arbeit, Medizin, Psychologie, Soziologie und Sozialpolitik. Stuttgart: Kohlhammer, 351–353.

Böhmer, C. (1996). Gastro-Oesophageal Reflux disease in intellectually disabled individuals. Academisch Proefschrift Vrije Universiteit Amsterdam. Amsterdam: VU University Press.

Böhmer, C. J., Klinkenberg-Knol, E. C., Niezen-de Boer, R. C. & Meuwissen, S. G. (1997). The age-related incidences of oesophageal carcinoma in intellectually disabled individuals in institutes in The Netherlands. European Journal of Gastroenterology and Hepatology, 9, 589–592.

Böhmer, C. J., Klinkenberg-Knol, E. C., Kuipers E. J., Niezen-de Boer, M. C., Schreuder, H., Schuckink-Kool, F. & Meuwissen, S. G. (1997). The prevalence of Helicobacter pylori infection among inhabitants and healthy employees of institutes for the intellectually disabled. American Journal of Gastroenterology, 92, 1000–1004.

Böhmer, C., Niezen-de Boer, M., Klinkenberg-Knol, E., Deville, W., Nadorp, J. & Meuwissen, S. (1999). The prevalence of gastro-oesophageal reflux disease in institutionalised intellectually disabled individuals. American Journal of Gastroenterology, 94,3, 804–810.

Böhmer, C., Niezen-de Boer, M., Klinkenberg-Knol, E. & Meuwissen, S. (2000). Review article. Gastroesophageal reflux disease in intellectually disabled individuals: how often, how serious, how manageable? American Journal of Gastroenterology, 95,8, 1868–1872.

Böhmer, C. J., Taminiau, J. A., Klinkenberg-Knol, E. C. & Meuwissen, S. G. (2001). The prevalence of constipation in institutionalized people with intellectual disability. Journal of Intellectual Disability Research, 45, 212–218.

Boker, L. K. & Merrick, J. (2002). Cancer incidence in persons with Down Syndrome in Israel. Down Syndrome. Research and Practice, 8,1, 31–36.

Bolay, E. & Platz, F. (2000). Bewegung – ein Unterrichtsprinzip. Pädagogische Aspekte und didaktische Möglichkeiten. In: Lehren und Lernen, 6, 3–14.

Bornstein, M. (2003). Symbolspiel in der frühen Kindheit: verhaltensanalytische, experimentelle und ökologische Aspekte. In: Papousek, M. & Von Gotard, A. (eds.). Spiel und Kreativität in der frühen Kindheit. Stuttgart: Pfeiffer bei Klett-Cotta, 76–111.

Bosch, E. (2009). Tod und Sterben im Leben von Menschen mit geistiger Behinderung,

Bostrom, K. & Ahlstrom, G. (2004). Living with a chronic deteriorating disease: the trajectory with muscular dystrophy over ten years. Disability and Rehabilitation, 26,23, 1388–1398.

Bovicelli, L., Orsini, L. F., Rizzo, N. et al. (1982). Reproduction in Down syndrome. Obstetrics & Gynecology, 59(6), 13S–17S.

Bowlby, J., Ainsworth, M., Boston, M. & Rosenbluth, D. (1956). The effects of mother-child separation: A follow-up study. British Journal of Medical Psychology, 29,2, 11–247.

Bowley. C. & Kerr, M. (2000). Epilepsy and intellectual djsability. Journal of Intellectual Disability research, 44, 529–543.

Bradley, C. & McAllister, T. (2004). The oral health of children with Down syndrome in Ireland. Special Care Dentistry, 24, 55–60.

Bradley, E. A., Lunsky, Y., Berg, J. M et al. (2002).Re: Atypical antipsychotic use in treating adolescents and young adults with developmental disabilities. Canadian Journal of Psychiatry, 47, 785–786.

Bradley, E. A., Summers, J., Brereton, V., Einfeld, S. L., Havercamp, S. M., Holt, G., Levitas, A. & Tonge, B. (2007). Intellectual disabilities and behavioral, emotional, and psychiatric disturbances. In: Brown, I. & Percy, M. (eds.). A comprehensive guide for intellectual & developmental disabilities. Baltimore: Paul H. Brookes Publishing Co., 645–666.

Brady, N. & Warren, S. (2003). Language interventions of children with mental retardation. In: Abbeduto, L. (ed.) International Review of Research in Mental retardation, 27. New York: Academic Press, 231–254.

Brady, N. & McCain, G. C. (2004). Living with schizophrenia: A familly perspective. Online Journal of Issues in Nursing, 29, 10(1), 7.

Brandtstädter, J. (2007). Entwicklungspsychologie der Lebensspanne: Leitvorstellungen und paradigmatische Orientierungen. In: Brandtstädter, J. & Lindenberger, U. (eds.). Entwicklungspsychologie der Lebensspanne, Kohlhammer, 34–66.

Braun, D., Green, M., Rausen, A., David, R., Wolman, S., Alba Geco, M. & Muggie, F. (1985). Downs syndrome and testicular cancer: a possible association. American Journal of Paediatric Haematology and Oncology, 7, 208–211.

Braunschweig, C., Gomez, S., Sheean, P., Tomey, K., Rimmer & J. Heller, T. (2004). Nutritional status and risk factors for chronic disease in urban-dwelling adults with Down syndrome. American Journal on Mental Retardation, 109, 186–193.

Breau, L. M. et al. (2002). Validation of the Non-communicating Children's Pain Checklist Postoperative Version. Anesthesiology, 96,3, 528–535.

Breau L. M. et al. (2003). The incidence of pain in children with severe cognitive impairments. Arch Pediatr Adolesc Med, 157,12, 1219–1226.

Breau, L., Camfield, C., McGrath, P., Finley, G. (2007). Pain's impact on adaptive functioning. Journal of Intellectual Disability Research, 51,2, 125–134.

Breithecker, D. (1998). Bewegte Schule – vom statischen Sitzen zum lebendigen Lernen. Wiesbaden: Eigenverlag.

Bristol, M. M. (1987). Mothers of children with autism or communication disorders: successful adaptation and double ABCX model. Journal of Autism and Developmental Disorders, 17,4, 469–486.

Britt, H. C., Harrison, C. M., Miller, G. C., Knox, S. A. (2008). Prevalence and pattern of multimorbidity in Australia. Medical Journal of Australia, 189,2, 72–77.

Brödder, J. (2000). Zahnerkrankungen. In: Hurrelmann, K. & Klaubert, K. (eds.). Wie Kinder gesund bleiben. Kleines Gesundheitslexikon für Kindergarten und Grundschule. Weinheim, 229–233.

Bromley, J. & Emerson, E. (1995). Beliefs and emotional reactions of care staff working with people with challenging behaviour. Journal of Intellectual Disability Research, 39, 341–352.

Bromley, J., Emerson, E. & Caine, A. (1998). The developmental of a self-report measure to assess the location and intensity of pain in people with intellectual disabilities. Journal of Intellectual Disability Research, 42(1), 72–80.

Broughton, S. & Thomson, K. (2000) Women with learning disabilities: Risk Behaviours and experiences of the cervical smear test. Journal of Advanced Nursing, 32,4, 905–912.

Brown, I. & Percy, M. (eds.) (2007). A comprehensive guide to intellectual & developmental disabilities. Paul H. Brookes Publishing Co., Baltimore, Maryland.

Brown, M. C., Bontempo, A. & Turk, M. A. (1992). Secondary consequences of cebral palsy: Adults with cerebral palsy in New York State. Developmental Disabilities planning Council. Albany, New York.

Brown, S. W. (1998). Managing severe epilepsy in the community. Advances in Psychiatric treatment, 4, 345–355.

Brown, S. W. (1999). Epilepsy dementa: Intellectual deteriosation as a consequence of epileptic seizures. In: Silanpaa, M., Gram, L., Johanessen, S. I. & Tomson, T. (eds.). Epilepsy and mental retardation, Petersfield: Wrightson Biomedical Publishing, 115–134.

Brown, S. W. (2002). Epilepsy. In: Prasher, V. P. & Janicki, M. P. (eds.). Physical health of adults with intellectual disabilities. Blackwell publishing, 133–159.

Bruni, M. (2001). Feinmotorik – Ein Ratgeber zur Förderung von Kindern mit Down-Syndrom, G&Raimund Cimander Verlag, Zirndorf.

Buch, H., Vinding, T. & Nielsen, N. (2001). Prevalence and causes of visual impairment according to WHO and United States criteria in an aged, urban Scandinavian population: The Copenhagen City Eye Study. Ophthalmology, 108, 2347–2357.

336

Bücherle, H. (1998). Prinzipien der Erwachsenenbildung. In: Gesellschaft Erwachsenenbildung und Behinderung e. V. (Hrsg.). Lexikon – Wissenswertes zur Erwachsenenbildung unter besonderer Berücksichtigung von geistiger Behinderung. Neuwied: Luchterhand, 238–219.

Buckman, R. (1992). How to brake bad news: A guide for health care professionals. Baltimore: The Johns Hopkins University Press.

Buddeberg, C. (Hrsg.) (2004). Psychosoziale Medizin (3. Aufl.). Berlin: Springer-Verlag.

Budych, K. & Helms, T. (2012). In: Schultz, C. & Schreyögg, J. (eds.). Versorgungsforschung und Betroffenenalltag Ergebnisse des Projektes Entwicklung innovativer Versorgungskonzepte am Beispiel seltener Erkrankungen (EiVE), 6–9.

Buggle, F. (1993). Die Entwicklungspsychologie von Piaget (2. Aufl.). Stuttgart: Kohlhammer.

Bundesarbeitsgemeinschaft der freien Wohlfahrtspflege e. V. (2008). Pränataldiagnostik. Informationen über Beratung und Hilfen bei Fragen zu vorgeburtlichen Untersuchungen. Online im Internet: URL: http://www.bzga.de/pdf.php?id=e3a347348b2beb6742a¬033953f803fdd [14.08.2012].

Bundesausschuss der Ärzte und Krankenkassen (2008). Richtlinien des Bundesausschusses der Ärzte und Krankenkassen zur Jugendgesundheitsuntersuchung. Online im Internet: URL: http://www.g-ba.de/downloads/62-492-281/RL_Jugend_2008-06-19.pdf [15.08.2012].

Bundesausschuss der Ärzte und Krankenkassen (2011). Richtlinien des Bundesausschusses der Ärzte und Krankenkassen über die Früherkennung von Krankheiten bei Kindern bis zur Vollendung des 6. Lebensjahres (»Kinder-Richtlinien«). Online im Internet: URL: http://www.g-ba.de/downloads/62-492-506/RL_Kinder_2010-12-16.pdf [14.08.2012].

Bundesministerium für Arbeit und Soziales (2010). Übereinkommen der Vereinten Nationen über die Rechte von Menschen mit Behinderung.

Bundesverbände der Behindertenhilfe (unter Federführung des Bundesverbandes Evangelische Behindertenhilfe (ed.) (BEB, 2001). Gesundheit und Behinderung. Expertise zu bedarfsgerechten, gesundheitsbezogenen Leistungen für Menschen mit geistiger und mehrfacher Behinderung als notwendiger Beitrag zur Verbesserung ihrer Lebensqualität und zur Förderung ihrer Partizipationschancen. Reutlingen: Diakonieverlag.

Bundesvereinigung Lebenshilfe (Hrsg.) (1999). Bewegung, Spiel und Sport im Leben von Menschen mit geistiger Behinderung. Eine Empfehlung der Bundesvereinigung Lebenshilfe. Marburg: Lebenshilfe-Verlag, 11.

Bundesvereinigung Lebenshilfe (ed.) (2002). Eine behinderte Medizin?! Zur medizinischen Versorgung von Menschen mit geistiger Behinderung.Marburg: Lebenshilfe-Verlag.

Bundesvereinigung Lebenshilfe (2009). Gemeinsames Leben braucht gemeinsames Lernen in der Schule. Schulische Bildung im Zeitalter der Inklusion. Online im Internet: URL: http://www.lebenshilfe.de/wDeutsch/aus_fachlicher_sicht/empfehlung/downloads/¬Gemeinsamens-Leben-braucht-gemeinsames-Lernen-neu.pdf [28.09.2011].

Bundeszentrale für gesundheitliche Aufklärung (Hrsg.). Pränataldiagnostik – Beratung, methoden und Hilfen. Eine Erstinformation. Köln: Eigenverlag. http://www.bzga.de//pdf.¬php?id=b515957a5888ff413060c27dc7995832.

Bundeszentrale für gesundheitliche Aufklärung – BZgA (2002, Eds.). Schulische Gesundheitserziehung und Gesundheitsförderung (2. Aufl.). Köln.

Bundeszentrale für gesundheitliche Aufklärung – BzgA (2004). Alkohol. Materialien für die Suchtmittelprävention in den Klassen 5–10. Köln.

Bundeszentrale für gesundheitliche Aufklärung – BZgA (2008a). Früherkennungsprogramm für Kinder. 10 Chancen für Ihr Kind. Online im Internet: URL: http://www.ich-¬geh-zur-u.de/medienbereich/vortrag_frueherkennung.pdf [14.08.2012].

Bundeszentrale für gesundheitliche Aufklärung (2008b). Gesund groß werden. Der Eltern-Ordner zum Früherkennungsprogramm. Köln: Bundeszentrale für gesundheitliche Aufklärung.

Bundeszentrale für gesundheitliche Aufklärung (2010). Jugendsexualität. Repräsentative Wiederholungsbefragung von 14- bis 17-Jährigen und ihren Eltern. Aktueller Schwerpunkt Migration. Online im Internet. URL: http://www.tns-emnid.com/politik_und_so¬zialforschung/pdf/Jugendsexualitaet.pdf.

Bundeszentrale für gesundheitliche Aufklärung – BZgA (2011a). Änderung des Schwangerschaftskonfliktgesetzes. Online im Internet: URL: http://www.bzga.de/pdf.php?id=3bc7¬9767a0c9b5df7e3b29f209f2201a [14.08.2012].

Bundeszentrale für gesundheitliche Aufklärung – BZgA (2011b). Informationsmaterial für Schwangere nach einem auffälligen Befund in der Pränataldiagnostik. Online im Internet: URL: http://www.bzga.de/pdf.php?id=aaca3b4af61103ddf5bcaabd5ee21084 [14.08.2012].

Bundeszentrale für gesundheitliche Aufklärung – BzgA (2011c). Pränataldiagnostik – Beratung, Methoden und Hilfen. Online im Internet: URL: http://www.bzga.de/pdf.php?id=¬b515957a5888ff413060c27dc7995832.

Bundeszentrale für gesundheitliche Aufklärung – BzgA (2013). Kondom-Führerschein. Methodenfinder. Online im Internet. URL: www.gibt-aids-keine-chance.de/methoden/me¬thodendetail.php?id=65.

Bundschuh, K., Heimlich, U. & Krawitz, R. (2007). Integrationspädagogik/Inklusive Pädagogik. In: Dies. (Hrsg.). Wörterbuch Heilpädagogik (3., überarb. Aufl.). Bad Heilbrunn: Klinkhardt Verlag, 141–145.

Burger, R. A. & Warren, R. P. (1998). Possible immunogenetic basis for autism. Mental Retardation and Developmental Disabilities Research Reviews, 4,2, 137–141.

Burke, A., McMillan, J., Cummins, J., Thomson, A., Forsyth, W. et al. (2003). Setting up participatory research: a discussion of the initial stages. British Journal of Learning Disabilities, 31, 65–69.

Burkle, A., Caselli, G., Franceschi, C., Mariani, E., Sansoni, P., Santoni, A., Witkowski, W. & Caruso, I. (2007). Pathophysiology of ageing, longevity and age related diseases. Immunity and Ageing, 4, 4–11.

Burnham, W. M. (1998). Antiseizure drugs. In: Kalant, H. & Roschlau, W. (eds.). Principles of medical pharmacology. Oxford, United Kingdom: Oxford University Press.

Burns-Lynch, B. (1997). Treatment approaches for the dually diagnosed. http://www.¬mhasp.org/friends/program/treatment approach.html.

Bus, A. G., van IJzendoorn, M. H. & Pellegrini, A. D. (1995). Joint book reading ch'lA makes for success in learning to read: A meta-analysis on intergenerational transmission of literacy. Review of Educational Research, 65, 1–21.

Cahill, B. M. & Glidden, L. M. (1996). Influence of child diagnosis on family and parental functioning: Down syndrome versus other disabilities. American Journal on Mental Retardation, 101, 149–160.

Cameron, L. & Murphy, J. (2002). Enabling young people with a learning disability to make choices at a time of transition. British Journal of Learning Disabilities, 30, 105–112.

Canning, C. D. & Pueschel, S. M. (1995). Zum Verlauf der Entwicklung des Kindes – ein Überblick. In: Pueschel, S. M. (ed.). Down-Syndrom. Für eine bessere Zukunft, Stuttgart: TRIAS Thieme Hippokrates Enke, 78–85.

Cans, C. (2000). Surveillance of cerebral palsy in Europe: A collaboration of cerebral palsy surveys and registers. Developmental Medicine and Child Neurology, 42, 816–824.

Carlsen, W., Galliuzzi, K., Forman, L. & Cavalieri, T. (1994). Comprehensive Geriatric assessment: application for community residing, elderly people with mental retardation/ developmental disabilities. Mental Retardation, 32, 334–340.

Carmeli, E., Kessel, S., Bar-Chad, S. & Merrick, J. (2004). A comparison between older persons with Down syndrome and a control group: clinical characteristics, functional status and sensorimotor function. Downs Syndrome Research and Practice, 9, 17–24.

Carmeli, E., Merrick, J., Kessel, S., Masharawi, Y. & Carmeli, V. (2003). Elderly persons with intellectual disability: a study of clinical characteristics, functional status, and sensory capacity. Scientific World Journal, 3, 298–307.

Carmeli, E., Bar-Chad, S. et al. (2003). Five clinical tests to assess balance following ball exercises and treadmill training in adult persons with intellectual disability. Journal of Gerontology (Med), 58A, 767–772.

Carmichael, B., Pernbrey, M., Turner, G. & Barnicoat, A. (1999). A diagnosis of fragile X syndrome: the experiences of parents. Journal for Intellectual Disability Research, 43, 47–53.

Carrol, V. (1998). Bildungsangebote für Erwachsene mit geistiger Behinderung. In: Jakobs, H., König, A. & Theunissen, G. (Hrsg.). Lebensräume – Lebensperspektiven. Ausgewählte Beiträge zur Situation Erwachsener mit geistiger Behinderung. Butzbach-Griedel: Arfa, 290–316.

Carvill, S. (2001). Sensory impairments, intellectual disability and psychiatry. Journal of Intellectual Disability Research, 45, 467–483.

Cengiz, M., Seven, M. & Suyugul, N. (2003). Antioxidant sysyem in Down syndrome: A possible role in cataractogenesis. Genetic Counseling, 13, 339–342.

Center, J., Beange, H. & McEjduff, A. (1998). People with mental retardation have an increased prevalence of osteoporosis: a population study. American Journal of Mental Retardation, 103, 19–28.

Center, J., Nguyen, T., Pocock, N. & Eisman, J. (2004). Volumetric bone density at the femoral neck as a common measure of hip fracture risk for men and women. Journal of Clinical Endocrinology and Metabolism, 89, 2776–2782.

Centers for Disease Control and Prevention (2005). Physical Activity for Everyone: Recommendations. Atlanta, GA: Centers for Disease Control and Prevention.

Chambers, R., Milsom, G., Evans, N., lucking, A. & Campbell, I. (1998). The primart care workload and prescribing costs associated with patients with learning disability discharged from long-stay care to the community. British Journal of Learning Disabilities, 26, 9–12.

Chawarska, K., Klin. A. & Volkmar, F.R. (2008). Autism spectrum disorders in infants and toddlers. New York: Guilford.

Chun, H. & Gatti, R. (2004). Ataxia-telangiectasia, an evolving phenotype. DNA Repair 3, 8–9, 1187–1196.

Cheetham, T., Lovering, J.S., Telch, J., Telch, F. & Percy, M. (2007). Physical health. In: Brown, I. & Percy, M. (eds.). A comprehensive guide to intellectual & developmental disabilities. Baltimore: Paul H. Brookes Publishing Co, 629–643.

Chomsky, N. (1965). Aspects of Theory of Syntax. Cambridge, MA: MIT Press.

Chomsky, N. (1975). Reflections on Language. New York: Pantheon.

Chomsky, N. (1988). Language and Problems of Knowledge. The Managua Lectures. Cambridge, MA: MIT Press.

Christian, L. & Poling, A. (1997). Drug abuse in persons with mental retardation. American Journal on Mental Retardation, 102.

Cicchetti, D. & Serafica, F.C. (1981). Interplay among behavioral Systems: Illustrations from the study of attachment affiliation, and wariness in young children with Down's syndrome. Developmental Psychology, 17, 36–49.

Cichon, P. & Donay, S. (2004). Entwicklung der Kariesprävalenz bei Patienten mit geistiger und/oder körperlicher Behinderung. Online im Internet: URL: http://www.bzaek.de/¬list/presse/sym/cich_hv.pdf [13.01.2009].

Cichon, P. & Grimm, W.-D. (eds.) (1999a). Zahnheilkunde für behinderte patienten. Teil 1. Hannover.

Cichon, P. & Grimm, W.-D. (1999b). Zahnerhaltende Maßnahmen bei Behinderten. In: Deutsche Arbeitsgemeinschaft für Jugendzahnpflege e.V. (eds.). Zahnmedizinische Prophylaxe bei Behinderten, Bonn, 85–87.

Clarke, D.J., Boer, H. & Webb, T. (1995). Genetic and behavioural aspects of Prader-Willi syndrome: A review with a translation of the original paper. Mental Handicap research, 8, 38–53.

Clarke, D., Vermuri, M., Gunatilake, D., Tewari, S. (2008). Brief Report. Helicobacter pylori infection in five inpatient units for people with intellectual disability and psychiatric disorder. Journal of Applied Research in Intellectual Disabilities, 21, 95–98.

Clarke, J.J. & Wilson, D.N. (1999). Alcohol problems and intellectual disability. Journal of Intellectual Disability Research, 43(2), 135–139.

Clarke-Stewart, K. (1977). A review of research and some propositions for policy. Child care in the family. New York: Academic Press.

Cloerkes, G.(1997). Soziologie der Behinderten. Edition Schindele.

Close, R. (2004). Television and language development in the early years: a review of the literature. Expertise on behalf of the National L iteracy Trust, London.

Cogulu, O., Ozkinay, F., Gunduz, C. et al. (2003). Celiac disease in children with Down syndrome: Importance of follow-up and serologic screening. Pediatrics International, 45, 395–399.

Cohen, J. (2001). Countries' health performance. The Lancet, 358, 929.

Cohen, W.I. (1999). Health care guidelines for individuals with Down syndrome: 1999 revision (Down syndrome preventive medical checklist). Down Syndrome Quarterly, 4(3), 1–16.

Cohen, W.I. (2006). Current dilemmas in Down Syndrome clinical care: celiac disease, thyroid disorders and atlanto-axial instability. American Journal on Medical Genetics, 142,3, 141–148.

Collacott, R. (1993). Epilepsy, dementia and adaptive behaviour in Down's Syndrome. Journal of Intellectual Disability Research, 37,2, 153–160.

Cole, G., Neal, J.W., Fraser, W.I. et al. (1994). Autopsy findings in patients with mental handicap. Journal of Intellectual Disability Research, 38, 9–26.

Collins, V.R., Muggli, E.E., Riley, M., Palma, S. & Halliday, J.L. (2008). Is Down syndrome a disappearing birth defect? Journal of Pediatrics, 152(1), 20–24.

Collmann, R. & Stoller, A. (1963). A life table of mongols in Victoria, Australia. Journal of Mental Deficiency Research, 7, 53–59.

Committee on Genetics, American Academy of Pediatrics (1996). Health supervision for children with fragile X syndrome. Pediatrics, 98, 297–300.

Committee on Genetics, American Academy of Pediatrics (2001). Health care supervision for children with Williams syndrome. Pediatrics, 107, 1192–1204.

Compston, J.E. (1995). The role of vitamin D and calcium supplementation in the prevention of osteoporotic fracture in elderly. Clinical Endocrinology, 43, 393–405.

Congdon, N.G., Friedman, D.S. & Lietman T. (2003).Important causes of visual impairment in the world today. JAMA, 290, 2057–2060.

Cook, A. & Lennox, N. (2000). General practice registrars' care of people with intellectual disabilities. Journal of Intellectual and Developmental Disabilities, 25, 69–77.

Cooke, L.B. (1997). Cancer and learning disability. Journal of Intellectual Disability Research, 41,4, 312–316.

Cooper S. A. (1997). High prevalence of dementia amongst people with learning disabilities not attributed to Down's syndrome. Psychological Medicine, 27, 609–616.

Cooper, S. A. (1998). Clinical study of the effects of age on the physical health of adults with mental retardation. American Journal of Mental Retardation, 102, 582–589.

Cooper, S.A., Melville, C. & Morrison, J. (2004). People with intellectual disabilities. Their health needs differ and need to be recognized and met. British Medical Journal, 329, 414–415.

Cooper, S.A., Morrison, J., Melville, C. et al. (2006). Improving the health of people with intellectual disabilities: outcomes of a health screening programme after 1 year. Journal of Intellectual Disability Research, 50, 667–677.

Corbin, S., Malina, K. & Shepherd, S. (2005). Special Olympics World Summer Games 2003: Healthy Athletes Screening Data. Washington, DC: Special Olympics, Inc.

Corsi, M.M., Malavazos, A.E., Passoni, D. & Llicastro, F. (2005). LDL receptor expression on T lymphocytes in old patients with Down Syndrome. Immunity and Ageing, 2, 3–7.

Cortes, D.V., Moller, H. & Thorup, J. (1999). Testicular neoplasia in cryptorchid boys at primary surgery: case series. British Medical Journal, 319, 889.

Costello, L.C., Hartman, T.E., Ryu, J.H. (2000). High frequency of pulmonary lymphangioleiomatosis in women with tuberous sclerosis complex. Mayo Clinic Proceedings, 75, 591–594.

Coulter, D.L. (1993). Epilepsy and mental retardation: An overview. American Journal on Mental Retardation, Supplement, 98, 1–11.

Cowie, V. (1970). A study of the early development of mongols. Oxford: Pergamon Press Ltd.

Cowie, M. & Fletcher, J. (1998). Breast awareness project for women with a learning disability, British Journal of Nursing, 7, 774–778.

Crawford, D. C., Acuna, J. M. & Sherman, S. L. (2001). FMR1 and the fragile X syndrome: Human genome epidemiology review. Genetics in Medicine, 3(5), 359–371.

Crawford, M. J., Rutter, D., Manley, C., Weaver, T., Bhui, K., Fulop, N. & Tyrer, P. (2002). Systematic review of involving patients in the planning and development of health care, British Medical Journal, 325, 1263–1267.

Cregg, M., Woodhouse, J., Stewart, R. et al. (2003). Development of refractive error and strabismus in children with Down syndrome. Invest Ophthalmol Visual Sci, 44, 1023–1030.

Croonenberghs, J., Bosmans, E., Deboutte, D., Kenis, G. & Maes, M. (2002). Activation of the inflammatory response system in autism. Neuropsychology, 45,1, 1–6.

Crystal, D. (1993). Die Cambridge Enzyklopädie der Sprache. Frankfurt a. M., New York: Campus Verlag.

Cumella, S., Ransford, N., Lyons, J. & Burnham, H. (2000). Needs for oral care among people with intellectual disability not in contact with community dental services. Journal of Intellectual Disability Research, 44, 45–52.

Dahlbom, K., Ahlstrom, G., Barany, M. et al. (1999). Muscular dystrophy in adults: a five year follow-up. Scandinavian Journal of Rehabilitation Medicine, 31,3, 178–184.

Dahle, A. & McCollister, F. (1986). Hearing and otologic disorders in children with Down syndrome. American Journal of Mental Deficiency, 90, 636–642.

Dalferth, M. (1990). Zur Bedeutung erblicher Faktoren beim Frühkindlichen Autismus. Geistige Behinderung, 3, 207–217.

Dalfert, M. (2007). Autismus, autistische Störungen, autistische Züge. In: Theunissen, G., Kulig, W. & Schirbort, K. (eds.). Handlexikon Geistige Behinderung, Stuttgart: Kohlhammer, 34–37.

Dalton, P., Deacon, R., Blamire, A., Pike, M., McKinlay, J., Stein, J., Styles, P. & Vincent, A. (2003). Maternal neuronal antibodies associated with autism and a language disorder. Ann Neurol, 53,4, 533–537.

Danner, D. & Schröder, H. (1994). Biologie des Alterns (Ontogenese und Evolution). In: Baltes, P., Mittelstraß, J. & Staudinger, U. (Hrsg.). Alter und Altern: ein interdisziplinärer Studientext zur Gerontologie. Berlin: De Gruyter, 5–123.

David, W. (2002). Ich weiß doch selbst, was mir gut tut! Kommentare einer Betroffenen. In: Bundesvereinigung Lebenshilfe (ed.). Eine behinderte Medizin?! Zur medizinischen Versorgung von Menschen mit geistiger Behinderung.Marburg: Lebenshilfe-Verlag, 34–40.

Davies, B. (1996). Auditory disorders. In: Stratford, B. & Gunn, P. (eds.). New approaches to Down syndrome. London: Cassell, 100–121.

Davies, N. & Duff, M. (2001). Breast cancer screening for older women with intellectual disability living in community group homes. Journal of Intellectual Disability Research, 45, 253–257.

Day, S. M., Strauss, D. J., Shavelle, R. M. & Reynolds, R. J. (2005). Mortality and causes of death in persons with Down syndrome in California. Dev Med Child Neurol, 47, 171–176.

Deb, S. & Braganza, J. (1999). Comparison of rating scales for the diagnosis of dementia in adults with Down's syndrome. Journal of Intellectual Disability Research, 43, 400–407.

Deb, S., Matthews, T. & Holt, G. (2001). Practice guidelines for the assessment and diagnosis of mental health problems in adults with intellectual disability. Brighton, United Kingdom: Pavilion.

DeBaryshe, B. (1993). Joint picture-book reading correlates of early oral language skill. Journal of Child Language, 20, 455–461.

DeBord, K. (1997). Brain development (Extension Publication). Raleigh: North Carolina Cooperative Extension Service.

Deckner, D., Adamson, L. & Bakeman, R. (2006). Child and maternal contributions to reading: Effects on language and literacy development, Applied Developmental Psychology, 27, 31–41.

341

de Die-Smulders, C. & Fryns, J.P. (1992). Smith-Lemli-Opitz syndrome: the changing phenotype with age. Genetic Counseling, 3, 77–82.

Defrin, R., Pick, C., Peretz, C. & Carmeli, E. (2004). A quantitative somatosensory testing of pain threshold in individuals with mental retardation. Pain, 108,1–2, 58–66.

Degener, T. (2003). Eine U.N. Menschenrechtskonvention für Behinderte als Beitrag zur ethischen Globalisierung. In: Aus Politik und Zeitgeschichte. Beilage zur Wochenzeitung ‚Das Parlament' 43(08), 37–46.

Degner, M. (2003). Visualisierung, Strukturierung und Bedeutungsvollmachung. Unterrichtsmethoden zur pädagogischen Förderung autistisch behinderter Menschen. Lernen Konkret.

De Graaf, G.W., Vis, J.C., Haveman, M.J., Hove, G. van, Graaf, E.A.B. de, Tijssen J.G.P. & Mulder, B.J.M. (2010). Assessment of prevalence of persons with Down syndrome; a theory-based demographic model. Journal of Applied Research in Intellectual Disabilities. DOI: 10.1111/j.1468-3148.2010.00593.x.

De Graaf, G., Haveman, M.J., Hochstenbach, R., Engelen, J., Gerssena-Schoorl, K., Poddighe, P., Smeets, D. & Van Hove, G. (2011). Changes in yearly birth prevalence rates of children with Down syndrome in the period 1986–2007 in the Netherlands. Journal of Intellectual Disability Research, 55,5, 462–473.

Dekker, M.C., Koot, H.M., van der Ende, J. & Verhulst, F.C. (2002). Emotional and behavioral problems in children and adolescents with and without intellectual disability. Journal of Child Psychology and Psychiatry, 43(8), 1087–1098.

Denger, J. (2009). Revolution im Schulwesen: In: Erziehungskunst. Waldorfpädagogik heute 79(9), 11–14.

Denloye, O.O. (1998). Oral hygiene status of mentally handicapped school children in Ibadan, Nigeria. Odonto-Stomatologie Tropicale, 21,84, 19–21.

De Smedt, B., Devriendt, K., Fryns, J.-P., Vogels, A., Gewillig, M. & Swillen, A. (2007). Intellectual abilities in a large sample of children with Velo-Cardio-Facial Syndrome: an update. Journal of Intellectual Disability Research, 51,9, 666–670.

Deutsch, H. (1985). Grief counseling with mentally retarded clients. Psychiatric Aspect of Mental Retardation Reviews, 4, 17–20.

Deutsche Arbeitsgemeinschaft für Jugendzahnpflege e.V. (2000). Grundsätze für Maßnahmen zur Förderung der Mundgesundheit im Rahmen der Gruppenprophylaxe nach § 21 SGB V vom 15.06.1993, geändert am 24.06.1998, geändert am 20.06.2000. http://www.daj.de/pdf/grundsaetze.pdf.

Deutsche Behindertenhilfe Aktion Mensch e.V. (2011). Ein großer Schritt nach vorn. Das Übereinkommen der Vereinten Nationen über die Rechte von Menschen mit Behinderung. Online im Internet. URL: http://www.aktion-mensch.de/media/UN-Konvention.¬pdf [25.09.2011].

Deutscher Behindertensportverband e.V. (2002). Positionspapier. Online im Internet: URL: http://www.dbs-npc.de/ourfiles/datein/woelk/HB-B-1b-Positionspapier.pdf [11/2008].

Deutsches Down-Syndrom InfoCenter (2001). Kleine Schritte – Frühförderprogramm für Kinder mit einer Entwicklungsverzögerung (Original erschienen 1989: The Macquarie Program, Macquarie University, Australia). Nürnberg: Eigenverlag, 1–8.

Deutsches Institut für Medizinische Dokumentation und Information (DIMDI; 2005). Internationale Klassifikation der Funktionsfähigkeit, Behinderung und Gesundheit. Berlin: DIMDI.

Dexeus, F., Logotheteis, C., Chong, C., Sella, A. & Ogden, S. (1988). Genetic abnormalities in men with germ cell tumours. Journal of Urology, 140, 80–84.

DGSGB/World Psychiatric Association, Section on Psychiatry of Intellectual Disability (2012). Problemverhalten bei Erwachsenen mit geistiger Behinderung. Eine internationale Leitlinie zum Einsatz von Psychopharmaka. Übersetzung und Bearbeitung Prof. Dr. Michael Seidel. Materialien der Deutschen Gesellschaft für Seelische Gesundheit bei Menschen mit geistiger Behinderung, 26. Berlin.

Diamond, M. & Hobson, J. (1999). Magic trees of the mind. How to nurture your child's intelligence, creativity, and healthy emotions from birth to adolescence. New York: Plume.

DIMDI (Deutsches Institut für Medizinische Dokumentation und Information) (2005). ICF – Internationale Klassifikation der Funktionsfähigkeit, Behinderung und Gesundheit. Köln: DIMDI.

Dingerkus, G., Schlottbohm, B. & Hummelt, D. (2004). Werd ich ein Stern am Himmel sein: Ein Thema für alle und insbesondere für Bewohnerinnen und Bewohner von Einrichtungen für Menschen mit Behinderungen. Münster: ALPHA.

Dingerkus, G. & Schlottbohm, B. (2006). Den letzten Weg gemeinsam gehen: Sterben, Tod und Trauer in Wohneinrichtungen für Menschen mit geistiger Behinderung (2. überarb. Aufl.). Münster: ALPHA.

Dittmann, J. (2002). Spracherwerb des Kindes. Verlauf und Störungen. München: Beck.

Dobslaw, G. & Klauß, T. (eds.) (2008). Identität, geistige Behinderung und seelische Gesundheit. Dokumentation der Arbeitstagung der DGSGB am 14.11.2008, Deutsche Gesellschaft für Seelische Gesundheit für Menschen mit geistiger Behinderung, Kassel.

Dolk, H., Loane, M., Garne, E., De Walle, H., Queisser-Luft, A., De Vigan, C., Addor, M. C., Gener, B., Haeusler, M., Jordan, H., Tucker, D., Stoll, C., Feijoo, M., Lillis, D. & Bianchi, F. (2005). Trends and geographic inequalities in the prevalence of Down syndrome in Europe, 1980–1999. Revue d'épidémiologie et de santé publique, 53(2), 87–95.

Doose, S. (2007). Unterstützte Beschäftigung: Berufliche Integration auf lange Sicht. Theorie, Methodik und Nachhaltigkeit der Unterstützung von Menschen mit Lernschwierigkeiten durch Integrationsfachdienste und Werkstätten für behinderte Menschen auf dem allgemeinen Arbeitsmarkt. Eine Verbleibs- und Verlaufsstudie (2. Aufl.). Marburg: Lebenshilfe-Verlag.

Dostal, A., Linnankivi, T., Somer, M., Kahkonen, M., Litzman, J. & Tienari, P. (2007). Mapping susceptibility gene locus for IgA deficiency at del (18) (q22.3–q23). report of familial cryptic, chromosome t (18q; 10p) translocations. International Journal of Immunogenetics, 34,3, 143–147.

Doug, W. & Greenough, W. (2004). Plasticity of nonneural brain tissue: roles in developmental disorders. Mental Retardation and Developmental Disabilities Research Reviews, 10, 85–90.

Downing, J. & Siegel-Causey, E. (1988). Enhancing the nonsymbolic communicative behavior of children with multiple impairments. Language, Speech, and Hearing Services in Schools, 19, 338–348.

Draheim, C. C., Williams, D. P. & McCubbin, J. A. (2002a). Physical activity, dietary intake, and the insulin resistance syndrome in nondiabetic adults with mental retardation. American Journal on Mental Retardation, 107, 361–375.

Draheim, C. C., Williams, D. P. & McCubbin, J. A. (2002b). Prevalence of physical inactivity and recommended physical activity in community-based adults with mental retardation. Mental Retardation, 40, 436–444.

Draheim, C. C., McCubbin, J. A. & Williams, D. P. (2002c). Differences in cardiovascular disease risk between nondiabetic adults with mental retardation with and without Down syndrome. American Journal on Mental Retardation, 107, 201–211.

Draheim, C.C. et al. (2003). Cardiovascular disease risk factor differences between Special Olympians and non-Special Olympians. Adapt Phys Act Quart, 20, 118–134.

Draheim, C. C. (2006). Cardiovascular disease prevalence and risk factors of persons with mental retardation. Mental Retardation and Developmental Disabilities Research Reviews, 12,1, 3–12.

Draheim, C.C., Stanish, H. I., Williams, D. P. & McCubbin, J. A. (2007). Dietary intake of adults with mental retardation who reside in community settings. American Journal on Mental Retardation, 112,5, 392–400.

DSTIG – Deutsche STI-Gesellschaft. Online im Internet. URL: http://www.dstig.de/was-¬sind-stdsti.html.

Duckworth, M.S., Radhakrishnan, G., Nolan, M.E. & Fraser, W.I. (1993). Initial encounters between people with a mild handicap and psychiatrists: an investigation of a method of evaluating interview skills. Journal of Intellectual Disability Research, 37, 263–276.

Duff, M., Scheepers, M., Cooper, M., Hoghton, M. & Baddeley, P. (2001). Helicobacter pylori: Has the killer escaped from the institution? A possible cause of increased stomach cancer in a population with intellectual disability. Journal of Intellectual Disability Research, 45, 219–225.

Durmer, J. S. & Dinges, D. F. (2005). Neurocognitive consequences of sleep deprivation. Seminars in Neurology, 25(1), 17–29.

Durvasula, S., Beange, H. & Baker, W. (2002). Mortality of people with intellectual disability in northern Sydney. Journal of Intellectual and Developmental Disability, 27, 255–264. Effros, R. (2005). Roy Walford and the immunologic theory of aging. Immunity and Ageing, 2, 7–10.

Dyer, S., Gunn, P., Rauh, H. & Berry, P. (1990). Motor development in Down syndrome children: an analysis of the motor scale of the Bayley Scales of Infant Development. In: Vermeer A. (ed.). Motor development, adapted physical activity and mental retardation, 7–20. Basel: Karger AG.

Dykens, E. M. (1995). Measuring behavioral phenotypes: Provocations from the »new genetics«. American Journal on Mental Retardation, 99, 522–532.

Dykens, E. M. (2000). Annotation: Psychopathology in children with intellectual disability. Journal of Child Psychology and Psychiatry, 41, 407–417.

Dykens, E. M., Hodapp, R. M. & Finucane, B. M. (2000). Genetics and mental retardation syndromes: A new look at behavior and interventions. Baltimore: Paul H. Brookes Publishing Co.

Eaves, L. C., Wingert, H. & Ho, H. H. (2006). Screening for autism. Autism, 10, 229–242.

Eckerlein, T. (2000). Förderschulen in Bewegung: theoretische Grundlagen und analytische Exploration zur gegenwärtigen Situation der Haltungs- und Bewegungserziehung in sonderpädagogischen Diagnose- und Förderklassen und Schulen zur individuellen Lernförderung. Münchner Beiträge zur Sonderpädagogik, Bd. 23, Frankfurt: Laug.

Edelson, S. M. (2005). Understanding and treating self-injurious behavior. http://www.au¬ tism.org/sibpaper.html.

Edgerton, R. B. (1986). Alcohol and drug use by mentally retarded adults. American Journal of Mental Deficiency, 90.

Edwards, S., Flechter, P., Garman, M., Hughes, A., Letts, C. & Sinka, I. (1997). Reynell Developmental Language Scales III (3ed edition). Windsor: NFER Publisher.

Eggert, D. (1974). Lincoln-Oseretzky-Skala Kurzform (LOS KF 18). Weinheim: Beltz.

Einfeld, S. L. & Tonge, B. J. (1995). The Developmental Behavior Checklist: The development and validation of an instrument to assess behavioral and emotional disturbance in children and adolescents with mental retardation. Journal of Autism and Developmental Disordersm, 25(2), 81–104.

Einwag, J. (1999). Zahnmedizinische Prophylaxe mit Fluorid bei Behinderten. In: Deutsche Arbeitsgemeinschaft für Jugendzahnpflege e. V. (eds.). Zahnmedizinische Prophylaxe bei Behinderten. Bonn, 43–51.

Eisenberg, L. (1999). Experience, brain, and behavior: The importance of a head start. Pediatrics, 103, 1031–1035.

Ellaway, C. & Christodoulou, J. (1999). Rett syndrome: Clinical update and review of recent genetic advances. Journal of Pediatric Child Health, 35, 419–426.

Elben, C. & Lohaus, A. (2000). Marburger Sprachverständnistest für Kinder. Göttingen: Hogrefe.

Elkan, R., Kendrick, D., Dewey, M., Hewitt, M., Robinson, J., Blair, M., Williams, D. & Brummell, K. (2001). Effectiveness of home based support for older people: systematic review and meta-analysis. British Medical Journal, 323,7315, 719–725. Comment in BMJ (2001), 323,7315, 708.

Ellaway, C. & Christodoulou, J. (2001). Rett syndrome: Clinical characteristics and recent gentic advances. Disability and Rehabilitation, 23(3–4), 98–106.

Ellis, C. R. & Schnoes, C. J. (2005). Eating disorder: Pica. http://www.emedicine.com/ ped/¬ topic1789.html.

Ellis, F. J. (2002). Management of pediatric cataract and lens opacities. Current Oppinion in Pediatrics, 13, 33–37.

Elsäßer, G. (2005). Praktische Prophylaxe bei Menschen mit Behinderungen, Prophylaxe Impuls, 9, 74–79.

Elsäßer, G. (2010). Gesund beginnt im Mund; Zahnprophylaxe für Menschen mit Behinderung. Orientierung-Fachzeitschrift der Behindertenhilfe, 2, 18–20.

Eisner, M. (1995). Ganz normal süchtig – Überlegungen zur Suchtgefährdung geistig behinderter Menschen. Pro-Jugend, Fachzeitschrift der Aktion Kinder- und Jugendschutz e. V. Schleswig Holstein, 1.

Elkan, R., Kendrick, D., Dewey, M. et al. (2001). Effectiveness of home based support for older people: systematic review and meta-analysis. Commentary: When, where, and why do preventative home visits work? British Medical Journal, 323, 719–725.

Emerson, E. (2003). Prevalence of psychiatric disorders in children and adolescents with and without intellectual disability. Journal of Intellectual Disability Research, 47(1), 51–58.

Emerson, E. (2005a). Health inequalities and people with intellectual disabilities: An introduction to the Special Issue. Journal of Applied Research in Intellectual Disabilities, 18, 95–96.

Emerson, E. (2005b). Underweight, obesity and exercise among adults with intellectual disabilities in supported accommodation in Northern England. Journal of Intellectual Disability Research, 49, 134–143.

Emerson, E., McConkey, R., Walsh, P. & Felce, D. (2008). Editorial – Intellectual disability in a global context. Journal of Policy and Practice in Intellectual Disabilities, 5,2, 79–80.

Emerson, P. (1977). Covert grief reaction in mentally retarded clients. Mental Retardation, 15, 46–47.

Engel, S. (2001). Wenn Menschen mit geistiger Behinderung älter werden – eine wachsende Aufgabe für die soziale Arbeit. Diplomarbeit an der Katholischen Fachschule NW, Fachbereich Sozialwesen, Köln.

Erickson M. & Upshur C. C. (1989). Caretaking burden and social support: Comparison of mothers of infants with and without disabilities. American Journal on Mental Retardation, 94, 250–258.

Erler, T. & Paditz, E. (2004). Obstructive sleep apnea syndrome in children: A state-of-the-art review. Treatments in Respiratory Medicine, 3, 107–122.

Esbensen, A., Seltzer, M. & Greenberg, J. (2007). Factors predicting mortality in midlife adults with and without Down syndrome living with family. Journal of Intellectual Disability Research, 51, 12, 1039–1050.

Espie, C. A., Watkins, J., Curtice, L., Espie, A., Duncan, R., Ryan, J. A. et al. (2003). Psychopathology in people with epilepsy and intellectual disability; an investigation of potential explanatory variables. J Neurol Neurosurg Psychiatry, 74, 1485–1492.

Eurocat Northern Netherlands (2009). Prevalence of Congenital Malformations in the Northern Netherlands, 1981–2007. Groningen. Eurocat Northern Netherlands.

European Helicobacter Pylori Study Group (EHPSG, 1997).Current European concepts in the management of Helicobacter pylori infection. The Maastricht Consensus Report. GUT, 41, 8–13.

Evenhuis, H. (1990). Clinical studies of Alzheimer's dementia and hearing loss in Down`s syndrome. Dissertation. University of Amsterdam.

Evenhuis, H. M. (1995a). Medical aspects of ageing in a population with intellectual disability: I. Visual impairment. Journal of Intellectual Disability Research, 39(1), 19–25.

Evenhuis, H. M. (1995b). Medical aspects of ageing in a population with intellectual disability: II. Hearing impairment. Journal of Intellectual Disability Research, 39(1), 27–33.

Evenhuis, H. (1996). Further evaluation of the Dementia Questionnaire for Persons with Mental Retardation (DMR) Journal of Intellectual Disability Research, 40. 369–373.

Evenhuis, H. M. (1997a). Medical aspects of ageing in a population with intellectual disability: III. mobility, internal conditions and cancer. Journal of Intellectual Disability Research, 41, 8–18.

Evenhuis, H. M. et al. (1997b). Diagnosis of sensory impairment in people with intellectual disability in general practice. Journal of Intellectual Disability Research, 41, 422–429.

345

Evenhuis, H. M. & Nagtzaam, L. M. D. (eds.) (1998). Early identification of hearing and visual impairment in children and adults with an intellectual disability. IASSID International Consensus Statement. SIRG Health Issues.

Evenhuis, H., Henderson, C. M., Beange, H., Lennox, N. & Chicoine, B. (2000). Healthy ageing adults with intellectual disabilities: physical health issues. Geneva, Switzerland: World Health Organization.

Evenhuis, H., Henderson, M., Beange, H., Lennox, N. & Chicoine, B. (2001a). Healthy aging adults with intellectual disabilities: physical health issues. Journal of Applied Research in Intellectual Disabilities, 14, 175–194.

Evenhuis, H., Theunissen, M., Denkers, I., Verschuure, H. & Kemme, H. (2001b). Prevalence of visual and hearing impairment in a Dutch institutionalized population with intellectual disability. Journal of Intellectual Disability Research, 45, 457–464.

Evenhuis, H., van Splunder, J., Vink, M. et al. (2004). Obstacles in large-scale epidemiological assessment of sensory impairments in a Dutch population with intellectual disabilities. Fournal of Intellectual Disability Research, 48(8), 708–718.

Evers-Meyer, K. (2011). Zur Situation von Menschen mit Behinderungen in Deutschland. In: Wernstedt, R. & John-Ohnesorg, M. (Hrsg.). Inklusive Bildung. Die UN-Konvention und ihre Folgen, o. V., 27–31. URL: http://library.fes.de/pdf-files/studienfoerde¬rung/07621.pdf [28.09.2011].

Eyman, R., Call, T. & White, J. (1989). Mortality of elderly mentally retarded persons in California. Journal of Applied Gerontology, 8, 203–215.

Eyman, R., Grossman, H., Chaney, R. & Call, T. (1990). The life expectancy of profoundly handicapped people with mental retardation. In: New England Journal of Medicine, 323, 584–589.

Eyman, R., Grossman, H., Chaney, R. & Call, T. (1993). Survival of profoundly disabled people with severe mental retardation. American Journal of Diseases of Children, 147, 329–336.

Fachverbände für Menschen mit Behinderungen (2011). Gemeindenahe Gesundheitsversorgung für Menschen mit einer geistigen oder mehrfachen Behinderung. Konzept. April 2011.

Faller, H. & Lang, H. (2006). Medizinische Psychologie und Soziologie (2. Aufl.). Heidelberg: Springer-Verlag.

Farsai, P. S. & Calabrese, J. M. (2002). Aging with mental retardation: oral health for older individuals with disabilities. The ARC of the United States. January/February, 1–8.

Fehlings, D., Hunt, C. & Rosenbaum, P. (2007). Cerebral Palsy. In: Brown, I. & Percy, M. (eds.). A comprehensive guide to intellectual & developmental disabilities.Paul H. Brookes Publishing Co., 279–285.

Fehlow, P., Walther, F. & Miosge, W. (1995). Erhöhte Inzidenz des Megakolons bei psychiatrischen und neurologischen Patienten. Nervenarzt, 66, 157–159.

Felce, D., Baxter, H., Lowe, K., Dunstan, F., Houston, H., Jones, G., Felce, J. & Kerr, M. (2008). The impact of repeated health checks for adults with intellectual disabilities. Journal of Applied Research in Intellectual Disabilities, 21, 585–596.

Feldhaus, C. & Hildebrandt-Stramann, R. (2001). Auf dem Weg zu einer bewegungsorientierten Schulkultur. In: Sportpädagogik, 25(2), 46–49.

Feldman, R. & Greenbaum, C. (1997). Affect regulation and synchronocy in mother-infant play as precursors to the development of symbolic competence. Infant Mental Health Journal, 18, 4–23.

Fender, A., Marsden, L. & Starr, J. M. (2007a). What Do Older Adults with Down's Syndrome Want from Their Doctor? A Preliminary Report. British Journal of Learning Disabilities, 35, 19–22.

Fender, A., Marsden, L. & Starr, J. M. (2007b). Assessing the health of older adults with intellectual disabilities: A user-led approach. Journal of Intellectual Disabilities, 11, 223–239.

Fernhall, B. & Pitetti, K. H. (2001). Limitations to physical work capacity in individuals with mental retardation. Clin Exerc Physiol, 3, 176–185.

Fernhall, B., McCubbin, J., Pitetti, K., Rintala, P., Rimmer, J., Millar, A. & De Silva, A. (2001). Prediction of maximal heart rate in individuals with mental retardation. Medicine and Science in Sports and Exercise, 33, 1655–1660.

Fireman, B., Koran, L. M., Leventhal, J. L. et al. (2001). The prevalence of clinically recognized obsessive-compulsive disorder in a large health maintenance organization. American Journal of Psychiatry, 158(11), 1904–1910.

First, L. & Palfrey, J. (1994). Current concepts: the infant or young child with developmental delay. New England Journal for Medicine, 330, 478–483.

Fischer, E. (2003). Wahrnehmungsförderung: Handeln und sinnliche Erkenntnis bei Kindern und Jugendlichen (3. Aufl.). Dortmund: borgmann.

Fisher, K. & Kettl, P. (2005). Aging with mental retardation: increasing population of older adults with MR require health interventions and prevention strategies. Geriatrics, 60, 26–29.

Flannery, K. A. & Liederman, J. (1994). A test of the immunoreactivity theory for the origin of neurodevelopmental disorders in the offspring of women with immune disorder. Cortex, 30,4, 635–646.

Flavell, J. H. (2000). Development of children's knowledge about the mental world. International Journal of Behavioral Development, 24, 15–23.

Flint, J. & Yule, W. (1994). Behavioural phenotypes. In: Rutter, M., Taylor, E. & Hersov, L. (eds.). Child and Adolescent Psychiatry: Modem Approaches (3rd ed). Oxford: Blackwell Scientific Publications, 666–687.

Flynn, M. C. (1986). Adults who are mentally handicapped as consumers: issues and guidelines for interviewing. Journal of Mental Deficiency Research, 30, 369–377.

Fodor, J. (1983). The modularity of the mind. Cambridge, MA: MIT Press.

Foley, D. C. & McCutcheon, H. (2004). Detecting pain in people with an intellectual disability. Accident and Emergency Nursing, 12,4, 196–200.

Foran, S., Wang, J. & Mitchell, P. (2003). Causes of visual impairment in two older population cross-sections: The Blue Mountains Eye Study. Ophthalmic Epidemiology, 10, 215–225.

Fornefeld, B. (2000). Einführung in die Geistigbehindertenpädagogik. München, Basel: Reinhardt.

Fornefeld, B. (2002). Einführung in die Geistigbehindertenpädagogik (3. Aufl.). Reinhardt-UTB.

Fornefeld, B. (2010). Ausschluss von Menschen mit komplexer Behinderung – Inklusion oder einfach nur mehr Gerechtigkeit?! In: Behindertenpädagogik, 49(4), 400–416.

Forister, G. et al. (2002). Diagnosing and managing Gastroesophageal Disease. Physician Assistant, 26,12J, 17–23.

Forsgren, L., Edvinson, S.-O., Blomquist, H. K., Heijbel, J. & Sidenvall, R. (1990). Epilepsy in a population of mentally retarded children and adults. Epilepsy research, 6, 234–248.

Forsgren, L., Edvinsson, S. O., Nystrom, L. et al. (1996). Influence of epilepsy on mortality in mental retardation: An epidemiological study. Epilepsia, 37(10), 956–963.

Fortin, M., Bravo, G., Hudon, C., Vanasse, A. & Lapointe, L. (2005). Prevalence of multimorbidity among adults seen in family practice. Annals of Family Medicine, 3, 223–228.

Fovarque, S., Keywood, K. & Flynn, H. (2000). Participation in health care decision making by adult with learning disabilities. Mental Health Care, 3, 341–344.

Franke, A. & Möller, H. (1993). Psychologisches Programm zur Gesundheitsförderung. München: Quintessenz.

Franke, A. (2011). Salutogenetische Perspektive. In: BZgA: Leitbegriffe der Gesundheitsförderung. URL: http://www.leitbegriffe.bzga.de [07.09.2011].

Franke, J. (1999). Stress, burnout, and addiction. Texas Medicine, 95(3), 43–52.

Franke, M. (2006a). Hauptsache Gesund! Lebenshilfe Nachrichten-Zeitschrift für Mitglieder und Freunde der Lebenshilfe e. V., 3, 9–12.

Franke, M. (2006b). Acht Fragen an Imke Kaschke. Lebenshilfe Nachrichten-Zeitschrift für Mitglieder und Freunde der Lebenshilfe e. V., 3, 12–14.

Frankel, E. & Gold, S. (2007). Principles and practices of early intervention. In: Brown, I. & Percy, M. (eds.). A comprehensive guide to intellectual & developmental disabilities. Paul H. Brookes Publishing Co., 451–466.

Frankenberg, W., Dodds, J., Archer P., Shapiro, H. & Bresnick, B. (1992). The Denver II: A major revision and restandardization of the Denver developmental screening test. Pediatrics, 89, 91–97.

Franzowiak, P. & Hurrelmann, K. (2011). Gesundheit. In: BZgA: Leitbegriffe der Gesundheitsförderung. URL: http://www.leitbegriffe.bzga.de [04.09.2011].

Franzowiak, P. (2009). Gesundheits-/Krankheits-Kontinuum. In: BZgA: Leitbegriffe der Gesundheitsförderung. URL: http://www.leitbegriffe.bzga.de [04.09.2011].

Freitag, C. M. (2005). Medizinische Diagnostik zur Feststellung von Behinderungsursachen. In: Stahl, B. & Irblich, D. (eds.). Diagnostik bei Menschen mit geistiger Behinderung. ein interdisziplinäres Handbuch. Göttingen: Hogrefe, 329–348.

French, S. (2007). Visually impaired people with learning difficulties: their education from 1900 to 1970 – policy, practice and experience. British Journal of Learning Disabilities, 36, 48–53.

Frey, G. (2004). Comparison of physical activity levels between adults with and without mental retardation. J Phys Act Health, 1, 235–245.

Frey, G. & Buchanan & Sandt (2005). »I'd rather watch TV«: An examination of physical activity in adults with mental retardation. Mental Retardation, 43, 241–254.

Frey, G., Temple, V. & Stanish, H. (2006). Introduction: Preventive health and individuals with mental retardation. Mental Retardation and Developmental Disabilities Research Reviews, 12, 1–2.

Friedman, D., Congdon, N., Kempen, J. et al. (2002). Vision problems in the U.S.: prevalence of adult vision impairment and age-related eye disease in America. Washington, DC: Prevent Blindness America.

Friez, M., Jones, J., Clarkson, K., Lubs, H., Abuelo, D., Blaymore Bier, J. et al. (2006). Recurrent infections, hypotonia and mental retardation caused by duplication of MECP2 and adjacent region in Xq28. Pediatrics, 118,6, e1687–e1695.

Fujiura, G. T. & Yamaki, K. (1997). Analysis of ethnic variations in developmental disability prevalence and household economic status. Mental Retardation, 35, 268–294.

Furrer, H. (1998). Erwachsenbildung. In: Gesellschaft Erwachsenenbildung und Behinderung e. V. (Hrsg.). Lexikon – Wissenswertes zur Erwachsenenbildung unter besonderer Berücksichtigung von geistiger Behinderung. Neuwied: Luchterhand, 89–90.

Furth, H. G. (1981). Intelligenz und Erkennen. Grundlagen der genetischen Erkenntnistheorie Piagets (2. Aufl.). Frankfurt. a. M.: Suhrkamp.

Gabre, P., Martinsson, T. & Gahnberg, L. (2001). Longitudinal study of dental caries, tooth mortality and interproximal bone loss in adults with intellectual disability. European Journal of Oral Science, 109, 20–26.

Gabre, P. & Sjoquist, K. (2002). Experience and assessment of pain in individuals with cognitive impairments. Special Care Dentistry, 22,5, 174–180.

Gaedt, C. (1995). Gesundheitsdienste für Menschen mit geistiger Behinderung. In: Verband Evangelischer Einrichtungen für Menschen mit Geistiger und Seelischer Behinderung (VEEMB) – Ständiger Ausschuss »Diagnostik und Therapie«, Tagungsdokumentation. Gesundheitsdiernste für Menschen mit geistiger Behinderung. Stuttgart, 1–13.

Gaedt, C. (1999). Auslaufmodelle oder Wegweiser in die Zukunft. Integrierte Gesundheitsdienste. Orientierung, 23(2), 26–29.

Gaedt, C. (2002). Risiko Psychiatrie. Plädoyer für integrierte Fachdienste zur Betreuung von Menschen mit geistiger Behinderung und zusätzlichen psychischen Störungen. In: Bundesvereinigung für Menschen mit geistiger Behinderung e. V. (ed.). Eine behinderte Medizin?! Zur medizinischen Versorgung von Menschen mit geistiger behinderung. Das Buch zur Kasseler Medizintagung 2001. Marburg: Lebenshilfe-Verlag, 174–200.

Gambarara, M. & Dallapiccola, B. (2001). Coeliac disease in Williams Syndrome. Journal of Medical Genetics, 38, 767–768.

Gattermann, K. (2009). ›Zahn um Zahn‹. Zahngesundheit als Thema der Förderschule Geistige Entwicklung. In: Lernen konkret, 28(2), 5–8.

Gavin, M. I. & Homeier, B. P. (2004). Pica. http://kidshealth.org/parents/emotions/behavior/ pica.html.

Gedye, A. (1995). Manual for the Dementia Scale for Down Syndrome. Vancouver: Gedye Research and Consulting.

Gembris-Nübel, R. (2004). Gesundheit und Behinderung. Eine empirische Untersuchung zu subjektiven Gesundheitsvorstellungen bei Fachleuten in der Behindertenhilfe. Dissertation. Fakultät Gesundheitswissenschaften der Universität Bielefeld.

Gems, C. (2011). Die Droge Alkohol. Konsumverhalten und Abhängigkeit von Menschen mit geistiger Behinderung. Eine empirische Arbeit. Diplomarbeit Rehabilitation und Pädagogik bei geistiger Behinderung, TU Dortmund.

Gentz, A. (1999). Zahnärztliche Prophylaxe als begleitende Hilfe bei Schluck- und Essstörungen. In: Deutsche Arbeitsgemeinschaft für Jugendzahnpflege e. V. (eds.). Zahnmedizinische Prophylaxe bei Behinderten. Bonn, 85–87.

Gesundheitsberichterstattung des Bundes (2007). www.gbd-bund.de.

Gianotti, A., Tiberio, G., Castro, M., Virgilii, F., Colistro, F., Ferretti, F., Digilio, M. C., Gambarara, M. & Dellapiccola, B. (2001). Coeliac disease in Williams Syndrome. Journal of Medical Genetics, 38,11, 767–768.

Gibbs, M. V. & Thorpe, J. G. (1983). Personality stereotype of noninstitutionalized Down Syndrome children. American Journal of Mental Deficiency, 87, 601–605.

Gillberg, C. & O'Brien, G. (2000). Developmental disability and behavior. London: Mac Keith Press.

Gillespie, K., Dix, R., Williams, A., Newton, R., Robinson, Z., Bingley, P., Gale, E. & Shield, J. (2006). Islet immunity in children with Down's Syndrome. Diabetes, 55, 3185–3188.

Gimbel, H. (2002). Die gastro-oesophageale Refluxkrankheit bei Menschen mit geistiger Behinderung. In: Bundesvereinigung Lebenshilfe (ed.). Eine behinderte Medizin?! Zur medizinischen Versorgung von Menschen mit geistiger Behinderung.Marburg: Lebenshilfe-Verlag, 81–89.

Giudice, E. D. (1997). Cerebral palsy and gut-functions. Journal of Pediatric Gastroenterology and Nutrition, 24, 522–523.

Glascoe, P. (1993). The usefulness of the Batelle Developmental Inventory Screening Test. Clinical Pediatrics, 32, 273–280.

Glascoe, F. (2002). The Brigance infant and toddler screen. Jornal for Development and Behavior in Pediatrics, 23, 145–150.

Glascoe, F. (2005). Screening for developmental and behavioral problems. Mental Retardation and Developmental Disabilities Research Reviews, 11, 173–179.

Glassman, P. & Miller, C. (2003). Dental disease prevention and people with special needs. Journal of the California Dental Association, 31, 149–160.

Glenn, S. M. & Cunningham, C. C. (2000). Parents' reports of young people with Down syndrome talking out loud to themselves. Mental Retardationm, 38, 498–505.

Glick, N. R., Fischer, M. H., Heisey, D. M. et al. (2005). Epidemiology of fractures in people with severe and profound developmental disabilities. Osteoporosis International, 16(4), 389–396.

Goetze, H. (2001). Prävention, 86–88. In: Antor, G. & Bleidick, U. (Hrsg.). Handlexikon der Behindertenpädagogik. Stuttgart: Kohlhammer.

Goll, H. & Höss, H. (1986). Ausgliederung aus einem Psychiatrischen Landeskrankenhaus. Ein Erfahrungsbericht. Geistige Behinderung, 25(1), 39–49.

Goodwin, C., Mendall, M. & Northfield, T. (1997). Helicobacter pylori infection. Lancet, 349, 265–269.

Gordon, D. (2008). The benefits of exercise to a Down's syndrome population. Available at: http://www.intellectualdisability.info/mental_phys_health/exercise_dg.html [15.07.2008].

Gormezano, S. R. & Kaminski J. E. (2005). The eye care profile and outcomes of multihandicapped adults residing in Wayne County, Michigan group homes. Optometry, 26, 19–29.

Gottesman, I. I. & Hansen, D. R. (2005). Human development: Biological and genetic processes. Annual Review of Psychology, 56, 263–286.

Graham, A. & Reid, G. (2000). Physical fitness of adults with an intellectual disabilitiy: A 13-years follow-up study. Res Quart Exerc Sport, 71, 152–161.

Grahlen, R. (2006). Bedeutung und Möglichkeiten der Gruppenprophylaxe. In: Zahngesundheit Prophylaxe/Pflege/Behandlung. Ein Sammelband der Zeitschrift »zusammen«. Düsseldorf, 31–33.

Granet, K. M., Balaghi, M. & Jaeger, E. (1997). Adults with cerebral p-alsy. New Jersey Medicine: The Journal of the Medical Society of New Jersey, 94, 51–54.

Gravestock, S. (2000). Eating disorders in adults with intellectual disability. Journal of Intellectual Disability Research, 44, 625–637.

Greenough, W. T. & Alcantara, A. A. (1993). The roles of experience in different developmental information stage processes. In: De Boisson-Bardies, B., De Schonen, S., Juszyk, P, McNeilage, P. & Morton, J. (eds.). Developmental neurocognition. Dordrecht: Kluwer Academic Publishers, 3–16.

Greenspan, S. (1997). Growth of the mind. New York: Addison Wesley.

Grimm, H. & Schöler, H. (1991). Heidelberger Sprachentwicklungstest (HSET). Göttingen: Hogrefe.

Grimm, H. (2000). Sprachentwicklungstest für zweijährige Kinder (SETK-2). Göttingen: Hogrefe.

Grimm, H. (2001). Sprachentwicklungstest für drei- bis fünfjährige Kinder (SETK 3–5). Göttingen: Hogrefe.

Grimm, H. (2003). Störungen der Sprachentwicklung. Grundlagen – Ursachen – Diagnose – Intervention – Prävention (2. Aufl.). Göttingen: Hogrefe.

Grimm, H. & Doll, H. (2001). Elternfragebogen für die Früherkennung von Risikokindern (ELFRA). Göttingen: Hogrefe.

Gröschke, D. (2007). Normalisierung, Normalisierungsprinzip. In: Theunissen, G., Kulig, W. & Schirbort, K. (eds.). Handlexikon Geistige Behinderung. Stuttgart: Kohlhammer, 242–243.

Guberman, A. & Bruni, J. (1999). Essentials of clinical epilepsy. Woburn, MA: Butterworth-Heinemann.

Guijarro, M., Valero, C., Paule, B., Gonzales-Macias, J. & Riancho, J. (2008). Bone mass in young adults with Down syndrome. Journal of Intellectual Disability Research, 52,3, 182–189.

Gunn, P. & Berry, P. (1985). The temperament of Down's syndrome toddlers and their siblings. Journal of Child Psychology and Psychiatry, 26, 973–979.

Günzburg, H. C. (1981). Führung zur Selbstständigkeit. In: Geistige Behinderung, 20(2), 97–107.

Guralnick, M. J. (2004). Effectiveness of early intervention for vulnerable children: A developmental perspective. In: Feldman, M. A. (ed.). Early intervention: The essential readings. Oxford, United Kingdom: Blackwell Publishing, 9–50.

Gutzman, H. & Zank, S. (2005). Dementielle Erkrankungen – medizinische und psychosoziale Intervention. Stuttgart: Kohlhammer.

Hagerman, R. J. (1999). Neurodevelopmental disorders: Diagnosis and treatment. Oxford, United Kingdom: Oxford University Press.

Hagerman, R. J. & Hagerman, P. J. (eds.) (2002). Fragile X Syndrome – Diagnosis, treatment and research. Baltimore and London: Johns Hopkins University Press.

Hahn, J. E. & Aronow H. U. (2005). A pilot of a gerontological advanced practice nurse preventive intervention. Journal of Applied Research in Intellectual Disabilities, 18, 131–142.

Haim, M. (1992). Prevalence of retinitis pigmentosa and allied disordert in Denmark. II. Systemic involvement and age at onset. Acta Ophthalmologica, 70, 417–426.

Haire, A. R., Vernon, S. A. & Rubinstein, M. P. (1991). Levels of visual impairment in a day centre for people with mental handicap. Journal of the Royal Society of Medicine, 84, 542–544.

Haley, S. (1987). Sequence of development of postural reactions by infants with Down syndrome. Developmental Medicine and Child Neurology, 29, 674–679.

Hammerschmidt, M. (1996). Aufgabe der Erwachsenenbildung bei geistig behinderten Menschen. In: Zwierlein, E. (Hrsg.). Handbuch Integration und Ausgrenzung. Behinderte Menschen in der Gesellschaft. Neuwied, Kriftel, Berlin: Luchterhand, 350–358.

Hanchett, J. & Greenswag, I. (2005). Health care guidelines for individuals with Prader-Willi syndrome. http://www.pwsausa.org/postion/HCGuide/HCG.htm.

Hansson, T., Dahlbom, I., Rogberg, S., Nyberg, B., Dahlstrom, J., Anneren, G., Klareskog, L. & Dannaeus, A. (2005). Antitissue transglutaminase and antithyroid autoantibodies in children with Down Syndrome and Celiac Disease. Journal of Pediatric Gastroenterology and Nutrition, 40, 170–174.

Harper, D. & Wadsworth, J. (1993). Grief in adults with mental retardation: Preliminary findings. Research in Developmental Disabilities, 14, 313–330.

Hartmann, A. (2007). Bewusste Ernährung leben. Ernährungserziehung in den Schulalltag integrieren. In: Giest, H., Kleinschmidt-Bräutigam, M., Kruse, N., Neubert, B., Rasch, R. & Wittkowske, S. (Hrsg.). Grundschulunterricht 6. München: Oldenbourg, 24–26.

Hartmann, T. & Siebert, D. (2007). Basiswissen Gesundheitsförderung. Rahmenbedingungen der Gesundheitsförderung. Online im Internet. URL: http://www.gesundheits-foerdernde-hochschulen.de/Inhalte/B_Basiswissen_GF_Rahmenbediengungen_GF.pdf [19.11.2011].

Hartwig, K. & Schuchardt, D. (1996). Erwachsenenbildung für Menschen mit geistiger Behinderung in Deutschland. Angebote, Problemstellungen, Perspektiven. Unveröffentlichte Diplomarbeit, Jena: Fachhochschule Jena, Fachbereich Sozialwesen.

Haslam, D. W. & James, W. P. (2005). Obesity. Lancet, 366, 1197–1209.

Haslam, D., Sattar, N. & Lean, M. (2006). ABC of obesity. Obesity – time to wake up. British Medical Journal, 333, 640–642.

Harris, J. (2003). Time to make up your mind: why choosing is difficult. British Journal of Learning Disability, 31, 3–8.

Haugen, O. H., Aasved, H. & Bertelsen, T. (1995). Refractive state and correction of refractive errors among mentally retarded adults in central institutions. Acta Ophthalmologica Scandinavica, 73, 129–132.

Haveman, M. J. & Maaskant, M. (1989a). Defining fragility of the elderly severely mentally handicapped according to mortality risk, morbidity, motor handicaps and social functioning. Journal of Mental Deficiency Research, 33, 389–397.

Haveman, M. J., Maaskant, M. & Sturmans, F. (1989b). Older Dutch residents of institutions, with and without Down Syndrome: Comparisons of mortality and morbidity trends and motor/social functioning. Australia and New Zealand Journal of Developmental Disabilities, 15, 241–255.

Haveman, M. J., Van Berkum, G., Reijnders, R. & Heller, T. (1997). Differences in service needs, time demands, and caregiving burden among parents of persons with mental retardation across the life cycle. In: Family Relations, 46, 417–425.

Haveman, M. J. & Reijnders, R. J. (2002). Over autisme in de bevolking: over meten en weten binnen epidemiologisch onderzoek. Wetenschappelijk Tijdschrift voor Autisme, 1, 1–7.

Haveman, M. J. (2002). Zijn er wel mensen met autistische stoornissen in Nederland? Wetenschappelijk Tijdschrift voor Autisme, 2, 4–7.

Haveman, M. J. (2004). Disease Epidemiology and Aging People with Intellectual Disabilities. Journal of Policy and Practice in Intellectual Disabilities, 1, 16–23.

Haveman, M. J. (2005). Diagnostik von Demenzprozessen. In: Stahl, B. & Irblich, D. (eds.). Diagnostik bei Menschen mit geistiger Behinderung. Ein interdisziplinäres Handbuch. Göttingen: Hogrefe, 367–383.

Haveman, M. J. (2007a). Health indicators for adults with intellectual disabilities in Europe; the Pomona Project. Paper at the State of Science Conference in Aging with Developmental Disabilities. Atlanta, GA.

Haveman, M. J. (Hrsg.) (2007b). Entwicklung und Frühförderung bei Kindern mit Down-Syndrom. Stuttgart: Kohlhammer.

Haveman, M. J. (2007c). Bausteine einer effektiven Frühförderung. In: Haveman, M. J. (ed.). Entwicklung und Frühförderung von Kindern mit Down-Syndrom. Das Programm »Kleine Schritte«. Stuttgart: Kohlhammer, 11–53.

Haveman, M. J. (2007d). Down-Syndrom, Trisomie 21. In: Theunissen, G., Kulig, W. & Schirbert, K. (eds.). Handlexikon Geistige Behinderung. Schlüsselbegriffe aus der Heil-

und Sonderpädagogik, Sozialen Arbeit, Medizin, Psychologie, Soziologie und Sozialpolitik. Stuttgart: Kohlhammer, 84–86.

Haveman, M. J. (2007e). Die Entwicklung von Kindern mit Down-Syndrom. In: Haveman, M. J. (ed.). Entwicklung und Frühförderung von Kindern mit Down-Syndrom. Das Programm »Kleine Schritte«. Stuttgart: Kohlhammer, 67–88.

Haveman, M. J. (2007f). Coping, Copingstrategien. In: Theunissen, G., Kulig, W. & Schirbert, K. (eds.). Handlexikon Geistige Behinderung. Schlüsselbegriffe aus der Heil- und Sonderpädagogik, Sozialen Arbeit, Medizin, Psychologie, Soziologie und Sozialpolitik. Stuttgart: Kohlhammer, 63–64.

Haveman, M. J. (2007g). Selbstverletzendes Verhalten, Autoaggression. In: Theunissen, G., Kulig, W. & Schirbert, K. (eds.). Handlexikon Geistige Behinderung. Schlüsselbegriffe aus der Heil- und Sonderpädagogik, Sozialen Arbeit, Medizin, Psychologie, Soziologie und Sozialpolitik. Stuttgart: Kohlhammer, 302–303.

Haveman, M. J., Heller, T., Lee, L. A., Maaskant, M. A., Shooshtari, S. & Strydom, A. (2009). Report on the State of Science on Health Risks and Ageing in People with Intellectual Disabilities. IASSID Special Interest Research Group on Ageing and Intellectual Disabilities/Faculty Rehabilitation Sciences, University of Dortmund. http://www.iassid.¬org/pdf/SSCAonHealthRisksreportfinal.pdf.

Haveman, M. J. & Stöppler, R. (2010). Altern mit geistiger Behinderung (2., erw. Aufl.). Stuttgart: Kohlhammer.

Haveman, M. J., Heller. T., Lee. L., Maaskant. M., Shooshtari, S., Strydom, A. (2010). Major health risks in aging persons with intellectual disabilities: an overview of recent studies. Journal of Policy and Practice in Intellectual Disabilities, 7, 59–69.

Haveman, M. J., Perry, J., Salvador-Carulla, L. et al. (2011). Ageing and health status in adults with intellectual disabilities: Results of the European POMONA II study Journal of Intellectual and Developmental Disability, 2011, 36(1), 49–60.

Havercamp, S. M., Scandlin, D. & Roth, M. (2004). Health disparities among adults with developmental disabilities, adults with other disabilities, and adults not reporting disability in North Carolina. Public Healh Reports, 119, 418–426.

Haugen, O. H., Hovding, G., Eide, G. E. et al. (2001). Corneal grafting for kerataconus in mentally retarded patients. Acta Ophthalmologica Scandinavica, 79, 609–615.

Hawe, P., Degeling, D. & Hall, J. (2000). Evaluating health promotion – a health worker's guide. Sydney: MacLennan & Petty Pty Ltd.

Hayden, E. P. & Nurnberger, J. I. (2006). Molecular genetics of bipolar disorder. Genes, Brain and Behavior, 5(1), 85–95.

Heaton, C. (1995). Tips for interacting with the doctor. Healthy Times, 7, 1–8.

Hedger, C. & Dyer-Smith, M. (1993). Death education for older adults with developmental disabilites: A life cycle therapeutic recreation approach. Activities, Adaptation & Aging, 18, 29–36.

Heinonen, A., Kannus, P., Sievnan, A., Pasanen, M., Oja, P. & Vuori, I. (1999). Good maintenance of high-impact activity-induced bone gain by voluntary, unsupervised exercises: An 8-month follow-up of a randomized controlled trial. Journal of Bone Mineral Research, 14, 25–28.

Hellbrügge, T. (1994). Münchener Funktionelle Entwicklungsdiagnostik (MFED) (4. Aufl.). München: Deutsche Akademie für Entwicklungsrehabilitation.

Heller, T., Factor,A., Sterns, H. & Sutton, E. (1996) Impact of person centered later life planning training program for older adults with mental retardation. Journal of Rehabilitation, 62,1, 77–83.

Heller, T., Marks, B. & Ailey, S. (2001).Exercise and nutrition health education curriculum for adults with developmental disabilities. Rehabilitation Research and Training Center on Aging with Developmental Disabilities, University of Illinois at Chicago, Chicago, IL.

Heller, T. et al. (2004a). Exercise and Nutrition Health Education Curriculum for Adults with Developmental Disabilities. 2nd edition. Chicago, IL: Rehabilitation Research and Training Center on Aging with Developmental Disabilities, University of Illinois.

Heller, T. & Marks, B. (2002). Health promotion and women. In: Walsh P. N. & Heller, T. (eds.). Health promotion and women with intellectual disabilities. London: Blackwell Science Publishing, 170–189.

Heller, T., Miller, A., Hsieh, K. & Sterns, H. (2000). Later life planning: Promoting knowledge of options and choice-making. Mental Retardation, 38, 395–406.

Heller, T., Ying, H. S., Rimmer, J. H. & Marks, B. A. (2002). Determinants of exercise in adults with cerebral palsy. Public Health Nursing, 19(3), 223–231.

Heller, T., Hsieh, K. & Rimmer, J. (2004). Attitudinal and psychosocial outcomes of a fitness and health education program on adults with Down Syndrome. American Journal on Mental Retardation, 109,2, 175–185.

Hellwig, E., Klimek, J. & Attin, T. (2003). Einführung in die Zahnerhaltung. München/Jena.

Henderson C. M. & Davidson P. W. (2000). Comprehensive adult and geriatric assessment. In: Community Supports for Aging Adults with Lifelong Disabilities. Janicki M. P. & Ansello E. F. (eds.). Paul H. Brookes, Baltimore, MD, 373–386.

Henderson, C. M., Robinson, L. M., Davidson, P., Haveman, M., Janicki, M. P. & Albertini, G. (2008). Overweight status, obesity and risk factors for coronary heart disease in adults with Intellectual Disability. Journal of Policy and Practice in Intellectual Disabilities, 5,3, 174–177.

Hennequin, M., Allison, P. J. & Veyune, J. L. (2000). Prevalence of oral health problems in a group of individuals with Down syndrome in France. Dev Med Child Neurol, 42, 691–698.

Hennies, I. & Sasse, M. (2004). Liebe, Partnerschaft, Ehe und Kinderwunsch bei Menschen mit geistiger Behinderung. In: Wüllenweber, E. (ed.). Soziale probleme von Menschen mit geistiger Behinderung; Fremdbestimmung, Benachteiligung, Ausgrenzung und soziale Abwertung. Stuttgart, 65–77.

Hennicke, K. (2005). Psychiatrische Diagnostik. In: Stahl, B. & Irblich, D. (eds.). Diagnostik bei Menschen mit geistiger Behinderung. ein interdisziplinäres Handbuch. Göttingen: Hogrefe, 349–366.

Hennicke, K. (2008). Adoleszenzkrisen aus Sicht der Kinder- und Jugendpsychiatrie. In: Dobslaw, G. & Klauß, T. (eds.) (2008). Identität, geistige Behinderung und seelische Gesundheit. Dokumentation der Arbeitstagung der DGSGB am 14.11.2008 in Kassel, 22–33.

Hensle, U. & Vernooij, M. (2000). Einführung in die Arbeit mit behinderten Menschen. Wiebelsheim.

Herrmann, T. (2005). Sprache Verwenden. Funktionen – Evolution – Prozesse. Stuttgart: Kohlhammer.

Hesdorffer, D. C., Hauser, W. A., Annegers, J. F., Kokmen, E. & Rocca, W. A. (1996). Dementia and adult-onset unprovoked seizures. Neurology, 46,3, 727–730.

Heß, G. (1998). Finanzierung der Erwachsenenbildung für Menschen mit geistiger Behinderung. In: Gesellschaft Erwachsenenbildung und Behinderung e. V. (Hrsg.). Lexikon – Wissenswertes zur Erwachsenenbildung unter besonderer Berücksichtigung von geistiger Behinderung. Neuwied: Luchterhand, 101–103.

Hesse, W. (2006). Menschen mit geistiger Behinderung aus psychologischer sicht: Konzepte und Tätigkeitsfelder. In: Wüllenweber, E., Theunissen, G. & Mühl, H. (eds.). Pädagogik bei geistigen Behinderungen. Stuttgart: Kohlhammer, 171–186.

Hessisches Kultusministerium (Hrsg.) (2013). Richtlinien für Unterricht und Erziehung im Förderschwerpunkt geistige Entwicklung. http://verwaltung.hessen.de/irj/HKM_Internet?cid=4bace2ca588f38bb1c7dbca6302df2ab [11.07.2013].

Hettema, J. M., Prescott, C. A., Myers, J. M. et al. (2005). The structure of genetic and environmental risk factors for anxiety disorders in men and women. Archives of General Psychiatry, 62(2), 182–189.

Heyman, I., Fombonne, E., Simmons, H. et al. (2003). Prevalence of obsessive-compulsive disorder in the British nationwide survey of child mental health. International Review of Psychiatry, 15(1–2), 178–184.

Heymsfield, S. B., Cooper, K. & Funfar, J. (1987). Physiologic response and clinical implications of nutrition support. American Journal of Cardiology, 60, 75G–81G.

Hild, U., Hey, C., Baumann, U., Montgomery, J., Euler, H. A. & Neumann, K. (2008). High prevalence of hearing disorders at the Special Olympics indicate need to screen persons with intellectual disability. Journal of Intellectual Disability Research, 52,6, 520–528.

Hildebrandt-Stramann, R. (2001). Grundschulen in Bewegung – Bewegung in der Grundschule. In: Grundschule, 33(10), 36–39.

Hill, D. A. et al. (2003). Mortality and cancer incidence among individuals with Down syndrome. Archives of Internal Medicine, 163, 705–711.

Hill, I. D., Dirks, M. H., Liptak, G. S. et al. (2005). Guideline for the diagnosis and treatment of celiac disease in children: Recommendations of the North American Society for Pediatric Gastroenterology, Hepatology and Nutrition. Journal of Pediatric Gastroenterology and Nutrition, 40, 1–19.

Hinz, A. (2002). Von der Integration zur Inklusion – terminologisches Spiel oder konzeptionelle Weiterentwicklung? Zeitschrift für Heilpädagogik, 9, 354–361.

Hinz, A. (2006). Inklusion. In: Antor, G. & Bleidick, U. (Hrsg.). Handlexikon Behindertenpädagogik. Schlüsselbegriffe aus Theorie und Praxis (2., überarb. u. erw. Aufl.). Stuttgart: Kohlhammer, 97–99.

Hirayama, A., Horikoshi, Y., Maeda, M., Ito, M. & Takashima, S. (2003). Characteristic developmental expression of amyloid beta 40, 42 and 43 in patients with Down Syndrome. Brain and Development, 25,3, 180–185.

Hirschberg, M. (2005). Die Klassifikation der Behinderung der WHO. Kritik an der Art der konzeptionellen Ausgestaltung des sozialen Modells von Behinderung in der UN-Behindertenkonvention (3. Aufl.). Berlin: IMEW, 14–20.

Hirschberg, M. (2011). Die gesetzlichen Grundlagen inklusiver Bildung. In: Wernstedt, R. & John-Ohnesorg, M. (Hrsg.). Inklusive Bildung. Die UN-Konvention und ihre Folge. O.V., 59–63. URL: http://library.fes.de/pdf-files/studienfoerderung/07621.pdf [28.09.2011].

HMSO, Welsh Office (1996). Welsh Health Survey 1995, London.

Hoffmann, C. (1999). Sterben und Tod. In: Bundesvereinigung Lebenshilfe für Menschen mit geistiger Behinderung e. V. (Hrsg.). Persönlichkeit und Hilfe im Alter. Marburg: Lebenshilfe-Verlag, 182–197.

Hoffmann, C. (2007). Sterbwebegleitung. In: Theunissen, G., Kulig, W. & Schirbert, K. (Hrsg.). Handlexikon Geistige Behinderung. Schlüsselbegriffe aus der Heil- und Sonderpädagogik, Sozialen Arbeit, Medizin, Psychologie, Soziologie und Sozialpolitik. Stuttgart: Kohlhammer, 330–331.

Hoffmann, C., Kulig, W. & Theunissen, G. (2000). Bildungsangebote für Erwachsene mit geistiger Behinderung an Volkshochschulen. Geistige Behinderung, 39(4), 346–359.

Hogg, J. et al. (2000). Healthy Ageing: adults with intellectual disabilities: ageing and social policy. Geneva: World Health Organization.

Hogg, J. & Tuffrey-Wijne, I. (2008). Cancer and intellectual disability: a review of some key contextual issues. Journal of Applied Research in Intellectual Disabilities, 21, 509–518.

Holland, A. J., Hon, J., Huppert, F. A., Stevens, F. & Watson, P. (1998). Population based study of the prevalence and presentation of dementia in adults with Down's Syndrome. British Journal of Psychiatry, 172, 493–498.

Holland, A. J. (1998). Understanding the eating disorder affecting people with Prader-Willi syndrome. Journal of Applied Research in Intellectual Disabilities, 11, 192–206.

Holland, A. J., Hon, J., Huppert, F. A. & Stevens, F. (2000). Incidence and course of dementia in people with Down's Syndrome: findings from a population-based study. Journal of Intellectual Disability Research, 44, 138–146.

Hollins. S., Attard, M., von Fraunhofer, N., McGuigan, S. & Sedgwick, P. (1998). Mortality in people with learning disability: risks, causes, and death certification findings in London. Developmental Medicine and Child Neurology, 40, 50–56.

Homfeldt, H. G. & Sting, S. (1996). Soziale Arbeit und Gesundheit. Eine Einführung. München: Ernst Reinhardt.

Horbelt, C. V. (2004). Systematic manifestations of oral health disorder. Paper presented at the World Congress and Exposition of Disabilities. Orlando, Fl.

Hornsten, A., Sandstrom, H. & Lundman, B. (2004). Personal understandings of illness among people with Type 2 diabetes. Journal of Advanced Nursing, 47, 174–182. Horwitz, S. M., Kerker, B. D., Owens, P. L. & Zigler, E. (2000). The health status and needs of individuals with mental retardation. Washington, DC: Special Olympics Inc.

Höss, H. & Goll, H. (1987). Das Heidelberger Modell. Erwachsenenbildung für Menschen mit geistiger Behinderung. In: Geistige Behinderung, 26,3, 167–177.

Höss, H. (1998). Gesellschaft Erwachsenbildung und Behinderung e. V. Deutschland. In: Gesellschaft Erwachsenenbildung und Behinderung e. V. (Hrsg.). Lexikon – Wissenswertes zur Erwachsenenbildung unter besonderer Berücksichtigung von geistiger Behinderung. Neuwied: Luchterhand, 123–124.

Hove, O. (2004). Weight survey on adults persons with mental retardation living in the community. Research in Developmental Disabilities, 25, 9–17.

Howden, C. W. (1996). Clinical expression of Helicobacter pylori infection. American Journal of Medicine. 100, 27S–32S.

Howell, M. (1989). Serving the underserved: Caring for people who are both old and mentally retarded. Boston: Exceptional Parent Press.

Howlin, P. Davies, M. & Udwin, O. (1998). Syndrome specific characteristics in Williams syndrome: To what extent do early behavioral patterns persist inio adult life? Journal of Applied Research in Intellectual Disabilities, 11, 207–226.

Hsieh, K., Heller, T. & Miller, A. B. (2001). Risk factors for injuries and falls among adults with developmental disabilities. Journal of Intellectual Disability Research, 45, 76–82.

Hu, Y. Y. & Zhong, N. (2006). Neuroimmunology of autism. World Journal on Pediatrics, 4, 260–263.

Huang, K.-Y., O'Brien Caughy, M., Genevro, J. & Miller, T. (2005). Maternal knowledge of child development and quality of parenting among white, african-american and hispanic mothers. Applied Developmental Psychology, 26, 149–170.

Hughes, V., Cameron, J. & Goonetilleke, A. (1982). The prevalence of thyroid dysfunction in mentally handicapped in-patients. Journal of Mental Deficiency Research, 26. 115–120.

Hurrelmann, K. (1988). Sozialisation und Gesundheit. Somatische, psychische und soziale Risikofaktoren im Lebenslauf. Weinheim/Basel: Juventa.

Hurrelmann, K. (2006). Gesundheitssoziologie. Eine Einführung in sozialwissenschaftliche Theorien von Krankheitsprävention und Gesundheitsförderung (6. Aufl.). Weinheim/München: Juventa.

Hurrelmann, K., Klotz, T. & Haisch, J. (Hrsg.) (2007). Lehrbuch Prävention und Gesundheitsförderung (2. Aufl.). Bern: Huber.

Hurrelmann, K. & Laaser, U. (2006). Gesundheitsförderung und Krankheitsprävention. In: Hurrelmann, K., Laaser, U. & Razum, O. (Hrsg.). Handbuch Gesundheitswissenschaften (4. Aufl.). Weinheim/München: Juventa, 749–780.

Hurrelmann, K. & Richter, M. (2011). Determinanten der Gesundheit. In: BZgA: Leitbegriffe der Gesundheitsförderung. URL: http://www.leitbegriffe.bzga.de [10.10.2011].

Hy, L. & Keller, D. (2000). Prevalence of Alzheimer Disease among whites. A summary by levels of severity. Neurology, 55, 198–204.

Hyman, P., Oliver, C. & Hall, S. (2002). Self-injurious behavior, self-restraint, and compulsive behaviors in Cornelia de Lange syndrome. American Journal on Mental Retardation, 107, 146–154.

Iacono, T., Humphreys, J., Davis, R. et al. (2004). Health care service provision for country people with developmental disability: An Australian perspective. Research in Developmental Disabilities, 25, 265–284.

Iacono, T. & Sutherland, G. (2006). Health screening and developmental disability. Journal of Policy and Practice in Intellectual Disability, 3,3, 155–163.

Illi, U. (1995). Bewegte Schule: Die Bedeutung und Funktion der Bewegung als Beitrag zu einer ganzheitlichen Gesundheitsbildung im Lebensraum Schule. In: Sportunterricht, 44(10), 404–415.

International Association for the Scientific Study of Intellectual Disability (IASSID). (2002). Health guidelines for adults with an intellectual disability. http://www.intellectualdisability.info/mental_phys_health/P_health_guide_adlt.htm [15.07.2008].

355

International Diabetes Foundation (IDF) (2012). IDF Diabetes Atlas Update http://www.¬
idf.org/diabetesatlas/5e/Update2012.
International Foundation for Functional Gastrointestinal Disorders, Inc. (IFFGD) (2003).
GI disorders in adults: Gastroesophageal reflux disease. http://www.iffgd.org/GIDisor-
ders/GIAdults.htm [27.10.2003].
International Foundation for Functional Gastrointestinal Disorders, Inc. (IFFGD). About
GERD. http://www.aboutgerd.org [27.10.2003].
Irblich, D. & Stahl, B. (2005). Reümee und Ausblick: Diagnostik als interdisziplinäre Aufgabe. In: Stahl, B. & Irblich, D. (eds.). Diagnostik bei Menschen mit geistiger Behinde-
rung. ein interdisziplinäres Handbuch. Göttingen: Hogrefe, 455–476.
Isermann, H. (2002). Einführung aus medizinischer Sicht. In: Bundesvereinigung Lebenshilfe e. V. (ed.). Eine behinderte Medizin?! Zur medizinischen Versorgung von Menschen mit geistiger Behinderung, Lebenshilfe-Verlag, 15–18.
Ito, M. (2004). »Nurturing the brain« as an emerging research field involving child neurology. Brain & Development, 26, 429–433.
Iivanainen, M. (1998). Phenytoin: Effective but insidious therapy for epilepsy in people
with intellectual disabilitiy. Journal of Intellectual Disability Research, 42(1), 24–31.
ISB (Staatsinstitut für Schulqualität und Bildungsforschung) (2010). Unterricht und Förderung von Schülern mit schwerer und mehrfacher Behinderung. Mit 7 Tabellen sowie
einer CD-ROM mit 54 Unterrichtseinheiten und Praxisprojekten. München: Reinhardt.
Jacobsen, I. (1988). Ophthalmology in mentally retarded adults. A clinical survey. Acta
Ophthalmologica, 66, 457–462.
Jacobsen, I., Ek, U., Fernell, E., Flodmark, O. & Broberger, U. (1996). Visual impairment
in preterm children with periventricular leukomalacia – visual, cognitive and neuropae-
diatric characteristics related to cerebral imaging. Developmental Medicine and Child
Neurology, 38, 724–735.
Jancar, J. (1990). Cancer and mental handicap. A further study. British Journal of Psychia-
try, 156, 531–533.
Jancar, J. & Jancar, M. P. (1998). Age-related fractures in people with intellectual disability
and epilepsy. Journal of Intellectual Disability Research, 42(5), 429–433.
Janicki, M. et al. (Hrsg.) (1995). Alzheimer disease among persons with mental retardation: final report. Albany: New York State Office of Mental Retardation and Developmental Disabilities.
Janicki, M. P. & Ansello, E. F. (eds.). Community supports for aging adults with lifelong disabilities. Baltimore, MD: Brookes Publishing.
Janicki, M. P., Davidson, P. W., Henderson, C. M., McCallion, P., Taets, J. D., Force, L.
T., Sulkes, S. B., Frangenberg, E. & Ladrigan, P. M. (2002). Health characteristics and
health services utilization in older adults with intellectual disability living in community
residences. Journal of Intellectual Disability Research, 46, 287–298.
Janicki, M. (2002). An ageing world: New issues, more questions. Journal of Intellectual
and Developmental Disability, 27, 229–230.
Janicki, M. P., Dalton, A. J., Henderson, C. & Davidson, P. (1999). Mortality and morbidity among older adults with intellectual disability: health services considerations. Disability and Rehabilitation, 21(5/6), 284–294.
Janicki, M. P. & Dalton, A. J. (1998). Sensory impairments among older adults with intellectual disability. Journal of Intellectual and Developmental Disability, 23, 3–11.
Janitzek, R. F. (2002). Medizin und geistige Behinderung in Deutschland – ein Überblick. In:
Bundesvereinigung Lebenshilfe (ed.). Eine behinderte Medizin?! Zur medizinischen Versorgung von Menschen mit geistiger Behinderung. Marburg: Lebenshilfe-Verlag, 42–52.
Jansen, D. E. M. C., Krol, B., Groothoff, J. W. & Post, D. (2006). Towards improving medical care for people with intellectual disability living in the community: possibilities of
integrated care. Journal of Applied Research in Intellectual Disabilities, 19, 214–218.
Jette, A., Norweg, A. & Haley, S. (2008). Achieving meaningful measurements of ICF concepts. Disability and Rehabilitation, 30,12–13, 963–969.
Jette, A., Norweg, A. & Haley, S. (2008). Achieving meaningful measurements of ICF concepts. Disability and Rehabilitation, 30,12–13, 963–969.

Jokinen, N. S. (2003). Older adults with intellectual disability living in a community residential service. International Journal of Disability, Community & Rehabilitation, 2, 1.

Jöst, R. & Wirth, C. (2009). »Jede Hilfe zählt«. Möglichkeiten der Erste-Hilfe-Ausbildung für Menschen mit geistiger Behinderung. In: Lernen konkret, 2, 21–25.

Juvonen, J., Graham, S. & Schuster, M. A. (2003). Bullying among young adolescents: The strong, the weak, and the troubled. Pediatrics, 112(6,1), 1231–1237.

Jyonouchi, H., Sun, S. & Le, H. (2001). Proinflammatory and regulatory cytokine production associated with innate and adaptive immune responses in children with autism spectrum disorders and developmental regression. Journal of Neuroimmunology, 120, 1–2, 170–179.

Jyonouchi, H., Sun, S. & Itolazu, N. (2002). Innate immunity associated with inflammatory responses and cytokine production against common dietary proteins in patients with autism spectrum disorder. Neuropsychobiology, 46,2, 76–84.

Jyonouchi, H., Geng, L., Ruby, A. & Zimmerman-Bier, B. (2005). Dysregulated innate immune responses in young children with autism spectrum disorders: their relationship to gastrointestinal symptoms and dietary intervention. Neuropsychology, 51,2, 77–85.

Kaba-Schönstein, L. (2011). Gesundheitsförderung I: Definition, Ziele, Prinzipien, Handlungsfelder und -strategien. In: BZgA: Leitbegriffe der Gesundheitsförderung. URL: http://www.leitbegriffe.bzga.de [10.10.2011].

Kadam, U. T., Croft, P. R. & North Staffordshire GP Consortium Group (2007). Clinical multimorbidity and physical function in older adults: a record and health status linkage study in general practice, Family Practice.

Kaiser, A. & Hester, P. (1994). Generalized effects of enhanced milieu teaching. Journal of Speech, Hearing and Language Research, 37, 1320–1340.

Kalivas, P. W. (2004). Recent understanding in the mechanisms of addiction. Current Psychiatry Reports, 6, 347–351.

Kalnins, I., McQueen, D. V.,Backett, K. C., Curtice, L. & Currie, C. E. (1992). Children, empowerment, and health promotion: Some new directions in research and practice. Health Promotion International, 7, 53–59.

Kane, G. (1992). Entwicklung früher Kommunikation und Beginn des Sprechens. Geistige Behinderung, 4, 303–319.

Kapell, D., Nightingale, B., Rodriguez, A., Lee, J., Zigman, W. & Schupf, N. (2000). Prevalence of chronic medical conditions in adults with mental retardation: comparison with the general population. Mental Retardation, 36, 269–279.

Karmiloff-Smith, A., Scerif, G. & Thomas, M. (2002). Different approaches to relating genotype to phenotype in developmental disorders. Developmental Psychobiology, 40, 311–322.

Kaschke, L., Zeller, A., Zimmer, S., Barthel-Zimmer, C. & Jahn, K (2004). Patienten mit Behinderung – welche Zahnbürsten sind zu empfehlen? Prophylaxe Impuls, 8, 16–23.

Kaschke, I. (2006b). Behandlung in Allgemeinnarkose. In: Zahngesundheit Prophylaxe/Pflege/Behandlung. Ein Sammelband der Zeitschrift »zusammen«. Düsseldorf, 17–19.

Kaschke, I. (2006c). Ein Koffer voller Zahnbürsten – Projekt zur Verbesserung zahnmedizinischer-prophylaktischer Betreuung von Menschen mit Behinderung. In: Zahngesundheit Prophylaxe/Pflege/Behandlung. Ein Sammelband der Zeitschrift »zusammen«. Düsseldorf, 34–35.

Kassenzahnärztliche Bundesvereinigung (KZBV) & Bundeszahnärztekammer (BZÄK) (2010). Mundgesund trotz Handicap und hohem Alter, Konzept zur vertragszahnärztlichen Versorgung von Pflegebedürftigen und Menschen mit Behinderungen. http://www.¬ bzaek.de/fileadmin/PDFs/presse/AuB Konzept.pdf.

Kasteleijn-Nolst Trenite, D. G. (1995). Transient cognitive impairment during subclinical epileptiform electroencephalographic discharges. Seminars in Pediatric Neurology, 2, 246–253.

Kastner-Koller, U. & Deimann, P. (2002). Wiener Entwicklungstest (WET). Göttingen: Hogrefe.

Kauffmann, J. (1994). Mourning and mental retardation. In: Death Studies, 18, 257–271.

Kaur, H., Butler, J. & Trumble, S. (2003). Options for menstrual management. http://www.¬
nas.com/downsyn/staff.html.

Kayess, R. & French, P. (2008). Out of darkness into light? Introducing the Convention on
the Rights of Persons with Disabilities, Human Rights Law Review, 8, 1–34.

Keith, O., Scully, C. & Weidmann, G. M. (1990). Orofacial features of Scheie (Hurler-
Scheie) syndrome (alpha-L-iduronidase space deficiency). Oral Surgery, Oral Medicine
and Oral Pathology, 70, 70–74.

Kempermann, G. & Gage, F. (2002a). Genetic determinants of adult hippocampal neurogenesis correlate with acquisition, but not probe trial performance, in the water maze task.
European Journal of Neuroscience, 16, 129–136.

Kempermann, G. & Gage, F. (2002b). Genetic influence on phenotypic differentiation in
adult hippocampal neurogenesis. Developmental Brain Research, 134, 1–12.

Kempermann, G., Gast, D., Kronenberg, G., Yamaguchi, M. & Gage, F. (2003). Early de-
termination and long-term persistence of adult-generated new neurons in the hippocampus of mice. Development, 130, 391–399.

Kennedy, E. (2000). The impact of cognitive development and socialization factors on the
concept of death among adults with mental retardation. Dissertation, Akron, OH: University of Akron.

Kennedy, C. (2002). Screening for Helicobacter pylori in adults with developmental disabilities – prevalence of infection and testing considerations for urea breath test, serology
and whole-blood methods. MSc Thesis, Department of Community Health & Epidemiology, Queen's University, Kingston, Ontario.

Kenwrick, S., Jouet, M. & Donnai, D. (1996). X-linked hydrocephalus and MASA syndrome. The Journal of Medical Genetics, 33, 59–65.

Kerr, M. P., Richards, D. & Glover, G. (1996). Primary care for people with a learning disability – a Group practice survey. Journal of Applied Research in Intellectual Disability, 9, 347–352.

Kerr, M. P. (1997). Primary health care for people with an intellectual disability. Journal of
Intellectual Disability Research, 41(5), 363–364.

Kerr, M. P. (1998). Primary health care and health gain for people with a learning disability. Tizard Learning Disability Review, 3, 6–14.

Kerr, A. M., McCulloch, D., Oliver, K. et al. (2003). Medical needs of people with intellectual disability require regular assessment, and the provision of client- and carer-held reports. Journal of Intellectual Disability Research, 47, 134–145.

Keupp, H. (2007). Gesundheit. In: Theunissen, G., Kulig, W. & Schirbort, K. (Hrsg.).
Handlexikon Geistige Behinderung. Stuttgart: Kohlhammer, 148–150.

Kiernan, C. (1995). The use of anti-psychotic drugs with adults with learning disabilities
and challenging behaviour. Journal of Intellectual Disability Research, 39, 263–274.

Kickbusch, I. (2003). Gesundheitsförderung. In: Schwartz, F. W. et al. (Hrsg.). »Das Public
Health Buch« (2. Aufl.). München: Elsevier-Verlag, 181–189.

Kickbusch, I. (2006). Die Gesundheitsgesellschaft. Megatrends der Gesundheit und
deren Konsequenzen für Politik und Gesellschaft. Gamburg: Verlag für Gesundheitsförderung.

Kiely, M., Lubin, R. A. & Kiely, J. L. (1984). Descriptive eidemiology of cerebral palsy. Public Health Reviews, 12, 79–101.

Kienbaum, J. & Schuhrke, B. (2010). Entwicklungspsychologie der Kindheit. Von der Geburt bis zum 12. Lebensjahr. Stuttgart: Kohlhammer.

Kiese, C. & Kozielski, P. (1996). Aktiver Wortschatztest für 3–6-jährige Kinder (AWST
3–6) (2., überarb. u. erg. Aufl.). Göttingen: Beltz Test Gesellschaft.

Kinik, S. T., Ozcay, F. & Varan, B. (2006). Type 1 diabetes mellitus, Hashimotos' thyroiditis and celiac disease in an adolescent with Down Syndrome. Pediatrics International,
48, 433–435.

Kinnell, H., Gibbs, N., Teale, J. & Smith, J. (1987). Thyroid dysfunction in institutionalized Down's syndrome adults. Psychological Medicine, 17, 387–392.

Kinsey, A. C., Pomeroy, W. B. & Martin, C. E. (1948/1998). Sexual behavior in the human
male. Philadelphia: W. B. Sanders/Bloomington: Indiana University Press.

Kinsey, A. C., Pomeroy, W. B. & Martin, C. E. (1953/1998). Sexual behavior in the human female. Philadelphia: W. B. Saunders/Bloomington: Indiana University Press.

Klann-Delius, G. (1999). Spracherwerb. Sammlung Metzler. Band 321. Stuttgart/Weimar: Verlag J. B. Metzler.

Kleinstein, R., Jones, L., Hullett, S. et al. (2003). Refractive error and ethnicity in children. Archives of Ophthalmology, 121, 1141–1147.

Klimt, F. (1981). Die Gestaltung der Schulpause aus sozialpädiatrischer Sicht. Sozialpädiatrie, 3, 82–87.

Kloeppel, D. & Hollins, S. (1989). Double handicap: Mental retardation and death in the familiy. Death Studies, 13, 31–38.

Kluger, J. & Song, S. (2002). Young and bipolar. Time, 160(8), 38–46, 51.

Klupsch-Sahlmann, R. (1999). Mehr Bewegung in die Schule – grundlegende Gedanken zur pädagogischen Konzeption. In: Kulpsch-Sahlmann, R. (Hrsg.). Mehr Bewegung in der Grundschule. Berlin: Cornelsen-Verlag, 7–24.

Klupsch-Sahlmann, R. (2000). Bewegte Schule. In: Balz, E. & Kulpsch-Sahlmann, R. (Hrsg.). Bewegte Schule: Sammelband der Zeitschrift Sportpädagogik. Seelze: Friedrich-Verlag, 18–25.

Klupsch-Sahlmann, R. (2001). Themenerschließendes Bewegen. In: Grundschule, 10(33), 41–41.

KMK (1998). Empfehlungen zum Förderschwerpunkt geistige Entwicklung; Beschluß der Kultusministerkonferenz vom 26.06.1998. Sekretariat der Ständigen Konferenz der Kultusminister der Länder in der Bundesrepublik Deutschland.

KMK (1992). Zur Situation der Gesundheitserziehung in der Schule. Bericht der Kultusministerkonferenz vom 05./06.11.1992. Bonn: Selbstverlag.

Kohler, M. & Ziese, T. (2004) Telefonischer Gesundheitssurvey des Robert Koch-Instituts zu chronischen Krankheiten und ihren Bedingungen. Robert Koch-Institut, Berlin.

Körperich, E. & Maiwald, H.-J. (2008). Grundlagen der kinderzahnheilkunde (2. überarb. u. erw. Aufl.). Balingen.

Krahn, G. L., Hammond, L. & Turner, A. (2006). A cascade of disparities: health and health care access for People with intellectual disabilities. Mental Retardation and Developmental Disabilities Research Reviews, 12, 70–82.

Kramers, P. G. (2003). The ECHI project. Health indicators for the European Community. European Journal of Public Health, 13, 101–106.

Kraus, L. & Augustin, R. (2001). Repräsentativerhebung zum Gebrauch psychoaktiver Substanzen bei Erwachsenen in Deutschland 2000. Zeitschrift für Wissenschaft und Praxis, 47, Sonderheft 1 zum Thema Sucht.

Krause, I., He, X.-S., Gershwin, M. E. & Shoenfeld, Y. (2002). Brief report: immune factors in autism: a critical review. Journal of Autism and Developmental Disorders 32,4, 337–345.

Krauss, M. W. (1993). Child-related and parenting stress: Similarities and differences between mothers and fathers of children with disabilities. American Journal on Mental Retardation, 97, 393–404.

Krenzer, R. (1979). Erwachsenenerziehung. In: Bach (Hrsg.). Handbuch der Sonderpädagogik. Band 5: Pädagogik der Geistigbehinderten. Berlin: Carl Marhold, 120–125.

Kretschmann-Weelink, M. (2006). Modellprojekt »Menschen mit einer geistigen Behinderung und Alkoholproblematik«. In: Hennicke, K. (Hrsg.). Psychologie und geistige Behinderung. Dokumentation der Fachtagung der DGSGB vom 29.9. bis 1.10.2005 in der Pädagogischen Hochschule Heidelberg. Materialien der DGSGB. Band 12. Berlin, 200–206.

Kronhead, A. & Moller, M. (1998). Effects of physical exercise on bone mass, balance skill and aerobic capacity in women and men with low bone mineral density, after one year of traininga prospective study. Scandinavian Journal of Medicine and Science in Sports, 8, 290–298.

Kulig, W. (2007). Ursachen geistiger Behinderung (soziale Aspekte). In: Theunissen, G., Kulig, W. & Schirbot, K. (Hrsg.). Handlexikon Geistige Behinderung. Schlüsselbegriffe aus der Heil- und Sonderpädagogik, Sozialen Arbeit, Medizin, Psychologie, Soziologie und Spzialpolitik. Stuttgart: Kohlhammer, 116–127.

Kutschera, J. & Weber, R. (1991). Institutionelle Aspekte der Zusammenarbeit zwischen Ärzten und Psychologen. In: Verband Deutscher Rentenversicherungträger (ed.). Der Psychologe in der Rehabilitationsklinik. Band 2: Klinische Psychologen und Ärzte als Team in der Rehabilitationsklinik. Referate und Berichte von der Tagung des Arbeitskreises Klinische Psychologen in Reha-Kliniken (2., korr. Aufl.). Bad Wildungen: Eigenverlag, 69–74.

Kvas, S. (2009). »Spaß ohne Alkohol?«. Möglichkeiten der Alkoholprävention bei Schülerinnen und Schülern mit dem Förderschwerpunkt Geistige Entwicklung. In: Lernen konkret, 28(2), 17–20.

Kyrkou, M. (2005). Health issues and quality of life in women with intellectual disability. Journal of Intellectual Disability Research, 49, 770–772.

KZBV & BZÄK (2010). Gemeinsame Pressekonferenz der Bundeszahnärztekammer und der Kassenzahnärztlichen Bundesvereinigung 16.06.2010 in Berlin. Vorstellung des Konzeptes zur vertragszahnärztlichen Versorgung von Pflegebedürftigen und von Menschen mit Behinderungen »Mundgesund trotz Handicap und hohem Alter«. Statement Dr. Dietmar Oesterreich Vizepräsident der Bundeszahnärztekammer.

LaChapelle, D., Hadjistavropoulos, T. & Craig, K. (1999). Pain measurement in persons with intellectual disabilities. Clinical Journal of Pain, 15,1, 13–23.

Lachwitz, K. (1999). Standort und Perspektive der Behindertenhilfe für Menschen mit geistiger und mehrfacher Behinderung aus sozial- und rechtspolitischer Sicht. In: Bundesverband Evangelische Behindertenhilfe e. V. (Hrsg.). Soziale Sicherheit für behinderte Menschen. Freiburg: Lambertus, 86–94.

Lader, D., Chadwick, B. & Chestnutt, I. (2005). Children's dental health in the United Kingdom, 2003. London: Office of National Statistics. http://www.statistics.gov.uk/￢ CHILDREN/dentalhealth/down-loads/cdh_Summary.pdf.

Laffrey, S. C. (1986). Development of a health conception scale. Research in Nursing and Health, 9, 107–113. Lane, A. M. & Lovejoy, D. J. (2001). The effects of exercise on mood changes: The moderating effect of depressed mood. Journal of Sports Medicine and Physical Fitness, 41, 539–545.

Laging, R. (2000). Schulsport als bewegte Schulkultur. In: Balz, E. & Klupsch-Sahlmann, R. (Hrsg.). Bewegte Schule: Sammelband der Zeitschrift Sportpädagogik. Seelze: Friedrich-Verlag, 18–25.

Lane, A. M. & Lovejoy, D. J. (2001). The effects of exercise on mood changes: The moderating effect of depressed mood. Journal of Sports Medicine and Physical Fitness, 41, 539–545.

Langstrom, N. & Hanson, R. K. (2006). High rates of sexual behavior in the general population: Correlates and predictors. Archives of Sexual Behavior, 35(1), 37–52.

Largo, R. H., Caflish, J. A., Hug, F., Muggli, K., Molnar, A. A., Molinari, L., Sheehy, A. & Gasser, T. (2001a). From 5 to 18 years. Part 1: timed performance. Developmental Medicine & Child Neuromotor Development Neurology, 43(4), 436–443.

Largo, R. H., Caflish, J. A., Hug, F., Muggli, K., Molnar, A. A., Molinari, L., Sheehy, A. & Gasser, T. (2001a). From 5 to 18 years. Part 2: associated movements. Developmental Medicine & Child Neuromotor Development Neurology, 43(4), 444–453.

Largo, R. H. & Benz,C.(2003). Spielend lernen.In:Papousek, H. & Von Gontard, A. (eds.). Spiel und Kreativität in der frühen Kindheit. Stuttgart: Pfeiffer bei Klett-Cotta, 56–75.

Largo, R. H. (2004). Entwicklung der Motorik. In: Schlack, H. G. (ed.). Entwicklungspädiatrie. Wichtiges kinderäztliches Wissen über die ersten sechs Lebensjahre. München: Hansw Marseille, 23–34.

Lauteslager, P. (1991). Syndroom van Down; motoriek in ontwikkeling. Nederlands Tijdschrift voor Fysiotherapie, 101, 260–269.

Lauteslager, P. (2000). Kinderen met het syndroom van Down; motorische ontwikkeling en behandeling. Dissertation. University of Utrecht. Amersfoort, 's Heeren Loo Zorggroep.

Lebenshilfe Niedersachsen (2006). Alte Menschen mit geistiger Behinderung. Ergebnis des Treffens der leitenden Mitarbeiterinnen in Wohnbereichen der Lebenshilfe in Niedersachsen am 1./2. dezember 2005 in Bad Nenndorf. Landesverband Lebenshilfe Niedersachsen e. V.

LeFaivre, J.F., Cohen, S.R., Burnstein, F.D., Simms, C., Scott, P.H., Montgomomery, G.L., Graham, L. & Kattos, A.V. (1997). Down syndrome: identification and surgical management of obstructive sleep apnea. Plastic and Reconstructive Surgery, 59, 1133–1136.

Lehr, U. (1998). Altern in Deutschland-Trends demographischer Entwicklung. In: Kruse, A. (Hrsg.). Psychologische Gerontologie. Band 1: Grundlagen. Göttingen: Hogrefe Verlag.

Lembo, A. & Cammilleri, M. (2003). Chronic constipation. New England Journal of Medicine, 349,14, 1360–1368.

Lennox, N.G. & Kerr, M.P. (1997). Primary health care and people with intellectual disabilities: the evidence base. Journal of Intellectual Disability Research, 41, 365–372.

Lennox, N.G., Diggens, J.N. & Ugoni, A.M. (1997). The general practice care of people with intellectual disability: Barriers and solutions. Journal of Intellectual Disability Research, 41, 380–390.

Lennox, N., Green, M., Diggens, J. & Ugoni, A. (2001). Audit and comprehensive health assessment programme in the primary healthcare of adults with intellectual disability: a pilot study. Journal of Intellectual Disability Research, 45, 226–232.

Lennox, N. & Eastgate, G. (2004). Adults with intellectual disability and the GP. Australian Family Physician, 33, 601–606.

Lennox, N., Bain, C., Rey-Conde, T., Purdie, D., Bush, R. & Pandeya, N. (2007). Effects of a comprehensive health assessment programme for Australian adults with intellectual disability: a cluster randomized trial. International Journal of Epidemiology, 36, 139–146.

Leppin, A. (2007). Konzepte und Strategien der Krankheitsprävention. In: Hurrelmann, K., Klotz, T. & Haisch, J. (Hrsg.) (2007). Lehrbuch Prävention und Gesundheitsförderung (2. Aufl.). Bern: Huber, 31–41.

Leshin, I. (2003). Constipation and Down syndrome. http://www.ds-health.com/constip.¬htm.

Leshin, I. (2005). Down syndrome: Health issues. http://www.ds-health.com.

Levesque, C.A. (1995). Evaluation and treatment of »spells«. Conference Proceedings from the National Association for the Dually Diagnosed (NADD). 12th Annual Conference. Kingston, NY: NADD.

Lewis, M.A., Lewis, C.E., Leake, B., King, B. & Lindemann, R. (2002). The quality of health care for adults with developmental disabilities. Public Health Reports, 117, 174–184.

Lewis, M., Sullivan, M.W., Stanger, C. & Weiss, M. (1989). Self-development and self-conscious emotions. Child Development, 60, 146–156.

Lewis, M. (2004). Environmental complexity and central nervous system development and function. Mental Retardation and Developmental Disabilities Research Reviews, 10, 91–95.

Lin, J.-D., Wu, J.L. & Lee, P.N. (2003). Healthcare needs of people with intellectual disability in institutions in Taiwan: outpatient care utilization and implications. Journal of Intellectual Disability Research, 47, 169–180.

Lin, J.-D., Yen, C.F., Loh, C.H., Hsu, S.W., Huang, H.C., Tang, C.C., Li, C.W. & Wu, J.L. (2006). A cross sectional study of the characteristics and determinants of emergency care utilisation among people with Intellectual Disabilities in Taiwan. Research in Developmental Disabilities, 27,6, 657–667.

Lindberg, B. (1994). Rett-Syndrom. Eine Übersicht über psychologische und pädagogische Erfahrungen (2. Aufl.). Rett, A. (Hrsg.). Wien: WUV-Univ.-Verlag.

Lindeman, A.K. (1991). Resident manager's nutritional concerns for staff and residents of group homes for mentally retarded adults. Journal of the American Dietetic Association, 91, 602–604.

Lindmeier, C. (1998). Erwachsenenbildung für Menschen mit geistiger Behinderung unter integrativem Aspekt. In: Geistige Behinderung, 37(2), 132–144.

Lindmeier, C. (2007). ICF; Internationale Klassifikation der Funktionsfähigkeit, Behinderung und Gesundheit. In: Theunissen, G., Kulig, W. & Schirbort, K. (Hrsg.). Handlexikon Geistige Behinderung. Stuttgart: Kohlhammer, 165–167.

Lingg, A. (1998). Geistig behinderte Menschen in der Valduna 1862–1995. In: Theunissen, G. (ed.). Enthospitalisierung – ein Etikettenschwindel? Bad Heilbrunn.

Lingg, A. (2007). Psychische Störungen, psychische Krankheit. In: Theunissen, G., Kulig, W. & Schirbort, K. (eds.). Handlexikon Geistige Behinderung, 275–277.

Lingg, A. & Theunissen, G. (2008). Psychische Störungen und geistige Behinderungen. Ein Lehrbuch und Kompendium für die Praxis (5., überarb. u. akt. Aufl.). Freiburg/Breisgau: Lambertus.

Lipe-Goodson, P. & Goebel, B. (1983). Perception of age and death in mentally retarded adults. Mental Retardation, 21,2, 68–75.

Lobo, A., Launer, L., Fratiglioni, L., Andersen, K., Dicarlo, A., Breteler, M., Copeland, J., Dartigues, J., Jagger, C., Martinez-Lage, J., Soininen, H. & Hofman, A. (2000). Prevalence of dementia and major subtypes in Europe. A collaborative study of population-based cohorts. Neurology, 54,5, 4–9.

Lohiya, G.S., Crinella, F.M., Tan-Figueroa, L., Caires, S. & Lohiya, S. (1999). Fracture epidemiology and control in a developmental center. Western Journal of Medicine, 170, 203–209.

Lohiya, G.S., Tan-Figueroa, L. & Iannucci, A. (2004). Identification of low bone mass in a developmental center: Finger bone mineral density measurement in 562 residents. Journal of the American Medical Directors Association, 5, 371–376.

Longo, L.P. (1997). Alcohol abuse in persons with developmental disabilities. The Habilitative Mental Healthcare Newsletter, 16.

Lopez-Perez, R., Borges-Yanes, S., Jimenez-Garcia, G. et al. (2002). Oral hygiene, gingivitis, and periodontitis in persons with Down syndrome. Special Care Dentistry, 22, 214–220.

Lord, C., Pickles, A., McLennan, J., Rutter, M., Bregman, J. & Folstein, S. (1997). Diagnosing autism: analyses of data from the Autism Diagnostic Interview. Journal of Autism and Developmental Disorders, 27(5), 501–517.

Lord, C., Rutter, M., DiLavore, P. & Risi, S. (1999). Autism Diagnostic Observation Schedule – WPS edition. Los Angeles: Western Psychological Services.

Lovering, J.S. & Percy, M. (2007). Down syndrome. In: Brown, I. & Percy, M. (eds.). A comprehensive guide to intellectual & developmental disabilities. Paul H. Brookes Publishing Co., 149–172.

Lowenthal, E. (1986). Changing expectations: A challenge for parents and professionals. Exceptional Parents, 16, 48–50.

Luchterhand, C. & Murphy, N. (1998). Helping adults with mental retardation; Grieve a death loss. New York: Brunner-Routledge.

Luchterhand, C. & Murphy, N. (2001). Wenn Menschen mit geistiger Behinderung trauern: Vorschläge zur Unterstützung. Weinheim/Basel: Beltz.

Ludwigs-Dalkner, W. (1998). Geschichtliche Entwicklung der Erwachsenenbildung mit Menschen mit geistiger Behinderung. In: Gesellschaft Erwachsenenbildung und Behinderung e.V. (Hrsg.). Lexikon – Wissenswertes zur Erwachsenenbildung unter besonderer Berücksichtigung von geistiger Behinderung. Neuwied: Luchterhand, 121–123.

Lunsky, Y., Tassé, M.J., Havercamp, S.M. & Garcin, N. (2003). Who will lead the field beyond 2020? In: Mental Retardation, 6(41), 473–476.

Lunsky, Y., Straiko, A. & Armstrong, S. (2005).Women be healthy: evaluation of a women's health curriculum for women with intellectual disabilities. Journal of Applied Research in Intellectual Disabilities, 16, 247–253.

Luy, M. (2004). Verschiedene Aspekte der Sterblichkeitsentwicklung in Deutschland von 1950 bis 2000. Zeitschrift für Bevölkerungswissenschaft, 29, 3–62.

Lydic, J. & Steele, C. (1979). Assessment of the quality of sitting and gait patterns in children with Down's syndrome. Physical Therapy, 59, 1489–1494.

Maaskant, M.A. & Haveman, M.J. (1989). Ageing residents in sheltered homes for persons with mental handicap in the Netherlands. Australian and New Zealand Journal of Developmental Disabilities, 15, 219–230.

Maaskant, M.A. & Haveman, M.J. (1990). Elderly residents in Dutch mental deficiency institutions. Journal of Mental Deficiency Research, 34, 475–482.

Maaskant, M., Gevers, J. & Wierda, H. (2002). Mortality and life expectancy in Dutch residential centres for individuals with intellectual disability, 1991–1995. Journal of Applied Research in Intellectual Disability, 15, 200–212.

Maaskant, M.A., Van Knijff-Raeven, A.G.M., Van Schrojenstein Lantman-de Valk, H.M.J. & Veenstra, M.Y. Weight status of persons with intellectual disabilities. Submitted for publication.

MacKay, W. & Percy, M. (2007). Introduction to the nervous system. In: Brown, I. & Percy, M. (eds.). A comprehensive guide to intellectual and developmental disabilities. Paul H. Brookes Publishing Co., 109–124.

Magai, C. & McFadden, S. H. (1995). The role of emotions in social and personality development: History, theory, and research. New York: Plenum Press.

Main, M. & Cassidy, J. (1988). Categories of response to reunion with the parent at age 6: Predictable from infant attachment classification and stable over a one-month period. Developmental Psychology, 24, 415–426.

Main, M., Caplan, N. & Cassidy, J. (1988). Security in infancy, childhood, and adulthood: A move to the level of representation. Child Development, 50, 66–104.

Malamud, N. (1972). Neuropathology of organic brain syndrome associated with aging. In: Gaitz, C. (ed.). Aging and the brain. New York: Plenum, 67–87.

Malaty, H., El-Kasabany Graham, D., Miller, C., Reddy, S., Srinivasan, S., Yamaoka, Y. & Berenson, G. (2002). Age at acquisition of Heliobacter pylori infection: a follow-up study from infancy to adulthood. Lancet, 359, 931–935.

Malfertheiner, P., Megraud, F., O'Morain, C., Hungin, A.P., Jones, R., Axon, A., Graham, D.Y., Tytgat, G. & The European Helicobacter Pylori Study Group (2002). Current concepts in the management of Helicobacter pylori infection – The Maastricht 2–2000 Consensus Report. Aliment Pharmacological Therapy, 16, 167–180.

Malfertheiner, P, Megraud, F. & O'Morain, C. (2005). Guidelines for the management of Helicobacter pylori infection. European Gastroenterology Review, 59–60, 998–999.

Malmstrom, H., Santos-Teachout, R. & Ren, Y.-F. (2002). dentition and oral health. In: Prasher, V.P. & Janicki, M.P. (eds.). Physical health of adults with intellectual disabilities. Blackwell Publishing, 181–203.

Mann, D., Yates, P., Marcyniuk, B. (1984). Alzheimer's presenile dementia, senile dementia of the Alzheimer's type and Down syndrome in middle age form: An age related continuum of pathological changes. Neuropathology and Applied Neurobiology, 10, 185–207.

Mann, J., H. Zhou, McDermott, S. & Poston, M.B. et al. (2006). Healthy behavior change of adults with mental retardation: attendance in a health promotion program. American Journal on Mental Retardation, 111,1, 62–73.

Marcell, M. & Cohen, S. (1992). Hearing abilities of Down syndrome and other intellectually impaired adolescents. Research in Developmental Disabilities, 13, 533–551.

Marcell, M., Ridgeway, M., Sewell, D. & Whelan, M. (1995). Sentence imitation by adolescents and young adults with Down syndrome and other intellectual disabilities. Journal of Intellectual Disability Research, 39, 215–232.

Marcell, M.M. (1995). Relationships between hearing and auditorynrecognition in Down's syndrome youth. Down's Syndrome: Research and Practice, 3, 75–91.

March, J., Steingold, B., Justice, S. & Mitchell, P. (1997). Follow the yellow brick road! People with learning difficulties as coresearchers. British Journal of Learning Disabilities, 25, 77–80.

Marengoni, A. (2008). Prevalence and impact of chronic diseases and multimorbidity in the aging population: a clinical and epidemiological approach. Doctorate dissertation, Karolinska Institute, Solna, Sweden.

Marengoni, A., Winblad, B., Karp, A. & Fratiglioni, L. (2008). Prevalence of chronic diseases and multimorbidity among the elderly population in Sweden. American Journal of Public Health, 98,7, 1198–1200.

Marengoni, A., Rizzuto, D., Wang, H.X. et al. (2009) Patterns of chronic multimorbidity in the elderly population. Journal of the American Geriatric Society, 57, 225–230.

Marks, B. (1996). Conceptionalizations of health among adults with intellectual impairments. Doctoral dissertation, University of Illinois at Chicago. Marks B., Heller, T., Rimmer, J. & Sisirak, J. (2007). Health promotion for adults with intellectual and developmental disabilities (I/DD). train-the-trainer program (R1). Chicago, IL: University of Illinois at Chicago.

Marks, B., Heller, T., Sisirak, J. (2006). Exercise and nutrition health education curriculum for adults with developmental disabilities. 3rd edition. Chicago, Illinois: Rehabilitation Research and Training Center on Aging with Developmental Disabilities, University of Illinois at Chicago.

Marks, B., Sisirak, J. & Heller, T. (2010). Health matters for people with developmental disabilities; creating a sustainable health promotion program. Paul Brooks Publishing.

Marshall, D., McConkey, R. & Moore, G. (2003). Obesity in people with intellectual disabilities: the impact of nurse-led health screenings and health promotion activities. Journal of Advanced Nursing, 41, 147–153.

Marshall, P. (1989). Attention deficit disorder and allergy: a neurochemical model of the relation between the illnesses. Psychological Bulletin, 106,3, 434–446.

Martin, B. & Walter, J. (2007). Pubertät. In: Theunissen, G., Kulig, W. & Schirbort, K. (eds.). Handlexikon Geistige Behinderung. Stuttgart: Kohlhammer, 283–284.

Martinez-Leal, R., Salvador-Carulla, L., Linehan, C. et al. (2011). The impact of living arrangements and deinstitutionalization in the health status of persons with intellectual disabilities in Europe: a study using a health survey in 14 EC-countries. Journal of Intellectual Disability Research, 55, 858–872.

Matson, J. I. (ed.) (2008). Clinical assessment and intervention for autism spectrum disorders. Amsterdam: Elsevier Acad.

McAdam, D. B., Sherman, J. A., Sheldon, J. B. et al. (2004). Behavioral interventions to reduce the pica of persons with developmental disabilities. Behavior Modification, 28, 45–72.

McCain, M. N. & Mustard, J. F. (1999). Reversing the real brain drain: Early years study – Final report. Toronto Publications Ontario.

McClintock, K., Hall, S. & Oliver, C. (2003). Risk markers associated with challenging behaviours in people with intellectual disabilities: a meta-analytic study. Journal of Intellectual Disability Research, 47, 405–416.

McCulloch, D. L., Sludden, P. A., McKeown, K. & Kerr, A. (1996). Vision care requirements among intellectually disabled adults: a residence-based pilot study. Journal of Intellectual Disability Research, 40(2), 140–150.

McDaniel, B. (1989). A groupwork experience with mentally retarded adults on the issues of death and dying. Journal of Gerontological Social Work, 13, 187–191.

McDermott, S., Platt, T. & Krishnaswami, S. (1997). Are individuals with mental retardation at high risk for chronic disease? Family Medicine, 29, 429–434.

McDermott, S., Moran, R., Platt, T. et al. (2005). Prevalence of epilepsy in adults with mental retardation and related disabilities in primary care. American Journal on Mental Retardation, 110(1), 48–56.

McDermott, S. (2006). Variation in health conditions among groups of adults with disabilities in primary care. Journal of Community Health, 31, 147–159.

McDonald-McGinn, D. M., Kirschner, R., Goldmuntz, E., Sullivan, K., Eicher, P., Gerdes, M. et al. (1999). The Philadeplphia Story: the 22q11.2 deletion: report on 250 patients. Genetic Counseling, 10,1, 11–24.

McDougle, C. J., Kresch, L. E., Goodman, W. K., Naylor, S. T., Volkmar, F. R., Cohen, D. J. & Price, L. H. (1995). A case-controlled study of repetitive thoughts and behavior in adults with autistic disorder and obsessive-compulsive disorder. American Journal of Psychiatry, 152, 772–777.

McElduff, A. (2002). Endocrinological issues. In: Prasher, V. P. & Janicki, M. P. (eds.). Physical health of adults with intellectual disabilities. Blackwell Publishing, 160–180.

McFarlane, J. M., Groff, J. Y., O'Brien, J. A. et al. (2003). Behaviors of children who are exposed and not exposed to intimate partner violence: An analysis of 330 black, white, and Hispanic children. Pediatrics, 112(3), 202–207.

McGillycuddy, N. B. (2006). A review of substance use research among those with mental retardation. Mental Retardation and Developmental Disability Research Reviews, 12, 41–47.

McGrath, P., Rosmus, C., Canfield, C., Campbell, M. & Henniger, A. (1998). Behaviours caregivers use to determine pain in non-verbal, cognitively impaired individuals. Developmental Medicine and Child Neurology, 40, 340–343.

McGuire, D. (1998). Selbstgespräche führen, Leben mit Down-Syndrom, 29,9, 16–17.

McGuire, D. & Chicoine, B. (2008). Erwachsene mit Down-Syndrom verstehen, begleiten und fördern. Nürnberg: G&S Verlag.

McIntyre Burnham, W. (2007). Epilepsy. In: Brown, I. & Percy, M. (eds.). A comprehensive guide to intellectual & developmental disabilities. Paul H. Brookes Publishing Co, 287–393.

McKee, J.R. & Bodfish, J.W. (2000). Sudden unexpected death in epilepsy in adults with mental retardation. American Journal on Mental Retardation, 105(4), 229–235.

McVicker, R.W., Shanks, O. E. & McClelland, R.J. (1994). Prevalence and associated features of epilepsy in adults with Down's syndrome. British Journal of Psychiatry, 164, 528–532.

Medina, W. C. (2005). Nonverbal individuals with intellectual/developmental disabilities experiencing GERD: from infants to older adults. International Journal of Nursing, 2,1, 2–10.

Medler, M., Schmaler, H. & Schuster, A. (1999). Schule bewegt sich: Für ein bewegtes Schulleben in der Grundschule. Flensburg: Sportbuch-Verlag.

Meins, W. (1995). Demenz und geistige Behinderung, Alzheimersche Krankheit und Down-Syndrom – Eine aktuelle Literaturübersicht. Zeitschrift für Gerontopsychologie und -psychiatrie, 3, 135–151.

Meisels, S. (1989). Can developmental screening tests identify children who are developmentally at risk? Pediatrics, 83, 578–585.

Melchers, P. & Preuß, U. (2003). Kaufman-Assessment-Battery for Children (K-ABC) (6., teilw. erg. Aufl.). Frankfurt a. M.: Swets & Zeitlinger.

Melton, L., Khosla, S., Achenbach, S., Oçonnor, M., O'Fallon, W & Riggs, B. (2000). Effects of body size and skeletal site on the estimated prevalence of osteoporosis in women and men. Osteoporosis International, 11, 977–983.

Melville, C., Cooper, S., McGrother, C., Thorp, C. & Collacott, R. (2005). Enhancing primary health care services for adults with intellectual disabilities. Journal of Intellectual Disability Research, 49, 190–198.

Melville, C. A. et al. (2005). Obesity in adults with Down syndrome: A case-control study. Journal of Intellectual Disability Research, 49,2, 125–133.

Melville, C. A., Cooper, S. A., Morrison, J., Finlayson, J., Allan, L., Robinson, N., Burns, E. & Martin, G. (2006). The outcomes of an intervention study to reduce the barriers experienced by people with intellectual disabilities accessing primary health care services. Journal of Intellectual Disability Research, 50,1, 11–17.

Melville, C. A., Cooper, S. A., Morrison, J., Allan, L., Smiley. & Williamson, A. (2008). The prevalence and determinants of obesity in adults with intellectual disabilities. Journal of Applied Research in Intellectual Disabilities, 21, 425–437.

Menage, P., Thibault, G., Matineau, J., Herault, J. et al. (1992). An IgE mechanism in autistic hypersensitivity? Biological Psychiatry, 31,2, 210–212.

Mercer, K. & Ekvall, S. (1992). Comparing the diets of adults with mental retardation who live in intermediate care facilities and in group homes. Journal of the American Dietetic Association, 92, 356–358.

Merrick, J. & Koslowe, K. (2001). Refractive errors and visual anomalies in Down syndrome. Down Syndrome Research and Practice, 6, 131–133.

Merrick, J., Davidson, P. W., Morad, M., Janicki, M. P., Wexler, O. & Henderson, C. M. (2004). Older adults with intellectual disability in residential care centers in Israel: health status and service utilization. American Journal on Mental Retardation, 109, 413–420.

Mervis, C., Robinson, B. & Rowe, M. (2003). Language abilities of individuals with Williams syndrome. In: Abbeduto, L. (Hrsg.). International review of research in mental retardation, Vol. 27. New York: Academic Press.

Messent, P.R. et al. (1998b). Physical activity, exercise and health of adults with mild and moderate learning disabilities. British Journal of Learning Disabilities, 26, 17–22.

Meuwese-Jongejeugd, A., Vink, M., van Zanten, B., Verschuure, H., Eichhorn, E., Koopman, D. et al. (2006). Prevalence of hearing loss in 1598 adults with an intellectual disability: crosssectional population based study. International Journal of Audiology, 45, 660–669.

Meyer, H. (2000). Geistige Behinderung. In: Borchert, J. (Hrsg.). Handbuch der Sonderpädagogischen Psychologie. Göttingen: Hogrefe, 474–483.

Meyer, H. (2003). Geistige Behinderung – Terminologie und Begriffsverständnis. In: Irblich, D. & Stahl, B. (eds.). Menschen mit geistiger Behinderung. Psychologische Grundlagen, Konzepte und Tätigkeitsfelder. Göttingen: Hogrefe, 4–30.

Meyer-Jungclaussen, V. (1985). Geistige Behinderung und Erwachsenenbildung. Aspekte zur Theorie und Praxis. Berlin: Marhold.

Miebach, E. & Wildi, B. (2009). Das Sanfilippo-Syndrom Typ III. Gesellschaft für Mukopolysaccharidosen e. V.

Minihan P. M. (1990). Meeting the needs of health services of persons with mental retardation living in the community. American Journal of public health, 80, 1043–1048.

Minihan, P. M., Dean, D. H. & Lyons, C. M. (1993). Managing the care of patients with mental retardation: a survey of physicians. Mental Retardation, 31, 239–246.

Ministerium für Bildung, Frauen und Jugend (Hrsg.) (2001). Richtlinien für die Schule mit dem Förderschwerpunkt ganzheitliche Entwicklung und Lehrplan zur sonderpädagogischen Förderung von Schülerinnen und Schülern mit dem Förderbedarf ganzheitliche Entwicklung. http://lehrplaene.bildung-rp.de/no-cache/schulart.html?tx_abdownloads_¬pi1[action]=getviewcatalog&tx_abdownloads_pi1[category_uid]=122 [11.07.2013].

Ministerium für Bildung, Wissenschaft und Kultur des Landes Mecklenburg-Vorpommern (Hrsg.) (1998). Rahmenplan der allgemeinen Förderschule. http://www.bildungsser¬ver-mv.de/download/rahmenplaene/rp-foerderschule-bandII.pdf [11.07.2013].

Ministerium für Bildung, Wissenschaft und Kultur Saarland (Hrsg.) (2004). Lehrplan Schule für Geistigbehinderte. http://www.saarland.de/dokumente/thema_bildung/¬SFGLehrplan.pdf [11.07.2013].

Ministerium für Bildung, Wissenschaft, Forschung und Kultur des Landes Schleswig-Holstein (2002). Lehrplan Sonderschulen, Grundschule, weiterführende allgemeinbildende Schulen und berufsbildende Schulen. Sonderpädagogische Förderung. http://lehrplan.lernnetz.de/index.php?wahl=9 [11.07.2013].

Ministerium für Kultus, Jugend und Sport Baden-Württemberg (Hrsg.) (2009). Schule für Geistigbehinderte: http://www.schule-bw.de/schularten/sonderschulen/sonder¬schultypen/schule_fuer_geistigbehinderte/gprojekt/BP_SchuleGeistigbehinderte.pdf [11.07.2013].

Minkowitz, C., Matthew, B. & Strobino, D. (1998). Have professional recommendations and consumer demand altered pediatric practice regarding child development? Journal for Urban Health, 75, 739–750.

Mirrett, P., Bailey, D., Roberts, J. & Hatton, D. (2004). Developmental screening and detection of developmental delays in infants and toddlers with Fragile X syndrome. Developmental and Behavioral Pediatrics, 25,1, 21–27.

Mishna, F. (2003). Learning disabilities and bullying; Double jeopardy. Journal of Learning Disabilities, 36, 336–347.

Mitra, M., Allen, D., Wilber, N. & Walker, D. (2005). Prevalence and correlates of depression as a secondary condition among adults with disabilities. American Journal of Orthopsychiatry, 75,1, 76–85.

Moeschler, J. B., Charman, C. E., Berg, S. Z. & Graham, J. M. (1988). Rett syndrome: Natural history and management. Pediatrics, 82, 1–9.

Molcho, M., Harel, Y. & Dina, I. O. (2004). Substance use and youth violence. A study among 6th to 10th grade Israeli school children. International Journal of Adolescent Medicine and Health, 16, 239–251.

Moldavsky, M., Lev, D. & Lerman-Sagie, T. (2001). Behavioral phenotypes of genetic syndromes: A reference guide for psychiatrists. Journal of the Americam Academy of Child & Adolescent Psychiatry, 40, 749–761.

Mont, D. (2007). Measuring health and disability.Lancet, 369, 1658–1663.

Moore, K., McGillivray, J., Illingworth, K. & Brookhouse, P. (2004). An investigation into the incidence of obesity and underweight among adults with an intellectual disability in an Australian sample. Journal of Intellectual and Developmental Disability, 29,4, 306–318.

Morad, M., Merrick, J. & Nasri, Y. (2002). Prevalence of Helicobacter pylori infection in people with intellectual disabilities in a residential care center in Israel. Journal of Intellectual Disability Research, 46, 141–143.

Morad, M., Nelson, N., Merrick, J., Davidson, P. W. & Carmeli, E. (2007). Prevalence and risk factors of constipation in adults with intellectual disability in residential care centers in Israel. Research in Developmental Disabilities, 28, 580–586.

Moran, R., Drane, W., McDermott, S., Dasari, S., Scurry, J. & Platt, T. (2005). Obesity among people with and without mental retardation across adulthood. Obesity Research, 13, 342–349.

Morgan, C.L., Baxter, H. & Kerr, M.P. (2003). Prevalence of epilepsy and associated health service utilization and mortality among patients with intellectual disability. American Journal on Mental retardation, 108(5), 293–300.

Morris, A., Vaughan, S., Vaccaro, P. (1982). Measurements of neuromuscular tone and strength in Down's syndrome children. Journal of Mental Deficiency Research, 26, 41–46.

Morris, J.K. & Alberman, E. (2009). Trends in Down's syndrome live births and antenatal diagnoses in England and Wales from 1989 to 2008: analysis of data from the National Down Syndrome Cytogenetic Register. British Medical Journal 2009, 339, 3794.

Moss, S.C., Patel, P., Prosser, H., Goldberg, D.P., Simpson, N., Rowe, S. & Lucchino, R. (1993). Psychiatric morbidity in older people with moderate and severe learning disability (mental retardation). Part 1: Development and reliability of the patient interview (PAS–ADD). British Journal of Psychiatry, 163, 471–480.

Moss, S.C. (1999). Assessment: conceptual issues. In: Bouras, N. (ed.). Psychiatric and behavioral disorders in developmental disabilities and mental retardation. Cambridge: University Press, 18–37.

Mugica, I., Ansa, J., Sistiaga, F., Zabalza, R., Zubillaga, P., Merino, A., Maiedana, B. & Visal, C. (2002). Digital computerized absorptiometry in the diagnosis of osteoporosis in a group of the severely mentally retarded. Nutricion Hospitalaria, 17, 213–218.

Mühl, H. (1999). Förderschwerpunkt geistige Entwicklung. Zeitschrift für Heilpädagogik, 4, 149–151.

Mühl, H. (2000). Einführung in die Geistigbehindertenpädagogik (4. Aufl.). Stuttgart: Kohlhammer.

Mühl, H. (2003b). Kommunikationsförderung. In: Neuhäuser, G. & Steinhausen, H.-C. (Hrsg.). Geistige Behinderung. Grundlagen, klinische Syndrome, Behandlung und Rehabilitation (3. Aufl.). Stuttgart: Kohlhammer, 262–270.

Müller, C. (1999). Bewegte Grundschule: Aspekte einer Didaktik der Bewegungserziehung als umfassende Aufgabe der Grundschule. Sankt Augustin: Academia Verlag.

Müller, C. (2002). Längsschnittstudie bewegte Grundschule: Ergebnisse eines pädagogischen Konzeptes zur bewegten Grundschule. Sankt Augustin: Academia Verlag.

Mul, M. et al. (1997). Slechthorendheid bij mensen met een verstandelijke handicap in de huisartspraktijk. Huisarts en Wetenschap, 40, 301–304.

Murphy, J., Hoey, H., Philip, M. et al. (2005). Guidelines for the medical management of Irish children and adolescents with Down syndrome. Irish Medical Journal, 98, 48–52.

Murphy, K., Jones, L. & Owen, M. (1999). High rates of schizophrenia in adults with Velo-Cardio-Facial Syndrome. Archives of General Psychiatry, 56,10, 940–945.

Murray, R.M., Jones, P.B. & Susser, E. et al. (2002). The epidemiology of schizophrenia. Cambridge, United Kingdom: Cambridge University Press.

Naidoo, J. & Wills, J. (2003). Lehrbuch der Gesundheitsförderung. Umfassend und anschaulich mit vielen Beispielen und Projekten aus der Praxis der Gesundheitsförderung. Gamburg: C. Conrad.

Nashef, L. & Brown, S.W. (eds.) (1997). Epilepsy and sudden death. Epilepsia, 38(11).

National Audit Office (2001). Tackling obesity in England. Report by the Comptroller and Auditor General. Her Majesty's Stationary Office, London.

367

Needlman, R. & Silverstein, M. (2004). Pediatric interventions to support reading aloud: how good is the evidence? Developmental and Behavioral Pediatrics, 25,5, 352–363.

Neitzel, H. (2007). Genetische Grundlagen des Down-Syndroms. In: Schwinger, E. & Dudenhausen, J. W. (eds.). Menschen mit Down-Syndrom, Genetik, Klinik, therapeutische Hilfen. München: Urban und Vogel, 17–29.

Nellessen, U. (1999). Wochenplan- und Freiarbeit bringen Bewegung in den Unterricht. In: Klupsch-Sahlmann (Hrsg.). Mehr Bewegung in die Grundschule. Berlin: Cornelsen Verlag, 101–114.

Nelson, R. P. & Crocker, A. C. (1978). The medical carevof mentally retarded persons in public residential facilities. The New England Journal of Medicine, 299, 1039–1044.

Nespoli, L., Burgio, G. & Maccario, R. (1993). Immunological features of Down's Syndrome: a review. Journal of Intellectual Disability Research, 37,6, 543–551.

Neuhäuser, G. (2001). Motorische Störungen, 22–42. In: Steinhausen, H.-C. (Hrsg.) (2001). Entwicklungsstörungen im Kindes- und Jugendalter. Ein interdisziplinäres Handbuch. Stuttgart: Kohlhammer.

Neuhäuser, G. (2001). Entwicklung und Entwicklungsstörungen. In: Hessisches Sozialministerium und Bundesvereinigung Lebenshilfe e. V. (ed.). Ansichten über Frühförderung. Ergebnisse aus Wissenschaft und Praxis, 299–310. Marburg: Lebenshilfe-Verlag.

Neuhäuser, G. (2002). Skelettdeformationen bei Menschen mit geistiger Behinderung. In: Bundesvereinigung Lebenshilfe (ed.). Eine behinderte Medizin?! Zur medizinischen Versorgung von Menschen mit geistiger Behinderung.Marburg: Lebenshilfe-Verlag, 98–106.

Neuhäuser, G. (2003). Klinische Syndrome. In: Neuhäuser, G. & Steinhausen, H.-C. (eds.) (2003). Geistige Behinderung. Grundlagen, klinische Syndrome, Behandlung und Rehabilitation (3., überarb. u. erw. Aufl.). Stuttgart: Kohlhammer, 107–211.

Neuhäuser, G. & Steinhausen, H.-C. (eds.) (2003). Geistige Behinderung. Grundlagen, klinische Syndrome, Behandlung und Rehabilitation (3., überarb. u. erw. Aufl.). Stuttgart: Kohlhammer Geistige Behinderung. Stuttgart: Kohlhammer.

Neumann, K, Dettmer, G., Euler, H., Giebel, A., Gross, M., Herer, G., Hoth, S., Lattermann, C. & Montgomery, J. (2006). Auditory status of persons with intellectual disability at the German Special Olympic Games. International Journal of Audiology, 45,2, 83–90.

Nevill, A., Holder, R., Maffulli, N., Cheng, J., Leung, S., Lee, W. & Lau, J. (2002). Adjusting bone mass for differences in projected bone area and other confounding variables: an allometric perspective. Journal of Bone and Mineral Research, 17, 703–708.

Ng, D. E. & Chan, C. H. (2004). Obesity is an important risk factor for sleep disordered breathing in children with Down syndrome. Sleep, 27, 1023–1024.

Niederhofer, H. & Pittschieier, K. (2006). A preliminary investigation of ADHD symptoms in persons with celiac disease. Journal of Attention Disorders, 10,2, 200–204.

Niedersächsisches Kultusministerium (2007). Kerncurriculum für den Förderschwerpunkt Geistige Entwicklung. Schuljahrgänge 1–9. http://db2.nibis.de/1db/cuvo/datei/kc_foe_¬ geistige_nib.pdf [11.07.2013].

Niklas-Faust, J. (2002). Die medizinische Versorgung von Menschen mit Behinderung in Deutschland. In: Bundesvereinigung Lebenshilfe (ed.). Eine behinderte Medizin?! Zur medizinischen Versorgung von Menschen mit geistiger Behinderung. Marburg: Lebenshilfe-Verlag, 19–28.

Nirje, B. (1994). Das Normalisierungsprinzip – 25 Jahre danach. Vierteljahreszeitschrift für Heilpädagogik und ihre Nachbargebiete, 1,63, 12–32.

Noack, C. & Schmid, H. J. (1996). Sexuelle Gewalt gegen Menschen mit geistiger Behinderung. Eine verleugnete Realität. Stuttgart: Verband evangelischer Einrichtungen für Menschen mit geistiger und seelischer Behinderung e. V.

Noh, S., Dumas, J. E., Wolf, L. C. & Fisman, S. N. (1989). Delineating sources of stress in parents of exceptional children. Family Relations, 50:501–514.

Noonan, J. A. (1994). Noonan syndrome: An update and review for the primary pediatrician. Clinical Pediatrics, 33, 548–555.

Noonan, J. A. (1999). Noonan syndrome revisited. Journal of Pediatrics, 135, 667–668.

Nußbeck, S. (2008). Der Personenkreis der Menschen mit geistiger Behinderung. In: Nußbeck, S., Biermann, A. & Adam, H. (eds.). Sonderpädagogik der geistigen Entwicklung. Band 4. Hogrefe-Verlag, 5–13.

O'Brien, G. & Yule, W. (eds.) (1995). Behavioral phenotypes. Clinics in Developmental Medicine, no. 138, London: MacKeith Press.

O'Brien, G., Barnard, L., Pearson, J. & Rippon, L. (2002). Physical health and clinical phenotypes. In: Prasher, V. P. & Janicki, M. P. (eds.). Physical health of adults with intellectual disabilities.Oxford: Blackwell Publishing, 35–62.

O'Brien, G. (2008). Behavioural phenotypes in adulthood. Available from: http://www.in¬ tellectualdisability.info/mental_phys_health/P_phenotypes_ go.html [23.10.2008].

Oda, M., Haklamada, R., Ono, K. & Higurashi, M. (1993). A seroimmunological analysis of Down Syndrome. Gerontology, 39(1), 16–23.

Odom, S. L., Hanson, M. J., Blackman, J. A. et al. (eds.) (2003). International issues in early intervention: Early intervention practices around the world. Baltimore: Paul H. Brookes Publishing Co.

Oerter, R. & Montada, L. (eds.) (1995). Entwicklungspsychologie. Ein Lehrbuch. Weinheim.

Office of the Surgeon General. Health Disparities and Mental Retardation. Closing the gap: a national blueprint to improve the health of persons with mental retardation (updated 2004 April 27; cited 2007 February 27). www.surgeongeneral.gov/topics/mentalretar¬ dation/.

Olsen, C. L., Cross, P. K. & Gensburg, L. J. (2003). Down Syndrome: Interaction between Culture, Demography, and Biology in Determining the Prevalence of a Genetic Trait. Human Biology, 75(4), 503–520.

Oskarsdottir, S., Vujic, M. & Fasth, A. (2004). Incidence and prevalence of the 22q11 deletion syndrome: population based study in Western Sweden. Arch Dis Child, 89,2, 148–151.

Opolski, J. (2006). Ich spreche ja nur mit mir selbst! Selbstgespräche von Menschen mit Down-Syndrom, Leben mit Down-Syndrom, 51,1, 28–29.

Ortland, B. (2008). Behinderung und Sexualität: Grundlagen einer behinderungsspezifischen Sexualpädagogik. Stuttgart: Kohlhammer.

Owens, P. L., Kerker, B. D., Zigler, E. & Horwitz, S. M. (2006). Vision and oral health needs of individuals with intellectual disability. Mental Retardation and Developmental Disabilities Research Reviews, 12, 28–40.

Oyen, R. (1991). Zur Biologie des Alterns. In: Trapmann, H. et al. (Hrsg.). Das Alter. Grundfragen – Einzelprobleme – Handlungsansätze. Dortmund: Verlag Modernes Lernen.

Padeliadu, S. (1998). Time demands and experienced stress in Greek mothers of children with Down's syndrome, Journal of Intellectual Disability Research, 42, 144–153.

Pandey, J., Verbalis, A., Robins, D.I., Boorstein, H., Klin, A., Babitz, T., Chawarska, K., Volkmar, F., Green, J., Barton, M. & Fein, D. (2008). Screening for autism in older and younger toddlers with a Modified Checklist for Autism in Toddlers. Autism, 12,5, 513–535.

Papousek, H. & Papousek, M. (1992). Beyond emotional bonding: the role of preverbal communication in mental growth and health. Infant Mental Health Journal, 13,11, 43–53.

Papousek, H. (2003). Spiel in der Wiege der Menschheit. In: Papousek, M. & Von Gontard, A.(eds.). Spiel und Kreativität in der Kindheit. Leben lernen, 159. Stuttgart: Pfeiffer bei Klett-Cotta, 17–55.

Papousek, M. & Von Gontard, A. (eds.) (2003). Spiel und Kreativität in der frühen Kindheit. Leben lernen, 159. Stuttgart: Pfeiffer bei Klett-Cotta.

Pardo, C. A., Vargas, D. & Zimmerman, A. (2005). Immunity, neuroglia and neuroinflammation in autism. International Review on Psychiatry, 17,6, 485–495.

Pardo, C. A., Eberhart, C. (2007). The Neurobiology of Autism. Brain Pathology, 17,4, 434–447.

Pastore, E., Marino, B., Calzolari, A., Digilio, M., Gianotti, A. & Turchetta, A. (2000). Clinical and cardiorespiratory assessment in children with Down syndrome without congenital heart disease. Archives of Pediatric and Adolescent Medicine, 4, 408–410.

Parker, A. Bronks, R. & Snyder, C. (1986). Walking patterns in Down's syndrome. Journal of Mental Deficiency Research, 30, 317–330.

Partington, M. W., Mowat, D., Einfeld, S., Tonge, B. & Turner, G. (2000). Genes on the X chromosome are important in undiagnosed mental retardation. American Journal of Medical Genetics, 14, 9–14.

Patja, K., Pukkala, E., Sund, R., Iivanainen, M. & Kaski, M. (2006). Cancer incidence of persons with Down syndrome in Finland: a population-based study. International Journal of Cancer, 118, 1769–1772.

Patja, K., Molsa, P. & Iivanainen, M. (2001). Cause-specific mortality of people with intellectual disability in a population-based, 35-year follow-up study. Journal of Intellectual Disability Research, 45,1, 30–40.

Patja, K., Eero, P. & Iivanainen, M. (2001). Cancer incidence among people with intellectual disability. Journal of Intellectual Disability Research, 45,4, 300–307.

Patja, K., Iivanainen, M., Vesala, H., Oksanen, H. & Ruoppila, I. (2000). Life expectancy of people with intellectual disabilities: a 35-year follow-up study. Journal of Intellectual Disability Research, 44(5), 591–599.

Payne, A., Whitehurst, G. & Angell, A. (1994). The role of home literacy environment in the development of language ability in preschool children from low-income families. Early Childhood Research Quarterly, 9,3–4, 427–440.

Pender, N. J. (1987). Health promotion in nursing practice (5th edition). Norwalk, CT: Appleton & Lange.

Penrose, L. S. (1949). The influence of mongolism in the general population. Journal of Mental Retardation, 95, 685–688.

Percy, M., Brown, I. & Lewkis, S. Z. (2007). Abnormal behavior. In: Brown, I. & Percy, M. (eds.). A comprehensive guide to intellectual & developmental disabilities. Paul H. Brookes Publishing Co., 309–331.

Perry, B. & Szalavitz, M. (2010). The boy who was raised as a dog: and other stories from a child psychiatrist's notebook: what traumatized children can teach us about loss, love and healing. Basic Books.

Perry, J., Linehan, C., Kerr, M. et al. (2010). The P15 – a multinational assessment battery for collecting data on health indicators relevant to adults with intellectual disabilities. Journal of Intellectual Disability Research, 54, 981–991.

Peterander, F. (2003). Multivariate Diagnostik in der Frühförderung. Kindheit und Entwicklung, 12,1 24–34.

Peterander, F. (2007). Früherkennung. In: Theunissen, G., Kulig, W. & Schirbort, K. (eds.) (2007). Handlexikon Geistige Behinderung. Stuttgart: Kohlhammer, 128–129.

Peterander, F. (2007). Sozialpädiatrische Zentren. In: Theunissen, G., Kulig, W. & Schirbort, K. (eds.) (2007). Handlexikon Geistige Behinderung. Stuttgart: Kohlhammer, 320.

Percy, M., Dalton, A., Markovic, V., Crapper McLachlan, D., Gera, E., Hummel, J., Rusk, A., Sommerville, M., Andrews, D. & Walfish, P. (1990). Autoimmune thyroiditis associated with Down syndrome: a comparison of patients with and without manifestations of Alzheimer disease. American Journal of Medical Genetics, 36, 148–154.

Perry, M., Wells, F. & Dezan, L. (1983). Parent characteristics in abusing and nonabusing families. Journal of Clinical Child Psychology, 12, 329–335.

Phan, A. et al. (2005). The assessment of pain and discomfort in individuals with mental retardation. Research in Developmental Disabilities, 26,5, 433–439.

Philipp., S. (2004). Arzt-Patient-Beziehung. In: Lehrbuch medizinische Psychologie und medizinische Soziologie. Strauß, B., Berger, U., von Troschke, J. & Brähler, E. Göttingen: Hogrefe-Verlag, 341–175.

Piachaud, J. (1994). Strengths and difficulties in developing countries: the case of Zimbabwe. In: Bouras, N. (ed.). Mental health and mental retardation recent advances and practices. New York: Cambridge University Press, 383–392.

Piachaud, J., Rohde, J. & Pasupathy, A. (1998). Health screening for people with Down syndrome. Journal of Intellectual Disability Research, 42,5, 341–345.

Piachaud, J. & Rohde, J. (1998). Screening for breast cancer is necessary in patients with learning disability. British Medical Journal, 316, 1979–1980.

370

Piaget, J. (1962). Play, dreams, and imitation. New York: Norton.

Piaget, J. & Inhelder, B. (1986). Die Psychologie des Kindes. München: Deutscher Taschenbuch Verlag.

Pianta, W.C. (1990). Widening the debate in educational reform: Prevention as a viable alternative, Exceptional Children, 56, 306–313.

Pierobon, A. & Funk, M. (2007). Sturzprävention bei älteren Menschen. Risiken, Folgen, Maßnahmen. Stuttgart: Thieme.

Pinker, S. (1996). The Language Instinct. New York: Norton.

Pittelkow-Abele, C. (2006). Ernährungslenkung. In: Zahngesundheit Prophylaxe/Pflege/Behandlung. Ein Sammelband der Zeitschrift »zusammen«. Düsseldorf, 11–13.

Pitetti, K.H., Rimmer, J.H. & Fernhall, B. (1993). Physical fitness and adults with mental retardation. An overview of current research and future directions. Sports Medicine, 16, 23–56.

Podgorsky, C., Kessler, K., Cacia, B., Peterson, D. & Henderson, M. (2004). Physical activity intervention for older adults with intellectual disability: report on a pilot project. Mental Retardation, 42,4, 272–283.

Poindexter, A. (1995). Medical aspects of challenging behaviors. In: Proceedings of the International Congress on the Dually Diagnosed. Boston: National Association for the Dually Diagnosed, 36–37.

Pollock, K. M. (2001). Exercise in treating depression: Broadening the psychotherapists role. Journal of Clinical Psychology, 57, 1289–1300.

POMONA (2008). Final report. Health indicators for people with intellectual disability; using an indicator set; Pomona II. Grant agreement No. 2004130.

POMONA-Projekt (2013). http://www.pomonaproject.org/.

Pondexter, A. (2000). Phenobarbital, propranolol, and affression. Jornal of Neuropsychiatry and Clinical Neurosciences, 12(3), 413.

Poustka, F., Lisch, S., Rühl, D., Sacer, A., Schmötzer, G. & Werner, K. (1996). The standardized diagnosis of autism, Autism Diagnostic Interview – revised: Interrater reliability of the German form of the interview. Psychopathology, 29(3), 145–153.

Powell, J. (2007). Hilfen zur Kommunikation von Demenz. Kuratorium Deutsche Altenhilfe. Köln: Kuratorium Deutsche Altenhilfe.

Prada, N., Nasi, M., Troiani, L., Roat, E., Pinti, M., Nemes, E. et al. (2005). Direct analysis of thymic function in children with Down's Syndrome. Immunity and Ageing, 2, 4–10.

Prasher, V. P. (1997) Psychotic features and effect on severity of learning disability on dementia in adults with Down Syndrome. Review of literature. British Journal of Developmental Disorders, 43, 85–92.

Prasher, V.P. (1999). Down syndrome and thyroid disorders: a review. Down's Syndrome. Research and Practice, 6, 25–42.

Prasher, V.P. & Janicki, M.P. (eds.). Physical health of adults with intellectual disabilities. Oxford: Blackwell Publishing.

Prasher, V.P. & Haque, M.S. (2005). Misdiagnosis of thyroid disorders in Down syndrome: Time to re-examine the myth? American Journal of Mental Retardation, 110(1), 23–27.

Pregliasco, F., Ottolina, P, Mensi, C. et al. (2001).Oral health profile in an institutionalized population of Italian adults with mental retardation. Special Care Dentistry, 21, 227–231.

Ptok, M. (2001). Hörstörungen, 61–87. In: Steinhausen, H.-C. (Hrsg.) (2001). Entwicklungsstörungen im Kindes- und Jugendalter. Ein interdisziplinäres Handbuch. Stuttgart: Kohlhammer.

Pueschel, S.M. (1995b). Besondere Merkmale beim Kind mit Down-Syndrom. In: Pueschel, S.M. (ed.). Down-Syndrom. Für eine bessere Zukunft. Stuttgart: TRIAS Thieme Hippokrates Enke, 59–63.

Pueschel, S.M. (1995c). Medizinische Fragen. In: Pueschel, S.M. (ed.). Down-Syndrom. Für eine bessere Zukunft. Stuttgart: TRIAS Thieme Hippokrates Enke, 64–73.

Pueschel, S.M. (1995d). Die Ursache des Down-Syndroms. In: Pueschel, S.M. (ed.). Down-Syndrom. Für eine bessere Zukunft. Stuttgart: TRIAS Thieme Hippokrates Enke, 38–47.

Rainville, C. L. & Sadeghi-Nejad, A. (1999). Occurrence of hypothyroid children with Down syndrome. Pediatric Research, 45, 96A.

Rao, D., Hegde, A., Mangalore, M. et al. (2001). Caries prevalence amongst handicapped children of South Canara district, Karnataka. J Indian Soc Pedo Prev Dent, 19, 67–73.

Rapin, I. (1999). Hearing impairment. In: Swaima, K. F. & Ashwal, S. (eds.). Pediatric Neurology. Principles and Practice (3rd edition). St. Louis: Mosby, 77–95.

Rapkin, A. (2003). A review of treatment of premenstrual syndrome and premenstrual dysphoric disorder. Psychoneuroendocrinology, 28(3), 39–53.

Rapp, C. E. & Torres, M. (2002). Cerebral palsy. In: Prasher, V. P. & Jabnicki, M. P. (eds.). Physical health of adults with intellectual disabilities. Blackwell Publishing, 63–87.

Rauh, H. & Calvet-Kruppa, C. (1992). Sozial-emotionales Verhalten bei Kleinkindern mit Down-Syndrom. Symposiumbeitrag, 38. Kongress der Deutschen Gesellschaft für Psychologie, Trier, September.

Rauh, H. (1995). Geistige Behinderung. In: Oerter, R. & Montada, L. (eds.). Entwicklungspsychologie (3. Aufl.). Weinheim.

Rauh, H. (1997). Bindungstheorie und bindungsforschung. Newsletter Entwicklungspsychologie, 14–17.

Rauh, H. (1999). Entwicklungsprognose am Beispiel der Entwicklung von Kindern mit Down-Syndrom. In: Oerter, R., Röper, G. & Noam, G. (Hrsg.). Klinische Entwicklungspsychologie. Ein Lehrbuch, 195–217. Weinheim: Beltz.

Rauh, H., Arens, D. & Calvet-Kruppa, C. (1999). Vulnerabilität und Resilienz bei Kleinkindern mit geistiger Behinderung. In: Opp, G., Fingerle, M. & Freytag. H. (Hrsg.). Was Kinder stärkt – Erziehung zwischen Risiko und Resilienz. München: Reinhardt.

Rauh, H. (2000). Kognitives Entwicklungstempo und Verhalten bei Kindern mit Down Syndrom. In: Frühförderung interdisziplinär, 19, 130–139.

Rauh, H. (2004). Kindliche Behinderung und Bindungsentwicklung. In: Ahnert, L. (ed.). Frühe Bindung: Entstehung und Entwicklung. München: Reinhardt, 313–331.

Rauh, H. (2008). Vorgeburtliche Entwicklung und Frühe Kindheit. In: Oerter, R. & Montada, L. (eds.). Entwicklungspsychologie (6. Aufl.). Weinheim: PVU, 149–224.

Raynham, H., Gibbons, R., Flint, J. & Higgs, D. (1996). The genetic basis of mental retardation. QJM: Monthly Journal of the Association of Physicians, 89, 169–173.

Reddy, D. S. (2004). Pharmacology of catamenial epilepsy/Methods and Findings in Experimental and Clinical Pharmacology, 26(7), 547–561.

Regensburger Projektgruppe (2000). Die bewegte Schule – Anspruch und Wirklichkeit. In: Balz, E. & Klupsch-Sahlmann, R. (Hrsg.). Bewegte Schule: Sammelband der Zeitschrift Sportpädagogik. Seelze: Friedrich-Verlag, 18–25.

Regionalgruppe Bayern-Süd. Das Williams-Beuren-Syndrom. Eine Orientierungshilfe für Pädagogen. Regionalgruppe Bayern-Süd im Williams-Beuren-Syndrom Bundesverband e. V.

Regnard, C. et al. (2007). Understanding distress in people with severe communication difficulties: developing and assessing the Disability Distress Assessment Tool (DisDAT). Journal of Intellectual Disability Research, 51,4, 277–292.

Reich, S. (2005). What do mothers know? Maternal knowledge of child development. Infant Mental Health Journal, 26, 143–156.

Reichard, A. et al. (2001). Perspectives of dentists, families and case managers on dental care for individuals with developmental disabilities in Kansas. Mental Retardation, 39, 268–285.

Reid, B., Chenette, R., Macek, M. et al. (2003). Prevalence and predictors of untreated caries and oral pain among Special Olympics athletes. Special Care Dentistry, 23, 129–142.

Reiss, S., Levitan, G. & Szysko, J. (1982). Emotional disturbance and mental retardation: Diagnostic overshadowing. American Journal of Mental Deficiency, 86(6), 567–574.

Reiss, S. & Aman, M. G. (1997). The international consensus process on psychophamacology and intellectual disability. Journal of Intellectual Disability Research, 41, 445–448.

Reiss, S. & Aman, M. G. (eds.) (1998). Psychotropic medication and developmental disabilities: The international consensus handbook. Columbus: The Ohio State University, Nisonger Center.

Reker, M. (2003). Sucht und Missbrauch. Eine kurze Einführung. Klauß, Th. (Hrsg.), 4–12.

Remschmidt, H. (ed.) (2005). Kinder- und Jugendpsychiatrie. Eine praktische Einführung (4., neu bearb. u. erw. Aufl.). Stuttgart: Thieme.

Remschmidt, H.(1985). Psychische Entwicklung und ihre Varianten in Pubertät und Adoleszenz. In: Remschmidt, H. & Schmidt, M.H. (eds.). Kinder- und Jugendpsychiatrie in Klinik und Praxis. Bd.II: Entwicklungsstörungen, organisch bedingte Störungen, Psychosen, Begutachtung. Stuttgart: Thieme, 13–19.

Remschmidt, H. (2000). Autismus. München.

Restak, R.M. (1999). The secret life of the brain. New York: Canada Press.

Rett, A. (1966). Über ein eigenartiges hirnatrophisches Syndrom bei Hyperammonämie im Kindesalter. Wiener Medizinische Wochenschrift, 116, 723–726.

Richter-Kuhlmann, E. (2012). Bluttest auf Down-Syndrom. Es geht um mehr. In: Deutsches Ärzteblatt 109, 29–30, 1. URL: http://www.aerzteblatt.de/pdf.asp?id=127650 [14.08.2012].

Riedel, E. (2010). Zur Wirkung der internationalen Konvention über die Rechte von Menschen mit Behinderung und ihres Fakulativprotokolls auf das das deutsche Schulsystem. URL: http://gemeinsam-leben-nrw.de/sites/defaults/files/Gutachten_Zusammenfas¬sung_0.pdf [26.08.2011].

Rieg-Pelz, A. (1998). Selbstbestimmung. In: Gesellschaft Erwachsenenbildung und Behinderung e.V. (Hrsg.). Lexikon – Wissenswertes zur Erwachsenenbildung unter besonderer Berücksichtigung von geistiger Behinderung. Neuwied: Luchterhand, 261–262.

Rihmer, Z. & Pestality, P. (1999). Bipolar II disorder and suicidal behavior. Psychiatric Clinics of North America, 22(3), ix–x, 667–673.

Rimmer, J.H., Braddock, D. & Fujiura, G. (1994).Cardiovascular risk factors in adults with mental retardation. American Journal of Mental Retardation, 98, 510–518.

Rimmer, J., Braddock, D. & Marks, B. (1995). Prevalence of obesity in adults with mental retardation: implications for health promotion and disease prevention. Research in Developmental Disabilities, 16, 489–499.

Rimmer, J. H., Heller, T., Wang, E. & Valerio, I. (2004). Improvements in physical fitness in adults with Down syndrome, American Journal on Mental Retardation, 109,2, 165–174.

Rimmer, J.H. & Wang, E. (2005). Obesity prevalence among a group of Chicago residents with disabilities. Archives of Physical Medicine and Rehabilitation, 86, 1461–1464.

Rimmer, J.H. & Yamaki, K. (2006). Obesity and intellectual disability. Mental Retardation and Developmental Disabilities Research Reviews, 12, 22–27.

Rimmer, J. H. (2006). Obesity and Intellectual Disability. Mental Retardation and Developmental Disabilities Research Reviews, 12, 22–27.

Rinck, C., Kendall, E. & Cohen, G. (1992). Alzheimer's Disease and Down syndrome. Dialogue on Drugs, Behavior and Developmental Disabilities, 4,2, 1–5.

Ritterfeld, U. (2000). Welchen und wieviel Input braucht das Kind? In: Grimm, H. (ed.). Sprachentwicklung. Göttingen u.a.: Hogrefe, 403–432.

Robert Koch-Institut (ed.) (2003). Multimorbidität in Deutschland. Stand – Entwicklung – Folgen. Berlin: Eigenverlag.

Robert Koch-Institut & BZgA (Hrsg.) (2008). Erkennen – Bewerten – Handeln. Zur Gesundheit von Kindern und Jugendlichen in Deutschland. Berlin: RKI. URL: http://www.¬kindergesundheit-info.de/no_cache/fuer-fachkraefte/fachinformationen/downloads/?¬cid=28092&did=1258&sechash=78b1fa9e [15.08.2012].

Robertson, J., Emerson, E., Gregory, N., Hatto, C., Turner, S., Kessissoglou, S. & Hallam, A. (2000). Lifestyle related risk factors for poor health in residential settings for people with intellectual disabilities. Research in Developmental Disabilities, 21, 469–486.

Robertson, J. et al. (2002). Lifestyle related factors for poor health in residential settings for people with intellectual disabilities. Research in Developmental Disabilities, 21, 469–486.

Robins, D.I., Fein, D., Barton, M. & Green, J. (2001). The modified checklist for autism in toddlers: a study investigating the early detection of autism and pervasive developmental disorders. Journal of Autism and Developmental Disorders, 31,2, 131–144.

Robins, D.I. (2008). Screening for autism spectrum disorders in primary care settings. Autism, 12,5, 537–556.

Roche, A. F., Seward, F. S. & Sunderland, S. (1961). Nonmetrical observations on cranial roentgenograms in mongolism. American Journal of Roentgenology, Radium Therapy and Nuclear Medicine, 84, 659–662.

Rodgers, J. (1999). Trying to get it right: undertaking research involving people with learning difficulties. Disabil Soc., 14, 421–433.

Roizen, N. J. (1996). Down syndrome and associated medical disorders. Mental Retardation and Developmental Disabilities Research Reviews, 2, 85–89.

Roizen, N. J. & Patterson, D. (2003). Down's syndrome. The Lancet, 361, 1281–1291.

Rojahn, J. (1986). Self-injurious and stereotypic behavior of noninstitutionalized mentally retarded people: Prevalence and classification. Americam Journal of Mental Deficiency, 91(3), 268–276.

Rojahn, J., Matson, J., Lott, D., Esbensen, A. & Smalls, Y. (2001). The Behavior Problems Inventory: an instrument for the assessment of self-injury, stereotyped behavior, and aggression/destruction in individuals with developmental disabilities. Journal of Autism and Developmental Disorders, 31, 577–588.

Romm, H. & Sarimski, K. (2008). Die phänotypischen Merkmale des Williams-Beuren-Syndrom. In: Regionalgruppe Bayern-Süd (eds.). Das Williams-Beuren-Syndrom. Eine Orientierungshilfe für Pädagogen. Regionalgruppe Bayern-Süd im Williams-Beuren-Syndrom Bundesverband e. V., 3–5.

Rosemeier, H. P. (1991). Medizinische Psychologie und Soziologie (4. überarb. u. erw. Aufl.). Stuttgart: Ferdinand Enke Verlag.

Rosenberg, S. & Abbeduto, L. (1993). Language and communication in mental retardation: Development, processes and intervention. Hilldale, NJ: Lawrence Erlbaum Associates.

Ross Collins, M. & Cornish, K. (2002). A survey of the prevalence of stereotypy, self-injury and aggression in children and young adults with Cri du Chat syndrome. Journal of Intellectual Disability Research, 46, 133–140.

Roth, N., Beyreiss, J., Schlenzka, K. & Beyer, H. (1991). Coincidence of attention deficit disorder and atopic disorers in children: empirical findings and hypothetical background. Journal of Abnormal Child Psychology, 19,1, 1–13.

Rothe, S & Süß, M. (2003). Pflege in der Arbeit mit behinderten Menschen. In: Rennen-Allhoff, B. & Schaeffer, D. (Hrsg.). Handbuch Pflegewissenschaft. Weinheim/München: Juventa, 507–535.

Rothenberg, E. (1994). Bereavement intervention with vulnerable populations: A case reprot on group work with the developmentally disabled. Social Work with Groups, 17, 61–75.

Rothenfluh, E. (1989). Gesundheitserziehung in den Schulen. Ziele und Inhalte für Kindergarten, Volksschule, Gymnasium und Berufsschule. Aarau, Schweiz.

Royal College of Psychiatrists (2001). DC-LD: Diagnostic criteria for psychiatric disorders for use with adults with learning disabilities/mental retardation. RCP. London: Gaskell.

Rubin, S., Rimmer, J., Chicoine, B., Braddock, D. & McGuire, D. (1998). Overweight prevalence in persons with Down syndrome. Mental Retardation, 36, 175–181.

Ruddick, L. & Oliver, C. (2005). The development of a health status measure for self-report by people with intellectual disabilities. Journal of Applied Research in Intellectual Disabilities, 18, 143–150.

Ruggieri, V. L. & Arberas, C. L. (2003). Behavioral phenotypes. Biologically determined neuropsychological patterns. Revista de Neurologia, 37, 239–253.

Rühl, D., Bölte, S., Feineis-Matthews, S. & Poustka, F. (2004). ADOS. Diagnostische Beobachtungsskala für Autistische Störungen. Bern: Huber.

Rutter, M., Le Couteur, A. & Lord, C. (2003). Autism Diagnostic Interview-Revised (ADI-R). Los Angeles: Western Psychological Services.

Rutter, M. (2006). Genes and behavior: Nature-nurture interplay explained. Ames, IA: Blackwell Publishing Professional.

Rybinski, J. (2010). Die Bedeutung der Diagnose Diabetes mellitus für Menschen mit geistiger Behinderung: Eine Vergleichsstudie von Menschen mit und ohne geistige Behinderung. Staatsarbeit für das Lehramt für Sonderpädagogik, Fakultät Rehabilitationswissenschaften, TU Dortmund.

Sächsisches Staatsministerium für Kultus (Hrsg.) (1998). Lehrplan Schule für Geistig Behinderte. http://www.bildung.sachsen.de/apps/lehrplandb/downloads/lehrplaene/lp_schule_¬ fuer_geistig_behinderte_1998.pdf [11.07.2013].

Sacks, J. G., Goren, M. B., Burke, M. J. & White, S. (1991). Ophthalmologic scgreening of adults with mental retardation. American Journal on Mental retardation, 95, 571–574.

Salmon, M. A. (1978). Developmental defects and syndromes. London: HMM Publishers.

Sander, A. (2000). Einführung – von anderen lernen. In: Hans, M. & Ginnold, A. (Hrsg.). Integration von Menschen mit geistiger Behinderung – Entwicklung in Europa, 11–24.

Santos-Teachout, R. R., Malmstrom, H., Moss, M. E. & Handelman, S. I. (2000). Oral health care. In: Janicki, M. P. & Ansello, E. F. (eds.). Community supports for aging adults with lifelong disabilities, Baltimore, MD: Brookes Publishing, 341–357.

Sarimski, K. (1997). Behavioural phenotypes and family stress in three mental retardation syndromes. European Child & Adolescent Psychiatry, 6(1), 26–31.

Sarimski, K. (2003a). Entwicklungspsychologie genetischer Syndrome (3. überarb. u. erw. Aufl.). Göttingen: Hogrefe.

Sarimski, K. (2003). Kognitive Prozesse bei Menschen mit geistiger Behinderung. In: Irblich, D. & Stahl, B. (Hrsg.). Menschen mit geistiger Behinderung. Psychologische Grundlagen, Konzepte und Tätigkeitsfelder. Göttingen/Bern/Toronto/Seattle: Hogrefe-Verlag, 148–204.

Sarimski, K. (2005a). Stereotypien bei schwerer geistiger Behinderung und speziellen Störungsbildern. In: Seidel, M. (ed.). Zwänge, Tics und Stereotypien bei Menschen mit geistiger Behinderung. Eine therapeutische und pädagogische Herausforderung. Dokumentation der Arbeitstagung der DGSGB am 05.03.2005 in Kassel, Materialien der DGSGB. Band 11. Berlin: Eigenverlag der DGSGB, 13–18.

Sarimski, K. (2005b). Verhaltensbeobachtung und Verhaltenseinschätzung. In: Stahl, B. & Irblich, D. (eds.). Diagnostik bei Menschen mit geistiger Behinderung. Ein interdisziplinäres Handbuch. Göttingen: Hogrefe, 113–135.

Sarimski, K. (2005c). Diagnostische Fragen bei Mehrfachbehinderungen. In: Stahl, B. & Irblich, D. (eds.). Diagnostik bei Menschen mit geistiger Behinderung. Ein interdisziplinäres Handbuch. Göttingen: Hogrefe, 412–428.

Sarimski, K. (2005d). Psychische Störungen bei behinderten Kindern und Jugendlichen. Göttingen: Hogrefe.

Sarimski, K. (2007). Verhaltensphänotypen, behavioral phenotypes. In: Theunissen, G., Kulig, W. & Schirbort, K. (Hrsg.). Handlexikon Geistige Behinderung. Stuttgart: Kohlhammer, 370–372.

Schäfer, S. & Pohl-Meuthen, U. (2001). Erste-Hilfe-Kenntnisse in der Bevölkerung. Nottuln: DRK-Verlags- und Vertriebsgesellschaft.

Schatz, H. (Hrsg.) (2004). Diabetologie kompakt. Grundlagen und Praxis. Stuttgart: Georg Thieme Verlag.

Scheffler, A. & Menche, N. (Hrsg.) (1999). Mensch Körper Krankheiten. München/Jena, 325–331.

Scheid, V. (1986). Filmbegleitheft zur Videoproduktion – Frühkindliche Motorik. Fritzlar: Sportschulverlag.

Schielen, P. C., Koster M. P., Elvers L. H. & Loeber, J. G. (2010). First-trimester combined test screening for Down syndrome 2006–2008. Bilthoven. National Institute for Public Health and the Environment (RIVM).

Schipperges, H. (1977). Geschichte und Gliederung der Gesundheitserziehung. In: Blohmke, M. (Hrsg.). Handbuch der Sozialmedizin. Band 3. Stuttgart, 550–567.

Schipperges, H. (1990). Konzepte gesunder Lebensführung: Leitfaden einer Vorsorgemedizin. Wien: Hollinek.

Schlack, H. G. (2000). Sozialpädiatrie. München.

Schleiffer, R. (2001a). Anfallsleiden, 278–280. In: Antor, G. & Bleidick, U. (Hrsg.). Handlexikon der Behindertenpädagogik. Stuttgart: Kohlhammer.

Schleiffer, R. (2001b). Krankheit, 285–287. In: Antor, G. & Bleidick, U. (Hrsg.). Handlexikon der Behindertenpädagogik. Stuttgart: Kohlhammer.

Schleiffer, R. (2001c). Medizin und Behindertenpädagogik, 287–289. In: Antor, G. & Bleidick, U. (Hrsg.). Handlexikon der Behindertenpädagogik. Stuttgart: Kohlhammer.

Schlosser, A. (1997). Medizinische Probleme in der Betreuung von Menschen mit geistiger Behinderung. Internistische Praxis, 37(2), 345–356.

Schlosser, A. (2002). Obstipation und Megacolon – eventuell lebensbedrohende Krankheitsbilder. In: Bundesvereinigung Lebenshilfe (Hrsg.). Eine behinderte Medizin?! Zur medizinischen Versorgung von Menschen mit geistiger Behinderung. Marburg: Lebenshilfe-Verlag, 90–95.

Schlosser, A. (2005). Allgemeinmedizinische Diagnostik. In: Stahl, B. & Irblich, D. (eds.). Diagnostik bei Menschen mit geistiger Behinderung. ein interdisziplinäres Handbuch. Göttingen: Hogrefe, 318–328.

Schmetz, D. & Stöppler, R. (2007). Förderschwerpunkt Liebe. Sexualpädagogische Bildungsangebote für Menschen mit kognitivem Förderbedarf. Dortmund: Verlag Modernes Lernen.

Schmidt, M. & Dworschak, W. (2011). Inklusion und Teilhabe. Gleichbedeutende oder unterschiedliche Leitbegriffe in der Sonder- und Heilpädagogik? In: Zeitschrift für Heilpädagogik, 62(7), 269–280.

Schnabel, P.-E. (2007). Gesundheit fördern und Krankheit prävenieren. Besonderheiten, Leistungen und Potentiale aktueller Konzepte vorbeugenden Gesundheitshandelns. Weinheim: Juventa.

Schneider, C., Melmed, R., Enriquez, F. J., Basrstow, L., Ranger-Moore, J. & Ostrem, J. (2006). Oral human immunoglobulin for children with autism and gastrointestinal dysfunction: a prospective open-label study. Journal of Autism and Developmental Disorders, 36,8, 1053–1064.

Schneider, V. (1993). Entwicklungen, Konzepte und Aufgaben schulischer Gesundheitsförderung. Konzepte der Risikofaktoren zum Konzept der Förderung von Gesundheitsfaktoren. In: Priebe et al. (Hrsg.). Gesunde Schule. Gesundheitserziehung, Gesundheitsförderung, Schulentwicklung. Weinheim/Basel: Beltz, 39–72.

Schöler, J. et.al. (Hrsg.) (2000). Integrative Erwachsenenbildung für Menschen mit Behinderung. Praxis und Perspektiven im internationalen Vergleich. Neuwied/Berlin: Luchterhand.

Scholl, T., Stein, Z. & Hansen, H. (1982). Leukaemia and other cancers, anomalies and infections as causes of death in Down syndrome in the United States in 1976. Developmental Medicine and Child Neurology, 24, 817–829.

Scholte, F. (2008). European manifesto: basic standards of healthcare for people with intellectual disabilities. Salud Publica de Mexico, 50,2, 273–276.

Schopler, E., Reichler, R. J. & Renner, B. (1988). The Childhood Autism Rating Scale (CARS). Los Angeles: Western Psychological Services.

Schrager, S. (2006). Epidemiology of osteoporosis in women with cognitive impairment. Mental Retardation, 44, 203–211.

Schrager, S. (2004). Osteoporosis in women with disabilities. Journal of Women's Health, 13, 431–437.

Schrander-Stumpel, C. & Fryns, J. P. (1998). Congenital hydrocephalus: nosology and guidelines for clinical approach and genetic counseling. European Journal of Pediatrics, 157, 355–362.

Schuck, H. & Wilke, J. (2009). »Verkehr(s)sicherheit«. AIDS-Prävention als Thema der Förderschule Geistige Entwicklung. In: Lernen konkret, 28(2), 14–16.

Schuhrke, B. (1999). Scham, körperliche Intimität und Familie. Zeischrift für Familienforschung, 11, 59–83.

Schultz, C. & Schreyögg, J. (eds.) (2012). Versorgungsforschung und Betroffenenalltag. Ergebnisse des Projektes Entwicklung innovativer Versorgungskonzepte am Beispiel seltener Erkrankungen (EiVE).

Schulz, E. (2001). Störungen des visuellen Systems, 43–60. In: Steinhausen, H.-C. (Hrsg.) (2001). Entwicklungsstörungen im Kindes- und Jugendalter. Ein interdisziplinäres Handbuch. Stuttgart: Kohlhammer.

Schumacher, N. (2012). Was bringt das neue Versorgungsstrukturgesetz? Lebenshilfe-Zeitung, 1/2012, 10.05.2012.

Schupf, N., Zigman, W., Kapell, D. et al. (1997). Early menopause in women with Down's syndrome. Journal of Intellectual Disability Research, 41, 264–267.

Schuppener, S. (2004) Teilhabe und Selbstbestimmung von Menschen mit geistiger Behinderung im Alter. Geistige Behinderung, 43,1, 36–57.

Schuppener, S. (2006). Menschen mit »Behinderungserfahrungen« – Menschen mit einer »behinderten Identität«? Annahmen zur Identitätsentwicklung von Personen mit so genannter geistiger Behinderung. In: Klauß, Th. (ed.). Geistige Behinderung – Psychologische Perspektiven. Heidelberg: Edition S. Universitätsverlag Winter, 2006, 163.

SchwbG (1986). Schwerbehindertengesetz; Gesetz zur Sicherung der Eingliederung Schwerbehinderter in Arbeit, Beruf und Gesellschaft in der Fassung der Bekanntmachung vom 26. August 1986 (BGBl I S. 1421, 1550), zuletzt geändert durch Art. 9 des Gesetzes vom 19. Dezember 1997 BGBl I S. 3158.

Schwartz, F.W., Siegrist, J., & Von Troschke, J. (1998). Wer ist gesund? Wer ist krank? Wie gesund bzw. Krank sind Bevölkerungen? In: Schwartz, F.W., Badura, B., Leidl, R., Raspe, H.,& Siegrist, J. (Hrsg.). Das Public-Health-Buch. Gesundheit und Gesundheitswesen. München,Wien & Baltimore: Urban & Schwarzenberg, 8–31.

Schwartz, F.W., Walter, U. et al. (1998). Prävention. In: Schwartz, F.W., Badura, B., Leidl, R., Raspe, H. & Siegrist, J. (Hrsg.). Das Public-Health-Buch. Gesundheit und Gesundheitswesen. München/Wien/Baltimore: Urban & Schwarzenberg, 151–170.

Schwartz, R.E. (1977). An optometric clinic in a state institute for the severely retarded. Journal of the American Optometric Association, 48, 59–64.

Schwarz, E. (2000). Das Klassenzimmer als Grundlage und Ausgangspunkt für einen bewegungsorientierten Unterricht. In: Sowa, M. (Hrsg.). »Das reißt uns vom Hocker!«: Lernwelten in Bewegung. Dortmund: Verlag Modernes Lernen, 47–64.

Sciarillo, W., Brown, M. & Robinson, N. (1986). Effectiveness of the Denver Developmental Screening Test with biologically vulnerable infants. Jornal for Development and Behavior in Pediatrics, 7, 77–83.

Scott, A., March, I. & Stoken, M. (1998). A survey of oral health in a population of adults with developmental disabilities: Comparison with a national oral health survey of the general population. Australian Dental Journal, 43,4, 257–261.

Serafica, F. & Cicchetti, D. (1976). Down syndrome children in a strange situation: Attachment and exploratory behaviors. Merrill-Palmer Quarterly, 21, 137–150.

Seidel, M. (2006). Geistige Behinderung – Medizinische Grundlagen. In: Wüllenweber, E., Theunissen, G. & Mühl, H. (eds.). Pädagogik bei geistigen Behinderungen. Stuttgart: Kohlhammer, 160–170.

Seidel, M. (ed.) (2005). Zwänge, Tics und Stereotypien bei Menschen mit geistiger Behinderung. Eine therapeutische und pädagogische Herausforderung. Dokumentation der Arbeitstagung der DGSGB am 5.3.2005 in Kassel, Materialien der DGSGB. Band 11. Berlin: Eigenverlag der DGSGB.

Seidel, M. (2007). Sucht, Abhängigkeitssyndrom. In: Theunissen, G., Kulig, W. & Schirbort, K. (eds.) (2007). Handlexikon Geistige Behinderung. Stuttgart: Kohlhammer, 334–335.

Seifert, J. (2005). Zwänge und Tics – Erscheinungsbilder und Therapie. In: Seidel, M. (ed.). Zwänge, Tics und Stereotypien bei Menschen mit geistiger Behinderung. Eine therapeutische und pädagogische Herausforderung. Dokumentation der Arbeitstagung der DGSGB am 5.3.2005 in Kassel, Materialien der DGSGB. Band 11. Berlin: Eigenverlag der DGSGB, 19–29.

Seifert, M. (2010). Chancen für Menschen mit komplexen Bedarfslagen durch die UN-Behindertenrechtskonventionen?! In: Behindertenpädagogik, 49(4), 383–399.

Selden, C., Zorn, M., Ratzan, S. C. & Parker, R. M. (2000). Health literacy (bibliography online). http://www.nlm.nih.gov/pubs/resources.html. National Library of Medicine, Bethesda, MD.

Seltzer, M. & Wijngaarden Krauss, M. (1989). Aging parents with adult mentally retarded children: family risk factors and sources of support. American Journal on Mental Retardation, 94, 303–312.

Senatsverwaltung für Bildung, Wissenschaft und Forschung Berlin und Ministerium für Bildung, Jugend und Sport des Landes Brandenburg (Hrsg.) (2011). Rahmenlehrplan Eingangsstufe bis Oberstufe bzw. Jahrgangsstufe 1 bis Jahrgangsstufe 10 für Schülerinnen und Schüler mit dem sonderpädagogischen Förderschwerpunkt »Geistige Entwicklung«. http://www.berlin.de/imperia/md/content/sen-bildung/schulorganisation/¬lehrplaene/rlp_geistige_entwicklung.pdf?start&ts=1316604765&file=rlp_geistige_ent¬wicklung.pdf [11.07.2013].

Shah, N., Rodriguez, M., Louis, D. S., Lindley, K. & Milla, P. J. (1999). Feeding difficulties and foregut dysmotility in Noonan's syndrome. Archives of Disease in childhood, 81, 28–31.

Shapira, J., Efrat, J., Berkey, D. et al. (1998). Dental health profile of a population with mental retardation in Israel. Special Care Dentistry, 18, 149–155.

Shastry, B. S. (2005). Bipolar disorder: An update. Neurochemistry International, 46(4), 273–279.

Sher, P. K. (1999). Visual loss associated with childhood neurology disease. In: Swaiman, K. F. & Ashwal, S. (eds.). Pediatric Neurology. Principles and Practice (3rd edition). St. Louis: Mosby, 63–76.

Shield, J. P., Wadsworth, E. J., Hassold, T. J. et al. (1999). Is disomic homozygosity at the APECED locus the cause of increased autoimmunity in Down's syndrome? Archives of Disease in Childhood, 81(2), 147–150.

Shin, M., Bessser, L. M., Kucik, J. E., Lu, C., Siffel, C., Correa, A. & The Congenital Anomaly Multistate Prevalence and Survival Collaborative (2009). Prevalence of Down syndrome among children and adolescents in 10 regions of the United States. Pediatrics, 124(6), 1565–1571.

Shireman, R. B., Muth, J. & Toth, J. P. (1988). (14C) acetate incorporation by cultured normal, familial hypercholesterolemia and Down's syndrome fibroblasts. Biocinica et Biophysica Acta: Lipids and Lipid Metabolism, 958, 352–360.

Shonkoff, J. P. & Phillips, D. A. (2000). From neurons to neighbourhood: The science of early childhood development. Washington, DC: National Academic Press.

Shore, R. (1997). Rethinking the brain: New insights into early development. New York: Families and Work Institute.

Shott, S. R., Joseph, A. & Heithaus, D. (2001). Hearing loss in children with Down syndrome. International Journal of Otorhinolaryngology, 61, 199–205.

Shrestha, S. & Weber, G. (2002). The situation of older people with intellectual disability in Nepal: A pilot study. Journal of Intellectual and Developmental Disability, 27, 242–254.

Shultz, J., Aman, M., Kelbley, T., Wallace, C., Burt, D., Primeaux-Hart, S., Loveland, K., Thorpe, L., Bogos, E., Timon, J., Patti, J. & Tsiouris, J. (2004). Evaluation of screening tools for dementia in older adults with mental retardation. American Journal on Mental Retardation, 109, 98–110.

Shyama, M., Al-Mutawa, S., Morris, R. et al. (2001). Dental caries experience of disabled children and young adults in Kuwait. Community Dental Health, 18, 181–186. Singer, H., Morris, C., Williams, P., Yoon, D., Hong, J. & Zimmerman, A. (2006). Journal of Neuroimmunology, 178,1–2, 149–155.

Sices, I., Feudtner, C., McLaughlin, J. et al. (2004). How do primary care physicians manage children with possible developmental delays? A national survey with an experimental design. Pediatrics, 112, 274–282.

Siddiqui, S. V., Van Dyke, D. L., Donohue, P. & McBrien, D. M. (1999). Premature sexual development in individuals with neurodevelopmental disabilities, Developmental Disability and Child Neurology, 41, 392–395.

Siegler, R., DeLoache, J., Eisenberg, N. & Pauen, S. (2005). Entwicklungspsychologie im Kindes- und Jugendalter. Heidelberg: Spektrum Akademischer Verlag.

Siegrist, J. (1994). »Assymetrie und soziale Distanz«. In: Wilker, F.-W., Bischoff, C. & Novak, P. (Hrsg.). Medizinische Psychologie und medizinische Soziologie (2. Aufl.). München: Urban und Schwarzenberg, 267–270.

Sigelman, C. K., Budd, E. C., Spankel, C. L. & Schoenrock, C. J. (1981). When in doubt, say yes, acquiescence in interviews with mentally retatded persons. Mental Retardation, 19, 53–55.

Sigman, M. & Ungerer, J. (1984). Attachment behaviors in autistic children. Journal of Autism and Developmental Disorders, 14,3, 231–244.

Singer, L. & Farkas, K. (1989). The impact of infant disability on maternal perception of stress. Family Relations, 38, 444–449.

Skiba, A. (2006). Geistige Behinderung und Altern. Verlag: Books on demand GmbH.

Smith, B. (2004). NICHCY connections to learning and the brain. http://nichcy.org/resources/brain101.asp.

Smith, D. (1988). Recognizable patterns of human malformations. Saunders.

Smith, J.A., Hutson, J.M., Beasley, S.W. & Reddihough, D.S. (1989). The relationship between cerebral palsy and cryptorchidism. Journal of Pediatric Surgery, 24, 1303–1306.

Sodian, B. (1995). Entwicklung bereichsspezifischen Wissens. In: Oerter, R. & Montada, I. (eds.). Entwicklungspsychologie. Weinheim, 622–653.

Sonnander, K. & Claesson, M. (1997). Classification, prevalence, prevention and rehabilitation of intellectual disability: an overview of research in the People's Republic of China. Journal of Intellectual Disability Research, 41, 180–192.

Sowa, M. (2000). »Das reißt uns vom Hocker!« Lernwelten in Bewegung. Dortmund: Verlag Modernes Lernen.

Specht-Tomann, M. & Tropper, D. (2004). Wir nehmen jetzt Abschied – Kinder und Jugendliche begegnen Sterben und Tod (3. Aufl.). Düsseldorf: Patmos.

Speck, O. (1982). Erwachsenenbildung bei geistiger Behinderung. Grundlagen, Entwürfe, Berichte. München: Rerinhardt.

Speck, O. (1990). Menschen mit geistiger Behinderung und ihre Erziehung. Ein heilpädagogisches Lehrbuch. München: Reinhardt-Verlag.

Speck, O. (1999). Menschen mit geistiger Behinderung und ihre Erziehung. München: Reinhardt.

Speck, O. (2005). Menschen mit geistiger Behinderung. Ein Lehrbuch zur Erziehung und Bildung (10., überarb. Aufl.). München: Ernst Reinhardt.

Speck, O. (2007). Geistigbehindertenpädagogik. In: Theunissen, G., Kulig, W. & Schirbort, K. (eds.) (2007). Handlexikon Geistige Behinderung. Stuttgart: Kohlhammer, 134–136.

Sperling, K. (2007). Epidemiologie des Down-Syndroms. In: Schwinger, E. & Dudenhauser, J.W. (eds.). Menschen mit Down-Syndrom. Genetik, Klinik, therapeutische Hilfen. München: Urban und Vogel, 30–45.

SSBP (1996). Proceedings of the 4th international symposium of the Society for the Study of Behavioral Phenotypes. Marino Institute of Education, Dublin, Ireland.

SSBP (2000). Proceedings of the 6th International symposium of the Society for the Study of Behavioral Phenotypes. Venice International University, San Servolo, Italy.

Staehle, H.J. & Koch, M.J. (1999). Kinder- und Jugendzahnheilkunde. Kompendium für Studierende und Zahnärzte. Köln.

Stahnke, N. (2001). Wahrnehmungsstörungen, 1–31. In: Steinhausen, H.-C. (Hrsg.) (2001). Entwicklungsstörungen im Kindes- und Jugendalter. Ein interdisziplinäres Handbuch. Stuttgart: Kohlhammer.

Stahl, B. & Irblich, D. (eds.). Diagnostik bei Menschen mit geistiger Behinderung. Ein interdisziplinäres Handbuch. Göttingen: Hogrefe.

Stahl, S. (2010). Alle unter einen Hut? Wenn Heterogenität auf einmal Normalfall ist. Die UN-Behindertenrechtskonvention verändert Schulen. In: Bildung bewegt, 3(3), 4–7.

Ständige konferenz der Kultusminister der Länder in der Bundesrepublik Deutschland (1999). Empfehlungen zum Förderschwerpunkt geistige Entwicklung. Beschluß der Kultusministerkonferenz vom 26.06.1998 in Ergänzung zu den »Empfehlungen zur sonderpädagogischen Förderung in den Schulen in der Bundesrepublik Deutschland«. Bonn. http://www.kmk.org/fileadmin/pdf/PresseUndAktuelles/2000/geist.pdf.

Stanish, H. & Draheim, C. (2005a). Assessment of walking activity using a pedometer and survey in adults with mental retardation. Adapt Phys Act Q, 22, 136–145.

Stanish, H. & Draheim, C. (2005b). Walking habits of adults with mental retardation. Mental Retardation, 43, 421–427.

Stanish, H. & Draheim, C. (2005c). Physical activity assessment using pedometer and questionnaire in adults with mental retardation. Adapt Phys Act Q, 22, 136–145.

Stanish, H. & Draheim, C. (2006a). Walking activity, body composition, and blood pressure in adults with intellectual disabilities. Journal of Applied Research in Intellectual Disabilities, 20,3, 183–190.

Stanish, H. & Draheim, C. (2006b). Relationship between walking activity, body composition, and blood pressure in adults with mental retardation. Journal of Applied Research in Intellectual Disabilities. In press.

Stanish, H., Temple, V. & Frey, G. (2006). Health-promoting physical activity of adults with mental retardation. Mental Retardation and Developmental Disabilities Research Reviews, 12, 13–21.

Stanley, R. (1993). Primary health care provision for peoplec qwith learning disabilities: a survey of general practitioners. Journal of Learning Disabilities for Nursing and Social Care, 2(1), 23–30.

Starr, J.M. & Marsden, L. (2008). Characterisation of user-defined health status in older adults with intellectual disabilities. Journal of Intellectual Disability Research, 52,6, 483–489.

Statistical Yearbook of the Economic Commission for Europe (2005). United Nations Economic Commission for Europe. Trends in Europe and North America: The statistical yearbook of the Economic Commission for Europe 2005. Geneva: The Commission; 2005. www.unece.org/stats/trends2005/Sources/115_B_Mean%20age%20of%20wo¬men%20at%20the%20birth%20of%20the%20first%20child.pdf [12.04.2010].

Stawski, M. & Merrick, J. (2006). Mental health services for people with intellectual disability – a review of options. Isr. J. Psychiatry Relat Sci., 43, 237–240.

Stein, K. & Allen, N. (1999). Cross sectional survey of cervical cancer screening in women with learning disability. British Medical Journal, 318, 614.

Stein, K. (2000). Caring for people with learning disabilitiy: a survey of general practitioners' attitudes in Southampton and South-West Hampshire. British Journal of Learning Disabilities, 28, 9–15.

Steinhagen-Thiessen, E. & Borchelt, M. (1996). Morbidität, Medikation und Funktionalität im Alter. In: Mayer, K.U. & Baltes, P.B. (eds.). Die Berliner Altersstudie, 151–183, Akademie, Berlin.

Steinhausen, H.-C. (Hrsg.) (2001). Entwicklungsstörungen im Kindes- und Jugendalter. Ein interdisziplinäres Handbuch. Stuttgart: Kohlhammer.

Steinhausen, H.-C. (2001). Geistige Behinderung, 168–196. In: Steinhausen, H.-C. (Hrsg.) (2001). Entwicklungsstörungen im Kindes- und Jugendalter. Ein interdisziplinäres Handbuch. Stuttgart: Kohlhammer.

Steinhausen, H.C., Von Gontard, A., Spohr, H.L., Hauffa, B., Eiholzer, U., Backes, M., Willms, J. & Malin. Z. (2002). Behavioral phenotypes in four mental retardation syndromes: Fetal alcohol syndrome, Prader-Willi syndrome, fragile X syndrome, and tuberosis sclerosis. Americam Journal of Medical Genetics, 111, 381–387.

Sterns, H., Kennedy, E. & Sed, C. (1999). Person-centered planning for later life: Death and Dying – a curriculum for adults with mental retardation. Akron, OH: RRTC on Aging with Mental Retardation. The University of Illinois & the University of Akron.

Stilson, S. & Harding, C. (1997). Early social context as it relates to symbolic play: A longitudinal investigation. Merill-Palmer Quarterly, 43, 682–693.

Stöppler, R. (2002). Mobilitäts- und Verkehrserziehung bei Menschen mit geistiger Behinderung. Bad Heilbrunn: Klinkhardt.

Stöppler, R. (2004). Reha macht Mobil. Handbuch für Personen, die den Rehabilitations-Prozess verunfallter Menschen begleiten. Bonn: Hauptverband der gewerblichen Berufsgenossenschaften.

Stöppler, R. (2005). Von der »Brauchbarmachung« zum »e-learning« – Innovative Unterrichtskonzepte für Schülerinnen und Schüler mit geistiger Behinderung. In: Moser, V. & von Stechow, E. (Hrsg.). Lernstands- und Entwicklungsdiagnosen. Diagnostik und Förderkonzeptionen in sonderpädagogischen Handlungsfeldern. Bad Heilbrunn: Klinkhardt, 99–110.

Stöppler, R. (2007). Erwachsenwerden. In: Theunissen, G., Kulig, W. & Schirbort, K. (Hrsg.). Handlexikon Geistige Behinderung. Stuttgart: Kohlhammer, 107–108.

Stöppler, R. (2007). Gesundheitserziehung. In: Theunissen, G., Kulig, W. & Schirbort, K. (Hrsg.). Handlexikon Geistige Behinderung. Stuttgart: Kohlhammer, 151–152.

Stöppler, R. & Wachsmuth, S. (2010). Förderschwerpunkt »Geistige Entwicklung«. Eine Einführung in didaktische Handlungsfelder. Paderborn: UTB Schöningh.

Stöppler, R. (2011). »Auf dem Weg zur Teilhabe«. Mobilitätspädagogische Bildungsangebote im FSP Geistige Entwicklung. In: Lernen konkret, 2(30), 14–18.

Stork, H. (1988). Stufen der kognitiven Entwicklung nach Piaget und ihre mögliche Berücksichtigung im naturwissenschaftlichen Unterricht. In: Oomen-Welke, I. & von Rhöneck, C. (eds.). Schüler: Persönlichkeit und Lernverhalten, Methoden des Messens und Denkens in der fachdidaktischen Unterrichtsforschung, 85–107. Tübingen: Gunter Narr.

Storm, W. (1995). Das Down-Syndrom: Medizinische Betreuung vom Kindes- bis zum Erwachsenenalter. Stuttgart: Wissenschaftsverlag.

Storm, W. (2009). Medizinisches Basiswissen. In: Wilken, E. (ed.). Menschen mit Down-Syndrom in Familie, Schule und Gesellschaft (2., vollst. überarb. Aufl.). Marburg: Lebenshilfe-Verlag, 165–212.

Stos, B., Dembour, G., Ovaert, C. et al. (2004). Risks and benefits of cardiac surgery in Down's syndrome with congenital heart disease. Archives de Pediatrie, 11(10), 1197–1201.

Stoyanova, A. P. (2003). Measuring inequalities in dental health and dental care utilisation: evidence from Spain. 2003. Barcelona, Spain: Universitat de Barcelona. http://riscd2.eco.¬ub.es/~creb/papers/DentIneq.pdf.

Strasser, U. (2004). Wahrnehmen, Verstehen, Handeln. Förderdiagnostik für Menschen mit einer geistigen Behinderung. Band 6 (5., erg. Aufl.). Zürich: Schriftenreihe des Heilpädagogischen Seminars.

Stratmann, L. (2009). »Zucker oder Zucchini?«. Ernährungserziehung bei Schülerinnen und Schülern mit dem Förderschwerpunkt Geistige Entwicklung. In: Lernen konkret, 28(2), 9–13.

Strauss, D. (1998). External causes of death among persons with developmental disability: the effect of residential placement. American Journal of Epidemiology, 147, 855–862.

Strauss, D. & Eyman, R. (1996). Mortality of people with mental retardation in California with and without Down Syndrome, 1986–1991. In: American Journal on Mental Retardation, 100, 643–653.

Strauss, D., Kastner, T. & Shavelle, R. (1998). Mortality of adults with developmental disabilities living in California institutions and community care, 1985–1994. Mental Retardation, 36, 360–371.

Strauss, D., Cable, W. & Shavelle, R. (1999). Causes of excess mortality in cerebral palsy. Developmental Medicine and Child Neurology, 41, 580–585.

Stray-Gundersen, K. (2000). Babys mit Down-Syndrom (2. Aufl.). Zirndorf: G&S Verlag.

Strauß, B. & Brähler, E. (2004). Lehrbuch medizinische Psychologie und medizinische Soziologie. Göttingen: Hogrefe.

Strawbridge, W., Deleger, S., Roberts, R. & Kaplan, G. (2002). Physical activity reduces the risk of subsequent depression for older adults. American Journal of Epidemiology, 156, 328–334.

Stray-Gundersen, K. (2000). Babys mit Down-Syndrom: Erstinformationen für Eltern und alle anderen Interessierten. http://books.google.nl/books/about/Babys_mit_Down_Syndrom.html?hl=nl&id=JNk_jQS_Y1cCG & S Verlag.

Strydom, A., Livingston, G., King, M. & Hassiotis, A. (2007). Prevalence of dementia in intellectual disability using different diagnostic criteria. British Journal of Psychiatry, 191, 150–157.

Stuck, A. K., Siu, A. L., Wieland, G. D., Adams, J. & Rubenstein, L. Z. (1993). Comprehensive geriatric assessment: a meta-analysis of controlled trials. Lancet, 342, 1032–1036.

Stuck, A., Egger, M., Hammer, A., Minder, C. & Beck, J. (2002). Home visits to prevent nursing home admission and functional decline in elderly people – systematic review and meta-regression analysis. JAMA, 287, 1022–1028.

Stuffer, G. (1982). Erste Erfahrungen aus Kursen der Erwachsenenbildung für Geistigbehinderte. In: Speck, O. (Hrsg.). Erwachsenenbildung bei geistiger Behinderung. Grundlagen, Entwürfe, Bericht. München. Reinhardt, 59–113.

Sullivan, S.G., Glasson, E.J., Hussain, R. et al. (2003). Breast cancer and the uptake of mammography screening services by women with intellectual disabilities. Preventive Medicine, 37, 507–512.

Sullivan, S. G., Hussain, R., Threlfall, T. & Bittles, A. H. (2004). The incidence of cancer in people with intellectual disabilities. Cancer Causes and Control, 15, 1021–1025.

Sullivan, S. G., Slack-Smith, L. M. & Hussain, R. (2004). Understanding the use of breast cancer screening services by women with intellectual disabilities. Sozial- und Präventivmedizin, 49, 398–405.

Sullivan, S.G., Hussain, R., Glasson, E.J. & Bittles, A.H. (2007). The profile and incidence of cancer in Down Syndrome. Journal of Intellectual Disability Research, 51,3, 228–231.

Süss-Burghart, H. (1995). Die Kaufman Assessment Battery for Children (K-ABC). Testergebnisse, Validität und Retestreliabilität bei mental retardierten Kindern. Frühförderung Interdisziplinär, 14(2), 72–77.

Süss-Burghart, H. (1998). Der Untertest »Sprechalter« der MFED 2/3 und die »Mittlere Äußerungslänge in Morphemen (MLU)« aus Spontansprachproben bei mental retardierten Kindern. Zeitschrift für Differentielle und Diagnostische Psychologie, 19(2), 121–129.

Süss-Burghart, H. (2005). In: Stahl, B. & Irblich, D. (eds.). Diagnostik bei Menschen mit geistiger Behinderung. ein interdisziplinäres Handbuch. Göttingen: Hogrefe, 49–73.

Sutherland, G., Couch, M.A. & Iacono, T. (2002). Health issues for adults with developmental disability. Research in Developmental Disabilities, 23, 422–445.

Swaab, D. (2010). Wij zijn ons brein: van baarmoeder tot Alzheimer. Amsterdam/Antwerpen: Uitgeverij Contact.

Symalla, R. (2005). Die Funktion von Stereotypien bei Menschen mit autistischen Störungen – eine Herausforderung für Pädagogen und Therapeuten. In: Seidel, M. (ed.). Zwänge, Tics und Stereotypien bei Menschen mit geistiger Behinderung. Eine therapeutische und pädagogische Herausforderung. Dokumentation der Arbeitstagung der DGSGB am 5.3.2005 in Kassel, Materialien der DGSGB. Band 11. Berlin: Eigenverlag der DGSGB, 40–49.

Symons, F., Shinde, S. & Gilles, E. (2008). Perspectives on pain and intellectual disability. Journal of Intellectual Disability Research, 52,4, 275–286.

Szagun, G. (2008). Sprachentwicklung beim Kind (2. Aufl.). Weinheim: Beltz.

Talley, N., Jones, M., Nuyts, G. & Dubois, G. (2003). Risk factors for chronic constipation based on a general practice sample. American Journal of Gastroenterology, 98, 1107–1111.

Tanabe, Y. & Nonaka, I. (1987). Congenital myotonic dystrophy: Changes in muscle-pathology with ageing. Journal of Neurological Sciences, 77. 59–68.

Telch, J. & Telch, F.E. (2003). Practical aspects of nutrition in the disabled pediatric patient. Clinical Nutrition, 3, 1–6.

Temple, V. (2000). Physical activity levels of individuals living in a group home. Journal of Intellectual and Developmental Disabilities, 25, 327–341.

Temple, V.A. & Walkley, J.W. (2003a). Physical activity of adults with intellectual disability. Journal of Intellectual and Developmental Disabilities, 28, 323–334.

Temple, V.A. & Walkley, J.W. (2003b). Living arrangements and training influences on participation in physical activity among intellectually disabled adults. Med Sci Sports Exerc, 35, 66.

Tenger, A. (2002). Osteoporose. In: Bundesvereinigung Lebenshilfe (ed.). Eine behinderte Medizin?! Zur medizinischen Versorgung von Menschen mit geistiger Behinderung. Marburg: Lebenshilfe-Verlag, 98–106.

Theunissen, G. & Schirbort, K. (2003). Verhaltensauffälligkeiten bei Schülerinnen und Schülern mit geistiger Behinderung. In: Theunissen, G. (ed.). Krisen und Verhaltensauffälligkeiten bei geistiger Behinderung und Autismus. Stuttgart: Kohlhammer, 37–65.

Theunissen, G. (2004). Alkoholgefährdung und Suchtprobleme bei Menschen mit geistiger Behinderung. In: Wüllenweber, E. (ed.). Soziale Probleme von Menschen mit geistiger Behinderung. Stuttgart: Kohlhammer.

Theunissen, G. & Schirbort, K. (eds.) (2006). Inklusion von Menschen mit geistiger Behinderung. Stuttgart: Kohlhammer.

Theunissen, G., Kulig, W. & Schirbort, K. (eds.) (2007). Handlexikon Geistige Behinderung. Stuttgart: Kohlhammer.

Theunissen, G. (2007). Inklusion, Inclusion. In: Theunissen, G., Kulig, W. & Schirbort, K. (eds.) (2007). Handlexikon Geistige Behinderung. Stuttgart: Kohlhammer, 171–172.

The Eye Diseases Prevalence Research Group (2004a). The prevalence of refractive errors among adults in the United States, Western Europe, and Australia. Archives Ophthalmology, 122, 495–505.

The Eye Diseases Prevalence Research Group (2004b). Prevalence of cataract and pseudophakia/aphakia among adults in the United States. Archives Ophthalmology, 122, 487–494.

Thiel, A., Teubert H. & Kleindienst-Cachay, C. (2002). Die »Bewegte Schule« auf dem Weg in die Praxis: theoretische und empirische Analysen einer pädagogischen Innovation. Baltmannsweiler: Schneider-Verlag.

Thimm, W. (1988). Das Normalisierungsprinzip – Eine Einführung. Marburg: Lebenshilfe Verlag.

Thomas, C. (2007). Sociologies of disability and illness. Contested ideas in disability studies and medical sociology. Basingstoke, UK: Palgrave Macmillan.

Thomson, R. & Cicchetti, D. (1985). Emotional responses of Down syndrome and normal infants in the Strange situation: The organization of affective behavior in infants. Developmental Psychology, 21, 825–841.

Thornton, C. (1999). The myotonic dystrophies. seminars in Neurology, 19, 25–33.

Thorpe, L., Davidson, P. & Janicki, M. (2001). Healthy ageing-adults with intellectual disabilities: biobehavioral issues. Journal of Applied Research in Intellectual Disabilities, 14, 218–228.

Thüringer Kultusministerium (1998). Vorläufiger Lehrplan für die Förderschule für Geistigbehinderte. Leben und Lernen in der Förderschule für Schüler mit geistiger Behinderung. Pädagogische Grundlegung zu den Fachlehrplänen. https://www.schulportal-thueringen.¬ de/web/guest/media/detail?tspi=2461 [11.07.2013].

Tietze-Fritz, P. (1998). Entwicklungen und Perspektiven der Frühförderung und ihre integrative Zielsetzung. Vortrag auf dem Sonderpädagogischen Kongress »Entwicklungen – Standort – Perspektiven«. Hannover, 1998. http://www. verband-sonderpaedagogik.de/¬ Materialalt/kongress98/tietze.htm.

Tohill, C. (1997). A study into the possible link between anti-epileptic drugs and the risk of fractures in Muckamore Abbey Hospital. Journal of Intellectual & Developmental Disability, 22, 281–292.

Tomson, T. (2000). Mortality in epilepsy, Journal of Neurology, 247, 15–21.

Tosato, S. & Dazzan, P. (2005). The psychopathology of schizophrenia and the presence of neurological soft signs: A review. Current Opinion in Psychiatry, 18(3), 285–288.

Touwen, B.C.L. (1998). The brain and the development of function. Developmental Review, 18, 504–526.

Townson, L., Macauly, S., Harkness, E., Chapman, R., Docherty, A. et al. (2004). We are all in the same boat: doing »people-led research«. British Journal of learning Disabilities, 32, 72–76.

Traci, M., Seekins, T., Szalda-Petree, A. et al. (2002). Assessing secondary conditions among adults with developmental disabilities: A preliminary study. Mental Retardation, 40, 119–131.

Tracy, J. & Hosken, R. (1997). The importance of smoking education and preventative health strategies for people with intellectual disability. Journal of Intellectual Disability Research, 41, 416–421.

Tracy, J. & Wallace, R. (2001). Presentations of physical; illness in people with developmental disability: the example of gastroesophageal reflux. Medical Journal of Australia, 175, 109–111.

Trautner, H.M. (2008). Entwicklung der Geschlechtsidentität. In: Oerter, R. & Montada, J. (eds.). Entwicklungspsychologie (6. Aufl.). Weinheim: Beltz, 625–651.

Trojan, A. & Stumm, B. (Hrsg.) (1992). Gesundheit fördern statt zu kontrollieren. Frankfurt.

Trost, A. (1999). Störungen durch Suchtmittel. In: Schwarzer, W. & Trost, A. (eds.). Psychiatrie und Psychotherapie für psycho-soziale und pädagogische Berufe. Dortmund.

Trost, R. (2003). Förderplanung mit Menschen mit geistiger Behinderung. In: Irblich, D. & Stahl, B. (Hrsg.). Menschen mit geistiger Behinderung. Psychologische Grundlagen, Konzepte und Tätigkeitsfelder. Göttingen: Hogrefe, 501–555.

Trumble, S. C. (1999). Developmental disability medicine. PhD thesis. Monash University, Victoria, Australia.

Tselis, A. & Booss, J. (2003). Behavioral consequences of infections of the central nervous system: with emphasis on viral infections. The Journal of the American Academy of Psychiatry and the Law, 31, 289–298.

Tsimaras, V., Giagazoglou, P., Fotiadou, E., Christoulas, K. & Angelopoulou, N. (2003). Jogwalk training in cardiorespiratory fitness of adults with Down syndrome. Perception and Motor Skills, 96, 1239–1251.

Tsiouris, J. A., Patti, P. J., Tipu, O. & Raguthu, S. (2002). Adverse effects of phenotoin given for late-onset seizures in adults with Down syndrome. Neurology, 59, 779–780.

Tuffrey-Wijne, I. (2008). Cancer, palliative care and intellectual disabilities. http://www.intellectualdisability.info/mental_phys_health/cancer_id.htm [06.08.2008].

Tuffrey-Wijne, I., Hogg, J. & Curfs, L. (2007). End-of-Life and palliative care for people with intellectual disabilities who have cancer or other life-limiting illness: a review of the literature and available resources. Journal of Applied Research in Intellectual Disabilities, 20, 331–344.

Tul, N., Verdenik, I., Premru Srsen, T. & Novak Antolic, Z. (2007). Incidence of Down syndrome in Slovenia in the last 15 years. Ultrasound in Obstetrics & Gynecology, 2007(30), 569–570.

Tyler C., Snyder, C. & Zyzansky, S. (2000). Screening for osteoporosis in community-dwelling adults with mental retardation. Mental Retardation, 38, 316–321.

Turner, N. J., Brown, A. R. & Baxter, K. F. (1999). Consent to treatment and the mentally incapacitated adult. Journal of the Royal Society of Medicine, 92, 290–292.

Ugazio, A. G., Maccario, R., Notarangelo, L. D. et al. (1990). Immunology of Down syndrome: a review. American Journal of Medical Genetics Supplement, 7, 204–212.

United Nations (2007). Convention on the Rights of Persons with Disabilities, UN document A/RES/61/106. Die deutsche Übersetzung ist erhältlich unter: http://www.institut-fuer-menschenrechte.de.

UN-Behindertenkonvention (2007). http://www.netzwerk-artikel-3.de/dokum/behindertenkonvention_dued_16_2_07.pdf [13.08.2012].

Urlings, H. F. J., Haveman, M. J., Maaskant, M. A., Van Schrojenstein Lantman, H. M. J., Claessens, M. J. J. T. & Kessels, A. G. H. (1993). Qualitative research on ageing: How do mentally retarded persons themselves experience the ageing process. In: Schuurman, M. I. M., Flikweert & D. A. (eds.). Research on mental retardation in the Netherlands. Contributions to the 9th World Congress IASSMD. August 1992, Australia. 200–205. Bischop Bekkers Institute, Dutch Society for the Study of Mental Deficiency 1993. Utrecht, Netherlands.

Urschitz, M. S., Eitner, S., Guenther, A. et al. (2004). Habital snoring, intermittent hypoxia, and impaired behavior in primary school children. Pediatrics, 114, 1041–1048.

US Department of Health and Human Services (2000). Healthy People 2010 (2nd ed.). With Understanding and Improving Health and Objectives for Improving Health. 2 vols. Washington, DC: U.S. Government Printing Office. http://www.healthypeople.gov/.

US Department of Health and Human Services (2002). Closing the Gap: A National Blueprint to Improve the Health of Persons with Mental Retardation. Report of the Surgeon General's Conference on Health Disparities and Mental Retardation. US Department of Health and Human Sevices, Washington DC.

US Department of Health and Human Services (2005). The Surgeon General's Call to Action to Improve the Health and Wellness of Persons with Disabilities. Rockville: US Department of Health and Human Services.

US Preventive Services Task Force (USPSTF) (2004b). Screening for visual impairment in children younger than five years: Recommendation statement. Annual Family Medicin, 2, 263–266.

US Surgeon General (2002). Closing the gap: a national blueprint to improve the health of persons with mental retardation: report of the Surgeon Generals conference on health disparities and mental retardation. Washington: US Department of Health and Human Services.

Valderas, J. M., Starfield, B., Sibbald, B. et al. (2009) Defining comorbidity: implications for understanding health and health services. Annals of Family Medicine, 7, 357–363.

van Allen, M., Fung, J. & Jurenka, S. (1999). Health care concerns and guidelines for adults with Down syndrome. American Journal of Medical Genetics, 89, 100–110.

van den Akker, Maaskant, M. A. & van der Meijden, R. J. (2006). Cardiac diseases in people with intellectual disability. Journal of Intellectual Disability Research, 50, 515–522.

van den Broek, E., Janssen, C., van Ramshorst, T. & Deen, L. (2006). Visual impairments in people with severe and profound multiple disabilities: an inventory of visual functioning. Journal of Intellectual Disability Research, 50,6, 470–475.

van der Wulp, N, Van Dalen, W., Hoving, C. & De Vries, H. (2009). Alcohol en zwangerschap: Welke vrouwen blijven drinken en wat is de rol van de verloskundige. Vortrag 3.12.2009. STAP, Nederlands Instituut voor Alcoholbeleid.

van Gennep, A., Van Hove, G. & Van Loon, J. (eds.) (2003). Voor & Tegen. Vernieuwingen in de zorg voor mensen met een verstandelijke handicap. Antwerpen/Apeldoorn: Garant.

van Gent, T., Heijnem, C. & Treffers, P. (1997). Autism and the immune system. Journal of Child Psychology and Psychiatry, 38,3, 337–349.

van Knijff-Raeven, A. G. M., Hartong, S. P., Maaskant, M. A. & van den Akker, M. (2006). Veranderingen in de gewichtsstatus van mensen met verstandelijke beperkingen. Nederlands Tijdschrift voor de Zorg aan verstandelijk gehandicapten, 32,4, 230–239.

van Knijff-Raeven, A. G. M., Jansen-Jacobs, C. C. M., Freens, P. J. W., Hoekman, J. & Maaskant, M. A. (2005). Body Mass Index (BMI) bij mensen met verstandelijke beperkingen. Nederlands Tijdschrift voor de Zorg aan verstandelijk gehandicapten, 31,1, 3–17.

van Laake, M. (2006). Preparing adults with intellectual disabulities for later life: optimizing choice-making. Doctorate dissertation. Faculty Rehabilitation Sciences, University of Dortmund.

van Leit, B. (2008). Using the ICF to address needs of people with disabilities in international development: Cambodian case study. Disability and Rehabilitation, 30,12–13, 991–998.

van Praag, H., Schinder, A., Christie, B., Toni, N., Palmer, T. & Gage, F. (2002). Functional neurogenrsis in the adult hippocampus. Nature, 415, 1030–1034.

van Schrojenstein Lantman-de Valk, H. M., Haveman, M. J., Maaskant, M. A., Kessels, A. G., Urlings, H. F. & Sturmans, F. (1994). The need for assessment of sensory functioning in ageing people with mental handicap. Journal of Intellectual Disability Research, 38, 289–298.

van Schrojenstein Lantman-de Valk, H. M., Akker van den, M., Maaskant, M. A., Haveman, M. J. & Urlings, H. (1997). Prevalence and incidence of health problems in people with intellectual disability. Journal of Intellectual & Developmental Disability, 41, 42–51.

van Schrojenstein Lantman-de Valk, H. M., Metsemakers, J., Haveman, M. & Crebolder, H. (2000). Health problems in people with intellectual disability in general practice: a comparative study. Family Practice, 17, 405–407.

van Schrojenstein Lantman-de Valk, H. M., Schupf, N. & Patja, K. (2002). Reproductive and physical health in women with intellectual disability.In: Walsh, P. N. & Heller, T. (eds.). Health of women with intellectual disability. Blackwell, Oxford, 22–40.

van Schrojenstein Lantman-de Valk, H. M. (2004). Morbidity and health-care use in people with intellectual disabilities in general practice: first results of a survey in the Netherlands. Journal of Policy and Practice in Intellectual Disabilities, 1, 107–109.

van SchrojensteinLantman-de Valk, H.M. (2005). Health in people with intellectual disabilities: current knowledge and gaps in knowledge. Journal of Applied Research in Intellectual Disabilities, 18, 325–333.

van Schrojenstein Lantman-de Valk, H.M. (2010). Gewoon en toegankelijk. Op weg naar een goede gezondheidszorg voor mensen met verstandelijke beperkingen in de samenleving. Antrittsvorlesung für den Lehrstuhl Medizin für Menschen mit geistiger Behinderung am Universitair Medisch Centrum St.Radboud/Radboud Universiteit Nijmegen am 14.10.2010.

van Lint, S. & Nugent, M. (2006). Vitamin D and fractures in people with intellectual disability. Journal of Intellectual Disability Research, 50, 761–767.

van Splunder, J., Stilma, J., Bernsen, R., Arentz, T. & Evenhuis, H. (2003a). Refractive errors and visual impairment in 900 adults with intellectual disabilities in the Netherlands. Acta Ophthalmology Scandinavica, 81, 123–129.

van Splunder, J., Stilma, J., Evenhuis, H. et al. (2003b).Visual performance in specific syndromes associated with intellectual disability. European Journal of Ophthalmology, 13, 565–574.

van Splunder, J., Stilma, J., Bernsen, R. & Evenhuis, H. (2004). Prevalence of ocular diagnoses found on screening 1539 adults with intellectual disability. Ophthalmology, 111, 1457–1463.

van Splunder, J., Stilma, J., Bernsen, R. & Evenhuis, H. (2006). Prevalence of visual impairment in adults with intellectual disabilities in the Netherlands: cross-sectional study. Eye, 20, 9, 1004–1010.

van Trotsenburg, A.S.,Vulsma, T., van Rozenburg-Marres, S.L. et al., (2005). The effect of thyroxine treatment started in the neonatal period on development and growth of two-year-old Down syndrome children: A randomized clinical trial. The Journal of Clinical Endocrinology and Metabolism, 90(6), 3304–3311.

van Winckel, M., van de Keere, N., Deblare, S., van Put, V. & Robberecht, E. (1999). Use of laxatives in institutions for the mentally retarded. European Journal of Clinical Pharmacology, 54, 965–969.

Vargas, D.L., Nascimbene, C., Krishnan, C., Zimmerman, A. & Pardo, C. (2005). Neuroglial activation and neuroinflammation in the brain of patients with autism. Ann Neurol, 57,1, 67–81.

Vaughn, B., Goldberg, S., Atkinson, L., Marcovitch, S., MacGregor, D. & Seifer, R. (1994). Quality of toddler-mother attachment in children with Down syndrome: Limits to the interpretation of Strange Situation behavior. Child Development, 65, 95–108.

Vazquez, C., Garcillan, R., Rioboo, R. et al. (2002). Prevalence of dental caries in an adult population with mental disabilities in Spain. Special Care Dentistry, 22, 65–69.

Varela, A., Sardinha, L. & Pitetti, K. (2001). Effects of an aerobic rowing training regimen in young adults with Down syndrome. American Journal of Mental Retardation, 106, 135–144.

Vedder, I. (2010). Zahnvorsorge bei Kindern und Jugendlichen mit einer geistigen Behinderung. Eine empirische Studie. Staatsarbeit Sonderpädagogik, Rehabilitation und Pädagogik bei Menschen mit geistiger Behinderung, TU Dortmund.

Veenstra, M., Walsh, P., Van Schrojenstein Lantman-de Valk., H., Haveman, M.J., Kerr, M., Weber, G., Salvador, L., Carmen-Cara, A., Azema, B., Buono, S., Germanivicius, A., Tossebro, T., Maata, T., Van Hove, G. & Moravech, D. (2010). Sampling and ethical issues in a multicentre study on health of people with intellectual disabilities. Journal of Clinical Epidemiology, 63,10, 1091–1100.

Vehmas, S. (2004). Ethical analysis of the concept of disability. Mental Retardation, 42, 209–222.

Vincent, A., Dalton, P., Clover, L., Palace, J. & Lang, B. (2003). Antibodies to neuronal targets in neurological and psychiatric diseases. Ann New York Academy of Sciences, 992, 48–55.

Visser, F., Aldenkamp, A. & Huffelen A. (1997). Prospective study of the prevalence of Alzheimer type dementia in institutionalized individuals with Down Syndrome. American Journal on Mental Retardation, 101,4, 400–412.

Vogt, I. (2006). Psychologische Grundlagen der Gesundheitsförderung. In: Hurrelmann, K., Laaser, U. & Razum, O. (Hrsg.). Handbuch Gesundheitswissenschaften (4. Aufl.). Weinheim/München: Juventa, 147–181.

Volmert, J. (2002). Grundkurs Sprachwissenschaften (4. Aufl.). München: Fink.

Vorderwülbecke, N. (2005). Erschwernisse in der Kommunikation mit alternden Menschen im Rahmen einer Demenz. Seedorf: Signum.

Von Engelhard, D. (1998). Gesundheit. In: Korff, W. (Hrsg.). Lexikon Bioethik. München, 111–114.

Von Gontard, A. (2001). Störungen der Ausscheidung, 114–147. In: Steinhausen, H.-C. (Hrsg.) (2001). Entwicklungsstörungen im Kindes- und Jugendalter. Ein interdisziplinäres Handbuch. Stuttgart: Kohlhammer.

Vonken, M. T. H., Maaskant, M. A. & van den Akker, M. (2006). Aandoeningen van het bewegingsapparaat bij mensen met een verstandelijke handicap. Nederlands Tijdschrift voor de Zorg aan verstandelijk gehandicapten, 32,2, 98–111.

Von Tetzchner, S. & Martinsen, H. (2000). Einführung in die Unterstützte Kommunikation. Heidelberg.

Wacker, E. (1993). Alte Menschen mit Behinderung. Forschungsstand und Forschungsbedarf. In: Bundesvereinigung Lebenshilfe e.V. (Hrsg.). Alt und geistig behindert. Ein europäisches Symposium. Marburg: Lebenshilfe.

Wacker, E. (2005). Selbst Teilhabe bestimmen? Von Duisburg nach Dortmund – eine fachliche Einstimmung. In: Wacker, E., Bosse, I., Dittrich, T. et.al. (Hrsg.). Teilhabe. Wir wollen mehr als nur dabei sein. Marburg: Lebenshilfe-Verlag.

Wagemans, A. M., Fiolet, J. F., van der Linde, E. S. & Menheere, P. P. (1998). Osteoporosis and intellectual disability: is there any relation? Journal of Intellectual Disability Research, 42,5, 370–374.

Waldman, H.S. & Swerdloff, M. (1998). Dental care for children with mental retardation: Thoughts about the Americans with Disabilities Act. ADSC J Dent Child, 65, 487–491.

Waldman, H.B. & Perlman, S.P. (2002). Providing dental services for people with disabilities: why is it so difficult? Mental Retardation, 40,4, 330–333.

Wali, A., John, P., Gul, A., Lee, K., Chishti, M., Ali, G., Hassan, M. Leal, S. & Ahmad, W. (2006). A novel locus for alopecia with mental retardation syndrome (APMR2) maps to chromosome 3q26.2–q26.31. Clinical Genetics, 70,3, 233–239.

Wallace, R., Schluter, P. & Webb, P. (2002). Environmental, medical behavioural and disability factors associated with Helicobacter pylori infection in adults with intellectual disability. Journal of Intellectual Disability Research, 46, 51–60.

Wallace, R., Schluter, P. & Webb, P. (2004). Recurrence of Helicobacter pylori infection in adults with intellectual disability. Internal Medicine Journal, 34, 132–133.

Wallace, R. A. & Dalton, A. J. (2005). Clinicians' guide to physical health problems of older adults with Down syndrome. Journal of Developmental Disabilities, 12 (1).

Wallace, R. & Schluter, P. (2008). Audit of cardiovascular disease risk factors among supported adults with intellectual disability attending an ageing clinic. Journal of Intellectual and Developmental Disability, 33,1, 48–58.

Waller, H. (2006). Gesundheitswissenschaften. Eine Einführung in Grundlagen und Praxis (4. Aufl.). Stuttgart: Kohlhammer.

Wallrabenstein, W. (1991). Offene Schule, offener Unterricht. Ratgeber für Eltern und Lehrer. Reinbek bei Hamburg: Rowohlt.

Walmsley, J. (2004). Inclusive learning disability research: the (nondisabled) researcher's role. British Journal of Learning Disabilities, 32, 65–71.

Walsh, P.N., Kerr, M. & Van Schrojenstein Lantman-de Valk, H.M.J. (2003). Health indicators for people with intellectual disability: A European perspective. European Journal of Public Health, 13, 47–50.

Walsh, P. (2005). Brief research report: developing a set of health indicators for people with intellectual disabilities; Pomona Project. Journal of Policy and Practice in Intellectual Disabilities, 2, 260–263.

Walsh, P. & POMONA Group (2008). Applying an indicator set to survey the health of people with intellectual disabilities. Journal of Policy and Practice in Intellectual Disabilities, 5, 211–213.

Walter, U., Kramer, S. & Röbl, M. (2005). Körperliche (In)Aktivität in Kindheit und Jugend. Deutsche Medizinische Wochenschrift, 130, 2676–2678.

Wang, W. Y. (2003). Promoting balance and jumping skills in children with Down syndrome. Perception and Motor Skills, 94, 443–448.

Wang, K. Y., Hsieh, K., Davidson, P. W. & Janicki, M. P. (2007). Carer reports of health status among adults with intellectual/developmental disabilities in Taiwan living at home and in institutions. Journal of Intellectual Disability Research, 51,3, 173–183.

Warburg, M. (1970). Tracing and training of blind and partially sighted persons in institutions for the mentally retarded. Danish Medical Bulletin, 17, 148.

Warburg, M. (1994). Visual impairment among people with developmental delay. Journal of Intellectual Disability Research, 38, 423–432.

Warburg, M. (2001a). Visual impairment in adult people with intellectual disability: Literature review. Journal of Intellectual Disability Research, 45, 424–438.

Warburg, M. (2001b). Visual impairment in adult people with moderate, severe, and profound intellectual disability. Acta Ophthalmology Scandinavica, 79, 450–454.

Warburg, M. (2002). Visual impairment. In: Prasher, V. P. & Janicki, M. P. (eds.). Physical health in adults with intellectual disabilities. Blackwell Publishing, 88–110.

Warren, R. P., Cole, P. et al. (1990). Detection of maternal antibodies in infantile autism. Journal of the American Academy of Child and Adolescent Psychiatry, 29,6, 873–877.

Warren, S. & Ashley, C. (1995). Triplet repeat expansion mutations: the example of fragile X syndrome. Annual Review Neurosciences, 18, 77–99.

Warren, S. & Yoder, P. (1997). Emerging model of communication and language intervention.Mental Retardation and Developmental Disabilities Research Review, 3, 358–362.

Wartner, U. G., Grossmann, K., Fremmer Bombick, E. & Suess, G. (1994). Attachment patterns a tage six in south Germany: Predictability from infancy and implications for preschool behavior. Child Development, 65, 1014–1027.

Webb, O. J. & Rogers, L. (1999).Health screening for people with intellectual disability: The New Zealand experience. Journal of Intellectual Disability Research, 43, 497–503.

Webb, O. J. & Rogers, L. (2002). The health care of people with intellectual disabilities. nzfp, 29,3, 188–193.

Webb, D. K. (2005). Optimizing therapy for myeloid disorders of Down syndrome. British Journal of Haemotology, 131(1), 3–7.

Wegener, H. (2007). Kritische Betrachtungen zum Frühscreening. In: BZgA Forum Sexualaufklärung und Familienplanung, 11(1), 43–46. URL: http://www.bzga.de/pdf.¬php?id=b1e59caca99c22529c9039423736305f [14.08.2012].

Weinrich, M. & Zehner, H. (2005). Phonetische und phonologische Störungen bei Kindern. Dyslalietherapien in Bewegung (2. Aufl.). Heidelberg: Springer.

Welsh Office. Welsh Health Survey 1995. London: HMSO, 1996.

Weltgesundheitsorganisation (2005). Internationale Klassifikation der Funktionsfähigkeit, Behinderung und Gesundheit. URL: http://www.dimdi.de/dynamic/de/klassi/download¬center/icf/endfassung/icf-endfassung-2005.10.01.pdf [13.09.2011].

Wenzel, E. (1990). Gesundheit – einige Überlegungen zu einem sozial-ökologischen Verständnis. In: Friedrich Jahresheft VIII: Gesundheit, 20–24.

Wetzel, W.-E. (1999). Oralhygiene bei Behinderten – eine Übersicht. Deutsche Arbeitsgemeinschaft für Jugendzahnpflege e. V. (eds.). Zahnmedizinische Prophylaxe bei Behinderten, Bonn, 52–59.

Wexerer, S. & Bickel, H. (2007). Epidemiologie psychischer Erkrankungen im höheren Lebensalter. Stuttgart: Kohlhammer.

Weyerer, S., Ding-Greiner, C., Marwedel, U. & Kaufeler, T. (2008). Epidemiologie körperlicher Erkrankungen und Einschränkungen im Alter. Stuttgart: Kohlhammer.

White, J., Beltran, E., Malvitz, D. M. et al. (1998). Oral health status of special athletes in the San Franciso Bay area. Canadian Dental Association Journal, 26, 347–353.

Wieland, H. (1987). Die vermeintliche Andersartigkeit alternder und alter Menschen mit einer geistiger Behinderung – Problematische Aspekte in der gegenwärtigen Diskussion. In: Wieland, H. (Hrsg.). Geistig behinderte Menschen im Alter. Theoretische und empirische Beiträge zu ihrer Lebenssituation in der Bundesrepublik Deutschland in Österreich und in der Schweiz. Heidelberg: Edition Schindele.

Wilken, E. (1999). Syndromspezifische Förderbedürfnisse. In: Neue Perspektiven für Menschen mit Down-Syndrom (3. Aufl.). Erlangen, 14–27.

Wilken, E. (2000a). Die Gebärden-unterstützte Kommunikation (GuK). Lauf.

Wilken, E. (2000b). Sprachförderung bei Kindern mit Down-Syndrom (8., überarb. Aufl.). Berlin: Edition Marhold.

Wilken, E. (2003). Sprachentwicklungsstörung und geistige Behinderung. In: Grohnfeld, M. (Hrsg.). Lehrbuch der Sprachheilpädagogik und Logopädie. Band 2. Erscheinungsformen und Störungsbilder (2. Aufl.). Stuttgart: Kohlhammer.

Willott, J. F. (1991). Aging and the auditory system: Anatomy, Physiology and Psychophysics. San Diego: Singular Publications Group.

Wilson, D. N. & Haire, A. (1990). Health care screening for people with mental handicap living in the community. British Medical Journal, 301, 1379–1381.

Wingfiels, M., Healy, D. L. & Nicholson, A. (1994). Gynaecological care for women with intellectual disability. Medical Journal of Australia, 160, 536–538.

Wisniewski, K. & Wisniewski, H. (1985) Occurance of neuropathological changes and dementia of Alzheimer's disease in Down's syndrome. Annals of Neurology, 17, 278–282.

Wittkowski, J. (1990). Psychologie des Todes. Darmstadt.

Wocken, H. (2006). Integration. In: Antor, G. & Bleidick, U. (Hrsg.). Handlexikon Behindertenpädagogik. Schlüsselbegriffe aus Theorie und Praxis (2., überarb. u. erw. Aufl.). Stuttgart: Kohlhammer, 99–105.

Wolfensberger, W. (1986). Die Entwicklung des Normalisierungsprinzips in den USA und Kanada. In: Bundesvereinigung Lebenshilfe (Hrsg.). Normalisierung – eine Chance für Menschen mit geistiger Behinderung. Marburg: Lebenshilfe-Verlag, 45–62.

Woodhouse, J. M., Griffiths, C. & Gedling, A. (2000). The prevalence of ocular defects and the provision of eye care in adults with learning disabilities living in the community. Ophthalmic Physiokogy and Optics, 20, 79–89.

World Health Organization (WHO) (1948). Constitution, Geneva, Switzerland: World Health Organization.

World Health Organization (1980). International Classification of Impairment, Disabilities and Handicaps. A manual of classification relating to the consequences of disease. Genf, WHO.

World Health Organisation (1986). Ottawa-Charta for Health Promotion. Genf, WHO.

World Health Organisation (1992). The International Classification of Diseases and Related Health Problems, 10th Revision (ICD-10). Geneva: WHO.

World Health Organisation (1996). ICD-10 guide for mental retardation. Geneva: WHO.

World Health Organisation (1999). ICD-10, International Statistical Classification of Diseases and Related Health Problems (10th edition). Geneva: WHO.

World Health Organization (2000). Ageing and intellectual disability: improving longevity and promoting healthy ageing: summative report. WHO, Geneva.

World Health Organization (2001a). International classification of functioning, disability and health. Geneva: WHO.

World Health Organization (2001b). Health Promotion: report by the Secretariat. Fiftyfourth World Health Assembly, Geneva, Switzerland: World Health Organisation.

World Health Organisation (2002). National cancer control programmes: policies and managerial guidelines. World Health Organisation, Geneva.

World Health Organization (2003). Global strategy on diet, physical activity and health. Geneva: World Health Organisation.

World Health Organization (2012). (https://www.unicef.no/Om+UNICEF/Publikasjoner/_¬ attachment/11257?_ts=12e58d46fd6DIESE).

Wilkinson, J. E., Culpepper, L. & Cerreto, M. (2007). Screening Tests for Adults with Intellectual Disabilities. JABFM, 20,4, 399–407.

Wilson, R. (1998). Carer burden in learning disability with coexistent epilipsy. Unpublished MSc thesis. University of Wales College of Medicine, Cardiff.

Woodhouse, J. M., Adler, P. & Duignan A. (2004). Vision in athletes with intellectual disabilities: the need for improved eyecare. Journal of Intellectual Disability Research, 48(8), 736–745.

Woodhouse, J., Adler, P. & Dulgnan, A. (2003). Ocular and visual defects amongst people with intellectual disabilities participating in Special Olympics. Ophthalmol Physiol Opt, 23, 221–232.

Wulfhorst, B. (2002). Theorie der Gesundheitspädagogik; Legitimation, Aufgabe und Funktionen von Gesundheitserziehung.Weinheim/München: Juventa.

Yamagishi, H. (2002). The 22q11.2 deletion syndrome. Keio J Med, 51,2, 77–88.

Yamaki, K. & Fujiura G. T. (2002). Employment and oncome status of adults with developmental disabilities living in the community. Mental Retardation, 40, 132–141.

Yamaki, K. (2005). Body weight status among adults with intellectual disability in the community. Mental Retardation, 43, 1–10.

Yang, Q., Rasmussen, S. & Friedman, J. (2002). Mortality associated with Down's syndrome in the USA from 1983 to 1997: a population-based study. The Lancet, 359, 1019–1025.

Yanok, J. & Beifus, J. (1993). Communication about loss and mourning: Death education for individuals with mental retardation. Mental Retardation, 31,3, 144–147.

Yeates, S. (2000). Audiological assessment of people with special difficulties. In: Hindley, P. & Kitson, N. (eds.). Mental health and deafness. Lonon: Whurr, 25–41.

Yeates, S. (2002). Hearing impairment. In: Prasher, V. P. & Janicki, M. P. (eds.). Physical health of adults with intellectual disabilities. Blackwell Publishing, 111–132.

Young, A. F. & Chesson, R. A. (2006). Obtaining views on health care from people with learning disabilities and severe mental health problems. British Journal of Learning Disabilities, 34, 11–19.

Youngsong, R. (1992). Dictionary of medicine. Glasgow: Harper Collins.

Zabel, M. & Knedlik,Y. (2003).Sterbebegleitung als Teil einer ganzheitlichen Lebensbegleitung. Fachdienst der Lebenshilfe, 4, 1–9.

Zachor, D. A. (2000). Down syndrome and celiac disease: A review. Down Syndrome Quarterly, 5(4), 1–5.

Zangari, C. & Kangas, K. A. (1997). Intervention principles and procedures. In: Lloyd, L. L., Fuller, D. R. & Arvidson, H. H. (ed.). Augmentative and Alternative Communication. A Handbook of Principles and Practices. Boston: Allyn and Bacon, 235–532.

Zeitlinger, E. L., Weber, G. & Haveman, M. J. (2011).j Psychometric properties and norms of the German ABC-Community and PAS-ADD Checklist. Research in Developmental Disabilities, 32, 2431–2440.

Ziemen, K. (2009). Integrative Pädagogik und Didaktik. Aachen: Shaker.

Ziegelmann, J.P. (2002). Gesundheits- und Krankheitsbegriffe. In: Schwarzer, R., Jerusalem, M. & Weber, H. (Hrsg.). Gesundheitspsychologie von A–Z. Göttingen: Hogrefe, 149–152.

Zigler, E. & Bishop-Josef, S. (2004). Play under siege: A historical overview. In: Zigler, E., Singer, D. & Bishop-Josef, S. (Hrsg.). Children's play: The roots of reading. Washington, DC: Zero to Three Press, 1–13.

Zigman, W., Schupf, N., Sersen, E. & Silverman, W. (1995). Prevalence of dementia in adults with and without Down syndrome. American Journal Mental Retardation, 100, 403–412.

Zigman, W. B., Schupf, N., Sersen, E. & Silverman, W. (1996). Prevalence of dementia in adults with and without Down Syndrome. American Journal of Mental Retardation, 100, 403–412.

Zigman, W., Schupf, N., Haveman, M. & Silverman, W. (1997). The epidemiology of Alzheimer disease in intellectual disability: results and recommendations from an international conference. Journal of Intellectual Disability Research, 41. 76–80.

Zigman, W., Schupf, N., Devenny, D., Miezejeski, C., Ryan, R., Urv, T., Schubert, R. & Silverman, W. (2004). Incidence and prevalence of dementia in elderly adults with mental retardation without Down syndrome. American Journal on Mental Retardation, 109, 126–141.

Zigmond, M., Stabholz, A., Shapira, J., Bachrach, G., Chaushu, G., Becker, A., Yefenof, E., Merrick, J. & Chaushu, S. (2006). The outcome of a preventive dental care programme on the prevalence of localized aggressive periodontitis in Down's syndrome individuals. Journal of Intellectual Disability Research, 50,7, 492–500.

Zimbardo, P. G. & Gerrig, R. J. (2004). Psychologie (16. Aufl.). München: Pearson Studium.

Zimmer, R. (1996). Den Körper als Verbündeten gewinnen. Zur Bedeutung körperlicher sinnlicher Erfahrungen im Lebensraum Schule. In: Grundschule, 10, 9–11.

Zimmer, R. & Volkamer, M. (1987). Motoriktest für vier- bis sechsjährige Kinder (MOT 4–6). Weinheim: Beltz.

Zimmermann, P., Becker-Stoll, F., Grossmann, K., Grossmann, K. E., Scheuerer-Englisch, H. & Wartner, U. (2000). Längsschnittliche Bindungsentwicklung von der frühen Kindheit bis zum Jugendalter. Psychologie in Erziehung und Unterricht, 27, 99–117.

Zimmermann, P., Spangler, G., Schieche, M. & Becker-Stoll, F. (1995). Bindung im Lebenslauf: Determinanten, Kontinuität, Konsequenzen und künftige Perspektiven. In: Spangler, G. & Zimmermann, P. (eds.). Die Bindungstheorie, Grundlagen, Forschung und Anwendung. Stuttgart: Klett-Cotta, 311–332.

Zipursky, A. (1996). The treatment of children with acute megakaryoblastic leukemia who have Down syndrome (editorial comment). Journal of Pediatric and Hematological Oncology, 18, 10–12.

Ziviani, J., Lennox, N., Allison, H. et al. (2004). Meeting in the middle: Improving communication in primary health care consultations with people with an intellectual disability. Journal of Intellectual & Developmental Disability, 29(3), 211–225.

Zwakhalen, S., van Dongen, K, Hamers, J. & Abu-Saad, H. (2004). Pain assessment in intellectually disabled people: non-verbal indicators. Journal of Advanced Nursing, 45,3, 236–245.

Anlagen[1]

Anlage 1: Europäisches Manifest – Minimale Bedingungen für die Gesundheitsfürsorge von Menschen mit geistiger Behinderung
Anlage 2: Schulrichtlinien und Lehrpläne

---

1 Kostenlos als pdf-Datei verfügbar im Kohlhammer-Shop unter kohlhammer.de, Gesundheit und Krankheit bei Menschen mit geistiger Behinderung

Stichwortverzeichnis